El plan

Adelgace

y

rejuvenezca

de PREVENTION. EN ESPAÑOL

Por **Selene Yeager** y **Bridget Doherty**

Prólogo de Michele Stanten

RODALE

Título original de la obra: *The PREVENTION Get Thin Get Young Plan*
Publicado originalmente en inglés en 2001

© 2003 por Rodale Inc.

Ilustraciones por Molly Babich

Impreso en los Estados Unidos de América

Cabello y maquillaje: Coleen Kobrick
Vestuario: Pam Simpson
Vestuario cortesía de *Land's End, L.L. Bean, Reebok, Swingwear Faux Vintage Clothing* y *Aardvark Sports Shop*

Library of Congress Cataloging-in-Publication Data

> Yeager, Selene.
>> [Prevention get thin get young plan]
>> El plan adelgace y rejuvenezca de Prevention en Español / por Selene Yeager y Bridget Doherty ; prólogo de Michele Stanten.
>>> p.   cm.
>> Includes index.
>> ISBN 1–57954–818–0 tapa dura
>> ISBN 1–57954–842–3 rústica
>>> 1. Weight loss.   2. Physical fitness.   3. Reducing exercises.   I. Doherty, Bridget. II. Prevention (Emmaus, Pa.). Spanish.   III. Title.
>> RM222.2Y43   2003
>> 613.7—dc21   2003047077

Distributed to the book trade by St. Martin's Press

2 4 6 8 10 9 7 5 3 1   tapa dura
2 4 6 8 10 9 7 5 3 1   rústica

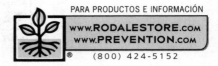

Índice

ANTES DE EMPEZAR

PRIMERA SEMANA: PARA EMPEZAR

SEGUNDA SEMANA: EN EL CAMINO

TERCERA SEMANA: EL RELOJ SE RETRASA

CUARTA SEMANA: RENUÉVESE TODOS LOS DÍAS

QUINTA SEMANA: LIBÉRESE Y DIVIÉRTASE

SEXTA SEMANA: QUE TODO QUEDE EN FAMILIA

SÉPTIMA SEMANA: TOME EL CONTROL DE SU VIDA

DUODÉCIMA SEMANA: CÓMO HACER QUE DURE

Prólogo

La mayoría de los programas para bajar de peso son como esos pantalones unitalla. Lo más seguro es que no le queden bien.

Por eso diseñamos el Plan Adelgace y Rejuvenezca. Creemos que usted no tiene por qué acomodar su vida en torno a un programa concebido por otra persona. Y definitivamente estamos convencidos de que no debería tener que renunciar a los alimentos que le encantan ni hacer ejercicios que odia sólo porque alguien le dice que lo haga.

De hecho tenemos la loca idea de que bajar de peso debe ser *divertido*, no una carga. Debe disfrutarse, no sufrirse. La única forma en que esto podrá suceder es que el programa se acomode a *su* vida, no al revés. Y es así justamente cómo funciona el Plan Adelgace y Rejuvenezca. Le servirá de guía en un viaje de autodescubrimiento que le permitirá verse y sentirse más delgado, juvenil, sexy y seguro de sí mismo.

Por medio de una serie de *tests* divertidos pero reveladores, usted averiguará qué actividades disfruta más y cuáles se adaptan mejor a su personalidad y horarios. Encontrará su propio punto de partida, basado en el nivel de forma física en el que usted se encuentra, y descubrirá cómo seguir motivándose una vez que la emoción inicial se haya desvanecido. Identificará los alimentos sin los cuales no puede vivir y también los que ni siquiera extrañará. Y verá cuál es la mejor manera de lucir su estilo individual, en lugar de tratar de adaptarse a una imagen impuesta por otros.

En sólo 12 semanas, paso a pasito, podrá deshacerse de las libras de más y regresar el reloj de la edad. Y la diferencia esencial entre el Plan Adelgace y Rejuvenezca y los programas de dieta o ejercicio que tal vez haya probado antes es que nuestro plan le brindará el recurso de un apasionante estilo de vida nuevo que le permitirá permanecer delgado para siempre. Al finalizar esas 12 semanas su "dieta" no habrá terminado. Apenas estará comenzando su nueva vida.

¿Por qué tengo tanta confianza en que este plan le funcionará a usted? Principalmente por tres razones.

1. Se basa en las investigaciones científicas más recientes. Diversos estudios han demostrado que las actividades físicas que forman parte del estilo de vida cotidiano, como subir por las escaleras en el centro comercial en lugar de usar el ascensor (elevador), o bien trabajar en el jardín de la casa, son tan eficaces para bajar de peso como un régimen tradicional de ejercicio. ¡Y lo mejor es que resultan aún *más* eficaces cuando se trata de evitar subir de peso nuevamente! A lo largo de este libro usted hallará investigaciones sólidas y dignas de crédito que respaldan las indicaciones del programa, no simplemente la opinión de alguna celebridad.

2. Toma en cuenta a la persona en su totalidad. La mayoría de los planes para bajar de peso se concentran sólo en la alimentación y el ejercicio. No obstante, ¿sabía usted que de acuerdo con las investigaciones la autoestima es fundamental para adelgazar con éxito? ¿O bien que el estrés es el primerísimo obstáculo que se enfrenta al tratar de llevar a cabo un programa para bajar de peso? Nuestro plan es el primero que le ayudará a incrementar su confianza en sí mismo y a superar el estrés, para que pueda perder todo el peso que quiera.

3. Es divertido. Este plan le ayudará a que nuevamente aprenda a jugar. Se mantendrá activo físicamente por las mismas razones que cuando era niño: porque *quiere* hacerlo, no porque siente que deba.

Además de crear el Plan Adelgace y Rejuvenezca sobre cimientos científicos sólidos, también lo pusimos a prueba con un grupo de personas quienes llamamos las Pruebas Vivientes. Siete mujeres y dos hombres llevaron a la práctica las recomendaciones de este libro mientras lo escribíamos, con la intención de asegurarnos de que las indicaciones de nuestros expertos funcionaban en la vida real. Y tal como lo verá a lo largo del libro, efectivamente funcionan.

Por lo tanto, si ya se cansó de las dietas de moda y de los aparatos inútiles para hacer ejercicio, pruebe un programa de verdad que sí le dará resultado: el Plan Adelgace y Rejuvenezca.

Michele Stanten
Editora de temas de ejercicio, Prevention en Español

Un plan que funciona: conozca a las Pruebas Vivientes

"¿Están seguros de que esto funcionará?"

"¡Nunca me imaginé que fuera posible bajar de peso

tan fácilmente!"

Estas reacciones opuestas son un ejemplo típico de los correos electrónicos que recibimos durante las primeras dos semanas después de que nueve hombres y mujeres empezaron a vivir de acuerdo con *el Plan Adelgace y Rejuvenezca de Prevention en español*. La mitad provino de los participantes felices porque el plan les resultaba tan fácil de seguir. La otra mitad fueron los mensajes enviados por los que se pusieron *nerviosos* porque no podían creer que fuera tan fácil.

¿Dónde estaba el ejercicio agobiante y sudoroso? ¿Realmente bajarían de peso con un programa que no establecía dietas y reglas estrictas de alimentación? Pero cuando las libras empezaron a desaparecer, la respuesta fue un rotundo "¡Sí!".

El Plan Adelgace y Rejuvenezca se basa en un concepto sencillo: si usted logra recuperar el espíritu activo y juguetón que lo caracterizó de más joven, no sólo se sentirá más joven sino que también adelgazará. Así es: unos cuantos pasos fáciles que dé todos los días le permitirán reducir su riesgo de padecer las enfermedades comunes de la mediana edad, bajar de talla de ropa y disfrutar más energía de la que ha tenido en años (quizá incluso en décadas).

Sustituciones simples

Lo que sucede cuando envejecemos es que poco a poco vamos cambiando nuestros hábitos activos por otros más sedentarios. Caemos en rutinas y subimos de peso, lo cual nos vuelve más sedentarios todavía. De esta forma se establece un círculo muy, pero que muy vicioso.

El Plan Adelgace y Rejuvenezca revierte este ciclo. Les pedimos a las personas que empiecen por agregar más actividad física a cualquier momento inactivo de su día, hasta sumar un total de 30 minutos. Dé un paseo de 10 minutos antes de almorzar. Juegue a la pelota con sus hijos antes de cenar, en lugar de sentarse a ver la televisión. Levántese a hablar personalmente con un compañero de trabajo en lugar de mandarle un correo electrónico.

Luego coquetee un poco con la aventura. Pruebe una nueva actividad. Desarrolle sus músculos haciendo ejercicios con pesas. Redescubra algún deporte favorito que en algún momento haya abandonado. Y aplique los mismos principios a su alimentación. Pruebe una receta o alimento nuevo a la semana y rompa con sus rutinas alimenticias.

En un dos por tres se sentirá y se verá más joven, además de divertirse más. Sin embargo, no queremos ser los únicos que se lo digamos. Escúchelo de personas como usted que ya probaron el programa.

A pesar de que la duración total del programa es de 12 semanas, algunas de las Pruebas Vivientes lo continuaron por unas semanas más, mientras que otros no completaron las 12 semanas debido a conflictos de tiempo.

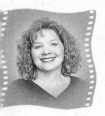

Ana Reeser, 38 años, empleada bancaria

Perfil: Ana trabaja y tiene un hijo de 4 años de edad. Se siente muy poco motivada y tiene muy poca energía. Con frecuencia come meriendas (refrigerios, tentempiés) por la noche, además de frecuentar restaurantes de comida rápida.

Objetivos: Bajar de 10 a 20 libras (5 a 9 kg). Mejorar su forma física y sentirse mejor en general.

Resultados: Objetivos cumplidos. ¡Se siente de maravilla!

Peso que perdió: 19 libras (9 kg)

Grasa corporal que perdió: 4 por ciento

Reducción total de medidas: 15 pulgadas (38 cm) de los brazos, la cintura, las caderas, los muslos y el busto

Ana empezó con el Plan Adelgace y Rejuvenezca después de varios intentos fallidos de deshacerse del peso que subió durante su embarazo hace 4 años.

Regresó recientemente a trabajar a medio tiempo y le entusiasmaba la idea de probar un programa para adelgazar que tomara en cuenta el estilo de vida y que pudiera funcionarles tanto a ella como a su esposo.

Los primeros cambios que Ana realizó en su estilo de vida fueron muy sencillos. Conscientemente se dedicó a comprar más frutas y verduras en sus idas a la tienda de comestibles. Probó diversos cereales altos en fibra para desayunar para ayudarse a saciar su hambre por la mañana.

Empezó a salir a caminar por su barrio (colonia) antes de ir a trabajar, a fin de estimular su circulación y disfrutar un poco de tiempo sola antes de iniciar el día.

ANTES

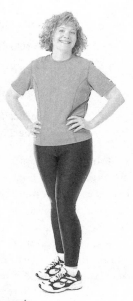

DESPUÉS

Al poco tiempo las libras comenzaron a desaparecer, lo cual le infundió ánimos para volverse aún más activa.

"Me dio tanto gusto que por fin mi ropa de antes me estuviera quedando nuevamente que empecé a caminar más rápido y por más tiempo", afirma.

Además, Ana obtuvo un beneficio inesperado: observó que ella y su esposo, John, estaban ahorrando dinero.

"En lugar de sacar dinero constantemente de los cajeros automáticos para comprar comida rápida, comíamos más seguido en casa —explica—. Además de que ahorramos dinero, ¡la comida es mucho más sabrosa!".

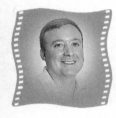

John Reeser, 38 años, redactor y reservista naval

Perfil: Al igual que su esposa Ana, John lucha por hacer frente a las responsabilidades del trabajo y la familia y con frecuencia le falta la motivación y la energía para dedicarse a alguna actividad física. En cuanto a la alimentación, los antojos diarios de dulce son su perdición.

Objetivos: Mejorar su rendimiento físico en las dos pruebas que la reserva naval le hace al año. Bajar de peso —sobre todo alrededor de la cintura— y controlar su hábito de merendar.

Resultados: Una gran mejoría

Peso que perdió: 6 libras (3 kg)

Grasa corporal que perdió: 1 por ciento

Reducción total de medidas: 6 pulgadas (15 cm) de las caderas, el pecho y la cintura (de esta última, 3 pulgadas/8 cm)

John se incorporó al programa al darse cuenta de que tenía más de 10 años de no estar contento con su peso y que el único culpable era su estilo de vida. "Comía muchas porquerías y no hacía el ejercicio que debía —afirma—. Sin embargo, no me interesa hacer cambios radicales ni privarme por completo, porque sé que a la larga no lo aguantaría".

John se sorprendió mucho cuando el Plan Adelgace y Rejuvenezca resultó perfecto para sus necesidades. "Es asombroso que los pocos alimentos nuevos que integré a mi alimentación diaria —como el cereal alto en fibra y la fruta fresca— hayan podido modificar mis hábitos alimenticios. Ya no

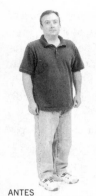

ANTES

tengo antojo de dulce todo el tiempo. Y cuando sí me doy el gusto, quedo satisfecho con menos".

John no es un fanático del ejercicio, así que simplemente empezó por dar un corto paseo por la noche después de haber acostado a su hijo y antes de retirarse a dormir. También decidió estacionar el carro un poco más lejos del lugar donde trabaja y comenzó a subir por las escaleras en lugar de tomar el ascensor (elevador). "Todo eso fue fácil. Y mis pantalones definitivamente se hicieron más holgados al poco tiempo de comenzar".

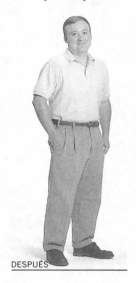

DESPUÉS

John continúa con el plan y espera poder perder de su cintura las últimas pulgadas que faltan. Afortunadamente cuenta con una compañera de ejercicios que lo apoya mucho. "Ana ha sido una gran fuente de inspiración", indica.

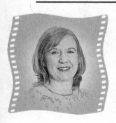

Molly Brown, 42 años, investigadora editorial

Perfil: Después de haber sido una persona muy activa físicamente, Molly se entregó a las exigencias de criar a sus hijas de 11 y 15 años junto con su marido, mientras ambos trabajaban a tiempo completo. El resultado fueron entre 10 y 15 libras (5 a 7 kg) de más así como falta de energía.

Objetivos: Bajar el exceso de peso y dar firmeza a los brazos y la barriga.

Resultados: ¡Cumplió con los objetivos! Además, consiguió que toda la familia se hiciera más activa físicamente.

Peso que perdió: 12½ libras (6 kg)

Grasa corporal que perdió: 6 por ciento

Reducción total de medidas: 9¾ pulgadas (25 cm) de los brazos, la cintura, las caderas, los muslos y el busto

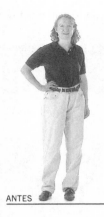

A pesar de estar dispuesta a comprometerse a buscar tiempo para realizar alguna actividad física, Molly no quería sacrificar los pocos ratos que pasa con su marido e hijas con el único fin de bajar de peso. Después de estudiar los numerosos ejercicios sugeridos por el Plan Adelgace y Rejuvenezca, encontró la respuesta: haría actividades divertidas en las que toda la familia pudiera participar.

Molly y su hija menor empezaron a usar las pelotas para gimnasia *(medicine balls)*, como una forma creativa y divertida de hacer ejercicios de fortalecimiento. Han salido a caminar y usan videos de ejercicio juntas. Molly incluso tomó clases con su esposo para aprender a bailar *swing*.

ANTES

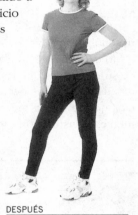

"Los ejercicios de fortalecimiento realmente me han servido para sentirme más fuerte y con más energía, y sé que para mi hija también es muy bueno desarrollar sus músculos y tonificarlos —comenta Molly—. Además, nos la pasamos de maravilla juntas. Es mucho más sano que ver la televisión".

Y falta lo mejor: si bien le da vergüenza comentarlo, unas cuantas personas de hecho han pensado que la nueva Molly, esbelta y tonificada, y su hija mayor son hermanas. ¡Eso *sí* que es rejuvenecer!

DESPUÉS

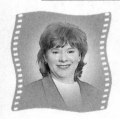

Lynn Gano, 40 años, diseñadora

Perfil: Lynn ha batallado con un problema de peso durante gran parte de su vida adulta. Teme que está luchando contra los "genes de la grasa". No le gusta el gimnasio ni los ejercicios tradicionales y confiesa que le encantan los *donuts*.

Objetivos: Encontrar una actividad física que pueda llevar a cabo a largo plazo. Bajar de 10 a 15 libras (5 a 7 kg), mejorar su estado de ánimo y tener más energía.

Resultados: ¡Cumplió con los objetivos! Se siente extraordinariamente bien.

Peso que perdió: 12 libras (5 kg)

Grasa corporal que perdió: 5 por ciento

Reducción total de medidas: 13 pulgadas (33 cm) de los brazos, la cintura, las caderas, los muslos y el busto

Tal como les sucede a muchísimas personas hoy en día, el principal obstáculo que Lynn enfrentaba en su lucha por bajar de peso era la falta de tiempo. Como maestra a tiempo parcial y diseñadora a tiempo completo en la dinámica industria editorial, Lynn sentía que no tenía tiempo para nada, sobre todo porque por la mañana y la noche tardaba una hora en desplazarse de su casa al trabajo y de regreso.

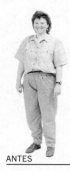

"Muchas veces no llegaba a casa hasta las 10:00 P.M. —comenta—. A esa hora lo *último* que tenía ganas de hacer era ejercicio". Para empeorar las cosas, Lynn comía meriendas (refrigerios, tentempiés) altas en azúcar, como galletitas *(cookies)* y pasteles (bizcochos, tortas, *cakes*), para darse energía durante el día.

Sin tiempo ni ganas de hacer más, Lynn eligió dos elementos del Plan Adelgace y Rejuvenezca y se concentró en ellos. Introdujo actividad física en su día laboral en todos los momentos posibles. Y

ANTES

cambió sus meriendas altas en grasa por otras altas en fibra. En lugar de galletitas comía melocotones (duraznos) frescos. Se estacionaba más lejos para caminar una mayor distancia al trabajo. Y cuando sentía un bajón en su energía durante el día, caminaba por 10 minutos.

"¡Estoy asombrada de lo bien que me funcionaron estos cambios realmente mínimos!" —dice Lynn, quien perdió más de 7 libras (3 kg) durante el primer mes—. Además, me siento mejor. No estoy cansada todo el tiempo. Y la espalda no me duele al final del día, como antes".

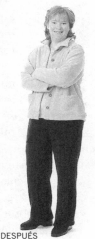

DESPUÉS

Lynn aún satisface sus antojos de dulce los fines de semana. Y está muy contenta por contar con una estrategia que le permite disfrutar sus pasteles y también controlar su peso.

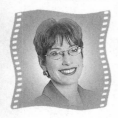

Debra Gordon, 38 años, escritora

Perfil: Deb trabaja y tiene tres hijos. Se ha dado cuenta de que durante los últimos 5 años ha venido subiendo de peso poco a poco. Padece dolores de cabeza frecuentes. La falta de tiempo y de motivación son obstáculos importantes en su caso.

Objetivos: Perder 10 libras (5 kg) y dar firmeza a sus músculos.

Resultados: ¡Alcanzó los objetivos! Y la cabeza ya no le duele por la tarde.

Peso que perdió: 10 libras

Grasa corporal que perdió: 2 por ciento

Reducción total de medidas: 8¼ pulgadas (21 cm) de los brazos, la cintura, las caderas, los muslos y el busto

Deb, por trabajar como escritora especializada en la industria de la salud, sabía que tenía que alimentarse sanamente y hacer más ejercicio para perder su exceso de peso. No obstante, al igual que otras muchas personas no estaba segura de qué significaba eso exactamente. ¿Debía renunciar por completo a los dulces? ¿Salir a correr? ¿Cuánto sería suficiente?

Para su gran alivio, Deb averiguó que hacer los cambios necesarios era más fácil de lo que jamás se hubiera imaginado. "Lo único

ANTES

que tuve que hacer en cuanto a ejercicio fue caminar y jugar con mis hijos. Simplemente fue cuestión de empezar —indica—. ¡Y con el plan de alimentación me fue tan fácil comer sanamente!".

Primero observó la recomendación del Plan Adelgace y Rejuvenezca de anotar la actividad física diaria en su agenda como lo haría con cualquier cita. Luego aplicó el mismo principio a su alimentación, "programando" más frutas, verduras y otros alimentos saludables.

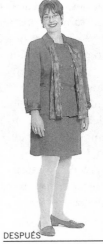

DESPUÉS

"La probabilidad de hacer las cosas aumenta mucho cuando uno las apunta. Mis caminatas diarias están en mi agenda. Son mi cita con la salud", afirma. En efecto, Deb redujo sus medidas y se despidió de sus dolores de cabeza frecuentes al cabo de un mes.

"Es asombrosa la diferencia enorme que se logra con unos cuantos pequeños cambios —señala Deb—. No hay que ir al gimnasio ni seguir una dieta muy severa. Eso realmente me encanta".

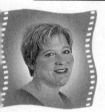

Anne Harbove, 42 años, madre a tiempo completo

Perfil: Antes a Anne le encantaba ir al gimnasio, lo cual se volvió un lujo imposible para ella cuando se convirtió en madre de cuatro hijos pequeños. Sus horarios de locura e hijos quisquillosos con la comida la llevaron al mundo de la comida rápida y del inevitable exceso de peso. Come meriendas por la noche.

Objetivos: Bajar más de 30 libras (14 kg) en algún momento. Tonificar los brazos y los músculos abdominales.

Resultados: Una gran mejoría. Ha logrado controlar su peso *y* encargarse de su familia.

Peso que perdió: 13½ libras (6 kg)

Grasa corporal que perdió: 5 por ciento

Reducción total de medidas: 8½ pulgadas (22 cm) de los brazos, la cintura, las caderas, los muslos y el busto

Anne sabía que bajar de peso no sería fácil, sobre todo porque sus cuatro hijos solían rechazar los alimentos saludables que trataba de prepararles en casa. No obstante, ahora contaba con las estrategias del Plan Adelgace y Rejuvenezca para alimentar correctamente a toda su familia. En lugar de ir a Taco Bell, por ejemplo, aprendió a preparar sus propios sándwiches (emparedados) tipo *wrap* altos en fibra y bajos en grasa. Tiró las viejas bolsas de papitas fritas a la basura y las cambió por un platón lleno de frutas. Y muy pronto todos habían mejorado sus hábitos.

Es más, Anne convirtió la intención de pasar más

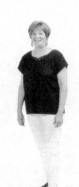

ANTES

tiempo con su esposo en una prioridad. Contrataron a una niñera varias veces a la semana a fin de poder salir a caminar juntos por la tarde en los cerros alrededor de su casa.

"Ha sido más que sólo ejercicio —explica Anne—. Se convirtió en una oportunidad para hablar y resolver los problemas de la casa sin interrupciones". También empezó a hacer ejercicios con pesas varios días a la semana mientras los niños estaban en la escuela.

Los cambios rindieron frutos. Empezó a bajar una libra (450 g) a la semana, a la vez que tonificaba su cuerpo y disfrutaba de un poco de tiempo a solas, lo cual le hacía mucha falta.

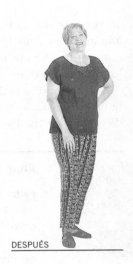

DESPUÉS

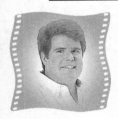

Dave Harbove, 42 años, ejecutivo de ventas

Perfil: La vida de Dave no favorece el adelgazamiento. Su trabajo le exige desplazarse durante horas todos los días y los cuatro hijos que tiene en casa le exigen atención durante horas todas las noches. Es más, con frecuencia se acaba la comida que sus hijos dejan.

Objetivos: Recuperar su cintura.

Resultados: Mejoró. Desarrolló músculos y perdió grasa.

Peso que perdió: 3½ libras (2 kg)

Grasa corporal que perdió: 2 por ciento

Reducción total de medidas: 3 pulgadas (8 cm) de la cintura y las caderas

En vista de que pasaba días enteros en el auto, Dave sabía que sería difícil encontrar tiempo para alguna actividad física. Y ponerse a dieta de plano sería imposible. Cuando se anda en la calle hay que comer rápido para continuar con el trabajo.

Si bien no podía elegir siempre el lugar ideal para comer durante la semana laboral, Dave aprendió a hacer sustituciones inteligentes incluso en los lugares de venta de hamburguesas y comida rápida. Así logró reducir las calorías y la grasa de lo que comía mientras andaba trabajando. También

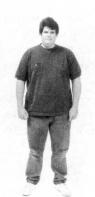

ANTES

empezó a caminar con su esposa Anne, en las noches, como una manera de relajarse y renovar su energía después de un largo día de trabajo.

"No siempre tengo ganas de caminar cuando llego a casa. Pero siempre me siento mejor después de hacerlo", afirma.

Si bien a Dave aún le falta perder algo de peso, ha recuperado los músculos que había perdido durante estos últimos años de sedentarismo, y eso ha acelerado su metabolismo. El análisis de su composición corporal reveló que perdió 6 libras (3 kg) de grasa y subió 3 libras (1 kg) de músculo, lo cual significa que redujo su cintura y tiene los músculos más firmes. También ha decidido comunicarse con su antiguo entrenador de tenis para empezar a jugar otra vez. Seguramente cada partido lo hará sentirse más delgado. . . y más joven.

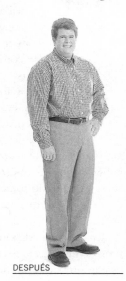

DESPUÉS

Mary Lou Stephen, 62 años, asistente de apoyo empresarial

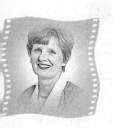

Perfil: Mary Lou hace ejercicio con regularidad y le encantan los chocolates. Recientemente ha subido de peso a pesar de su actividad física. Está convencida de que podría volver a un peso aceptable si lograra controlar sus hábitos alimenticios.

Objetivos: Perder unas 10 libras (5 kg). Sentirse otra vez a gusto con su ropa.

Resultados: ¡Cumplió con los objetivos!

Peso que perdió: 9 libras (4 kg)

Grasa corporal que perdió: 1 por ciento

Reducción total de medidas: 7¼ pulgadas (18 cm) de los brazos, la cintura, las caderas y los muslos

Después de haber hecho ejercicio con fervor durante muchos años, Mary

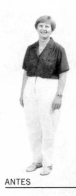

Lou se sintió frustrada cuando hace poco su cintura empezó a ensancharse. Al principio lo achacó a su edad. No obstante, finalmente admitió que sin darse cuenta tal vez estuviera comiendo más galletitas *(cookies)* y dulces, sobre todo cuando cuidaba a sus nietos.

Al igual que muchas personas, Mary Lou pensó que estaba comiendo bastante bien, pero en realidad no se daba cuenta de cómo se sumaban sus meriendas (refrigerios, tentempiés) altas en calorías. Una vez que empezó a anotar lo que comía y cuándo, comenzó a bajar de peso casi de inmediato.

ANTES

"¡Me di cuenta de que lo que yo recordaba como 'un par' de galletitas *Oreos* con mis nietos en realidad habían sido seis o siete! —indica Mary Lou riéndose—. Al anotarlo tomé conciencia de lo que estaba comiendo, así que ya sólo me limitaba a dos galletitas".

Una ventaja adicional fue que también empezó a tomar otras decisiones más saludables cotidianamente. Sin embargo, admite con franqueza que no ha exagerado en los cambios. "¡A mi edad no estoy dispuesta a hacer grandes modificaciones! —declara—. Sin embargo, el programa es perfecto. Aprendí a hacer sustituciones sencillas en mi alimentación y a fijarme más en mis meriendas. Y bajé de peso".

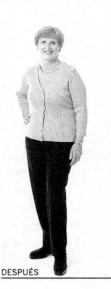

DESPUÉS

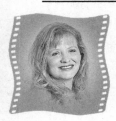

Pat Mast, 35 años, diseñadora

Perfil: Pat trabaja y tiene dos hijos. Si bien no le hacía falta perder mucho peso, le costó trabajo empezar. Ha padecido mucho estrés durante el año.

Objetivos: Perder el exceso de peso y dar firmeza a su cuerpo.

Resultados: ¡Una gran mejoría!

Peso que perdió: 4 libras (2 kg)

Grasa corporal que perdió: 0 por ciento

Reducción total de medidas: 2¾ pulgadas (7 cm) de la cintura, las caderas, los muslos y el busto

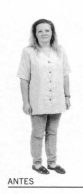

ANTES

Pat tiene unos 6 ó 7 años de caminar con entusiasmo, con algunas interrupciones. Antes podía seguir su alimentación normal y dedicarse a sus actividades diarias sin preocuparse por su peso. A lo largo de los años esto empezó a cambiar y su peso también. Desafortunadamente, como les sucede a muchas mujeres menudas —y Pat mide 5 pies (1.52 m)—, las libras de más se le notaron rápidamente.

Para empeorar las cosas, Pat había caído en la rutina en lo que se refiere a su alimentación, además de que el estrés del trabajo y de la casa la estaba cansando. El Plan Adelgace y Rejuvenezca le enseñó estrategias para impulsar su motivación y empezar a controlar el estrés. Al ritmo de su música favorita, Pat empezó a caminar con más regularidad. "Me ponía los audífonos, empezaba a andar y de un momento al otro se me olvidaba el estrés", afirma. Para obtener más energía aún, también empezó a organizarse para salir con mayor frecuencia a caminar con una amiga por un sendero natural cerca de su oficina durante la hora del almuerzo y los descansos del trabajo.

"Me sentía repleta de energía al terminar —afirma. Y esa energía se extendió a sus hábitos alimenticios—. Empecé a leer las etiquetas, a probar cosas nuevas y a hacer elecciones más saludables".

Si bien aún le gustaría deshacerse de unas cuantas libras más, las nuevas estrategias que ha integrado a su estilo de vida le inspiran mucha confianza. "Ahora sé lo que debo hacer para empezar y seguir motivada".

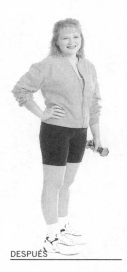

DESPUÉS

Antes de empezar

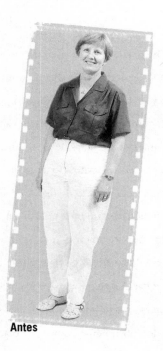

Antes

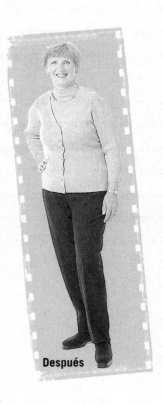

Después

APENAS AYER COMÍ MEDIO *BROWNIE* DE CHOCOLATE, CUANDO EN EL PASADO HUBIERA DEVORADO TRES. DEBIDO AL DIARIO ALIMENTICIO, AUN CUANDO LO COMO YA NO ES EN LAS MISMAS CANTIDADES QUE ANTES.

—*Mary Lou Stephen*

Muy bien, usted desea bajar de peso, pero ¿realmente está listo para comenzar? Tener el deseo de adelgazar no es suficiente. Sin un plan de acción definido y un compromiso auténtico por su parte, es muy posible que sus esfuerzos por bajar de peso sean en vano. Sin embargo, los consejos sensatos y las útiles sugerencias de esta primera sección le permitirán prepararse para bajar peso con éxito a lo largo de 12 semanas.

Descubrirá el secreto de fijar metas razonables que lo mantengan motivado. También aprenderá a utilizar un diario para bajar de peso; se ha demostrado científicamente que se trata de una herramienta útil para deshacerse de las libras. Si piensa que hacer ejercicio es aburrido, los dos *tests* le ayudarán a elegir actividades físicas que quemen calorías y que pueda disfrutar —y seguir llevando a cabo— por mucho tiempo. Además, le dará gusto descubrir cómo comer por placer y sentirse satisfecho a la vez que baja de peso.

El camino hacia una nueva vida

PARA MUCHOS ESTADOUNIDENSES, TRATAR DE BAJAR DE PESO ES
UN PASATIEMPO NACIONAL. ¿CÓMO ASÍ? VEAMOS . . .

• UNA ENCUESTA DE LA EMPRESA GALLUP INFORMÓ QUE
EL 52 POR CIENTO DE LAS PERSONAS RADICADAS EN
LOS ESTADOS UNIDOS ESTÁN A DIETA EN ESTE
MOMENTO O LO HAN ESTADO ALGUNA VEZ.

• UNO DE CADA SEIS ESTADOUNIDENSES SE PONE A DIETA CADA AÑO.

• UNA ENCUESTA DE 629 MUJERES INCLUIDAS EN UN REGISTRO DE
PÉRDIDA DE PESO HALLÓ QUE EL 93 POR CIENTO YA HABÍAN
TRATADO DE BAJAR DE PESO SIN ÉXITO ALGUNA VEZ EN EL PASADO.

Por lo tanto, es muy posible que usted también haya andado por estos caminos con anterioridad. Probablemente no sea esta la primera vez, y quizá hasta vaya por su vigésimo intento de bajar de peso. El propósito es lograr que sea el *último*.

¿Y cómo conseguirlo? Con previsión. La gente muchas veces se propone bajar de peso sin haberse tomado el tiempo para determinar si están listos o cómo llegarán a su meta.

El verdadero camino hacia un nuevo cuerpo empieza antes de dar un solo paso. Primero tómese un poco de tiempo para prepararse para el viaje, de modo que los malos hábitos que rompa y los buenos hábitos que establezca le duren toda la vida.

Bajar de peso —aunque sea por medio de cambios divertidos y sencillos en el estilo de vida— siempre requiere tiempo, dedicación y esfuerzo. Realmente tiene que estar listo para realizar estos cambios y brindarse el apoyo que necesitará para salir adelante.

"En muchas ocasiones la gente no está preparada. Y si alguien en realidad no está listo para llevarlo a cabo, no tendrá éxito", señala Ross Andersen, Ph.D., profesor adjunto de Medicina en la Escuela de Medicina de la Universidad Johns Hopkins en Baltimore y uno de los investigadores más importantes del país en lo que se refiere a las actividades relacionadas con el estilo de vida y la pérdida de peso.

¿Pero cómo puede determinar si está listo? Intente lo siguiente:

Sopese los pros y los contras. El Dr. Andersen les pide a sus clientes que apunten los beneficios y las desventajas de tratar de bajar de peso. Por ejemplo:

PROS	CONTRAS
Tendré un cuerpo más sano y esbelto.	Tendré que levantarme más temprano por la mañana para hacer ejercicio.
Tendré más energía y me sentiré mejor conmigo mismo.	No podré salir con los amigos a comer nachos y beber margaritas todos los viernes después de trabajar.

"Pregúntese: '¿Cuáles son los beneficios que bajar de peso me brindaría en estos momentos?'. Y luego compárelos con los sacrificios que tendría que hacer", indica el Dr. Andersen.

La mayoría de las veces observará que los pros pesan mucho más que los contras. En este caso realmente estará listo para empezar. Pero si tiene la impresión de que el proceso implica más inconvenientes que ventajas, tal vez este no sea un buen momento para intentarlo, según agrega el experto.

Describa sus temores. ¿Qué es lo que teme con respecto a bajar de peso? ¿Le da miedo no lograrlo? ¿No poder comer los alimentos que le gustan? Apunte sus temores.

"Cuando se empieza a anotar estos miedos, dejan de ejercer el mismo poder que cuando se mantenían en secreto. Ponerlos por escrito le transfiere el poder a usted", afirma el Dr. Gary Ewing, coordinador de Medicina Preventiva en la Escuela de Medicina de la Universidad de Carolina del Sur en Columbia. No sólo parecerán menos importantes cuando los escriba bien claros, sino que tal vez incluso resulten carecer de fundamento.

Comprenda que se trata de un plan para toda la vida. A fin de quedar realmente listo, debe aceptar el hecho de que no se trata de una "dieta" a corto plazo. Los cambios que usted está a punto de realizar serán para el resto de su vida. ¿Cómo sabrá si está listo para ello? Cuando sea capaz de aceptar que no se trata de un ejercicio momentáneo ni de una tendencia de moda dentro del ámbito de la salud, opina el Dr. William Smucker, diseñador del programa "Una Alimentación Razonable y Actividad Física para un Cambio Saludable" del Sistema de Salud Summa en Akron, Ohio.

"Tiene que aceptar que esta será su comida. Usted será así y piensa seguir haciendo las cosas de esta forma para siempre. Lo bueno es que entre más tiempo siga con los cambios, más probabilidad hay de que se transformen en hábitos", afirma.

Firme un contrato. Redacte un contrato en el que indique que se compromete a brindarse el tiempo, los recursos y la energía necesarios para bajar de peso, sugiere el Dr. Ewing. Fírmelo, incluso pídale a alguien que le sirva de testigo, y póngalo donde lo pueda ver. De esta manera sabrá que la cosa va en serio. Si está dispuesto a firmar sobre la línea punteada, está listo.

"Al firmar un contrato se estará diciendo a sí mismo: 'Esto es importante para mí y tengo la firme intención de llevarlo a cabo' ", agrega el experto.

Prepárese para el viaje

El legendario entrenador universitario de baloncesto Bobby Knight comentó en cierta ocasión: "La voluntad para lograr el éxito es importante, pero la voluntad para prepararse lo es aún más". Son palabras que conservan su sabiduría aun aplicándolas al proceso de bajar de peso. Es maravilloso que lo quiera hacer, pero no basta el deseo.

Después de haber decidido que está listo, el siguiente paso es prepararse para el viaje. Al igual que en el caso de las vacaciones familiares largas, entre más empaque, planee y prevea las posibles dificultades que puedan surgir durante un extenso viaje, más disfrutará la experiencia.

Ahora le diremos cómo trazar su plan de acción.

Venció sus antojos de chocolate escribiendo

Mary Lou Stephen

Antes de empezar a llevar un diario alimenticio no solía pensar mucho en lo que comía ni cuánto. A mí me encanta el chocolate. Antes empezaba con un desayuno instantáneo de chocolate y luego comía una barra, un helado o un pastel (bizcocho, torta, *cake*) de chocolate. Lo que fuera. Llegaba a comer chocolate más de una vez al día.

Aunque ya lo sabía, todo adquirió un nuevo significado cuando tuve que escribir sobre ello.

Por escrito las cosas se ven *muy* distintas. Tener que anotar la cantidad exacta de chocolate que como me hace pensarlo dos veces antes de tomar un bocado. De hecho, apenas ayer comí medio *brownie* de chocolate, cuando en el pasado hubiera devorado tres. Debido al diario alimenticio, aun cuando lo como ya no es en las mismas cantidades que antes.

Además de que el diario ha reducido mis antojos de chocolate, también me ha ayudado a cultivar ciertos hábitos positivos, como tomar una cantidad suficiente de agua. Antes del diario tomaba como un vaso de agua al día. No obstante, el compromiso de ir señalando mis metas diarias en cuanto al consumo de agua me recuerda que debo llenar el vaso. Ya llegué a tres vasos diarios, que es el triple de lo que tomaba antes.

Fije una fecha para empezar. ¿Cuántas veces ha decidido empezar con un programa para bajar de peso el lunes por la mañana?

Al llegar la tarde del martes se da cuenta de que no está listo. Para la noche del miércoles ya abandonó el intento. Y el sábado se anda diciendo a sí mismo: "Volveré a empezar el lunes". Dése tiempo para prepararse. Fije una fecha para empezar, quizá a una o dos semanas de distancia o en un día importante como su cumpleaños o aniversario, recomienda el Dr. Ewing. Luego aproveche el tiempo antes de la fecha de comienzo para prepararse.

Sin embargo, tome nota: aplazar la fecha de comienzo unos días o semanas no significa que pueda comer todo lo que tenga a la vista. "Muchas personas celebran lo que llamamos los 'banquetes de despedida' —comenta el Dr. Andersen—. Eso sólo lo retrasaría más".

Apunte sus objetivos. El camino hacia un nuevo cuerpo exige que defina la ruta con claridad. Lo que requiere es un mapa, por decirlo de alguna manera. Así que apunte objetivos alcanzables bien definidos. (Para mayor información vea "Cómo fijarse —y alcanzar— objetivos realistas" en la página 24). De esta forma no sólo estará afirmando que quiere bajar de peso, sino también establecerá cómo piensa lograrlo. A fin de mantenerse motivado, guarde estos objetivos en su billetera (cartera) o péguelos a la vista en la cocina o la oficina, sugiere el Dr. Smucker.

Observe —y anote— todo lo que coma. Una o dos semanas antes de la fecha de comienzo, empiece a llevar un diario alimenticio. (Para aprender a hacerlo, vea "Mi querido diario: la clave de la autoevaluación" en la página 31). Le ayudará a reconocer antes de empezar en qué necesita concentrarse, afirma el Dr. Ewing. Asimismo le servirá para prever los posibles obstáculos y reducir la probabilidad de salirse del plan durante las primeras semanas.

Planee, planee, planee. Quizá falte una semana o más para su fecha de comienzo, pero ya es hora de hacer cosas como comprar nuevos tenis para caminar, juntar las recetas saludables que le interesen, tirar las papitas fritas a la basura, abastecerse de frutas y verduras y encontrar espacio en su agenda para las nuevas actividades.

"Fíjese en todas las cosas que debe cambiar y empiece a planear lo que tendrá que hacer", sugiere el Dr. Smucker.

Si espera hasta haber empezado el programa, se encontrará ante un refrigerador vacío en su primera noche, preguntándose cómo hacer para preparar una cena saludable con un pudín (budín) de chocolate, las sobras de la pizza y refresco (soda) de dieta. O bien se sentirá con deseos de salir a caminar, pero no podrá hacerlo por tener demasiado desgastadas las suelas de los tenis.

Aprenda del pasado

En 1991 Jamie Clarke, un explorador, aventurero y conferencista canadiense sobre temas de inspiración, formó parte de una expedición que pretendía escalar el monte Everest. Él y su grupo se quedaron a 3,000 pies (914 m) de la cima. Dos años y medio más tarde repitió el intento de escalar el pico más elevado del planeta. Cuando un integrante de su grupo se enfermó, debieron abandonar el esfuerzo a una distancia de la cima equivalente a sólo dos cuadras de ciudad.

Sin embargo, Clarke no se dejó desalentar por los dos intentos fallidos. Cuando lo intentó por tercera vez, en 1997, llegó a la cima. Y ha señalado que su éxito se debió a los dos *fracasos* anteriores. Analizó sus intentos previos y de cada uno aprendió qué cambios hacer la siguiente vez.

"Se experimentan fracasos y estos fracasos son la esencia, los componentes básicos del éxito futuro. Son fundamentales. Sin ellos no se obtendría el triunfo. Se aprende mucho de los fracasos", afirma.

Bajar de peso puede parecer una tarea de proporciones tan enormes como escalar el Everest. No obstante, al igual que Clarke usted puede aprovechar sus intentos pasados para alcanzar el éxito en esta ocasión.

En lugar de definir sus esfuerzos anteriores como parte de una larga historia de fracasos inexplicables, estúdielos, analícelos y aprenda de ellos, sugiere el Dr. Andersen. "¿Qué hará de modo distinto ahora? Estudie los contratiempos que tuvo en sus intentos previos y reflexione acerca de lo que los motivó", indica.

Los reveses: la clave del éxito

¿Conoce el siguiente cuadro? Se pone a dieta y le va de maravilla hasta que asiste a una fiesta de la oficina. De un momento a otro ingiere el equivalente en calorías a lo que normalmente consume en un par de días. Se siente mal por haber sido débil, llega a su casa y se enfurruña en el sofá, donde se acaba una bolsa de papitas fritas en lugar de salir a caminar como de costumbre. Ahora que lo echó a perder todo, ¿para qué molestarse? Abandona su propósito por completo, se apunta otro intento fallido por bajar de peso y decide que es inútil esforzarse. Luego va por el helado.

El error más grave que las personas cometen al tratar de bajar de peso es no aceptar sus equivocaciones. En cuanto comen un bocado de más o se saltan una sesión de ejercicio se olvidan de todo el asunto, desechan los éxitos ya obtenidos y renuncian a los triunfos que puedan cosechar en el futuro.

Los reveses no significan el final del esfuerzo por bajar de peso sino que forman parte del proceso mismo, explica el Dr. Ewing. Si usted acepta esta realidad de la vida, seguirá avanzando en la dirección correcta aunque momentáneamente se haya desviado un poco. La clave está en convertir los reveses en una herramienta de aprendizaje, en un mecanismo que de hecho aumente sus posibilidades de éxito.

"¿Qué va a hacer al enfrentar estos reveses? ¿Debe sentirse culpable al respecto, lo cual sólo lo disgustaría y lo llevaría a abandonar el esfuerzo? ¿O bien acepta que habrá deslices y tratará de aprender de cada uno de ellos?", pregunta el Dr. Ewing.

Considere cada desliz como una oportunidad para aprender. Estúdielo. Coméntelo. Determine qué salió mal y cómo evitar que vuelva a ocurrir.

"Debe estar consciente de que sufrirá recaídas. Pero saberlo tiene que servirle de consuelo, lo mismo que saber que podrá ajustar su reacción a estos deslices. Si está consciente de ello desde el principio no resultará tan alarmante cuando suceda. Simplemente formará parte del proceso mismo", afirma el Dr. Ewing.

Cómo fijarse
—y alcanzar—
objetivos realistas

EL LUGAR: EL CONSULTORIO DEL DR. ROSS ANDERSEN, EXPERTO EN PÉRDIDA DE PESO DE LA ESCUELA DE MEDICINA DE LA UNIVERSIDAD JOHNS HOPKINS. ESTÁ ASESORANDO A UNA MUJER DE 40 AÑOS QUE QUIERE BAJAR DE PESO.

La conversación entre el Dr. Andersen y la mujer se desarrolla más o menos de la siguiente manera:

EL DR. ANDERSEN: ¿Cuántas libras necesita perder?

LA MUJER: Me encantaría pesar 112 libras (51 kg).

EL DR. ANDERSEN: ¿Cuándo fue la última vez que pesó 112 libras?

LA MUJER: Durante mi primer año en la universidad.

EL DR. ANDERSEN: ¿Y por cuánto tiempo conservó ese peso?

LA MUJER: Me puse a dieta para llegar a ese peso como preparación para un baile escolar. Lo mantuve durante una semana, lo cual me costó mucho trabajo.

El Dr. Andersen ha sostenido docenas de conversaciones de este tipo a lo largo de los años.

Enfrentémoslo: muchos soñamos con recuperar un peso o una talla de ropa que asociamos con un momento especial de nuestras vidas. Forma parte de la naturaleza humana fijarse metas elevadas. "Al fin y al cabo lo logré una vez —va la lógica—, así que podré hacerlo de nuevo".

¿Qué tiene de malo esta actitud de querer alcanzar las estrellas y la Luna? Debilita cualquier esfuerzo antes de haber empezado siquiera, afirma el Dr. Andersen.

Después de haberse fijado este tipo de objetivos imposibles en varias ocasiones —y de fracasar en el intento por alcanzarlos—, es posible que renuncie por completo a la idea de bajar de peso. "Cuando se fallan demasiados objetivos se deja de fijarlos", afirma Dana G. Cable, Ph.D., profesora de Psicología en el Colegio Hood de Frederick, Maryland.

La clave está en fijar objetivos realistas para bajar de peso, metas que sirvan de fuente de inspiración y que tracen el camino hacia el éxito. Si constantemente tiene un objetivo alcanzable frente a sí sobre el horizonte, siempre se sentirá motivado para mejorar. "Las metas nos brindan algo un poco fuera de nuestro alcance, lo cual nos obliga a comprometernos", explica la Dra. Cable.

Fijar objetivos también es clave para mantenerse joven, indica la Dra. Cable. Cuando se sabe que nuevas pruebas y éxitos aguardan en el futuro se continúa el esfuerzo, se aprenden cosas nuevas, se alcanzan metas y se tiene mucho más que hacer en la vida, sin importar la edad cronológica.

Fijarse metas realistas pone fin al temido ciclo de los fracasos. Al establecer objetivos alcanzables a corto plazo y cumplirlos, usted se siente bien, por lo que es capaz de fijarse nuevas metas. Y sin darse cuenta usted está cumpliendo un objetivo tras otro y perdiendo una libra tras otra.

La regla de oro de los objetivos

Cualquiera puede inventarse un objetivo totalmente arbitrario. Sin embargo, los objetivos de los que aquí estamos hablando requieren reflexión, planeación y creatividad. Los objetivos que se establecen correctamente trazan, además del destino final, el camino que debe recorrerse para alcanzarlo.

"Es probable que un objetivo sin plan fracase", afirma Raymond C. Baker, Ph.D., psicólogo clínico y director del Centro para el Bienestar y de

P R U E B A
viviente

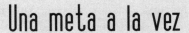

Una meta a la vez

Al establecer mi meta al principio del programa, no pensaba en mi peso. Mi objetivo era bajar una talla de vestido. Nada más.

También tuve que recordarme una y otra vez que había tardado años en acumular todo este peso y que debía aceptar el hecho de que perderlo sería un proceso lento. Creo que por eso no había podido bajar de peso anteriormente. Prácticamente no comía nada y hacía ejercicio como loca, pero luego me molestaba que no estuviera bajando de peso más rápido, así que me frustraba y lo dejaba.

¡Al ponerme un objetivo tan razonable y sencillo lo logré! Por eso me siento muy bien y quiero continuar. Mi próximo objetivo se refiere más bien al ejercicio. Quiero aumentarle 10 minutos a mi caminata diaria. ¿Qué son 10 minutos más? Tengo ganas de ver cuánto peso y cuántas pulgadas (centímetros) más puedo perder de esta forma.

Orientación de la Universidad Bradley en Peoria, Illinois. Por lo tanto, al establecer sus objetivos para bajar de peso tenga en mente que deben poseer las siguientes cualidades esenciales.

Deben ser específicos, aunque flexibles. La meta "haré ejercicio esta semana" es demasiado vaga. No proporciona los parámetros de cómo ni cuándo lo llevará a cabo, indica el Dr. Baker. Hay que ser lo más específico posible para así contar con un plan también. Por ejemplo, una buena meta sería la siguiente: "Caminaré 30 minutos 5 días de esta semana, ya sea a la hora del almuerzo o enseguida de salir de trabajar".

Asegúrese de disponer siempre de un pequeño margen. Si sólo puede caminar 20 minutos o tiene que saltarse un día, no lo considere un fracaso, agrega el Dr. Baker. Aunque no cumpla siempre con la meta exacta no significa que deba abandonar el esfuerzo.

Deben ser razonables y alcanzables. Si no ha hecho ejercicio últimamente, la meta de caminar 10 millas (16 km) al día, todos los días de la semana, no es realista. Si no puede imaginarse haciéndolo, es probable que no lo logre, indica el Dr. Baker. Esto no quiere decir que no pueda alcanzar el objetivo poco a poco, pero lanzarse de buenas a primeras lo condenará al fracaso. Póngase metas como: "Caminaré 1 milla (1.6 km) 4 días de esta semana". Una vez que haya logrado esta meta, vaya un poco más lejos.

Deben ser medibles. El siguiente objetivo se escucha a menudo: "Voy a comer de manera más saludable". Sin embargo, ¿cómo va a saber si cumplió con este objetivo? Debe tener la posibilidad de evaluar y cuantificar su éxito. Póngase metas que pueda contar o ir tachando conforme las cumpla, como consumir 30 gramos de fibra al día, comer nueve raciones de frutas y verduras, caminar 30 minutos o probar un alimento nuevo todas las semanas, recomienda el Dr. Baker.

Deben permitir registrar sus avances. Al anotar su evolución verá cómo mejora y cambia. En sí esto representará una reacción positiva y un refuerzo y le brindará el aliento necesario para seguir adelante, indica el Dr. Baker. Apuntar sus avances también le permitirá reconocer cuándo ha cumplido con una meta y cuándo es hora de reevaluar la situación y fijarse otros objetivos.

Cómo llevar la cuenta

Al medir sus objetivos para bajar de peso, la báscula (pesa, balanza) no debe ser su única guía. También utilice otros criterios para medir su éxito, como el ajuste de su ropa, cómo se siente y su forma física. La báscula pone demasiado énfasis en un número, a decir de los expertos.

Sin embargo, si bien estos consejos sin duda son sensatos, la verdad es que la mayoría de quienes tratamos de adelgazar vemos la báscula como la prueba máxima de nuestro éxito. Debido a esta realidad de la vida, es posible que usted se haya fijado —o desee fijar— un peso específico como meta. Por lo tanto, si lo va a hacer, hágalo bien.

Al elegir un peso como objetivo, la gente tiende a cometer cualquiera de los siguientes dos errores. O se proponen llegar a un peso que significaría una tortura alcanzar o les hace falta bajar mucho, por lo que establecen un objetivo a largo plazo que sólo termina por desanimarlos por sus enormes proporciones, como bajar 50 libras (23 kg) o más.

De acuerdo con el Dr. Andersen, en el primer caso incluso quienes logran alcanzar el peso que se propusieron descubren que no pueden mantenerlo.

"Una cosa es ponerse a dieta para alcanzar cierto peso, pero algunas personas no pueden mantenerlo aunque sigan pensando que se trata de su peso ideal", indica. En el segundo caso, fijarse una meta que parece tan lejana puede desalentar a la gente antes de empezar. "Es parte de un gran problema. Dicen: 'Tengo que perder muchísimo peso, no sé por dónde empezar' ".

Por eso el Dr. Andersen ha desarrollado una estrategia que ayuda a fijar los objetivos para perder peso. Su táctica toma en cuenta ambos errores comunes. Por un lado permite bajar una cantidad razonable de peso que se podrá mantener. Por otro, cuando hay mucho peso que bajar lo divide en objetivos más pequeños, lo cual vuelve mucho menos impresionante la tarea. Ahora le diremos cómo fijarse un objetivo para bajar de peso que podrá alcanzar y mantener.

> *B*ajar de peso de manera lenta y constante no sólo es más saludable, sino también más fácil de mantener.

Busque el 5 y el 10. Alcanzar a bajar entre el 5 y el 10 por ciento de su peso total se considera un enorme éxito. Aunque usted desee perder mucho más, empiece con este objetivo, sugiere el Dr. Andersen. Se trata de un porcentaje que le permitirá apreciar diferencias en su salud y apariencia, pero no es un objetivo tan drástico que no se pueda alcanzar o controlar. Por lo tanto, si usted pesa 160 libras (73 kg), su meta inicial sería bajar entre 8 y 16 libras (4 a 7 kg).

Intente bajar un promedio de 1 a 2 libras (450 a 900 g) a la semana. Bajar de peso de manera lenta y constante no sólo es más saludable sino también más fácil de mantener, afirma el Dr. Andersen. Adelgazar rápidamente, por el contrario, por lo general se logra con medidas drásticas. Una vez que los viejos hábitos se reinstalan, el peso regresa tan rápido como se perdió.

Si realiza los cambios en su estilo de vida que recomendamos en este libro, debería poder bajar de 1 a 2 libras a la semana. Sólo tenga en cuenta lo siguiente, recomienda el experto: piense en este objetivo como en una cantidad promedio a lo largo del tiempo, en lugar de preocuparse por el número de libras que pierda en una semana en particular. Es posible que en una semana dada sólo baje 1 libra y que a la siguiente pierda 3 (1 kg).

Manténgalo unos momentos. Una vez que haya alcanzado su objetivo de bajar entre el 5 y el 10 por ciento de su peso original, la siguiente meta debe ser mantener el nuevo, indica el Dr. Andersen. Para muchos, evitar subir de peso nuevamente es el verdadero desafío. Si usted se limita a mantener su nuevo peso durante unas cuantas semanas o meses, le estará dando a su cuerpo y a sí mismo un descanso de los rigores mentales y físicos de bajar de peso.

Además, el período de mantenimiento le permite asegurarse de que los cambios que haya hecho en su estilo de vida se conviertan precisamente en cambios permanentes que conservará durante el resto de su existencia, en lugar de modificaciones que sólo le hayan servido para bajar de peso a corto plazo.

Reevalúe su objetivo. Durante la fase de mantenimiento, piense en su siguiente meta. Después de haber logrado su pérdida inicial de peso, es posible que cambie de idea acerca de la cantidad de peso que quiere y puede perder. Además, reflexione acerca de lo que esté sucediendo en su vida. Si está viviendo momentos más bien agitados, es posible que mantener su peso por un período más largo de tiempo sea más realista que tratar de perder más, opina el Dr. Andersen.

Esfuércese por bajar otra vez entre el 5 y el 10 por ciento de su peso. Si decide perder más peso, procure otro 5 al 10 por ciento de su peso actual, sugiere el Dr. Andersen. Dividir su meta final en fases del 5 al 10 por ciento resulta más eficaz que tratar de bajar mucho peso de un solo golpe. "La mayoría de las personas que tienen que perder mucho peso lo hacen poco a poco".

Los cambios correctos

Nadie pierde 20 libras (9 kg) simplemente porque desea hacerlo. "Hay que adoptar ciertas actitudes, convicciones y conductas que tendrán por resultado la pérdida de peso", afirma el Dr. Baker.

Para lograrlo es preciso fijar lo que el Dr. Baker llama "objetivos procesales". Se trata de las acciones que llevan a bajar de peso. "Se necesitan objetivos que indiquen cómo reducir las grasas en la alimentación o bien cómo aumentar el consumo de frutas y verduras. Ni siquiera tienen relación con el peso. Pero si los cumple lo perderá".

Concentrarse en este tipo de objetivos relacionados con a la conducta le ayudará a no volver a subir de peso. Y la mejor forma de lograrlo es centrándose en los cambios específicos que debe hacer en su estilo de vida. "Procure que bajar de peso no sea su meta. Su meta deben ser los cambios en su conducta. Les digo a mis clientes que bajar de peso es un beneficio accesorio", indica Lisa Tartamella, R.D., una especialista en nutrición del Hospital Yale-New Haven de Connecticut.

Los objetivos procesales difieren de una persona a otra. Dependen de lo que cada quien necesite trabajar de manera específica. A fin de hacerse una buena idea de cuáles deben ser, en su caso, estos objetivos relacionados con la conducta, lleve un diario para bajar de peso y analícelo, sugiere el Dr. Baker. A continuación le daremos algunas ideas con respecto a los objetivos procesales que podría establecer.

■ Caminar 30 minutos cinco veces a la semana.

■ Leer un libro cuando esté aburrido, en lugar de comer.

■ Usar el diario alimenticio todos los días de esta semana.

■ Llevar fruta al trabajo como merienda (refrigerio, tentempié).

■ Probar una fruta, verdura o cereal nuevo a la semana.

■ Programar 15 minutos al día simplemente para sentarse y relajarse.

■ Intentar un nuevo deporte o actividad física cada 2 semanas.

■ Volver a empezar el programa mañana si hoy no cumplió con sus metas, en lugar de abandonarlo por completo.

Mi querido diario: la clave de la autoevaluación

ES PROBABLE QUE YA ESTÉ ENTERADO DE LOS DOS PILARES FUNDAMENTA-LES DE LA PÉRDIDA DE PESO: COMER CORRECTAMENTE Y HACER EJERCICIO. NO OBSTANTE, AHORA NECESITARÁ AGREGAR UN TERCER COMPONENTE QUE TAMBIÉN LE AYUDARÁ A DESHACERSE DE LAS LIBRAS, SEGÚN SE HA COMPROBADO CIENTÍFICAMENTE: ESCRIBIR.

Cuando una persona nueva entra a mi programa le muestro los datos disponibles sobre los diarios para bajar de peso y le digo con franqueza desde el principio: 'Tiene que estar dispuesto a llevarlo'. Todos los buenos programas para controlar el peso ponen énfasis en la importancia de autovigilarse. De ahí derivan los cambios que llevan a bajar de peso y a controlarlo", afirma el Dr. Raymond C. Baker del Centro para el Bienestar y la Orientación de la Universidad Bradley.

Un estudio tras otro ha demostrado que llevar un registro de lo que se come y del ejercicio que se hace resulta clave para bajar de peso y no volverlo a subir. Los siguientes datos destacan de manera particular.

■ Un grupo que llevó diarios alimenticios detallados a lo largo de un estudio que duró 10 semanas perdió un 64 por ciento más de peso que un grupo que no lo hizo.

El secreto para adelgazar durante las fiestas de fin de año

Incluso la voluntad más fuerte puede llegar a sucumbir ante las tentaciones de las fiestas de fin de año. Rodeados de buena comida, buena bebida, buena diversión y muy poco tiempo para hacer ejercicio, muchas personas se resignan a aceptar que subirán entre 5 y 10 libras (2 y 5 kg) entre el Día de Acción de Gracias y el Año Nuevo. Ojalá existiera un secreto que nos permitiese evitar esas libras que desde luego no deseamos.

Pues ahora lo hay. Y es algo que usted ya debería estar haciendo: llevar un diario para bajar de peso.

El Dr. Raymond C. Baker del Centro para el Bienestar y la Orientación de la Universidad Bradley les pidió a varias personas que estaban siguiendo un programa para perder peso que llevaran diarios durante la temporada de fiestas.

Quienes se mantuvieron firmes y llevaron diarios alimenticios y de actividades muy detallados lograron de hecho bajar de peso entre el Día de Acción de Gracias y el Año Nuevo.

"Llevar un diario mantiene a la gente centrada en sus objetivos y mejora su capacidad para tomar decisiones", dice el Dr. Baker.

■ Entre 10 formas de modificar los hábitos alimenticios, la autovigilancia resultó ser la única que les permitía a las personas no volver a subir de peso durante un plazo de hasta 1½ años, según halló un estudio.

■ En otro grupo, el 89 por ciento de las personas que mantuvieron su nuevo peso dependían de los registros que llevaban.

■ Dos estudios han demostrado que las personas que se autovigilan de manera regular pierden más peso que quienes sólo llevan el registro menos de la mitad del tiempo. Sólo quienes se autovigilan de manera regular bajan una cantidad significativa de peso.

La razón de este éxito espectacular es que las personas con frecuencia no están conscientes de sus propias conductas. Se dejan absorber tanto por sus vidas cotidianas que no se dan cuenta de que ciertas pequeñas cosas que hacen o hábitos que desarrollan les impiden bajar de peso. Debido a que nunca identifican estos problemas, no tienen la oportunidad de corregirlos.

Un diario para bajar de peso funciona como espejo. Por este medio usted obtendrá una imagen fiel de sí mismo, sus patrones alimenticios y sus rutinas de ejercicio. Reconocerá con claridad sus aciertos, qué necesita modificar, qué funciona y qué no, explica el Dr. Baker. Le enseñará cuáles son sus hábitos y conductas y le brindará el poder de realizar cambios positivos.

"Le da el control. Le proporciona la información que necesita para determinar qué es lo que funciona para usted. A través de la autovigilancia puede diseñar un plan alimenticio y de ejercicios que le permita alcanzar el éxito", afirma el Dr. Baker.

Más que sólo un registro

Su diario para bajar de peso puede ser algo más que sólo un registro de los elementos básicos de su rutina alimenticia y de ejercicio. Si usted quiere, puede servirle de fuente de inspiración, consuelo y alivio. Es posible que escribir le ayude a dar rienda suelta a sus preocupaciones, permitiéndole perder peso y a la vez todo lo que pese sobre usted. De tal forma puede ayudarle a sentirse más joven tanto en el aspecto físico como en el mental, indica Howard J. Rankin, Ph.D., asesor psicológico del club *TOPS* (las siglas en inglés de "Baje de Peso de Manera Sensata") y autor de un libro acerca de cómo alcanzar el bienestar físico y emocional. Los siguientes son sólo unos cuantos de los muchos beneficios de llevar un diario para bajar de peso.

Es más exacto. Existe un viejo proverbio chino que dice: "La tinta más pálida es mejor que la mejor memoria". Usted tiene tantas cosas que recordar durante el día que olvidará fácilmente las galletitas *(cookies)* que comió a las 3:00 P.M. o el hecho de que no salió a caminar.

Estas pequeñas cosas olvidadas se van sumando y con frecuencia son las que más afectan el esfuerzo por bajar de peso. Apuntarlas le garantiza un registro exacto, afirma el Dr. Rankin.

Le proporciona claridad y resolución. Es posible que algunas personas decidan convertir su diario para bajar de peso en un diario general. Apuntar los acontecimientos o problemas estresantes con frecuencia permite resolverlos.

"Escribir es pensar. Cuando se empieza a apuntar algo, en realidad se están cristalizando los pensamientos y los sentimientos", indica el Dr. Rankin.

Le recuerda sus metas. El diario cotidiano no sólo debe servir para llevar el registro de lo que hace sino también de lo que quiere hacer. Apunte sus

Tome nota de su progreso

Basándose tanto en los estudios que ha publicado como en su experiencia clínica, el Dr. Raymond C. Baker del Centro para el Bienestar y la Orientación de la Universidad Bradley ha identificado los detalles específicos que las personas necesitan apuntar a fin de tener posibilidades de éxito en sus planes para adelgazar. Las siguientes preguntas darán forma a su diario para bajar de peso y le permitirán descubrir lo que necesita hacer para adelgazar y rejuvenecer. Hacen a uno pensar en mucho más que comida, ya que se refieren a cuándo y por qué come y a cómo se siente al hacer ejercicio.

Según cómo usted decida llevar su diario para bajar de peso, debería anotar las siguientes preguntas o sáquele una fotocopia a esta página y guárdela en su diario para guiarse en su camino hacia un cuerpo esbelto.

Alimentos

- ¿Qué comió?
- ¿Cuánto? (apunte los tamaños de las raciones)
- ¿Cuántas calorías?
- ¿Cuántos gramos de grasa?
- ¿Qué bebió?
- ¿Cuándo comió?

objetivos diarios, semanales y a largo plazo, sugiere John P. Foreyt, Ph.D., director del Centro de Investigaciones en Medicina de la Conducta del Colegio de Medicina Baylor en Houston y coautor de un libro acerca de cómo evitar las dietas. Cada vez que lo abra recordará cuál es el propósito de sus esfuerzos.

Lo motiva. El diario describirá sus avances. Verá todo lo que ha logrado en lo que se refiere a cambiar sus hábitos alimenticios, hacer más ejercicio y cumplir con ciertas metas. Se trata de una prueba tangible de su éxito que podrá visitar una y otra vez para inspirarse.

"Puede ser gratificante y reforzar lo que esté haciendo", explica el Dr. Foreyt.

Escriba para ser esbelto

Hay muchas formas de llevar un diario para bajar de peso: apuntar todo en un cuaderno, comprar un diario ya diseñado para registrar los alimentos y

- ¿Qué tan rápido comió?
- ¿Tenía hambre? De no ser así, ¿por qué comió?
- ¿Dónde estaba? ¿Qué estaba haciendo?
- ¿Qué emociones sentía?
- ¿Comió debido a otros factores aparte del hambre?
- ¿Comió una merienda (refrigerio, tentempié)?
- ¿Cuáles son sus objetivos dietéticos? ¿Los cumplió? (Por ejemplo, consumir diariamente cierta cantidad de fibra, número de raciones de frutas y verduras o vasos de agua).
- ¿Probó alimentos nuevos o formas nuevas de preparar los alimentos? ¿Le gustaron?

Ejercicio

- ¿Cuál actividad?
- ¿Se trató de una actividad nueva? ¿La disfrutó?
- ¿Durante cuánto tiempo (en minutos u horas) hizo ejercicio, o bien cuántas repeticiones y *sets* realizó?
- ¿Cuál fue la intensidad de su ejercicio? (alta, mediana, baja)
- ¿Cómo se sintió después?
- Si dejó de hacer el ejercicio, ¿por qué?

las actividades físicas, anotar los datos sobre papel y luego transcribirlos con la computadora. No importa cómo lo haga mientras le funcione, indica el Dr. Baker.

Sea cual sea la forma que elija, las siguientes pautas asegurarán que su diario promueva su intención de bajar de peso.

Que sea su compañero constante. Cuando el Dr. Baker ve un diario alimenticio cubierto de manchas de comida y café, sabe que la persona lo está llevando como debe ser.

"Quiero que el diario esté siempre presente en el campo de batalla. No quiero un diario bonito y limpio", afirma.

El diario debe ser lo bastante compacto para que pueda llevarlo consigo a todas partes. Busque un cuaderno o diario que quepa fácilmente en su cartera (bolsa) o en el bolsillo de su saco. Si no lo trae siempre es muy posible que olvide detalles importantes o lo deje de llevar por completo.

Apúntelo al instante. Saque el diario después de cada comida y de hacer ejercicio. ¿Por qué? Porque registrar sus acciones de inmediato le ayuda a planear el resto del día, explica el Dr. Baker.

Por ejemplo, digamos que su almuerzo estuvo alto en grasa. Al apuntarlo pronto se dará cuenta de que tiene que planear una cena más saludable para compensar el almuerzo. "Les ayuda a las personas a resolver los problemas y a hacer cambios que mejorarán su conducta", opina el Dr. Baker.

Recuerde las cosas pequeñas. La porción de mantequilla que untó en el pan, lo que picó al preparar la cena, las tres o cuatro galletitas *(cookies)* que comió durante la pausa del café en la oficina: estas cositas suman libras a lo largo del tiempo, dice el Dr. Baker. Y a veces son las más importantes de todo lo que hay que apuntar.

Un estudio que se llevó a cabo en un centro de nutrición clínica en Cambridge, Inglaterra, encontró que las personas que no registran su consumo diario de alimentos con exactitud en sus diarios alimenticios suelen pasar por alto las meriendas (refrigerios, tentempiés) que comen entre comidas. A fin de obtener un cuadro fiel de sus hábitos alimenticios debe apuntarlo todo, indica el Dr. Baker.

Sea sincero. "Mi deseo más hondo es no olvidar el hecho de que sólo escribo para mí. Por lo tanto siempre he de decir la verdad, espero, y así mejorarme", señaló el artista francés Eugène Delacroix en la primera página de su diario en 1822. Tome a pecho las palabras del pintor. El diario está pensado para que sólo usted lo lea, así que no sienta que deba amañarlo o esconder algo que hizo. No hay motivo para sentir pena por sus acciones. Al ser sincero y apuntarlas, estará dando el primer paso hacia un cambio positivo y fructífero.

Un rato para repasar

¿Qué va a hacer con toda la información que registra en su diario? Estúdiela, indica el Dr. Baker. Entre las páginas de su diario se encuentra el mapa que lo llevará a alcanzar sus objetivos en cuanto a pérdida de peso. Evaluarlo revelará su estrategia personal para bajar de peso, el programa hecho para usted por usted mismo.

Ahora le diremos cómo transformar sus palabras en acciones.

Analícelo cada semana. Elija un día —quizá cada domingo— para revisar su diario.

"El lapso de una semana es más significativo y usted obtendrá una idea general de sus tendencias", opina el Dr. Baker. Estudie sus objetivos y resultados como medida semanal de su avance.

Por ejemplo, no se fije en cuánta fibra consumió cada día. Si tuvo un día malo podría desalentarse. Por el contrario, si suma sus gramos de fibra a lo largo de la semana y los divide entre 7, tal vez se dé cuenta de que en promedio estuvo muy bien.

Identifique los estímulos que lo hacen comer. Revise su diario en busca de tendencias. ¿Comió de más cada vez que se sintió estresado? ¿Siempre cancela el ejercicio por sentirse cansado? ¿Cada vez que ve televisión automáticamente se dirige al refrigerador? ¿Siempre come rapidísimo, sin saborear los alimentos? Estas son las conexiones que debe descubrir, afirma el Dr. Baker.

Determine los éxitos que tuvo. Un diario para bajar de peso lleva el registro de lo que funciona al igual que de lo que no funciona, dice el Dr. Baker. Si usted se da cuenta de que perdió peso la semana que probó un nuevo ejercicio o que modificó un hábito alimenticio, habrá descubierto un instrumento eficaz para bajar de peso.

"Bajar de peso es algo muy individualizado y el diario le ayudará a identificar qué funciona para usted", opina el experto.

Cambie sus criterios de cuando en cuando. El objetivo del diario para bajar de peso es ayudar a eliminar los malos hábitos y a desarrollar otros buenos, indica el Dr. Baker. Si se ha apropiado alguna costumbre, como beber suficiente agua o caminar todos los días, elimínela de su diario. Luego concéntrese en objetivos nuevos o en otros hábitos que le gustaría dejar atrás.

Test

Cosas de juego

Como a cualquier niña, a Molly Brown le encantaba correr, andar en bicicleta y bailar. Incluso lo siguió haciendo cuando ya era una joven. Luego el matrimonio, la profesión y la familia ocuparon el espacio que solía reservar para correr, brincar y jugar. Unos años más tarde se instaló otra cosa en su vida: el sobrepeso.

"Simplemente perdí la costumbre de realizar actividades físicas —recuerda—. Con todas las demás cosas que estaban pasando supongo que se me olvidó o no me pareció tan importante. No obstante, cuando empecé a sentirme mal y fuera de forma, supe que debía volver a agarrar el ritmo".

Con la ayuda de su hija de 11 años y de su marido, que también estaba ansioso por hacerse más activo físicamente, la vida de Molly ahora está llena de actividades como la danza aeróbica, caminar a paso rápido, ejercicios de fortalecimiento con su hija y bailar *swing* con su marido.

"Para ponerse en forma nuevamente a veces no hace falta más que acordarse de lo que le gustaba hacer de joven —indica Paul Konstanty, supervisor clínico y terapeuta del ejercicio en el Centro OrthoMed de Acondicionamiento de la Espina y las Articulaciones de la Universidad de California en San Diego—. Los adultos sólo tenemos que recordar que —como cuando éramos niños— la buena forma física no necesariamente se logra sólo encerrándose entre las cuatro paredes de un gimnasio. El mundo es grande y hay todo tipo de actividades físicas que puede realizar y deportes que puede practicar al aire libre para divertirse y mantenerse en forma".

¿No sabe a qué le gustaría jugar ahora que sus compañeros de encantados crecieron y se mudaron a otra parte? El siguiente *test* desarrollado por Selene Yeager, una entrenadora de buena forma física y escritora especializada en temas de salud de Allentown, Pensilvania, le ayudará a encontrar nuevas actividades físicas para su viejo yo al que le encantaba jugar.

Marque las respuestas que mejor lo describan. (Puede elegir más de una si hay un empate. ¡Simplemente dispone de más actividades entre las cuales escoger ahora que es adulto!).

1. Lo que más me gustaba hacer en los juegos y columpios era:
   a. El corre que te pillo (jugar a la pega)
   b. Un dos de baloncesto
   c. Brincar la cuerda (suiza, cuica)
   d. Jugar al tejo (al avión, a la rayuela)
   e. Tirar una pelota contra una pared y cacharla

2. En la escuela, mi deporte favorito era:
   a. Baloncesto
   b. Fútbol
   c. *Softball*
   d. Gimnasia
   e. Ser animadora (porrista)

3. Al salir de picnic lo que más me gustaba jugar era:
   a. El juego de la herradura
   b. Croquet
   c. Con bolsitas de frijoles (habichuelas)
   d. Dardos para césped
   e. Vóleibol

4. Mi actividad física favorita era:
   a. Bailar
   b. Andar en bicicleta
   c. Nadar
   d. Deslizarme en trineo
   e. Patinar

(continúa)

Test

(c o n t i n u a c i ó n)

Conozca sus resultados

1. SI USTED MARCÓ. . .

a. Trate de integrarse a un grupo que se dedique a correr, andar en bicicleta o ir de excursión. Estos grupos suelen caracterizarse por un espíritu juguetón de persecución que le encantará.

b. Compre un balón y encéstelo. Incluso puede colocar un cesto en su entrada para coches.

c. o d. Pruebe el *rebounding* (aeróbicos sobre un minitrampolín), un divertido ejercicio de saltar sin impacto. O trate de brincar la cuerda nuevamente. Incluso puede conseguir videos para que le den ideas de ejercicios.

e. Juegue tenis o *racquetball*. Aún estará jugando con una pelota que rebota, pero ahora contará con raquetas para hacerlo.

2. SI USTED MARCÓ. . .

a. ¿No ha podido encontrar a otros adultos aficionados al baloncesto con quienes jugar? Únase a una liga de vóleibol para adultos para divertirse saltando y pegándole a la pelota o vaya a su centro recreativo local para pedir informes sobre las ligas de baloncesto o vóleibol para adultos.

b o c. La mayoría de las comunidades cuentan con ligas de fútbol y *softball* para adultos llenas de personas iguales a usted, que no han jugado en años pero que extrañan el juego.

d o e. Infórmese acerca de alguna de las clases de aeróbicos de la nueva generación. Muchas incluyen bailes latinos, como salsa o merengue, llenos de energía que lo pondrán en movimiento nuevamente.

3. SI USTED MARCÓ. . .

a, b, c o d. El golf es un excelente juego para adultos que se puede realizar durante casi todo el año; es un buen ejercicio si no usa carrito. ¿Se siente intimidado? Acuda primero a un campo para *chips* y *putts*. En este tipo de campos todos los hoyos son cortos y la mayoría de la gente son principiantes. O juegue a los bolos (al boliche), otra actividad que requiere coordinar la vista con las manos.

e. Busque ligas de vóleibol para adultos en el periódico y vaya a jugar.

4. SI USTED MARCÓ. . .

a. Siempre puede poner algo de música y bailar todo lo que quiera en la sala de su casa. Pero es más divertido conseguirse una pareja y tomar clases de *swing*, casino, salsa, baile de salón o baile *country* en fila.

b. Pase por su taller local de bicicletas y pida informes sobre las excursiones en grupo que se realicen en la zona. Normalmente hay paseos regulares para todos los niveles de forma física.

c. La mayoría de los centros recreativos y gimnasios públicos locales cuentan con programas de natación para *masters*, que se reúnen con regularidad y les permiten a los adultos aficionados al agua reencontrarse con esta actividad.

d. Pruebe algunos deportes invernales para adultos, como andar en la nieve con raquetas *(snowshoeing)* o bien esquí a campo traviesa (de fondo). Así podrá jugar en la nieve sin preocuparse por chocar contra los árboles.

e. Andar con patines de navaja *(inline skating)* es mucho más sencillo que con los viejos patines de cuatro ruedas. Y se trata de un ejercicio excelente. Infórmese en las tiendas de artículos deportivos locales donde vendan patines. Es posible que ofrezcan clases gratuitas.

Adelgazar debería ser divertido, no aburrido

Si empezara a jugar tenis varias veces a la semana podría pesar casi 20 libras (9 kg) menos después de un año. También contaría con maravillosos amigos nuevos. Se habría divertido muchísimo. Y se sentiría más joven que en cualquier momento desde que salió de la secundaria (preparatoria).

Además, poseería huesos y músculos más fuertes y jóvenes, entre ellos su corazón.

¿El tenis no le gusta? Pruebe salir a caminar, plantar un jardín o andar en patines. Jugar un poco en su vida diaria le ayudará a perder peso y a evitar subirlo de nuevo, de manera *aún más* eficaz que un programa estructurado de ejercicio.

Un estudio pionero llevado a cabo por la Universidad Johns Hopkins observó que un grupo de mujeres con sobrepeso que simplemente empezaron a caminar, a trabajar en el jardín o a ser más activas físicamente en general durante unos 30 minutos al día perdieron el mismo peso —alrededor de 18 libras (8 kg)— que un grupo semejante que hizo aeróbicos con banca *(step)* tres veces a la semana.

Lo mejor es que un año después las mujeres que realizaban las actividades menos extenuantes habían vuelto a subir en promedio menos de ½ libra

(225 g). Las mujeres que seguían el programa de ejercicio volvieron a subir 3½ libras (2 kg).

Así es. No tiene que adquirir una membresía en un gimnasio, comprar equipo costoso, ajustarse un monitor del ritmo cardíaco, calcular su VO_2 max (volumen máximo de oxígeno) ni caer en ninguna de las otras exageraciones que sólo desalientan a las personas en sus intenciones de hacer ejercicio y que los llamados gurús de la buena forma física han tratado de imponer durante los últimos 20 años.

Lo único que tiene que hacer es divertirse un poco.

¡Nada de dolor, puro juego!

Es difícil de creer que lograr una buena forma física sea tan sencillo, después de años de escuchar (y experimentar) que era muy difícil. "No hay ganancia sin dolor" es el credo que los entrenadores y los otros llamados "expertos" nos enseñaron a seguir.

Y si no alcanzábamos determinado ritmo cardíaco durante por lo menos 20 minutos 3 días a la semana, nos decían que el ejercicio no nos servía para nada. ¡Con razón tanta gente abandonó el esfuerzo!

Actualmente los expertos en buena forma física están mejor informados, afirma el fisiólogo especializado en ejercicios Robert Brosmer, vicepresidente de salud y bienestar en la YMCA (*Young Men's Christian Association*, una cadena de gimnasios públicos en los EE. UU.) de la Florida Central en Orlando y coautor de un libro sobre la salud y el alto rendimiento.

"Al principio no se tomaba en serio a los expertos en buena forma física, de modo que respondieron haciendo del ejercicio un asunto muy serio —indica Brosmer—. Y mientras andábamos por ahí hablando de ritmos cardíacos máximos, mucha gente dejó de hacer ejercicio. Ahora sabemos que lo que realmente importa es levantarse del sillón y realizar alguna actividad física, aunque sólo se trate de 10 minutos a la hora del almuerzo y 10 minutos por la noche, de manera regular".

Lo mejor es que es posible desarrollar la forma física haciendo las cosas que a uno le encantan, señala el terapeuta del ejercicio Paul Konstanty del Centro OrthoMed de Acondicionamiento de la Espina y las Articulaciones de la Universidad de California.

"Olvídese de la idea de que es demasiado duro hacer ejercicio —dice—. Es fácil. Es divertido. Y no tiene que tomar mucho tiempo".

Cómo hacer ejercicio sin que sea trabajo

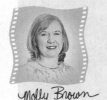

He decidido que la buena forma física debe lograrse de manera divertida e interesante para toda la familia, no por medio de un programa de ejercicio que haga por mi cuenta. Mi hija de 11 años y yo hacemos ejercicio juntas con cintas de danza aeróbica. Ella anda en bicicleta mientras salgo a caminar. Y cuando nos aburrimos nos ponemos a pensar en qué cosa nueva y divertida podemos hacer juntas.

He enfocado el asunto de la misma forma con mi esposo. Nos inscribimos en clases para bailar *swing* los jueves por la noche sólo porque pensamos que sería divertido salir juntos a la vez que hacemos un poco de ejercicio.

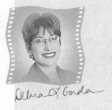

Durante el verano he llevado a mis hijas a jugar a la piscina (alberca) varias noches. Cuando estamos ahí juego con ellas y trato de hacer algunos ejercicios en el agua para entretenerme, mientras ellas andan en lo suyo. Es una forma agradable de pasar una noche de verano. Y si puedo mejorar mi forma física a la vez que me divierto, qué bueno.

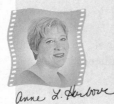

Lo que más me gusta hacer es montar a caballo. Realmente trabajo todos los músculos de los muslos que la gente ejercita en el gimnasio, ¡pero es mucho más divertido!

Cómo retroceder el reloj

La manera más fácil de aprender a adoptar una actitud nueva con respecto al ejercicio es acordándose de lo que a uno le gustaba hacer de niño, o incluso de adulto más joven, y dedicarse a actividades semejantes, indica Konstanty.

"Quizá le gustaba jugar en el bosque y andar en bicicleta. O tal vez sólo caminaba por la ciudad con sus amigos —indica—. Lo que haya sido, puede recrearlo hoy en día. Puede ir de excursión, recorrer un parque local en bicicleta o hacer citas semanales con una amiga para llenarse de energía caminando por la ciudad o en el parque".

Estamos viviendo una de las mejores épocas históricas para adoptar alguna actividad física divertida y juvenil, porque podemos escoger entre más actividades que nunca, afirma el Dr. John Yetter, director médico de la clínica de medicina deportiva SSM Rehab Sports Medicine en St. Louis.

"La gente se ha vuelto muy ingeniosa para combinar la parte divertida de los deportes con clases de ejercicios —explica—. Es posible probar lo que sea, desde *kick boxing* hasta brincar la cuerda (suiza, cuica), en un entorno divertido e instructivo".

O bien puede unirse a un grupo que se dedique a ir de excursión, andar en bicicleta, nadar o caminar para mejorar su forma física. "Existen grupos para todas las actividades en todos los niveles", dice el Dr. Yetter. La clave está en recuperar un poco del espíritu de su juventud.

¿Le está costando trabajo lograr que su cerebro adulto vuelva a pensar como el de un niño? No hay problema. Los siguientes pasos infalibles le permitirán recuperar su personalidad activa y despreocupada en cosa de nada.

Olvídese de sus quehaceres. Portarse otra vez como niño tiene una ventaja que seguramente le encantará, afirma Laura Senft, una fisioterapeuta del Instituto Kessler para la Rehabilitación en West Orange, Nueva Jersey: puede abandonar los quehaceres domésticos.

"De jóvenes suplicábamos por salir a jugar y arreglar nuestros cuartos después. La única razón por la que no jugábamos era porque nuestros padres no nos lo permitían —dice Senft—. Ahora usted es el adulto. Así que olvídese de los platos (trastes) y diviértase un poco. Tener tiempo para la actividad física es mucho más importante para su bienestar que cualquier tarea doméstica.

"La ropa sucia no se irá a ningún lado. Comprométase a encargarse de ella en un día lluvioso o por la noche", sugiere la experta.

Cambiar algunas de las aburridas responsabilidades adultas por actividades divertidas con sus amigos no sólo lo harán más esbelto y sano, sino que también se sentirá más joven.

Juegue y pierda peso

Encuentre un juego que le guste. Adopte un nuevo pasatiempo (*hobby*) que implique moverse. Y después observe cómo desaparecen las libras. La siguiente tabla presenta una lista de diversas actividades que puede disfrutar y el número de calorías que queman por hora (en el caso de una persona que pese 150 libras/68 kg).

Juegue con más energía de vez en cuando y quemará aún más.

ACTIVIDAD	CALORÍAS QUE QUEMA EN 1 HORA
Brincar la cuerda (suiza, cuica)	680
Nadar (de pecho)	680
Aeróbicos de alto impacto	476
Navegar en canoa (a 4 millas/6 km por hora o velocidad moderada)	476
Kickball	476
Racquetball	476
Patinar	476
Deslizarse en trineo	476
Fútbol	476
Tenis	476
Bailar	420

Pruebe algo nuevo. Muchos adultos no hacen ejercicio porque no saben qué les gusta, afirma Lynne Brick, dueña de los gimnasios Brick Bodies Health Clubs en Baltimore y experta internacional en cómo lograr una buena forma física a través del estilo de vida.

"De niños tampoco sabíamos qué nos gustaba. La diferencia está en que salíamos a probar un montón de cosas —opina Brick—. No tiene que dejar de probar cosas nuevas sólo porque es un poco más alto y unos años más viejo. Haga una lista de tres a cinco actividades que le parezcan divertidas y salga a probarlas".

Ni siquiera tendrá que invertir mucho dinero. La mayoría de los gimnasios

ACTIVIDAD	CALORÍAS QUE QUEMA EN 1 HORA
El corre que te pillo (jugar a la pega)	374
Aeróbicos de bajo impacto	340
Softball	340
Golf	324
Bádminton	306
Trabajar en el jardín (deshierbar)	306
Jugar al tejo (al avión, a la rayuela)	272
Vóleibol	272
Andar en bicicleta (a 6 millas/10 km por hora o sin prisas)	240
Caminar (a 3 millas/5 km por hora o velocidad moderada)	238
Body surfing	204
Frisbee (disco volador)	204
Juego de la herradura	204
Croquet	170
Dardos para césped	170
Columpiarse	136
Caminar (a 2 millas/3 km por hora o velocidad lenta)	136
Bajar un río flotando sobre una llanta	102

públicos le permitirán entrar a sus clases a manera de prueba de forma gratuita o a cambio de una cantidad mínima. Y en las tiendas de artículos deportivos con frecuencia se puede alquiler bicicletas, patines de navaja *(inline skates)* y equipo para excursionismo. Además, algunas ofrecen clases gratuitas para aprender a practicar diversos deportes.

Recupere la conexión con su cuerpo. De niño uno *vive* a través del cuerpo, afirma Michael Gilewski, Ph.D., psicólogo clínico especializado en servicios de atención postaguda en el Centro Médico Cedars-Sinai en Los Ángeles.

"No obstante, al crecer nos centramos más en el cerebro y empezamos

---

Adelgace en las vacaciones

Tras unas buenas vacaciones, además de sentirse como nuevo también puede verse como tal. A pesar de que algunas personas se preocupan porque sus cinturas se ensanchen durante las vacaciones, de acuerdo con los dietistas hay quienes que de hecho regresan con varias libras de menos.

"Alejarse de la rutina significa que se deja de comer por hábito o aburrimiento —afirma Joyce A. Hanna, una fisióloga especializada en el ejercicio de la Universidad de Stanford—. Si se está conociendo nuevos lugares, también se tiende a caminar mucho más y a ser más activo".

Por lo tanto, la próxima vez que sienta que se está estancando en una rutina, elija un destino atractivo que no conozca y mande de viaje a sus libras de más.

---

a vivir del cuello para arriba —indica—. Debe haber un sano equilibrio para que nos sintamos y funcionemos lo mejor posible. Para sentirse otra vez sano y joven usted necesita recuperar la conexión con su cuerpo, lo cual significa moverse sólo por moverse".

"No es necesario que desde el primer día corra alrededor de la manzana —agrega el experto—. Sólo aparte un día de esta semana para sentarse al aire libre después de cenar y sentir el aire sobre su rostro. Salga a dar un paseo, quizá, a la mañana siguiente. Poco a poco empiece a dedicar un poco de tiempo a disfrutar el mundo otra vez a través de su cuerpo".

Juegue al aire libre. Eche un ojo al parque local y verá que es un hormiguero de niños. Lo más probable es que cuando usted era niño también se moría de las ganas de salir de la casa a jugar al aire libre.

"Como adultos con empleos, al caminar de la casa al carro, a la oficina y otra vez de regreso, con demasiada frecuencia olvidamos por completo que existe un afuera —dice Konstanty—. La mejor cura para ello es localizar los parques y los senderos para excursionismo que haya cerca de usted, tomarse una hora un sábado por la mañana y salir a caminar en la naturaleza.

"Una vez que recuerde lo refrescante y bello que puede ser andar al aire libre, empezará a buscar pretextos para salir a jugar", afirma.

Hágase de un amigo. Al igual que los niños se aburren con frecuencia cuando no tienen con quién jugar, los adultos llegan a aburrirse si no tienen con quién hacer ejercicio, dice la Dra. Deborah Saint-Phard, una fisiatrista especializada en el ejercicio que trabaja en el Centro de Medicina Deportiva para Mujeres del Hospital para Cirugía Especial en la ciudad de Nueva York.

"Juntarnos con una amiga tres veces a la semana para caminar o hacer ejercicio es una de las mejores cosas que las mujeres podemos hacer por nuestra salud —indica—. Además de bajar de peso y de reducir nuestra presión arterial, nos mantenemos en contacto con nuestras amigas, conversamos, nos reímos un poco y disminuimos nuestro estrés".

Júntese con los niños. Una manera infalible de volver a hacer ejercicio como un niño es haciéndolo con sus hijos, opina Brick.

"En lugar de sentarse frente al televisor, saque sus botines y váyase de excursión. Pase el día en la playa. O simplemente agarre un balón para baloncesto y juegue un dos de baloncesto *(HORSE basketball)* en la entrada para coches —recomienda—. ¡Cada pequeña acción cuenta y termina por marcar una gran diferencia!".

Baile que baile. La manera más fácil y rápida de agregar un poco de energía juvenil a sus pasos aun sin "hacer ejercicio" es poniendo música animada con ritmo de jazz de fondo en su casa durante todo el día, indica Joyce A. Hanna, directora adjunta del programa para mejorar la salud de la Universidad de Stanford y fisióloga especializada en el ejercicio de Palo Alto, California.

"Empezará a llevar el compás con los pies, a mecer las caderas y a brincar por ahí sin pensarlo siquiera", indica Hanna.

Test

Cómo escoger el ejercicio exacto para usted

La mayoría de las personas dedican más tiempo a seleccionar un nuevo par de zapatos que a sus programas de ejercicio. Y es muy probable que esa sea la principal razón por la que muchísimos abandonan estos programas durante los primeros 6 meses de haberlos empezado. Al igual que un par de zapatos inadecuados, no quedan bien, no son cómodos y simplemente no corresponden a la personalidad. Y al igual que los zapatos inadecuados, se descartan.

"El detalle más importante para que realmente se mantenga un programa de ejercicio es hallar algo que de veras le encante a uno —afirma Paul Konstanty, terapeuta del ejercicio en el Centro OrthoMed de Acondicionamiento de la Espina y las Articulaciones de la Universidad de California—. A algunas personas les encantan los deportes de competencia y la energía de la actividad en grupo. Para otros, esta sería su peor pesadilla. A fin de tener éxito debe escoger lo indicado para usted".

Si nunca ha hecho ejercicio, el problema es que tal vez no tenga idea de qué ejercicio, deporte o actividad combine con su personalidad única. Afortunadamente existe una solución sencilla a este problema. Se trata de un *test* acerca de la personalidad de uno y las actividades físicas que prefiere, desarrollado por Charles Yokomoto, Ph.D., un asesor que desde hace años estudia la relación entre los tipos de personalidad y los deportes.

Simplemente responda a las siguientes 10 preguntas para definir luego los ejercicios que le funcionan a su tipo de personalidad.

¿Cuál es la actividad física correspondiente a su personalidad?

Es posible que la siguiente lista de preguntas le ayude a encontrar una forma de ejercicio que le guste lo suficiente como para adoptarla de manera permanente. Cada pregunta incluye cuatro descripciones que pueden o no aplicarse a su caso. Califique estas descripciones del 1 al 4, desde la que resulte más atinada (4) hasta la que menos corresponda a usted (1). Recuerde que a cada descripción debe corresponder un número y sólo puede usar cada número una vez por pregunta.

Soy así la mayoría de las veces	4	**No soy así casi nunca**	2
Soy así algunas veces	3	**Soy así muy rara vez**	1

1. Al pensar en qué hacer el fin de semana prefiero:
   ___ a. Hacer planes con varios días de anticipación.
   ___ b. Mantener abiertas mis opciones hasta el viernes.
   ___ c. Seleccionar actividades estimulantes intelectualmente.
   ___ d. Seleccionar actividades que promuevan mi desarrollo personal.

2. Si fuera líder de un equipo, mi estilo sería:
   ___ a. Inspirar a las personas para que desarrollen su potencial.
   ___ b. Resolver las crisis y los conflictos después de que surjan.
   ___ c. Diseñar procedimientos y prácticas claras.
   ___ d. Estudiar los principios del buen liderazgo e incorporarlos en mi estilo de liderazgo.

3. Si pudiera elegir una función particular de oficina de la cual encargarme, me gustaría responsabilizarme de:
   ___ a. Hacer de la oficina un lugar divertido para trabajar.
   ___ b. Compilar una lista de los libros que opino la gente debería leer.
   ___ c. Diseñar talleres de desarrollo personal.
   ___ d. Desarrollar una guía de capacitación que describa los procedimientos de la oficina.

4. En las relaciones con los demás:
   ___ a. Se me considera idealista.
   ___ b. A veces llego tarde a las citas porque me involucro en algo divertido y se me va el tiempo.
   ___ c. Se me conoce por impacientarme cuando no me entienden.
   ___ d. Tengo ciertas expectativas acerca de cómo deben conducirse los demás.

5. Cuando participo en actividades como juegos y deportes:
   ___ a. Tiendo a concentrarme más en las emociones y la inspiración que en las estrategias.
   ___ b. Tiendo a utilizar estrategias convencionales y conservadoras que otros han demostrado que dan resultado.
   ___ c. Me gusta crear mis propias estrategias.
   ___ d. Básicamente sólo trato de divertirme.

(continúa)

Test

(c o n t i n u a c i ó n)

6. Quienes me conocen bien dicen que:

___ a. Soy empático e inspiro a los demás

___ b. Soy confiable y se puede contar conmigo.

___ c. Soy inteligente y listo.

___ d. Es divertido estar conmigo cuando las cosas se vuelven aburridas.

7. Cuando se trata de participar en la planeación de actividades en el trabajo o la casa:

___ a. Me gusta considerar el panorama general.

___ b. Me gusta cumplir rápido con el compromiso para poder pasar a algo más agradable.

___ c. Me gusta animar a los demás para apoyar su buen gusto.

___ d. Me gusta ser metódico y no pasar por alto ningún detalle importante.

8. Cuando un supervisor quiere felicitarme por algo que hice bien:

___ a. Me gusta escuchar que reaccioné de manera inteligente ante la crisis.

___ b. Normalmente ya sé lo que me va a decir.

___ c. Me gusta escuchar lo valioso que soy.

___ d. Me gusta escuchar lo responsable que soy.

9. Al tratar de resolver un problema en el trabajo o la casa:

___ a. Soy bueno para idear una solución intuitiva.

___ b. Tengo paciencia para los problemas complicados.

___ c. Prefiero las soluciones de eficacia probada.

___ d. Tiendo a buscar cómo arreglarlo rápido y no le doy vueltas al asunto.

10. Si mis amigos cercanos fueran sinceros dirían que:

___ a. Me mantengo firme en mis opiniones.

___ b. Soy flexible hasta el grado de cambiar mucho de opinión.

___ c. Tengo una gran curiosidad intelectual.

___ d. Soy bueno para escuchar.

Conozca sus resultados

Pase sus respuestas a la siguiente tabla. (Tenga en cuenta que los espacios no siempre siguen el orden de a-b-c-d). Después de anotar sus respuestas sume el total de puntos de cada columna. La suma más alta indica su estilo preferido de hacer ejercicio. Si sus dos resultados más altos son casi iguales, tal vez signifique que se adaptaría bien a ambos estilos de ejercicio. Lea las descripciones de los dos para ver cuál le viene mejor.

1.	a.___		b.___		c.___		d.___	
2.	c.___		b.___		d.___		a.___	
3.	d.___		a.___		b.___		c.___	
4.	d.___		b.___		c.___		a.___	
5.	b.___		d.___		c.___		a.___	
6.	b.___		d.___		c.___		a.___	
7.	d.___		b.___		a.___		c.___	
8.	d.___		a.___		b.___		c.___	
9.	c.___		d.___		b.___		a.___	
10.	a.___		b.___		c.___		d.___	

TOTAL ___ ___ ___ ___

O **E** **A** **I**

O	Organizado	**A**	Analítico
E	Espontáneo	**I**	Inspirado

QUÉ SIGNIFICA SU TIPO DE PERSONALIDAD
Organizado

Se siente más a gusto cuando la vida es ordenada. En su hogar hay un lugar para cada cosa y le gusta mantenerlo así. Es puntual y cumplido, y una vez que acuerda algo suele llevarlo a cabo. Le gustan las reglas y la rutina.

Su receta para el ejercicio: ejercicio centrado en los resultados. Le gusta contar con un programa. No es ningún problema para usted apartar un bloque de tiempo todos los días para hacer ejercicio o incluso cumplir con una actividad repetitiva. No obstante, para mantener el interés necesita obtener alguna reacción. Por eso es posible que las máquinas para el ejercicio cardiovascular, las cuales le permiten vigilar su progreso de manera metódica, sean lo indicado para usted. La mayoría cuentan con computadoras

(continúa)

Test
(c o n t i n u a c i ó n)

que registran el ritmo cardíaco, el número de calorías quemadas y la distancia recorrida. O bien lleve un diario de su forma física para vigilar su avance.

Espontáneo

La vida es un juego y sus estrategias para hacerle frente cambian todo el tiempo. Lo aburre hacer lo mismo una y otra vez. Es bueno para manejar las crisis, en parte porque con frecuencia se halla inmerso en las que usted mismo crea. Si bien no le agradan mucho las reglas, está dispuesto a seguirlas si son sencillas y le ayudan a divertirse.

Su receta para los ejercicios: actividades breves que rindan. Las actividades integradas al estilo de vida que le permitan acumular tiempo de ejercicio a lo largo del día tal vez sean una buena opción, de acuerdo con los expertos en la buena forma física.

Camine 15 minutos después del almuerzo y luego otros 15 minutos después de cenar. Estacione su carro lo más lejos posible de su destino y consuma energía subiendo por las escaleras. Ande en bicicleta los fines de semana o salga de excursión.

Analítico

No le importa que las cosas sean complejas. De hecho le encanta resolver problemas y rompecabezas y aprender las teorías y los principios en que se basan. Su meta es mostrarse competente en todo lo que hace. Si una actividad es demasiado sencilla, es posible que la deje en busca de algo más desafiante. También se distingue por su imaginación, pero le gusta que las cosas tengan sentido.

Su receta para los ejercicios: la diversidad. En vista de que al tipo analítico le va mejor cuando existe un desafío y cierta variedad, es posible que el entrenamiento múltiple *(cross-training)* sea la opción perfecta. Contará con el desafío de desarrollar su propio programa y podrá mantener su interés por las actividades potencialmente tediosas mezclándolas entre sí. Inténtelo con un programa que vaya más o menos así: el lunes, 20 minutos en la máquina escaladora *(stairclimber)*, 20 minutos en la bicicleta fija; el miércoles, clase de aeróbicos; el viernes, 20 minutos en la máquina de esquí a campo traviesa (de fondo), 20 minutos en la de remos. Los demás días adopte alguna actividad que le exija desarrollar nuevas habilidades.

No le gusta "hacer las cosas por hacerlas" sino que toma en cuenta, por el contrario, la razón por la que su ritmo cardíaco debe alcanzar 120 latidos por minuto al hacer ejercicio aeróbico o qué músculos estira al efectuar un arco. Lea e infórmese acerca de la actividad que elija para ayudar a mantener el interés y desarrollar sus habilidades.

Cómo superar los obstáculos

A fin de aligerar la transición mientras prueba una nueva actividad, el Dr. Charles Yokomoto, experto en la relación entre los tipos de personalidad y la buena forma física, recomienda varias maneras de combatir los problemas específicos que tal vez aquejen a su tipo de personalidad en relación con el ejercicio.

Organizado. Ya que le gusta que las cosas salgan bien, los contratiempos provocados por otras personas pueden hacer que abandone el esfuerzo. Si decide apuntarse para tomar clases de algún ejercicio, por ejemplo, pero la instructora es desorganizada y displicente, es probable que las deje de inmediato.

Solución: Concéntrese en los tipos de ejercicio que pueda controlar.

Espontáneo. Su enemigo más peligroso es una mente ociosa. Incluso las sesiones breves de ejercicio pueden convertirse en tortura si su cerebro no está ocupado.

Solución: Vea la televisión o escuche música mientras hace ejercicio, o bien consígase a un compañero de ejercicio para tener con quién conversar.

Analítico. Incluso una rutina variada puede volverse demasiado rutinaria para usted. Si el ejercicio no implica un desafío, es muy posible que lo deje. Sin embargo, siempre habrá momentos en que incluso el régimen más diversificado de ejercicio parezca demasiado simplista para su gusto. Es inevitable.

Solución: Prepare una lista de las razones que tiene para hacer ejercicio (lo que lo motiva) y repásela cuando sienta que está empezando a perder la motivación. Luego, cuando logre superar esos momentos, prémiese con algo dulce, un masaje o una agradable cena en un restaurante.

Inspirado. Ya que muy posiblemente se dedique con frecuencia a actividades que involucran a instructores o entrenadores, corre el riesgo de desanimarse por las correcciones o críticas que le hagan a usted o a cualquier otro integrante de su grupo.

Solución: Recuerde que el maestro o entrenador sólo está tratando de ayudarle. Si no le funciona, busque una clase o equipo que se concentre más en el trabajo en conjunto, o bien a un maestro o entrenador cuyo estilo le parezca mejor.

(continúa)

Test
(c o n t i n u a c i ó n)

Las mejores opciones

ORGANIZADO

Andar en bicicleta
Bicicletas fijas
Caminar
Correr
Esteras mecánicas
 (caminadoras, *treadmills*)
Máquinas escaladoras
 (*stairclimbers*)
Nadar

ESPONTÁNEO

Andar en bicicleta
Baloncesto
Caminatas cortas a lo largo del día
Excursionismo
Frisbee (disco volador)
Racquetball
Squash
Subir por las escaleras
Tenis

ANALÍTICO

Entrenamiento múltiple
 (*cross-training*)
Entrenar para una carrera de 5 ó
 10 kilómetros o un triatlón
Escalar en rocas
Golf
Navegación a vela
Racquetball
Tenis

INSPIRADO

Aeróbicos en el agua
Clases de danza
Correr por senderos
Nadar
Softball
Tai chi y otras artes marciales
Vóleibol
Yoga

Inspirado

Su tipo de personalidad tiene un efecto catalítico sobre las acciones de los demás. Sabe decir siempre lo justo, por lo que las personas se le acercan, le cuentan sus problemas y lo buscan como fuente de inspiración. Es creativo y le interesa lograr el desarrollo personal.

Su receta para los ejercicios: actividades con un doble propósito. Para usted, hacer ejercicio es interesante únicamente si está en juego algo más que sólo su cuerpo. Es más probable que lo disfrute si se trata de formar parte de una comunidad —razón por la que las actividades sociales de grupo, como las clases de ejercicio y los deportes de equipo, son una selección natural para usted— o bien de explorar su ser interior. Su lado creativo sabe valorar los movimientos elaborados que se requieren para las clases de baile y los aeróbicos en el agua. Es posible que a su lado espiritual le agrade la conexión entre la mente y el cuerpo que se practica en las artes marciales o bien la serenidad de dar vueltas a la piscina (alberca). A fin de dar realce a su lado espiritual, trate de escuchar música para crear el ambiente adecuado para una sesión tranquila de ejercicio.

El gimnasio casero de $100

EXISTE UN SECRETO RELACIONADO CON BAJAR DE PESO DEL QUE
NUNCA LE HABLARÁN EN LOS *SPAS* GRANDES Y CAROS: AL HACER
EJERCICIO EN LA INTIMIDAD DE SU HOGAR PUEDE PERDER MÁS
PESO QUE EN UN CLUB O GIMNASIO. ES CIERTO. EN UN ESTUDIO
LLEVADO A CABO POR LA UNIVERSIDAD DE FLORIDA EN
GAINESVILLE, LOS INVESTIGADORES PUSIERON A 49 MUJERES CON
SOBREPESO A HACER EJERCICIO EN UN GIMNASIO LOCAL O BIEN EN
SUS CASAS. LAS QUE HACÍAN EJERCICIO EN SUS CASAS PERDIERON
10 LIBRAS (5 KG) MÁS QUE LAS QUE IBAN AL GIMNASIO.

Si una mujer se siente más a gusto
haciendo ejercicio en la privacidad de su casa, donde no se siente cohibi-
da ni tiene que soportar molestia alguna, es ahí donde tendrá mayor éxito
—afirma Elena Ramírez, Ph.D., una psicóloga clínica e investigadora sobre
el control del peso de la Universidad de Vermont en Burlington—. Ninguna regla afirma que sea necesario integrarse a un club para bajar de peso".

Sin embargo, muchas mujeres hacen caso omiso de esta opción porque
piensan que necesitan invertir en equipo costoso para que les salga bien. No
es así. Los compradores inteligentes de equipo para la buena forma física
pueden adquirir lo necesario para trabajar todo su cuerpo por unos $100.

El equipo que sí utilizará

Todos tenemos por lo menos un aparato o máquina para hacer ejercicio que al parecer sirve más como perchero que para quemar grasa. En parte tiene que ver con la calidad: un número excesivo de aparatos diseñados para el uso casero son poco sólidos, inestables o un estorbo. A fin de asegurarse de que está comprando el equipo apropiado, tome en cuenta los siguientes criterios establecidos por el Consejo Estadounidense para el Ejercicio. Y siempre pruebe el equipo que piensa comprar antes de entregar el dinero que tanto esfuerzo le ha costado ganar.

- ¿Se mueve su cuerpo de manera segura y natural al usar el equipo?
- ¿Es cómodo, fácil de usar y regulable? De no ser regulable, ¿tiene el tamaño indicado para su estatura y tipo de cuerpo específicos?
- ¿Ocupa sólo el espacio imprescindible?
- ¿Está hecho de material de alta calidad?
- ¿Se ve y se siente seguro y sólido?

Al buscar equipo debe pensar en una cosa más, la cual de hecho es la más importante: ¿disfrutará usarlo? Así lo indica el Dr. James Rippe, profesor adjunto de Medicina en la Escuela de Medicina de la Universidad de Tufts en Boston, director del Centro para Investigaciones Clínicas y de Estilo de Vida en Shrewsbury, Massachusetts, y autor de un libro acerca de la buena forma física después de los 40 años. "Si no puede imaginarse usándolo dentro de un año, no lo compre".

"Lo más importante es escoger equipo para el ejercicio aeróbico y también para fortalecer los músculos", indica la instructora en buena forma física Kelly Bridgman, directora de bienestar en el Centro para el Bienestar Peggy y Philip B. Crosby de la YMCA (*Young Men's Christian Association*, una cadena de gimnasios públicos en los EE. UU.) en Winter Park, Florida.

Si realmente desea instalar un gimnasio casero, querrá tomar en cuenta las siguientes sugerencias. Simplemente escoja entre las distintas categorías para reunir lo necesario para su rutina personalizada de buena forma física.

Alternativas aeróbicas

Lo único que realmente necesita para quemar calorías es mover su cuerpo a una velocidad rápida, afirma la fisióloga especializada en el ejercicio Joyce A. Hanna de la Universidad de Stanford. Las esteras mecánicas (caminadoras, *treadmills*) son el aparato para hacer ejercicio más popular entre las personas que esperan deshacerse de las libras y fortalecer sus huesos, pero usted puede obtener los mismos beneficios, gastar menos dinero y divertirse más al hacer ejercicio si invierte en unos cuantos artículos menos caros.

Una banca (step) para aeróbicos. Subir escaleras es un excelente ejercicio para quemar calorías. Si usted pesa 150 libras (68 kg), por ejemplo, subir escaleras durante 1 hora quema más de 400 calorías. Además, fortalece sus huesos, indica Hanna. Puede subir y bajar gratis las escaleras de su casa, pero le irá un poco mejor si compra una banca para aeróbicos antiderrapante de altura ajustable. Cuesta unos $50. Gastará un poco más si decide agregar un video para aeróbicos con banca.

Cuerda (suiza, cordel, cuica) para brincar. "Si tuviera que comprar sólo unos pocos artículos para un gimnasio casero, uno de ellos definitivamente sería una cuerda para saltar —afirma la entrenadora personal Jana Angelakis, fundadora del gimnasio para entrenamiento personal PEx Personalized Exercise en la ciudad de Nueva York—. Brincar la cuerda es excelente para mejorar la condición cardiovascular. Es de bajo impacto, por lo que promueve la salud de los huesos; incrementa el equilibrio y la coordinación y se puede hacer en cualquier parte". También quema muchas calorías: 170 en 15 minutos a una intensidad moderada.

Consígase una cuerda muy delgada con cojinetes de bolas en las agarraderas, lo cual le facilitará hacerla girar. Cuesta menos de $20. Asegúrese de saltar sobre una superficie que ceda un poco, como un piso de madera o alfombrado. Si va a saltar sobre cemento, utilice un tapete para ejercicios a fin de reducir al mínimo el impacto y prevenir las lesiones.

Videos. "Actualmente se puede elegir entre una gran variedad de videos para hacer ejercicio —dice Angelakis—. Es posible escoger cualquier tipo de música, desde salsa hasta *country*. Puede optar por una cinta de danza aeróbica o por movimientos derivados de los deportes. Y puede seleccionar el tipo de ejercicio que le guste, según sus objetivos y su nivel actual de forma física". La mayoría de los videos para hacer ejercicio son bastante económicos, ya que cuestan menos de $20 cada uno.

Tenis para aeróbicos. Los tenis de alta calidad especiales para aeróbicos son ideales, opina Bridgman. Es posible conseguir un par de tenis acojinados que brinden buen apoyo al pie por unos $70, y bastante menos en una oferta. "Un buen par de tenis le permitirá hacer ejercicio por más tiempo sin cansarse ni estar adolorida. Y puede llevárselos en un viaje de negocios o de vacaciones para salir a dar un paseo rápido en un rato que tenga", afirma Bridgman.

Tonifíquese y ahorre

Simplemente no hay motivo para comprar un enorme juego de pesas sólo para tonificar sus músculos. Puede fortalecer sus músculos y huesos igual de bien, si no es que mejor, con pelotas compactas y bandas y tubos elásticos, dice Michael Romatowski, director de entrenamiento personal en el gimnasio Athletic Express Health Club en Gaithersburg, Maryland, y autor de un libro acerca del entrenamiento con pelotas de gimnasia *(medicine balls)*. "De hecho prefiero algunos de estos productos a las pesas tradicionales, porque al hacer ejercicio la persona aprende a moverse tal como debe hacerlo un ser humano".

Ligas de resistencia. Por unos $10 puede comprar un juego de tres ligas de resistencia que le proporcionarán resistencia ligera, moderada y fuerte. "Estas ligas son excelentes para trabajar el cuerpo tanto de la cintura para arriba como para abajo, y son muy portátiles", afirma Angelakis. Independientemente de su nivel de forma física, existe un sinnúmero de formas seguras y eficaces para usar las ligas de resistencia: para el *curl* de brazo y los levantamientos de pierna, por ejemplo. Al comprar un paquete asegúrese de que incluya un póster o folleto con instrucciones que muestren la técnica y la postura correctas.

Pelotas de gimnasia. Estas pelotas pesadas, cuyo tamaño varía entre el de una pelota de *softball* y el de un balón de baloncesto, sirven para sustituir las mancuernas (pesas de mano) y las barras para pesas. También le permiten hacer ejercicios que no se pueden realizar con otros tipos de pesas, indica Romatowski. Puede hacer ejercicio con las pelotas de gimnasia inclinándose o girando para fortalecer las asentaderas, las caderas, el abdomen, la parte central y superior de la espalda, el cuello y la cabeza, lo cual en conjunto corresponde al núcleo del cuerpo, dice el experto. Los precios varían entre $20 y $90. También querrá invertir en un libro que muestre la postura y técnica correctas que probablemente le constará unos $12.

Tubos. Al igual que las ligas de resistencia, los tubos elásticos de goma (hule) sujetos a empuñaduras son portátiles y excelentes para fortalecer los músculos. "Gracias a las empuñaduras son superfáciles de usar, y es posible hacer los mismos ejercicios de fortalecimiento con ellos que con mancuernas", explica Bridgman. Estos tubos están disponibles con diversos grados de resistencia; cada uno cuesta entre $4 y $6. Como siempre, asegúrese de que vengan con un manual de instrucciones.

Barras (body bars). Las barras se utilizan en las clases de aeróbicos para esculpir el cuerpo. Se trata de barras pesadas recubiertas de goma que son perfectas para hacer ejercicios tradicionales de pesas, como *curls* de brazo y sentadillas (cuclillas), afirma Bridgman. Están disponibles con varios pesos, de 1 a 18 libras (450 g a 8 kg). Los precios varían entre $12 y $33.

> *U*na mujer puede hacer prácticamente todos los ejercicios con pesas que necesita con un par de mancuernas (pesas de mano).

Mancuernas. A pesar de que las ligas, las pelotas y los tubos son divertidos y eficaces, a algunas personas les encanta lo clásico, lo cual no tiene nada de malo, dice Romatowski. "Una mujer puede hacer prácticamente todos los ejercicios con pesas que necesita con un par de mancuernas (pesas de mano) de entre 5 y 10 libras (2 y 5 kg)". Y son económicas. Dos juegos de mancuernas de metal le costarán unos $20.

Equipo casero. "No tiene que gastar ni 10 centavos en equipo para ejercicios con pesas si no quiere hacerlo —opina Michael Bourque, entrenador personal y coordinador de entrenamiento personal en el Centro de Salud y Bienestar de la YMCA (*Young Men's Christian Association*, una cadena de gimnasios públicos en los EE. UU.) de la Florida Central en Oviedo—. Enjuague y guarde unas viejas jarras de plástico para leche. Puede llenarlas parcialmente con arena y usarlas de mancuernas para ejercitar su cuerpo de la cintura para abajo, como para los arcos o las sentadillas recargándose en la pared —dice el experto—. ¿Quiere algo para hacer *curls* de brazo? Tome una lata de frijoles (habichuelas) de la despensa (alacena, gabinete). Si tiene inventiva, encontrará todo lo que necesite en su casa".

Abdominales en casa para un cuerpo firme

Existe una abundancia de aparatos caseros diseñados para trabajar los músculos abdominales y lograr tener una barriga fuerte y firme. Sin embargo, muchos de estos artículos son caros, superfluos y "simplemente ridículos —opina Romatowski—. Lo único que realmente necesita para trabajar sus músculos abdominales es un piso alfombrado para hacer contracciones. Sin embargo, sí existe un aparato que vuelve aún más eficaces las contracciones: el fisiobalón *(stability ball)*".

Los fisiobalones son unas grandes pelotas inflables que sirven para varios ejercicios. Resultan particularmente útiles para el trabajo abdominal. Al acostarse boca arriba sobre un fisiobalón, los músculos abdominales se encuentran más extendidos que acostándose simplemente en el piso, explica Romatowski. "Por lo tanto, estos músculos tienen que trabajar más duro para levantar los hombros y hacer la contracción". Los fisiobalones están disponibles en diferentes tamaños según su estatura. Cuestan unos $20.

En vista de que hacer ejercicio —sobre todo trabajo abdominal— en el piso puede resultar demasiado duro o incómodo para la espalda, probablemente querrá comprar un tapete, indica Angelakis. "Un tapete básico para ejercicios realmente es imprescindible. Le proporciona una superficie acojinada para hacer ejercicio y estirarse a gusto —dice Angelakis—. También crea un 'lugar para ejercicios' específico. A algunas personas les parece que los ejercicios que hacen en casa van más en serio cuando utilizan un tapete". Un tapete básico le costará unos $15.

El principio del placer

NO MUERDAS EL ANZUELO DEL PLACER HASTA ASEGURARTE

DE QUE NO HAYA NINGÚN GANCHO OCULTO.

—THOMAS JEFFERSON

Lo irónico es que este patriota fue quien incluyó la célebre frase "la búsqueda de la felicidad" en la constitución estadounidense. La escéptica advertencia de Jefferson resume bastante bien lo que muchos pensamos acerca de comer por placer. No podemos evitar la sensación de que si sabe bien debe haber algún gancho. Seguramente engorda o nos hará daño de alguna otra forma.

Tenemos la idea de que para bajar de peso forzosamente hay que privarse, hacer dieta y sacrificarse: el placer es el problema. Sin embargo, no es cierto. Se trata de la solución. De hecho, con toda confianza puede considerarlo su derecho inalienable.

Un momento. Vivimos en los Estados Unidos. El país de los concursos de comer pastel (pay, tarta, *pie*), de las raciones tamaño súper de papas a la francesa, de los bufés donde se puede comer todo lo que uno quiera y de las palomitas (rositas) de maíz (cotufo) cubiertas en mantequilla y servidas en cubo (cubeta, balde). Al parecer sabemos muy bien satisfacer nuestra cuota de placer.

Sin embargo, el placer no debe medirse por la cantidad de comida que se consuma. Lo más importante es la *calidad* de la experiencia alimenticia, según afirma Julie Waltz Kembel, asesora de conducta en el *spa* Canyon Ranch de Tucson y autora de un libro acerca de cómo controlar el peso y lograr el bienestar.

Un mundo de placer

Independientemente de sus gustos particulares, existe un principio universal de la alimentación saludable que con frecuencia se pasa por alto: comer debería ser una experiencia placentera que realmente se saboree. A veces cuesta trabajo recordarlo mientras calculamos los gramos de grasa y medimos las raciones.

La idea se expresa de las siguientes formas alrededor del mundo.

- Disfrute su comida. —*Primera pauta alimenticia, Reino Unido*
- Comida + Alegría = Salud. —*Consejo Nacional de la Nutrición, Noruega*
- La felicidad a la hora de comer asegura una vida familiar feliz. —*Japón*
- Una familia feliz es la que come en familia y disfruta los preciados gustos familiares y la buena cocina casera. —*Tailandia*
- Comer es uno de los placeres máximos de la vida. —*Introducción a las Pautas Dietéticas para los Estadounidenses*

En el fondo estamos convencidos de que es imposible disfrutar la comida y bajar de peso *también*. Los regímenes alimenticios prudentes no son divertidos, ¿verdad? De hecho, una encuesta realizada por la revista *Consumer Reports* en colaboración con investigadores de las universidades Wesleyan y Yale, la cual abarcó a casi 3,400 hombres y mujeres con sobrepeso, mostró que la mayoría atribuían el hecho de haber subido de peso a una sola razón, aparte de no hacer ejercicio: sencillamente porque les encanta comer.

Por lo tanto, a fin de bajar de peso nos negamos el deseo innato del placer y hacemos una lista de alimentos prohibidos. Desterramos los dulces. Evitamos las meriendas (refrigerios, tentempiés). Renunciamos a nuestros alimentos preferidos. Nos obligamos a cenar verduras al vapor y pollo asado sin condimento alguno noche tras noche.

"Nos concentramos tanto en deshacernos de la grasa que nos olvidamos de los aspectos positivos y placenteros de comer. Y eso puede conducirnos a comer en exceso", indica Kembel.

También nos condena a decepcionarnos, porque la verdad simple y llana es la siguiente: los programas de alimentación que nos niegan la necesidad básica del placer fracasan de manera inevitable.

Comer por placer

"Soy un gran partidario de vivir cada día con alegría —dice el Dr. John La Puma, el médico de Chicago fundador de la Clínica CHEF (siglas que en inglés significan Cocinar, Alimentación Saludable y Buena Forma Física), de la que es también el director médico. El innovador método para bajar de peso que se aplica en esta clínica se basa en dar mayor importancia al sabor de los alimentos y en hacer que el ejercicio sea divertido—. La gente simplemente no soportará a largo plazo un plan para bajar de peso que no sea placentero".

Por lo tanto, si usted quiere bajar de peso no desperdicie sus calorías en alimentos que no sepan sabrosos, recomienda el Dr. La Puma. Para empezar a comer por placer, observe los siguientes principios.

Piense primero. Antes de comer el primer bocado pregúntese: "¿Qué quiero comer?".

"Es necesario que los alimentos nos vengan bien —afirma Kembel—. Si podemos mejorar la experiencia complaciendo a nuestro paladar con lo que queremos exactamente, se disminuirá el volumen que necesitamos comer".

Si una guarnición de puré de papas le vendría bien en un momento dado, planee su menú en torno a eso, sugiere Kembel. Coma una ensalada, más verduras y menos carne. Y luego saboree cada reconfortante y cremoso bocado.

Alimente todos sus sentidos. Comer implica algo más que servir alimentos sabrosos. Para hacer de cada comida un placer, estimule todos sus sentidos, aconseja el Dr. David Sobel en su libro sobre la salud de la mente y del cuerpo. Toque música de fondo tranquilizadora durante las comidas. Arregle la mesa y su plato de manera atractiva.

Mucho antes de que el alimento llegue a sus labios usted lo *saborea* con los ojos. Y puede estar seguro de que un plato con un poco de coliflor blanca, arroz blanco y una pechuga blanca de pollo resultará tan aburrido para su paladar como lo es para sus ojos.

El placer sensorial y las sensaciones positivas que produce son la forma que tiene la naturaleza de decirnos que estamos haciendo algo bueno para nuestra salud, de acuerdo con el Dr. Sobel, director regional de educación de pacientes así como del departamento regional de Educación sobre la Salud del Centro Médico Kaiser Permanente en Los Ángeles.

El éxtasis del chocolate

A fin de disfrutar la comida plenamente necesita entregarle todos sus sentidos por completo. Tome un trozo de chocolate oscuro y rico. En serio: tome un trozo de chocolate oscuro y rico. Ahora. (El chocolate belga es el mejor para este experimento).

Saboree cada aspecto del chocolate, siguiendo los pasos descritos por el Dr. David Sobel del Centro Médico Kaiser Permanente en su libro sobre la salud de la mente y el cuerpo.

- Aprecie el bello color oscuro del chocolate antes de llevárselo a la boca.
- Palpe suavemente con la mano su peso y textura lisa.
- Inhale despacio el rico aroma.
- Déle la mordida más pequeña que pueda y extraiga todo el sabor posible. Este primer mordisco le recubrirá el paladar.
- Ahora déle una mordida más grande. Perciba cómo el chocolate sólido se derrite, haciéndose líquido en su boca.
- Saboree la sensación cremosa del chocolate y su intenso sabor al derretirse precisamente a la temperatura de su cuerpo.
- Trágueselo y disfrute el regusto que se prolonga.
- Alargue el placer tomando a sorbos lentos una taza de agua caliente. Le llenará el estómago y le limpiará el paladar, de modo que no tendrá ganas de comer más.

Satisfaga su gusto por la variedad. Por instinto nos encanta la variedad y anhelamos la sensación de probar nuevos sabores. Ambos son factores clave para una alimentación saludable, según explica James J. Kenney, R.D., Ph.D., especialista en investigación de la nutrición en el Centro Pritikin para la Longevidad de Santa Mónica, California.

Sin embargo, a veces nos atoramos en la rutina de comer los mismos alimentos semana tras semana. ¿El resultado? Nos aburrimos, lo cual puede hacernos comer de más.

¿Y qué significa "variedad" exactamente? ¿Diez alimentos al día? ¿Veinte? Las investigaciones han demostrado que las personas que llevan la alimentación más variada —de acuerdo con un estudio, esto equivale a entre 71 y 83 alimentos diferentes a lo largo de un período de 15 días— consumen menos calorías, menos sodio, un poco menos grasa saturada y más antioxidantes antienvejecimiento que quienes comen siempre lo mismo.

No obstante, esto no significa —por si llegó a cruzar su mente— que pueda consumir una gran variedad de dulces, meriendas, condimentos y carbohidratos. Si llegara a hacerlo, las investigaciones demuestran que existiría una mayor probabilidad de tener sobrepeso que si su alimentación consistiera en una amplia variedad de frutas y verduras.

Consiéntase. Independientemente de que su pasión sea el chocolate o la tarta de queso, dése permiso de comer sólo por placer. Y hágalo sin sentirse culpable. Kembel sugiere asignar 300 calorías diarias a un gusto especial que satisfaga sus antojos.

"Todos queremos algo especial —indica Kembel—. Lo difícil pero esencial de esta estrategia es ser escrupulosamente cumplido y comprar raciones del alimento que correspondan a no más de 300 calorías, una a la vez".

Cuando entienda que realmente puede comer un alimento que lo complace y satisface casi todos los días, se atenuará un poco su antojo excesivo de ese alimento.

No use el alimento como sustituto. La próxima vez que le dé hambre, analice si lo que realmente quiere es comer, que se ofrece como una forma fácil y rápida de sentirse bien. Sin embargo, quizá su hambre sea de carácter emocional y algún otro tipo de placer sensorial resulte más satisfactorio: buscar compañía, salir a dar un paseo por un paisaje bello, escuchar música relajante, darse un baño tranquilizante o un masaje.

"La comida es un consuelo conveniente. Llega a ser el único contacto físico que obtenemos —dice Kembel—. Tenemos que aprender a confortarnos y consolarnos sin comer. Si pudiéramos chuparnos el dedo y sujetar nuestra frazada (cobija, manta, frisa), estaríamos mejor".

La fisiología del placer: por qué la comida sabe tan rica

MUCHO ANTES DE QUE EL SER HUMANO SE ENTERARA DE LOS GRAMOS DE GRASA, LAS CALORÍAS, LAS PIRÁMIDES DE ALIMENTOS Y LAS OFERTAS SEMANALES DEL SUPERMERCADO, NUESTROS SENTIDOS ALTAMENTE DESARROLLADOS DEL GUSTO Y DEL OLFATO NOS INDICABAN QUÉ COMER.

El buen sabor de los alimentos era una indicación bastante fiable de si eran buenos para la salud", explica el Dr. James J. Kenney del Centro Pritikin para la Longevidad.

El gusto por lo dulce llevó a nuestros ancestros a disfrutar la fruta madura, una fuente constante de nutrientes y energía. Su atracción por los alimentos con grasa, como las nueces, las semillas y el salmón —una rica fuente de calorías y vitaminas—, les ayudaba a arreglárselas durante el invierno.

Algunos consideran que de los cinco sentidos el gusto es el que mayor placer es capaz de experimentar, y aún determina lo que decidimos comer y beber. Si el brócoli supiera tan bueno como el helado, quizá podríamos confiar en nuestro apetito innato por el placer para guiarnos hacia una alimentación saludable.

Sin embargo, vivimos en un mundo de comida superabundante ya preparada que está hecha con la intención específica de despertar nuestra pasión por el dulce y la grasa. Aquella regla sencilla —si sabe rico, cómetelo— simplemente ya no es válida.

¿Qué podemos hacer para que la naturaleza actúe a nuestro favor? "Paradójicamente, poner más atención al sabor de lo que comemos —afirma el Dr. David Sobel del Centro Médico Kaiser Permanente en su libro sobre la salud de la mente y el cuerpo—. Si realmente saboreamos cada bocado, es probable que comamos menos y lo disfrutemos más".

El sabor del placer

Lo que nos imaginamos como el gusto en realidad es una combinación de gusto y olfato. Las papilas gustativas se encuentran principalmente sobre la lengua y son sensibles a cuatro cualidades básicas de los alimentos: salado, amargo, ácido y dulce. Algunos expertos también agregan una quinta, a la que los japoneses le dicen *unami*, lo cual se traduce más o menos por "sabor maravilloso". Este sabor produce una sensación que con frecuencia se describe como sabrosa o sustanciosa.

Mucho de lo que percibimos como el sabor concreto de los alimentos proviene de su aroma y es el resultado de que las moléculas volátiles de la comida suben por los conductos nasales mientras masticamos y tragamos.

Los investigadores calculan que el sentido del olfato es 4,000 veces más sensible que el del gusto. De hecho, el 80 por ciento de cualquier sabor particular depende de la información procesada por los receptores olfativos que se ubican al fondo de la nariz.

¿Acaso no lo cree? Seleccione unos caramelos de goma *(jelly beans)* de tres sabores distintos y cómaselos uno por uno a la vez que se tapa la nariz, sugiere Marcia Pelchat, Ph.D., una psicóloga sensorial del Centro Monell Chemical Senses en Filadelfia. Al interrumpirse el flujo de aire hacia su nariz, todos los caramelos de goma le sabrán iguales: dulces.

"Luego suelte la nariz. De repente experimentará un intenso estallido de sabor —dice la Dra. Pelchat—. El cerebro combina la información del gusto y del olfato y lo que resulta es el sabor".

Cuando se le pidió que revelara el secreto de cómo hacer placentera la alimentación y bajar de peso al mismo tiempo, el Dr. John La Puma de la

Cinco hechos olfativos fascinantes

1. Una persona con un sentido sano del olfato puede detectar hasta 10,000 olores diferentes.

2. Las mujeres tienden a tener un sentido del olfato más agudo que los hombres, y se hace más agudo todavía durante la ovulación.

3. El sentido del olfato es más sensible cuando se tiene hambre.

4. La percepción de los olores llega a su punto de máximo desarrollo alrededor de los 40 años.

5. Usted cuenta con un orificio nasal dominante, al igual que con una mano dominante. Si es diestro, su orificio nasal derecho será más sensible debido a la mayor sensibilidad nerviosa de ese lado.

Clínica CHEF (siglas que en inglés significan Cocinar, Alimentación Saludable y Buena Forma Física) respondió de manera enérgica: "Sabor. Sabor. Sabor. Prepare los alimentos tanto nuevos como ya conocidos con poca grasa pero mucho sabor".

Por lo tanto, si siempre ha pensado que bajar de peso significa renunciar a los alimentos deliciosos, anímese. La verdad es que el sabor rico es uno de los secretos que permiten bajar de peso con éxito.

La mejor opción en cuanto a alimentos bajos en calorías pero con mucho sabor son las versiones sencillas y bajas en grasa de sopas, guisos (estofados), chile con carne *(chili)*, platos de pasta y arroz, platillos sofritos al estilo chino, papas al horno, frutas, verduras al vapor y ensaladas.

Sin embargo, ¿si la comida es sabrosa no se corre peligro de comer de más? "No —afirma el Dr. Kenney—. Las investigaciones realizadas tanto con animales como con personas demuestran con claridad que no se consumen más calorías por el simple hecho de que los alimentos tengan un mejor sabor".

Ahora le diremos cómo subirle al sabor sin agregar calorías ni grasa.

Eduque sus papilas gustativas. Acérquese a la comida como si se tratara de una aventura, recomienda el Dr. La Puma. En comparación con nuestros antepasados de hecho comemos un menor número de alimentos: sólo unas

50 especies animales y 600 especies vegetales, de entre las miles que según se cree cazaron y recolectaron los cazadores y recolectores.

Agregue más sabor y diversión a sus comidas probando alimentos que no conozca. Cada vez que vaya a la tienda de comestibles compre una verdura, fruta o condimento que nunca haya probado antes.

Agregue sabor, no grasa. Cocine tanto los alimentos nuevos como sus favoritos de siempre con poca grasa pero mucho sabor, indica el Dr. La Puma. Agregue unos cuantos ajíes (chiles, pimientos) picantes a sus sopas y salsas. Pique hierbas frescas para la pasta y la pizza. Bañe sus ensaladas y verduras con vinagre balsámico o vinagre con sabor a frutas. Mezcle una pasta concentrada de anchoas, tomates secados al sol, cebolla o *wasabi* con sus platos fritos y revueltos constantemente al estilo asiático o adobos (escabeches, marinados).

Caliente la comida. Ni demasiado caliente ni muy fría: la papilla de avena del osito del cuento estaba perfecta. La comida caliente transmite más vapor a las células que perciben los olores al fondo de la nariz, lo cual facilita saborearla, explica la Dra. Pelchat.

Además, la sensibilidad de la lengua a algunos sabores se ve afectada por la temperatura de la comida. El calor aumenta la intensidad de los sabores dulces o amargos, mientras que el frío la reduce. Por otra parte, el sabor a sal puede hacerse más intenso en un alimento que se condimenta estando caliente y luego se sirve frío.

Súbase al "grasamóvil". La grasa transporta el sabor. Por lo tanto, para aprovechar esta cualidad al máximo seleccione los aceites y quesos de mayor sabor y calidad, como los aceites de sésamo (ajonjolí) y oliva y el queso *feta* griego o búlgaro. Necesitará menos y no se sentirá privado.

"La grasa es el medio de transporte, pero he descubierto que al sabor no le hace falta un camión de doble caja", afirma Don Mauer, autor de un libro acerca de cómo disfrutar el estar delgado y de un manual para hombres sobre cómo comer bien.

Prepare un festín para los ojos. La comida de mejor aspecto al parecer también tiene mejor sabor, indica Karen Teff, Ph.D., una investigadora del Centro Monell Chemical Senses en Filadelfia. Diversos estudios sugieren que cuando la comida se presenta de manera atractiva es posible que se desencadenen reacciones fisiológicas que aumenten el número de calorías que se queman.

Adorne su plato con una variedad de colores, texturas y sabores. Y cambie con frecuencia entre un alimento y otro, alternando el dulce con lo ácido o lo crujiente con lo cremoso.

Use las manos. Sujete los alimentos con la mano al comérselos. Tener la comida justo debajo de la nariz atrae más moléculas aromáticas a los receptores del olor e intensifica el sabor.

"Además, simplemente es más divertido sujetar los alimentos con las manos para comérnoslos —opina la Dra. Pelchat—. Quizá sea por eso por lo que las hamburguesas con queso nos gustan tanto".

Tómese su tiempo

Comemos a la misma velocidad acelerada con la que enfrentamos el resto de la vida. Sin pensarlo, de manera automática, devoramos la comida al trabajar en el escritorio, manejar un coche, ver la televisión o hablar por teléfono.

"Comer es la experiencia más sensual después del sexo. ¿Por qué tantas personas tienen tanta prisa para cumplir con la comida como si fuera un mero requisito? —pregunta Julie Waltz Kembel, asesora de conducta en el *spa* Canyon Ranch—. Cenamos a toda prisa y al terminar nos quedamos con hambre, así que abrimos el refrigerador. Buscamos algo: el placer. El problema es que se nos acaba muy pronto".

Para comer menos y disfrutarlo más, primero tiene que bajarle a la velocidad. Piense en cómo se come un barquillo (cono) de helado. Cada lengüetada produce placer. Un barquillo dura el doble que un plato de comida y es más divertido comérselo.

"Lo que satisface el apetito innato de placer no es la cantidad de alimentos que come sino el tiempo que tarda en comérselos", indica Kembel.

Haga una pequeña pausa y cambie de velocidad antes de probar el primer bocado. Respire hondo y piense por un momento o simplemente tranquilícese. Y observe los siguientes consejos.

Mastique despacio y a conciencia. Las personas que comen de más mastican menos su comida, indica la Dra. Teff. Y al engullir sus alimentos rápidamente también obtienen menos sabor y nutrientes. Masticar libera las moléculas del sabor y obliga a los olores a penetrar en la fosa nasal. Entre más tiempo tenga la comida en la boca, más sabor disfrutará.

Use una cucharita. Use utensilios más pequeños, como para bebé, a fin de tomar bocados más pequeños. Así la comida le durará más, dice Kembel. Si no cuenta con utensilios pequeños, introduzca sólo la punta de la cuchara en la comida. Si está comiendo un sándwich (emparedado), acerque los dedos mucho a la orilla. Se verá obligado a dar mordidas más pequeñas para no correr riesgo de pescar su propio dedo.

Es un pájaro... Es un avión... Es Superdegustador

¿**E**l jugo de toronja (pomelo) le produce náuseas? ¿Prefiere morirse de hambre antes que comer una sola col (repollito) de Bruselas? Es posible que sea un superdegustador. Algunas personas heredan una mayor sensibilidad a ciertos compuestos amargos. De ser este su caso, tal vez tienda a evitar alimentos de sabores fuertes como el brócoli, la espinaca y la col rizada.

Para averiguar si es un superdegustador, efectúe la siguiente prueba, sugiere Adam Drewnowski, Ph.D., investigador de la Universidad de Michigan en Ann Arbor. Moje un hisopo (escobilla, cotonete, *cotton swab*) con colorante alimenticio azul y pinte la superficie de su lengua. Obsérvela en el espejo. Si en su mayor parte está azul, con unos cuantos esporádicos puntos rosados, lo más probable es que su capacidad para degustar sea normal. Por el contrario, si ve muchas papilas gustativas rosadas agrupadas muy cerca unas de otras, es posible que sea un superdegustador, según explica el experto.

Más o menos la cuarta parte de las personas son superdegustadores, y la mayoría de estos son mujeres. Otra cuarta parte, los "no degustadores", cuentan con menos papilas gustativas que el promedio.

"Ser un superdegustador es una variación genética normal, como los ojos azules —indica la Dra. Marcia Pelchat del Centro Monell Chemical Senses—. Y no hay que pensar que los 'no degustadores' sufran un déficit de papilas gustativas. Tampoco decimos que la gente de ojos azules padecen un déficit de pigmentación".

Si usted es un superdegustador que no soporta comer sus verduras, la Dra. Pelchat recomienda agregarles una pizca de sal. El ión de sodio de la sal es un supresor potente de muchos componentes de gusto amargo.

Suéltelo y retroceda. Suelte el tenedor, el sándwich, la pierna de pollo —lo que sea— hasta terminar por completo de masticar y tragar la comida que tenga en la boca, recomienda Kembel. Si tiene que volver a recoger el alimento antes de dar otra mordida, no comerá tan rápido.

Dificúltese la vida. Elija alimentos que cueste trabajo comer, sugiere Kembel. Es más tardado comer mariscos (en su concha o caparazón), alcachofas o maíz (choclo) en la mazorca (elote), por el simple hecho de que hay que esforzarse un poco más para obtener la comida.

Cuando pida comida asiática, entréguese a la aventura y aprenda a usar los palillos que la acompañan. O bien opte por platos fuertes que todavía tenga que preparar en cierta medida, como las fajitas, pero sin ponerles la crema ácida y el queso tan altos en grasa.

Dése un descanso. Una o dos veces a lo largo de una comida, deje de comer por unos momentos. Le ayudará a cambiar de ritmo y comerá más despacio, afirma Kembel.

Bájele a la luz. Una iluminación más tenue fomenta el relajamiento y ayuda a comer más despacio. "Sólo eche un ojo a las luces intensas de un restaurante de comida rápida, donde el paso es acelerado, y compárelo con el ambiente en un restaurante más formal, donde la iluminación tenue y el comer con calma aumentan el placer", observa Kembel.

Caliéntelo. Tome o coma calientes la sopa, las papas, el té o el café. Ya sea que se vea obligado a beber lentamente a sorbos o a soplar sobre cada bocado antes de metérselo a la boca, consumirá los alimentos calientes más despacio, según Kembel.

Hágale caso a su boca

Ha llenado su plato con alimentos sabrosos. Y se ha tomado el tiempo para saborear cada bocado. Sin embargo, sigue preguntándose: "¿Cómo va todo esto a ayudarme a bajar de peso?". Para ello deberá dar un paso más y encargarles a sus papilas gustativas —y no a su estómago— que le indiquen cuándo ha llegado el momento de dejar de comer.

Tal vez ya haya escuchado la recomendación de los expertos en pérdida de peso de esperar 20 minutos después de comer sus raciones asignadas para que su estómago le diga a su cerebro si está satisfecho o no. En teoría suena razonable.

No obstante, cuando uno se muere de hambre es fácil consumir muchísimas calorías de más antes de que se establezca un diálogo entre el cerebro y el estómago. Hace falta un método más rápido para saber cuándo se ha comido lo suficiente.

"La saciedad comienza en el punto de entrada: la boca", indica el Dr. John Poothullil, un médico del Hospital Brazo Sport Memorial en Lake Jackson,

Texas, quien se dedica a investigar la influencia del gusto y del olfato en el mantenimiento del peso.

De acuerdo con la teoría del Dr. Poothullil, el hambre está ligada con nuestra necesidad de nutrientes, no de energía. Al comer, los receptores que existen al interior de la boca y de la fosa nasal no sólo nos señalan lo bien que algo sabe, sino también registran el consumo de nutrientes. El instante en que un alimento empieza a perder su sabor nos señala que hemos consumido lo suficiente.

Nos sucede a todos cada vez que comemos más de un bocado. El sabor es más intenso cuando primero empezamos a comer y luego comienza a desvanecerse. Se distingue el chocolate y el relleno de crema de la primera galletita *(cookie) Oreo*. Al probar la tercera, el único sabor que queda es a dulce.

"Es la forma que tiene la naturaleza de decirle que ha comido lo suficiente. No se espere hasta que un alimento sepa desagradable", dice el Dr. Poothullil.

Cuando el Dr. Poothullil puso su idea innovadora a prueba con un grupo de mujeres que tenían niveles elevados de colesterol, todas perdieron una cantidad significativa de peso durante el primer mes y la mayoría lograron mantener su nuevo peso a lo largo de por lo menos un año después de eso. Se les indicó que al sentir hambre comieran lo que desearan. También se les pidió que comieran despacio, masticaran muy bien y dejaran de comer en cuanto empezara a disminuir el sabor agradable.

"El estudio demuestra que las sensaciones de gusto y olfato pueden ayudar a regular el consumo de alimentos —afirma el experto—. Sin embargo, aún no contamos con el cuadro completo de lo que las personas de peso normal hacen correctamente".

Usted podrá aplicar la misma técnica de tres pasos para apoyar sus esfuerzos para bajar de peso. Se trata de una habilidad fácil de adquirir que podrá utilizar cuando salga a comer a un restaurante elegante, pida unas hamburguesas para un almuerzo rápido o esté sentando a la mesa para disfrutar la cena de Navidad. Los pasos son los siguientes:

- Coma despacio.
- Mastique muy bien.
- Deje de comer en cuanto deje de sentir lo agradable del sabor.

La comida y las emociones: el vínculo entre la comida y el ánimo

Sin duda conoce el fenómeno. Por fin se sienta a calcular sus impuestos y de repente se descubre en la cocina, donde acaba de desaparecer un puñado de *M&M's*. O bien se encuentra en casa por la noche repasando los canales de televisión cuando todos esos frutos secos salados del plato sobre la mesa del centro desaparecen. . . para luego reaparecer en su estómago.

O hace un obligado acto de presencia en una fiesta familiar y termina atrapado mientras la tía Clara le cuenta todo acerca de su artritis. Lo que en realidad quiere hacer es lanzar un grito desaforado. En cambio casi se inhala el bufé.

Por lo menos de vez en cuando, todos acudimos a la comida para satisfacer nuestras necesidades emocionales. Comer nos sirve de consuelo y distracción cuando experimentamos ansiedad, estamos aburridos o nos sentimos

Por qué los antidepresivos les ayudan a algunas personas a bajar de peso

¡**P**óngase contento! ¡Baje de peso!

Diversos estudios han demostrado que dos antidepresivos populares, la fluo-xetina (*Prozac*) y la sertralina (*Zoloft*), les ayudan a algunas personas a bajar de peso. Ambos son inhibidores selectivos de reasimilación de la serotonina (o *SSRIs* por sus siglas en inglés). Esto significa que ayudan a levantar el estado de ánimo al mantener una mayor cantidad del neurotransmisor serotonina en el cerebro.

Además, la serotonina aparentemente influye en la regulación del consumo de alimentos, del peso corporal y del gasto de energía, indica el Dr. Richard At-kinson de la Universidad de Wisconsin.

Ambos medicamentos pueden ayudar a las personas a bajar de peso, por lo menos al principio, lo cual probablemente suceda porque reducen el apetito e incrementan la sensación de saciedad, afirma el experto. "Después de 6 meses la pérdida de peso resulta favorable para muchas personas".

Sin embargo, después de eso algo sucede. "No está muy claro el mecanismo, pero las personas obviamente desarrollan tolerancia hacia estos medicamentos. Por lo tanto, al finalizar el año la mayoría han vuelto a recuperar el peso que per-dieron", agrega.

Un médico puede combinar el *Prozac* con la fentermina (la parte "segura" de la antigua combinación "fen-fen") con la intención de superar el problema de la tolerancia. Sin embargo, esta combinación aún no se ha estudiado lo suficiente como para precisar si es segura o eficaz a largo tiempo, dice el Dr. Atkinson.

"Este uso es muy experimental y es preciso hacerles un seguimiento muy de cerca a los pacientes a quienes se aplica —señala—. Aún no existe una varita mágica para bajar de peso".

solos, enojados o arrebatados por un torbellino de sensaciones confusas, se-gún explica Edward Abramson, Ph.D., profesor de Psicología en la Univer-sidad Estatal de California en Chico y autor de un libro sobre el hábito de comer por motivos emocionales.

"Comer puede mejorar el estado de ánimo, aunque todavía se especula acerca de la razón por la que esto sucede —indica—. No está del todo claro si se trata de algo completamente físico o bien psicológico con un elemento físico, pero en mucha gente comer en efecto tiende a aliviar los trastornos emocionales".

Una teoría plantea que una persona que come de más y a la que se le antojan los alimentos ricos en carbohidratos cuando se siente deprimida o ansiosa, por ejemplo, tal vez esté tratando de aumentar sus niveles cerebrales de serotonina, una sustancia que se da de forma natural y que regula los estados de ánimo, según señala el Dr. Richard Atkinson, profesor de Medicina y Ciencias de la Nutrición en la Universidad de Wisconsin en Madison.

A través de una serie de reacciones químicas naturales del cuerpo, los carbohidratos permiten que una mayor cantidad del aminoácido triptofano entre al cerebro, lo cual libera más serotonina y de esta forma alivia los estados de ánimo negativos. Algunos antidepresivos funcionan del mismo modo.

Las investigaciones también sugieren que las hormonas del estrés fomentan el consumo de azúcar, por lo menos en los animales.

No obstante, la mayoría de las veces el acto de comer por razones emocionales no implica el antojo de un alimento en particular. "Las emociones provocan un antojo no diferenciado de comida, y cualquier alimento sabroso es aceptable", dice el Dr. Abramson. Desafortunadamente, *sabroso* por lo común se traduce por *azúcar* o *grasa*.

Es mucho más probable que el impulso de comer por razones emocionales se satisfaga a través de meriendas (refrigerios, tentempiés), de picar esto y aquello o bien de comer sin control, en lugar de una comida completa. También es más probable que se dé desde mediados de la tarde en adelante, cuando el nivel de energía anda bajo si no se ha comido nada desde el almuerzo. La mañana y el principio de la tarde son horas más "seguras" para quienes comen por motivos emocionales, según indica el Dr. Abramson, ya que se cuenta con el desayuno y el almuerzo para ayudarse a evitarlo.

Comer por motivos emocionales está bien si ocurre de vez en cuando. Todos lo llegamos a hacer. No obstante, es un gran problema si se convierte en un procedimiento habitual. Se aumenta de peso por comer de más. También es posible desarrollar sentimientos de culpabilidad y vergüenza por disfrutar la comida.

Además, es posible que nazca una sensación de vacío, de eterna insatisfacción, por no estar viviendo sus verdaderos sentimientos. Las necesidades de amor, pasión, independencia, confianza en sí mismo, logros, libertad o sentido de la pertenencia no encuentran satisfacción auténtica, advierte el Dr. Abramson.

Si pretende bajar de peso, tarde o temprano tendrá que aprender a manejar los trastornos emocionales sin recurrir a la comida, afirma Madelyn H. Fernstrom, Ph.D., directora del Centro para el Control del Peso en el Centro Médico de la Universidad de Pittsburgh.

"Si no lo hace, los inevitables trastornos emocionales también trastornarán su alimentación", indica. Un estudio sobre los participantes en un programa para bajar de peso aplicado por el Centro Médico de la Universidad de Pittsburgh observó que casi la mitad de las recaídas se dieron mientras la persona experimentaba una emoción negativa, la cual era ansiedad la mayoría de las veces, seguida en segundo lugar por sentimientos de depresión o de ira.

Comer algo cada 4 horas aproximadamente les funciona a muchas personas.

Reconocer el papel que las emociones negativas pueden desempeñar para frustrar la pérdida de peso y darse cuenta de que la pérdida de peso en sí llega a excitar las emociones puede ayudarle a diseñar estrategias para evitar este importante obstáculo. Ahora le diremos cómo.

Dése 10 minutos o, mejor aún, 20. La próxima vez que tenga un antojo irresistible, espere unos minutos. Si logra superar la urgencia inicial es posible que consiga resistirse por completo, ya que los antojos por lo común duran menos de 20 minutos, señala el Dr. Abramson. Si no lo logra, la comida seguirá ahí.

Mientras espera pregúntese qué está sintiendo. "¿Qué emociones experimentó antes de que el alimento se le empezara a antojar? ¿Se sentía tenso o estresado? ¿Aburrido? ¿Enojado? ¿Solo? ¿Triste? Trate de encontrar la sensación que provocó el antojo —pide el Dr. Abramson—. No se preocupe si no logra definirla con exactitud. Sólo obtenga una impresión general de lo que está sintiendo".

Luego procure comprender por qué se siente así. ¿Alguien hizo algo que hiriera sus susceptibilidades? ¿Está solo? ¿Lo preocupa algo que prevé en el futuro próximo? ¿Lo trataron de manera injusta? Una vez aclarado el origen de la sensación, el antojo por lo común pierde su urgencia.

Anótelo. He aquí otra razón más para llevar un diario alimenticio en el que registre cuándo y dónde comió algo así como su estado de ánimo al hacerlo. Responda a la pregunta: "¿Qué estaba yo sintiendo cuando decidí comer eso?". Apúntelo en el momento en que suceda, ya que más tarde su memoria podría engañarlo.

Lleve el diario alimenticio durante una semana, por lo menos, y luego trate de encontrar patrones en torno a los momentos, los lugares y las sensaciones que lo llevaron a comer, indica el Dr. Abramson. Este ejercicio le ayudará a entender sus conexiones personales entre los alimentos y su estado de ánimo.

Desacelérese y saboree la experiencia. Al comer, pregúntese: "¿Tengo hambre?". Si no puede contestar que sí, es bastante probable que esté comiendo por razones emocionales, afirma la Dra. Fernstrom.

"La gente tiende a comer hasta que ya no puede más, hasta que no les entra ni un bocado más —dice—. Necesitamos aprender a captar las señales previas de saciedad: contento y satisfacción". Comer más despacio y saborear los alimentos ayuda con este proceso.

Produzca el mismo estado de ánimo sin comer. Encuentre otras formas de recompensarse aparte de comer, recomienda la Dra. Fernstrom. Empezando por la autoestima que adquirirá al aprender más acerca de sí mismo conforme explore la conexión entre los alimentos y su estado de ánimo, lo cual ya es una recompensa en sí.

No obstante, también podrá utilizar actividades creativas y espirituales, relaciones y otras ocupaciones placenteras que alivien su estrés para ayudar a sentirse bien sin comer, afirma la experta. El ejercicio aeróbico en particular puede convertirse en un poderoso aliado en este sentido, ya que provoca que se liberen los neurotransmisores que nos hacen sentir bien.

Coma temprano y a menudo. Existe una mayor probabilidad de que la gente que se encuentra a la mitad de modificar su forma de comer se exalte mucho y empiece a comer por razones emocionales que las personas que no están tratando de bajar de peso. Una forma de hacer frente a esta situación es evitando sentir tanta hambre que el control cognitivo del cerebro sufra un cortocircuito, opina la Dra. Fernstrom.

No desayune ni almuerce tan poquito, por ejemplo, que termine por darse un atracón por la noche. "Comer algo —tres comidas y una merienda planeada— alrededor de cada 4 horas les funciona a muchas personas", afirma la experta.

Anticípese. Si no encuentra un alimento específico en el refrigerador o la casa cuando lo desee comer, ¿estaría dispuesto a salir a comprarlo? La

La dulce vida

John Reeser

El simple hecho de reconocer que en realidad no tengo hambre, no los necesito y si me los como me sentiré peor después de una hora o más, influye mucho en mi capacidad para resistirme.

Me refiero a los dulces, mi principal debilidad alimenticia. Tiendo a buscar las galletitas (*cookies*) y las barras de confitura en el trabajo después de almorzar y en la casa después de cenar, sobre todo si ha sido un día estresante.

Ahora he aprendido a detenerme a pensar antes de comer. El simple acto de tomarme un momento para preguntar: '¿Tengo hambre? ¿Realmente quiero comerme esto?' con frecuencia basta para dejarlo de comer sin que me haga falta.

Tomo mucha agua ahora, y realmente me llena y reduce mis antojos.

mayoría no lo deseamos tanto o por lo menos la necesidad de tomar la decisión nos brindará un poco de tiempo para reconsiderar el asunto, indica la Dra. Fernstrom.

Tenga a la mano alternativas más saludables, como jugo *V8*, consomés, palomitas (rositas) de maíz (cotufo) bajas en grasa, galletas integrales *graham*, plátanos amarillos (guineos, bananas) congelados y congeladas (*ice pops*). Si va a salir a cenar, debe tener desde antes de llegar al restaurante cierta idea de lo que pedirá. Si el establecimiento no le permite observar su programa, no lo frecuente.

¿Hay alimentos que causan adicción?

¿Recuerda el comercial que decía: "A que no puedes comerte sólo una"? El alimento en cuestión era una marca particular de papitas fritas: delgadas, crujientes, saladas. El simple crujir al morderla bastaba para mandar corriendo a los televidentes a la despensa (alacena, gabinete) de la cocina.

Muchas personas enfrentamos el "desafío alimenticio" de ciertos alimentos en particular: el chocolate, el helado, la pizza, las hojuelas, lo que sea.

Tal vez estemos convencidos de que es mejor evitar estos alimentos por completo en lugar de tratar de "comer sólo una".

Los dietistas llaman "alimentos desencadenadores" a los que parecen tener el poder de ponernos a comer como locos, sin parar, hasta que la bolsa esté vacía o nos desmayemos.

No obstante, ¿realmente puede crear hábito un alimento? Aparte de lo que se refiere al alcohol —con respecto al cual todo mundo está de acuerdo en que puede crear hábito—, no hay consenso. Unos cuantos alimentos efectivamente contienen sustancias que tienen el potencial de causar adicción. El café y el refresco (soda) de cola, por ejemplo, contienen cafeína. Y el chocolate cuenta con pequeñas cantidades de unas sustancias químicas que alteran el estado de ánimo, entre ellos la feniletilamina, cuya estructura química se parece a la de una sustancia muy conocida que causa adicción: la anfetamina.

Sin embargo, es posible que otros alimentos de los que por lo común no consideramos que creen hábito afecten la composición química del cerebro de manera semejante a sustancias como la anfetamina o la cocaína, afirma Seema Bhatnagar, Ph.D., profesora adjunta de Psicología en la Universidad de Michigan en Ann Arbor. Sin embargo, no se ha demostrado científicamente.

Piense en el azúcar, por ejemplo. En los animales, el azúcar ayuda a reducir un nivel alto de hormonas del estrés, de modo que contribuye a que asimilen mejor las situaciones estresantes. Es más, un nivel alto de hormonas del estrés hace que los animales consuman más azúcar de lo normal, por lo cual engordan. "Aún falta demostrar si ocurre lo mismo con el ser humano, pero es del dominio público que muchas personas afirman que se les antoja el azúcar cuando se encuentran en una situación de estrés", dice Elizabeth Bell, Ph.D., una investigadora en el nivel de posdoctorado en la Universidad de California en San Francisco.

De acuerdo con las personas que pertenecen a *Overeaters Anonymous*, por ejemplo, la mayor probabilidad de tener que evitar por completo algún alimento se da en el caso del azúcar y los carbohidratos. Y un sinnúmero de libros pretende curar los problemas de sobrepeso de los "adictos" a los carbohidratos.

Con todo, los antojos —hasta las llamadas adicciones— no necesariamente nos convierten en víctimas impotentes de la comida.

"Incluso la mayoría de las personas adictas al alcohol pueden aprender a controlar su consumo de diversas formas —afirma la Dra. Fernstrom—. No se convierta en víctima de la comida. No piense: 'Mi cerebro me obligó a hacerlo. Mi metabolismo me obligó a hacerlo'. No es la forma correcta de pensar".

En cambio, aprenda a ejercer un control consciente sobre sus "alimentos desencadenadores" personales. Las siguientes estrategias le servirán.

Supere el "ciclo del azúcar". Si consume mucha azúcar refinada de una sola vez, su nivel de azúcar en la sangre (glucosa) se disparará y luego se desplomará de nuevo, quizá hasta un nivel más bajo que en el que se encontraba antes de empezar a comer. Y eso es malo, porque un nivel bajo de azúcar en la sangre puede hacer que coma más.

Le conviene más comer una merienda (refrigerio, tentempié) que consista en una combinación de proteínas con un poco de carbohidratos y quizá algo de grasa, como yogur o queso bajo en grasa y galletas *(crackers)* de trigo. Los carbohidratos no refinados —los que contienen un alto porcentaje de fibra, tanto soluble como insoluble, como la fruta o la avena— también estabilizan mejor el azúcar en la sangre que el azúcar o el pan blancos. La fibra tiene el efecto de que los carbohidratos se absorban más lentamente, lo cual evita que los niveles de azúcar en la sangre e insulina se disparen de repente.

Modere la grasa. Los investigadores han encontrado que el nivel de galanina en el cuerpo —una sustancia química producida por el cerebro que se ha asociado al antojo de grasa— de hecho aumenta cuando se consume esta. Por lo tanto, si come un almuerzo con mucha grasa, sentirá una mayor tentación de seguir ingiriendo más grasa el resto del día.

Conozca sus límites con el alcohol. El alcohol tiende a reducir las inhibiciones y puede conducir a comer en exceso. Algunas personas son capaces de acompañar la comida con un trago sin problema alguno. Otros, por el contrario, encuentran que limitarse a agua tónica les ayuda a mantener mejor el control, indica la Dra. Fernstrom.

Sepa cómo calmar su antojo. Lo mejor es evitar por completo los "alimentos desencadenadores", afirma la Dra. Fernstrom. No obstante, en lugar de privarse busque un alimento "seguro" que le sirva para satisfacer el mismo antojo. Si se le antoja el chocolate, por ejemplo, es posible que un *Tootsie Pop* o una barra congelada de *fudge* sea suficiente. "Es una cuestión muy personal —opina—. Un *Kiss* de *Hershey's* puede realmente salvarle la vida a una persona, mientras que a otra la llevará a acabarse toda la bolsa".

Primera semana

Para empezar

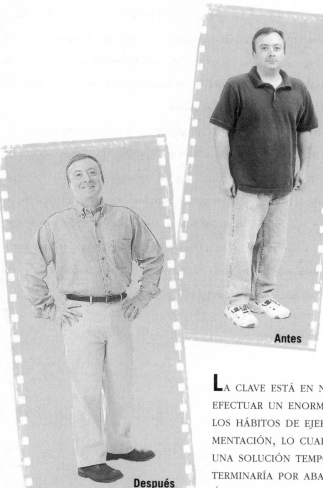

Antes

Después

LA CLAVE ESTÁ EN NO TRATAR DE EFECTUAR UN ENORME CAMBIO EN LOS HÁBITOS DE EJERCICIO O ALIMENTACIÓN, LO CUAL SÓLO SERÍA UNA SOLUCIÓN TEMPORAL QUE TERMINARÍA POR ABANDONAR EN 4 MESES.

—*John Reeser*

Ya apuntó sus objetivos en su diario para bajar de peso. Ha colecciona-
do recetas saludables y sabrosas y procura comprar más frutas y verduras
frescas. Y su ropa para hacer ejercicio está doblada sobre la silla, lista para
la acción. Por fin llega la fecha que fijó para arrancar su plan para bajar de
peso. Pero ¿cómo va a hacer para empezar?

La mejor forma de comenzar un programa para bajar de peso es poco a
poco, dando literalmente un paso a la vez. Es posible que tenga tiempo de
no haber realizado ninguna actividad física de manera regular. Por lo tanto,
primero hágase la prueba de la forma física incluida en esta sección a fin de
determinar en qué condición se encuentra. Luego siga leyendo y descubra
cómo fortalecer sus músculos de manera rápida y fácil con sólo caminar y
hacer unos estiramientos varios días a la semana. Además, conozca la primera meta del Plan Adelgace y Rejuvenezca: controlar las raciones.

Tres pasos sencillos para iniciar un programa de ejercicios

Para la mayoría de la gente, lo más difícil de comenzar un programa de ejercicio es precisamente eso: empezar. Lo que sucede es que lo toman como si se tratara de un matrimonio arreglado. Les da horror la idea de verse obligados a hacer actividades que en realidad no disfrutan, todos los días por el resto de sus vidas.

La verdad es que, si empieza correctamente, su programa de ejercicio puede convertirse en una relación amorosa prolongada que lo dejará radiante durante años. No obstante, para empezar debe olvidar casi todo lo que ha aprendido acerca del ejercicio.

"En el pasado, empezar a hacer ejercicio era una tarea de enormes proporciones —afirma Joyce A. Hanna, directora adjunta del programa para mejorar la salud de la Universidad de Stanford y fisióloga especializada en el ejercicio de Palo Alto, California—. Les pedíamos a la gente certificados

¿Necesita el visto bueno de un médico?

La mayoría de las personas sanas pueden comenzar un programa de ejercicios suaves sin necesidad de consultar a su médico, indica Joyce A. Hanna, fisióloga especializada en el ejercicio de la Universidad de Stanford. No obstante, si ha tenido algún problema de salud realmente debería hablar con su médico antes de empezar. Puede utilizar la siguiente lista como guía; marque los puntos pertinentes en su caso.

__Padece una afección cardíaca y se le ha indicado que sólo puede realizar actividades físicas con supervisión médica.

__Mientras hace ejercicio o inmediatamente después, con frecuencia percibe dolor o presión del lado izquierdo de su pecho o cuello o en el hombro o brazo izquierdos.

__Ha padecido dolor de pecho durante el mes pasado.

__A veces pierde el conocimiento o se cae por un mareo.

__Sufre grandes dificultades para respirar después de haber hecho un esfuerzo menor.

__Toma medicamentos para controlar la presión arterial o una afección cardíaca o bien tiene otros problemas físicos, como diabetes dependiente de la insulina.

__Tiene problemas óseos o de las articulaciones que podrían empeorar por causa de una actividad física.

__Es de mediana edad o mayor, no ha realizado ninguna actividad física y está pensando en un programa de ejercicios relativamente vigoroso.

Si marcó uno o varios de estos puntos, consulte a su médico antes de empezar. Si ninguno de ellos le atañe, puede comenzar de una vez.

Por cortesía de la Asociación Estadounidense del Corazón, el Ministerio de Salud de la Columbia Británica y el Departamento de Salud y Bienestar Nacional del Canadá.

médicos, vigilábamos su ritmo cardíaco, los sometíamos a pruebas de forma física, etcétera. Con razón nadie quería empezar".

A pesar de que algunas personas deberían consultar a su médico antes de empezar cualquier tipo de actividad física (vea "¿Necesita el visto bueno de un médico?"), para la mayoría empezar a hacer ejercicio no es más difícil que dejar de lado este libro durante 10 minutos y dar un breve paseo alrededor de la manzana.

"Hacer ejercicio no tiene que ser un gran compromiso ni ocupar mucho tiempo, como la gente se lo imagina —indica el Dr. John Yetter, director médico de la clínica de medicina deportiva SSM Rehab Sports Medicine en St. Louis—. Debe ser divertido, como jugar a la pelota con sus hijos o pasear a su perro en el parque. De adultos llegamos a un punto en el que las responsabilidades de la educación, la familia y la profesión nos atan tanto que ya no realizamos estas actividades divertidas. Y luego despertamos un día, descubrimos que el pantalón no nos cierra y nos sentimos fuera de forma y viejos. No se requieren más de 10 a 15 minutos —hoy mismo— para romper ese ciclo y empezar a sentirse otra vez más joven y ágil".

Y nunca es demasiado tarde para empezar. Incluso las personas de más de 90 años pueden hacerse más fuertes, mejorar su estado anímico y reducir su riesgo de sufrir enfermedades graves agregando más actividad física a su vida cotidiana.

Las siguientes tres técnicas sencillas pondrán en movimiento su mente, cuerpo y espíritu hoy mismo.

Primer paso: movilice su mente

El mayor obstáculo para gozar de buena forma física es un modo de pensar contrario. La gente con frecuencia está convencida de que son demasiado viejos, están muy ocupados o se sienten demasiado fuera de forma como para disfrutar con regularidad de una actividad física. Por lo tanto, antes de trabajar con su cuerpo tendrá que entrenar a su cerebro, opina la experta internacional en cómo lograr una buena forma física a través del estilo de vida Lynne Brick, dueña de los gimnasios Brick Bodies Health Clubs en Baltimore. "Una vez que sus pensamientos empiecen a tomar un rumbo animado por un espíritu más joven y lleno de energía, su cuerpo los seguirá muy pronto".

Trátese como a un amigo. Su cerebro puede ser su mejor aliado o su peor enemigo cuando se trata de adoptar una actividad física. "Tome la decisión de convertirlo en su amigo —recomienda Brick—. Cada vez que empiece a pensar: 'Soy viejo, no tengo coordinación, estoy fuera de forma', deténgase y pregúntese si aguantaría que un amigo le hablara de esa forma. Es muy probable que no lo haría. Tampoco debe aceptarlo si usted mismo se lo dice. Ofrézcase aliento, como debe hacerlo un amigo. Dígase a sí mismo:

Mejore sus metas

Establecer objetivos es una forma excelente de comenzar un nuevo programa de ejercicios. No obstante, muchas personas se fijan metas algo vagas, como: "Quiero ponerme en forma". Con este tipo de objetivos resulta difícil evaluar el progreso que se hace, de modo que nunca se sabe con certeza si se está avanzando, afirma la experta en buena forma física Lynne Brick de los gimnasios Brick Bodies Health Clubs. Al fijar metas, Brick recomienda utilizar mentalmente una lista de control que ella ha creado. Para asegurar que sus metas mejoren y que usted cumpla con estas, asegúrese de que sean:

Realistas. Si apenas está comenzando, no se proponga correr 5 millas (8 km) mañana mismo. En cambio, póngase la meta de caminar a paso ligero durante 20 minutos en 4 días de esta semana y de alargar las sesiones un poco la semana próxima.

Explícitas. Sea muy específico con respecto a la meta que quiere lograr. Dígase a sí mismo, por ejemplo: "Quiero reducir mi grasa corporal en un 5 por ciento para fin de año". Una afirmación así es mucho más explícita —y motivadora— que señalar simplemente: "Quiero bajar de peso".

Alcanzables. Las metas muy ambiciosas intimidan. Por eso muchas veces es mejor dividir el objetivo "real" en partes más pequeñas y alcanzables. Por ejemplo, si su meta es participar en una carrera de 5 kilómetros (unas 3 millas), divida esta distancia mentalmente en incrementos de ½ milla (800 m) o ¼ de milla (400 m). Conforme cumpla con cada una de las partes le resultará mucho más fácil encontrar la motivación necesaria para lograr el objetivo final.

Placenteras. El ejercicio es algo que hará por el resto de su vida. Por lo tanto, sus metas deben hacer que se sienta bien, no mal. No pierda el tiempo obligándose a hacer cosas que no disfruta. Encuentre actividades que realmente le gusten. De esta forma siempre se sentirá motivado a seguir adelante.

'Muy bien, no estoy como quiero estar, pero tengo la capacidad de mejorar' ".

No lo vea como proyecto. Una vez que nos hacemos responsables como adultos tendemos a organizarlo todo como proyecto y a darle mucha importancia a todo lo que hacemos, dice Michael Gilewski, Ph.D., psicólogo clínico especializado en servicios de atención postaguda en el Centro Médico Cedars-Sinai en Los Ángeles. "Tomamos muchas decisiones importantes, como comprar un coche, cambiar de trabajo o mudarnos a una nueva casa, que deben planearse con detalle. El ejercicio no es así, pero muchas personas lo tratan igual —señala—. En lugar de hacer del ejercicio un proyecto más, considérelo un *descanso* de sus proyectos. No aguarde el momento justo. No necesita contar con toda la información correcta ni con la ropa adecuada. Sólo tome un descanso ahora mismo y vaya a hacer algo".

Deje de trabajar. El ejercicio nunca será divertido si lo ve como trabajo, afirma Laura Senft, una fisioterapeuta del Instituto Kessler para la Rehabilitación en West Orange, Nueva Jersey. "El ejercicio no debe costarle trabajo ni ser monótono sino divertido y vigorizante, como si fuera un juego. Imagíneselo como un descanso para su mente, no como una sesión de castigo para su cuerpo".

Apague la televisión. El principal motivo por el que la gente afirma no poder empezar con un programa de ejercicio es por falta de tiempo. No se lo crea. "Todos tenemos tiempo, sólo depende de cómo lo usemos", indica Michael Bourque, un entrenador personal y coordinador de entrenamiento personal en el Centro para la Salud y el Bienestar de la YMCA (*Young Men's Christian Association*, una cadena de gimnasios públicos en los EE. UU.) de la Florida Central en Oviedo.

"Siéntese y póngase a pensar en todo lo que hace en un día —dice—. Eso incluye comer, dormir, trabajar y actividades misceláneas. De manera inevitable hallará 2 ó 3 horas no ocupadas por ninguna actividad específica. Puede emplear este tiempo para comenzar con un programa de ejercicio.

Dése sólo 15 segundos. Algunas personas se sienten abrumadas por la idea de realizar una actividad física durante 45 minutos o incluso 15. Si ese es su caso, prométase que sólo tardará 15 segundos, recomienda Al Secunda, autor de una guía para jugar tenis y del "principio de los 15 segundos". "Usted puede hacer cualquier cosa por 15 segundos. Prométase que durante 15 segundos sólo hará contracciones abdominales o bien sentadillas (cuclillas) —sugiere—. Habrá días en que no haga más que eso, y está perfecto. Sin embargo, la mayoría de las veces, cuando procure cumplir con esos 15 segundos descubrirá que tiene energía suficiente para más".

Segundo paso: en sus marcas. . . listos. . . ¡vaya despacio!

Una manera segura de lograr que la actividad física lo desgaste a uno y termine haciéndolo sentirse más viejo en lugar de más joven es arrancar de manera muy brusca. Es importante iniciar cualquier actividad poco a poco. De

PRUEBA
viviente

Cambios con los que podemos vivir

John Reeser

Comenzar con este programa no ha sido tan difícil para mí como yo esperaba. Y pienso que se debe al hecho de que mi esposa Ana y yo nos comprometimos a realizar pequeños cambios que pudiéramos adoptar por el resto de nuestras vidas.

Conseguí una botella grande para mi escritorio, para acordarme de tomar agua durante el día. Hemos comprado más frutas y verduras, que incluimos en la cena, y desayunamos cereales altos en fibra a fin de incorporar más fibra en nuestra alimentación.

Los pequeños cambios, como estacionar el carro más lejos de la oficina, subir por las escaleras y levantarnos unos minutos antes para salir a caminar por la mañana, han resultado fáciles porque no se trata de compromisos abrumadores.

Lo mejor es que funciona. Ana ha bajado de peso y también yo definitivamente siento la ropa más holgada. La clave está en no tratar de efectuar un enorme cambio en los hábitos de ejercicio o alimentación, lo cual sólo sería una solución temporal que terminaría por abandonar en 4 meses. La clave está más bien en realizar pequeñas modificaciones en los hábitos cotidianos que podrá continuar durante el resto de su vida.

esta forma, sus músculos se llenarán de energía en lugar de agotarse y su mente se vigorizará en lugar de fatigarse.

Recupere la conexión entre su mente y su cuerpo. El cuerpo cuenta con "recuerdos" físicos de cómo correr, andar en bicicleta o jugar al tejo (al avión, a la rayuela). No obstante, en la mayoría de los casos estos recuerdos quedan sepultados debajo de años de inactividad. "Puede recuperarlos aumentando su nivel de actividad física diariamente —afirma el Dr. Gilewski—. Hoy salga a dar un simple paseo o vuelta en bicicleta por el vecindario. Quizá se sienta un poco torpe al principio, pero su cuerpo empezará a recordar qué hacer. . . y usted se sentirá de maravilla. Deténgase ahí y luego haga un poco más mañana. Al finalizar el mes habrá agarrado el ritmo nuevamente —promete el experto—. En unos cuantos meses su cuerpo pensará en el ejercicio como una parte normal del día y empezará a sentir deseos intensos de hacerlo".

Caliéntese y enfríese. Lanzarse a cualquier actividad física de golpe somete los músculos y los tendones a una presión excesiva, lo cual prácticamente garantiza que abandonará su programa de ejercicio antes de que agarre vuelo realmente. Aunque tenga ganas de caminar a paso rápido alrededor del parque, empiece a un paso moderado durante varios minutos y luego aumente la velocidad, advierte Brick. De igual manera, no se detenga de golpe al terminar. Baje la velocidad a un paso cómodo y enfríese antes de parar.

Póngase cómodo. "No se mantendrá activo por mucho tiempo si le duelen los pies, se ha sobrecalentado o tiene demasiado frío —opina el Dr. Gilewski—. Pruebe su nueva actividad una o dos veces y luego decida qué necesita para sentirse a gusto. Si sale a caminar, por ejemplo, debe contar con zapatos cómodos para caminar y ropa que lo mantenga caliente, permitiendo al mismo tiempo que su cuerpo respire".

Tercer paso: dése ánimos

Por muy emocionado que se sienta con respecto a una nueva actividad física, con toda seguridad sufrirá algunos bajones al poco tiempo de haber empezado. Así es la naturaleza humana, afirma Paul Konstanty, supervisor clínico y terapeuta del ejercicio en el Centro OrthoMed de Acondicionamiento de la Espina y las Articulaciones de la Universidad de California en San Diego. Para evitar una crisis grave en su programa de ejercicio, planee unas cuantas recompensas que reconozcan sus esfuerzos, le levanten el ánimo y mantengan vivo su interés por la actividad.

Trátese bien. Una de las mejores formas de seguir motivado es estableciendo un sistema de recompensas desde el principio, opina Konstanty. "Prométase a sí mismo que se regalará algo que le gusta si realiza la actividad física un determinado número de días el mes próximo. Puede ser un nuevo par de zapatos o salir de noche —indica—. Así disfrutará la expectativa de algo divertido, lo cual pasamos por alto con demasiada frecuencia".

Programe unos días de no hacer nada. Por extraño que suene, su programa de ejercicio se prolongará más y lo realizará con mayor entusiasmo si ocasionalmente lo cancela y no hace nada, dice el Dr. Gilewski. "Sus músculos necesitan unos días de descanso de vez en cuando para recuperarse —explica—. Si se da permiso para dedicar un día a holgazanear, su programa de ejerci-

cio no se parecerá tanto a un trabajo y tendrá aún más energía para reanu-
darlo al día siguiente".

Apúntele a algo. Los niños se entregan a los juegos y los deportes por una
razón: no sólo son divertidos sino también gratificantes y motivadores. Usted puede gozar el mismo espíritu si se fija una pequeña meta, afirma Brick.
"Incluso un plan tan simple como el de participar en una caminata de 5 kilómetros para un fin benéfico puede ser motivación suficiente para salir y
perseverar".

Felicítese. Cuando se trata de un programa de ejercicio, el miedo al fracaso puede representar un enorme obstáculo para el éxito. Todos enfrentamos este hecho, sin importar lo viejos o jóvenes o confiados que seamos,
opina el fisiólogo especializado en ejercicios Robert Brosmer, vicepresidente de salud y bienestar en la YMCA (*Young Men's Christian Association*, una
cadena de gimnasios públicos en los EE. UU.) de la Florida Central en Orlando y coautor de un libro sobre la salud y el alto rendimiento físico.

"El miedo al fracaso es particularmente desalentador al principio, cuando tal vez no se sienta tan seguro de sus habilidades como le gustaría —indica—. Una buena forma de vencer este miedo es armándose de confianza.
Haga una lista de todas las tareas difíciles a las que ha logrado hacer frente
en la vida: criar a sus hijos, comprar una casa, conseguir un título universitario, etcétera. Luego, cuando empiece a sentir que su confianza se debilita,
dígase a sí mismo: 'Si pude lograr aquellas cosas, seguro que lograré esto' ".

Prueba de la forma física

¿Cuál es su condición física?

Tener buena forma física significa poder disfrutar la vida diaria al máximo. Significa subir corriendo las escaleras, caminar deprisa por la calle y cargar las bolsas de comestibles sin sentirse cansado o débil. ¿Cuál es la mejor forma de recuperar su condición juvenil? Por medio del ejercicio, desde luego. Sin embargo, le resultará mucho más fácil alcanzar sus metas en cuanto a forma física si sabe por dónde empezar.

Ahí es donde entra la prueba de la forma física. Unas cuantas sencillas pruebas de condición física le permitirán averiguar en qué áreas ha conservado su forma física a lo largo de los años y dónde ha quedado rezagado. De esta manera podrá diseñarse un programa de ejercicio a la medida, para conservar lo que tenga, mejorar lo que no y empezar a avanzar con confianza hacia un cuerpo más fuerte y dotado de mejor forma física.

¿Lo intimida la idea de someterse a una prueba de forma física? No se preocupe. A diferencia de las que presentó en la clase de educación física, nadie lo estará observando ni juzgando. Y la verdad es que probablemente tenga mejor condición física de lo que piensa.

"Muchas veces la gente supone que por pesar más que los modelos que ven en las revistas su forma física debe ser terrible, pero normalmente no es verdad —indica la fisióloga especializada en el ejercicio Joyce A. Hanna de la Universidad de Stanford—. Por lo común la gente descubre que andan un poco bajos en algunas áreas, pero bastante bien en otras. Da muchos ánimos y confianza saber cómo se compara uno con la norma y que es posible mejorar realmente con sólo un poco de esfuerzo".

Las siguientes pruebas revisarán aspectos importantes de la buena forma física, como la elasticidad, la resistencia, la fuerza y el equilibrio. Algunas son un poco difíciles. Otras simplemente son divertidas. Hágalas todas y ubique su posición. Luego lleve a cabo las sugerencias para mejorar y repita las pruebas en uno o dos meses.

*P*rueba de la forma física
(continuación)

Estamos convencidos de que no sólo obtendrá una calificación más alta la segunda vez sino que también empezará a disfrutar la vida un poco más, conforme las tareas cotidianas se le faciliten más y le empiece a sobrar energía.

Probar la forma física requiere un poco de esfuerzo, pero debe ser divertido, no agotador, afirma Carla Sottovia, una fisióloga especializada en ejercicios del Centro Cooper para la Buena Forma Física en Dallas. Proceda con sentido común. Si tiene problemas de salud consulte a su médico antes de realizar estas pruebas, como si se tratara de un nuevo programa de ejercicio. Si no ha realizado ninguna actividad física últimamente, no trate de hacerlas todas al mismo tiempo. En cambio, repártalas a lo largo de uno o dos días. Y no se obligue a ir más allá de donde se sienta cómodo.

¿Puede hacer una reverencia?

Pocas personas toman en cuenta la elasticidad al pensar en la buena forma física, pero deberíamos hacerlo, indica Michelle Edwards, una entrenadora personal e instructora en temas de salud para el Instituto Cooper para la Investigación de los Aeróbicos en Dallas. "Unos músculos tensos y rígidos dificultan la vida cotidiana. Ya no somos capaces de amarrarnos los zapatos sin sentarnos. Existe un mayor riesgo de desgarrar un músculo y lastimarnos. Simplemente nos sentimos mejor si tenemos los músculos elásticos".

LA PRUEBA DE TOCARSE LOS PIES

Párese con los pies separados a la misma distancia que el ancho de sus hombros.

Mantenga las piernas rectas (pero sin extender las rodillas completamente), dóblese desde la cintura y trate de tocar el piso.

Fíjese qué tanto las puntas de sus dedos se acercan al piso.

Califíquese

SI ALCANZÓ . . .	SU CALIFICACIÓN ES . . .
El piso, con toda la palma	Excelente
Los dedos de los pies	Bien
Los tobillos	Regular
Arriba de los tobillos	Demasiado tenso

ELEVE SU ELASTICIDAD

Sólo hacen falta unos 10 minutos diarios para mejorar la elasticidad y tener músculos largos y ágiles. Realice la rutina de elasticidad de todo el cuerpo descrita en "Estiramientos fáciles" a partir de la página 106. En menos de lo que canta un gallo se estará tocando los dedos de los pies.

(continúa)

Prueba de la forma física
(c o n t i n u a c i ó n)

¿Es fuerte por dentro?

Cuando los músculos del tronco, como los abdominales, son fuertes, apoyan mejor al cuerpo y las tareas cotidianas resultan más fáciles, desde aspirar el piso hasta dedicar largas horas a trabajar frente al escritorio. "También es importante tener músculos abdominales fuertes para ayudar a prevenir el dolor de espalda", indica Edwards. Ahora le diremos cómo ponerlos a prueba.

LA PRUEBA DE LAS CONTRACCIONES

Acuéstese boca arriba con las rodillas dobladas, apoye las plantas de los pies en el piso y pídale a alguien que le sostenga los pies. Coloque los brazos extendidos muy cerca de su cuerpo de ambos lados, con las palmas vueltas hacia abajo.

Ponga un reloj o pídale a alguien que le tome el tiempo durante 1 minuto.

Haga el mayor número posible de contracciones. Para que una contracción cuente debe adelantar ambas manos 3 pulgadas (7.5 cm) sobre el piso doblando el torso y luego bajar otra vez de modo que sus hombros toquen el piso. Mantenga la cabeza alineada con la espalda al hacer este ejercicio.

Califíquese

EVALUACIÓN	NÚMERO DE CONTRACCIONES				
	HOMBRES				
	EDAD				
	18 a 29	30 a 39	40 a 49	50 a 59	60+
Excelente	>50	>45	>40	>35	>30
Bien	30 a 50	22 a 45	21 a 40	18 a 35	15 a 30
Regular	<30	<22	<21	<18	<15
	MUJERES				
	EDAD				
	18 a 29	30 a 39	40 a 49	50 a 59	60+
Excelente	>45	>40	>35	>30	>25
Bien	25 a 45	20 a 40	18 a 35	12 a 30	11 a 25
Regular	<25	<20	<18	<12	<11

FUENTE: *Medicine and Science in Sports and Exercise, vol. 13, 1981.*

ÁRMESE DE FUERZA

La receta para fortalecer los músculos básicos del tronco empieza por aumentar la fuerza de sus músculos abdominales. Podrá hacerlo de manera rápida y fácil siguiendo unos cuantos de los ejercicios incluidos en "Meta: Un abdomen tan plano como una tabla de planchar", a partir de la página 379. ¡Una ventaja adicional es que sentirá que también su barriga se reduce!

(continúa)

Prueba de la forma física
(c o n t i n u a c i ó n)

La vitalidad de arriba

"Los estadounidenses nos estamos debilitando muchísimo de la cintura para arriba", afirma Hanna. Cuando la parte superior del tronco está fuerte todas las cosas divertidas de la vida, como trabajar en el jardín o remodelar la casa, se vuelven mucho más fáciles, según indica. "Y es particularmente importante para las mujeres, a fin de ayudar a prevenir la osteoporosis", agrega. Podrá ponerse a prueba rápidamente de la siguiente forma.

LA PRUEBA DE LA PLANCHA (LAGARTIJA)

Póngase en posición de plancha con las piernas dobladas, de modo que apoye su peso sobre las manos y las rodillas. Su cuerpo debe formar una línea recta de la cabeza hasta las rodillas. (Esta posición de plancha se ha adaptado para las mujeres, ya que cuentan con menos masa muscular en la parte superior del cuerpo que los hombres. Los hombres pueden hacer las planchas apoyándose, en cambio, en los dedos de los pies).

Con la espalda recta, baje el pecho hasta que quede a unas 3 pulgadas (8 cm, es decir, el espacio de un puño) del piso. Vuelva a empujarse hacia arriba. Hasta ahí es una plancha.

Ponga un reloj o pídale a alguien que le tome el tiempo, y haga todas las planchas que pueda durante 1 minuto. (Puede descansar entre repeticiones si le hace falta, pero sólo en la posición levantada, no en el piso).

Califíquese

EVALUACIÓN	NÚMERO DE PLANCHAS				
	EDAD				
	20 a 29	30 a 39	40 a 49	50 a 59	60+
Excelente	47 a 61	39 a 51	30 a 39	25 a 38	23 a 27
Bien	37 a 46	30 a 38	24 a 29	19 a 24	18 a 22
Regular	29 a 36	24 a 29	18 a 23	13 a 18	10 a 17
Mal	22 a 28	17 a 23	11 a 17	9 a 12	6 a 9

HOMBRES

MUJERES

EDAD				
20 a 29	**30 a 39**	**40 a 49**	**50 a 59**	**60+**
Excelente 36 a 44	31 a 38	24 a 32	21 a 30	15 a 19
Bien 30 a 35	24 a 30	18 a 23	17 a 20	12 a 14
Regular 23 a 29	19 a 23	13 a 17	12 a 16	5 a 11
Mal 17 a 22	11 a 18	6 a 12	6 a 11	2 a 4

FUENTE: The Fitness Specialist Manual. © *The Cooper Institute, Dallas. Revisado en el 2000. Reimpreso con los permisos necesarios*

DESARROLLE SU CUERPO DE LA CINTURA PARA ARRIBA

El ejercicio que acaba de hacer, la plancha, es uno de los mejores para fortalecer su cuerpo de la cintura para arriba, afirma la fisióloga especializada en el ejercicio y entrenadora personal Ann Marie Miller, directora de entrenamiento físico en los Clubes Deportivos de Nueva York en Manhattan. Trate de hacer 2 series de 8 a 12 repeticiones dos veces a la semana. Para lograr unos brazos aún más fuertes y mejor proporcionados, écheles un ojo a los ejercicios descritos en "Meta: Unos brazos firmes" a partir de la página 415.

(continúa)

*P*rueba de la forma física
(c o n t i n u a c i ó n)

Su mejor acto de equilibrio

Nuestro sentido del equilibrio con frecuencia se vuelve más incierto con la edad, principalmente porque dejamos de usarlo, según indica el Dr. John Yetter de la clínica de medicina deportiva SSM Rehab Sports Medicine. "Correr y brincar, como lo hacíamos de niños, requiere un gran sentido del equilibrio. Mantenernos activos físicamente en la edad adulta puede ayudarnos a conservarlo. Y eso se traduce en menos caídas conforme envejecemos".

LA POSTURA DE LA CIGÜEÑA

Párese sobre su pierna más fuerte (normalmente la que queda del mismo lado que su mano dominante).

Levante la otra pierna de modo que la rodilla quede elevada delante de su cuerpo, manteniendo ligeramente doblada la rodilla de la pierna de apoyo. Puede doblar la rodilla levantada en un ángulo de 30 grados, más o menos, si así le resulta más cómodo.

Deje colgar los brazos a ambos lados de su cuerpo y fíjese por cuánto tiempo puede mantener el equilibrio.

Califíquese

SI MANTUVO EL EQUILIBRIO DURANTE. . .	SU CALIFICACIÓN ES. . .
Más de 30 segundos	Excelente
De 21 a 30 segundos	Bien
De 11 a 20 segundos	Regular
10 segundos o menos	Mal

EQUILÍBRESE MEJOR

Cuando los músculos son fuertes brindan un mejor equilibrio, dice Edwards. "Hacer ejercicios básicos con pesas para fortalecer las piernas, la espalda y el torso puede mejorar el equilibrio y aumentar la fuerza de manera espectacular". Pruebe los 10 ejercicios fáciles descritos en "Haga pesas sin que le pese" a partir de la página 153.

¿Cómo le va a ese tigre en su tanque?

Vivimos rodeados de tantos elevadores y escaleras eléctricas que con facilidad terminan debilitándose en nosotros esos pequeños arranques de fuerza que necesitaríamos para subir corriendo las escaleras o escalar un cerro empinado a paso rápido. No obstante, disfrutar de buena condición anaeróbica (a la que se recurre para los breves arranques de velocidad y fuerza) significa que se puede pegar una carrera para alcanzar el autobús (guagua, camión) y subir corriendo unas escaleras sin respirar con dificultad ni quedar a punto de desplomarse.

"Cuando uno mejora en esta categoría realmente se empieza a sentir más joven. La elasticidad vuelve a sus pasos al andar", afirma el Dr. Yetter.

LA PRUEBA DE LAS ESCALERAS

Suba de 30 a 40 escalones (o suba caminando y baje corriendo varias veces una escalera más corta) sin detenerse. Puede sostenerse del barandal (pasamanos) si le hace falta.

Aguarde 60 segundos, luego tómese el pulso durante 10 segundos y multiplique por 6 el número que haya obtenido. (La forma más fácil de tomarse el pulso es colocando dos dedos sobre un lado del cuello con toque ligero).

Califíquese

SI TUVO UN PULSO DE. . .	SU CALIFICACIÓN ES. . .
Menos de 90	Excelente
90 a 100	Bien
101 a 120	Regular
Arriba de 120	Mal

AUMENTE SU PODER

Fortalecer sus piernas le ayudará a inyectar más energía a sus pasos. El ejercicio del escalón en "Meta: Unos muslos más delgados" a partir de la página 407 es un excelente punto de partida. Luego agregue los otros ejercicios para las piernas incluidos en ese capítulo conforme lo considere indicado.

(continúa)

Prueba de la forma física
(c o n t i n u a c i ó n)

¿Puede caminar sin parar?

La prueba de caminar es una de las mejores evaluaciones de la condición aeróbica desde el punto de vista de la vida cotidiana. "Necesita poder caminar para disfrutar cosas como salir de compras o visitar lugares de interés", indica Sottovia.

LA PRUEBA DE LA MILLA

Trace un recorrido plano de 1 milla (1.6 km) de largo. (Una pista para caminar de ¼ de milla/400 m de largo es ideal). Para calentarse, camine a un paso cómodo de 3 a 5 minutos y luego haga estiramientos suaves. Fíjese en la hora y empiece a caminar rápidamente —pero sin correr— a una velocidad que pueda sostener durante todo el recorrido. Fíjese en la hora al terminar, enfríese y haga estiramientos.

Califíquese

EVALUACIÓN	TIEMPO QUE TARDÓ (min)	
	Menos de 40 años	Más de 40 años
Excelente	13:00 o menos	14:00 o menos
Bien	13:01 a 15:30	14:01 a 16:30
Promedio	15:31 a 18:00	16:31 a 19:00
Debajo del promedio	18:01 a 19:30	19:01 a 21:30
Mal	19:31 o más	21:31 o más

	Menos de 40 años	Más de 40 años
Excelente	13:30 o menos	14:30 o menos
Bien	13:31 a 16:00	14:31 a 17:00
Promedio	16:01 a 18:30	17:01 a 19:30
Debajo del promedio	18:31 a 20:00	19:31 a 22:00
Mal	20:01 o más	22:01 o más

FUENTE: *One Mile Walk Study, realizada por William E. Oddon, Ph.D. Reimpreso con el permiso de StayWell Health Management, Saint Paul, Minn.*

CAMINE POR SU VIDA

Encontrará consejos acerca de cómo caminar mejor en "Camine contento" a partir de la página 119.

Estiramientos fáciles

DE TODOS LOS EJERCICIOS QUE SE PUEDEN HACER PARA FORTALECER LOS MÚSCULOS, VERSE CON BUENA FORMA FÍSICA Y SENTIRSE MÁS JOVEN, LOS ESTIRAMIENTOS SON POR MUCHO LOS MÁS RÁPIDOS Y FÁCILES DE REALIZAR. DESGRACIADAMENTE TAMBIÉN SON LOS QUE CON MÁS FRECUENCIA SE PASAN POR ALTO, LO CUAL ES UN GRAVE ERROR.

Quizá no se nos ocurra hacer estiramientos porque de niños no tuvimos necesidad de hacerlo. Simplemente andábamos por la vida dando volteretas laterales (haciendo ruedas o ruedas carretas), sin preocuparnos nunca por músculos o articulaciones adoloridos. No obstante, la elasticidad fue una de las primeras cosas que perdimos al cambiar esas ruedas laterales por las del coche. Y al perder la elasticidad es posible que nos veamos y nos sintamos más viejos de manera muy prematura.

Es natural perder un poco de elasticidad al envejecer, pero la principal causa de tener los miembros tiesos sencillamente es la falta de movimiento, según indica Majid Ali, un instructor en buena forma física de Los Ángeles. "Nuestros músculos se calcifican más cuando no se usan, de modo que quedan menos maleables y no responden igual de bien cuando se nos ocurre tratar de moverlos", explica.

El sedentarismo que impera en nuestra sociedad empeora las cosas, opina la fisioterapeuta Laura Senft del Instituto Kessler para la Rehabilitación en West Orange, Nueva Jersey. "Permanecer sentados todo el día en el carro o frente a un escritorio, la computadora o la televisión no sólo da por resultado el sobrepeso sino que también acorta nuestros músculos flexores de la cadera y redondea nuestros hombros, de modo que nos ponemos tiesos y encorvados".

Por fortuna es posible revertir el proceso con sólo hacer estiramientos, dice Joy Lynn Freeman, D.C., una quiropráctica e instructora de estiramientos en Prescott, Arizona, además de autora de un libro sobre la expresión personal. "Los estiramientos embellecen el cuerpo. Uno se yergue más, se ve más delgado y se mueve de manera más ágil si hace estiramientos con regularidad. Entre más ágil se es, más joven se siente uno. Es como una cápsula de juventud".

Cómo deshacerse de los desechos

Desde luego no sólo las personas que no realizan ninguna actividad física necesitan hacer estiramientos. Resulta igualmente importante cuando se está realizando una actividad física y se quiere mejorar su condición. Hacer ejercicio sin estiramientos de hecho puede apretar los músculos. Y entre más tensos los músculos, más propensos son a lesionarse. Tendrá mucha menos probabilidad de lastimarse si hace estiramientos con regularidad. Otra ventaja adicional es que estirar los músculos después de una buena sesión de ejercicio le ayudará a fortalecerlos y a prevenir el dolor que llega a producirse a causa del esfuerzo físico.

"Un buen estiramiento después de hacer ejercicio equivale a exprimir los músculos", afirma la Dra. Freeman. El ácido láctico y otros desechos celulares —las sustancias que causan el dolor en los músculos al día siguiente de una sesión fuerte de ejercicios— son productos secundarios normales del hecho de utilizar los músculos. "Hacer estiramientos ayuda a aumentar la circulación sanguínea en los músculos y se lleva los residuos de los materiales de desecho que queden", explica la experta.

Los estiramientos aumentan el rango de movimiento del cuerpo, por lo que otorgan mayor energía a los pasos, dan mayor fuerza a los golpes en el tenis y brindan más vigor para los pasatiempos (hobbies) y las actividades cotidianas, promete Ali.

Por si fuera poco, hacer estiramientos no sólo tiene el efecto de que los músculos funcionen y se sientan como si fueran más jóvenes. También tendrán un aspecto más joven, lo cual hará que se vea más alto y delgado, según indica la experta en buena forma física Lynne Brick de los gimnasios

Brick Bodies Health Clubs en Baltimore. Además, entre más alargue sus músculos, más elásticos se volverán.

"Los músculos tienen memoria —señala Brick—. Si lo último que hizo fue contraerlos por medio del ejercicio se quedarán más cortos y tensos, lo cual posiblemente pueda producir lesiones la próxima vez que haga ejercicio. No obstante, si hace estiramientos después del ejercicio, sus músculos alargados le ayudarán a iniciar su próxima sesión de ejercicio con mayor facilidad".

Las mejores formas de hacer estiramientos

Al igual que con cualquier otro ejercicio, es importante hacer los estiramientos correctamente para cosechar los beneficios máximos y evitar lastimarse. "Irónicamente el error más grande que cometen la mayoría de las personas es hacer más difícil el estiramiento", apunta la Dra. Freeman. A continuación le daremos algunas pautas para que haga sus estiramientos de manera segura y saludable.

Caliéntese. Siempre caliéntese de 5 a 10 minutos antes de hacer estiramientos. Camine y mueva sus músculos un poco. Estirar los músculos cuando están "fríos" puede producir esguinces y desgarres. "Imagínese que sus músculos fueran ligas elásticas —sugiere Marti Currey, un fisiólogo especializado en el ejercicio con el Instituto Methodist Healthcare Systems para la Medicina Preventiva en Houston—. Si sacara una liga elástica del refrigerador y tratara de estirarla, probablemente se rompería. Pero si la calentara primero se estiraría muy bien".

Respire rítmicamente. "Aguantar la respiración al hacer el estiramiento, como mucha gente lo hace, lo pondrá tenso y dificultará el estiramiento —afirma Ali—. Hacer estiramientos debe relajar". El experto recomienda inhalar profundamente y luego exhalar al iniciar el estiramiento. Si sostiene un estiramiento durante más de 10 segundos, debe inhalar y volver a exhalar lentamente.

Haga estiramientos lentos y continuos. Antaño la gente hacía estiramientos con demasiado entusiasmo, rebotando una y otra vez y tratando de llegar un poco más lejos con cada rebote. Por el contrario, obtendrá los mejores resultados si sus estiramientos son lentos y continuos, afirma Currey. "Haga el estiramiento despacio hasta empezar a sentir un poco de molestia. Sostenga la posición hasta que la molestia disminuya. Luego estírese un poco más, si puede".

Cuente hasta 30. Se requiere un poco de tiempo para que los músculos se alarguen y la sangre fluya a través de los tejidos musculares y las articulaciones. Querrá sostener cada estiramiento de 15 a 30 segundos, que es más que suficiente para aportar los nutrientes y sacar las sustancias de desecho.

Estírese después de hacer ejercicio. El mejor momento para hacer estiramientos es al terminar el ejercicio. "Sus músculos se habrán calentado completamente —indica Brick—. Y de cualquier modo necesita darse un poco de tiempo para enfriarse. Los estiramientos ayudarán a evitar que la sangre se acumule en sus extremidades, lo cual produce ese ligero mareo. Y ayudará a prevenir los músculos adoloridos".

Se verá más alto y más delgado si hace estiramientos con regularidad.

Cómo estirar todo el cuerpo en sólo 10 minutos

No le harán falta más que unos 10 minutos al día para aflojar sus músculos y mantenerlos ágiles. La siguiente rutina de ejercicios que encontrará entre las páginas 110 y 114 cubre los principales grupos de músculos que son más propensos a tensarse en todo el cuerpo. Si usted cuenta con una actividad favorita, como el golf o andar en bicicleta, tal vez quiera dedicar más tiempo a estirar los músculos que utiliza para ese deporte en particular. A fin de obtener los mejores resultados, trate de hacer cada estiramiento dos veces los días en que hace ejercicio.

Estiramientos del cuello

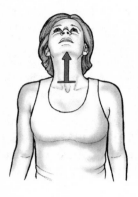

Siéntese o párese con la cabeza vuelta hacia el frente. Hágala girar lentamente hacia la derecha lo más que pueda de manera cómoda. Sostenga esta posición durante unos 10 segundos. Luego vuélvala hacia la izquierda y sosténgala. Regrese a la posición inicial.

A continuación y con el cuerpo muy erguido de la cintura para arriba, baje la cabeza lentamente y acerque la barbilla al pecho hasta sentir un ligero estirón. Sosténgalo durante unos 10 segundos. Luego suba la cabeza despacio hasta quedar mirando directamente hacia arriba. (No descanse la parte de atrás de la cabeza sobre sus hombros). Sostenga esta posición durante 10 segundos y regrese a la inicial.

Estiramientos del brazo

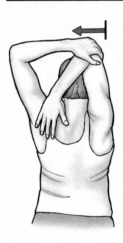

Párese o siéntese con la cabeza vuelta hacia el frente. Levante ambos brazos arriba de la cabeza. Sujete el codo derecho con la mano izquierda (puede doblar los brazos si le resulta más cómodo). Jale el codo derecho suavemente hacia su brazo izquierdo. Debe sentir el estiramiento en el brazo y el hombro. Sostenga esta posición por un momento y relájese. Repita con el otro brazo.

Estiramientos del hombro

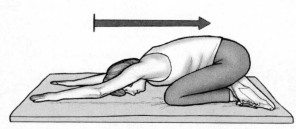

Póngase en posición de cuatro puntos, con la espalda en posición horizontal, el cuello recto y la mirada fija en el piso. Desplace su peso lentamente hacia atrás hasta que sus asentaderas descansen sobre sus talones. Extienda los brazos delante de usted. Debe sentir el estiramiento en los brazos, los hombros y las caderas.

Estiramientos del pecho

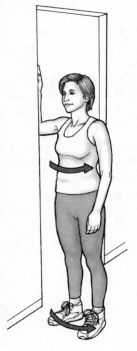

Párese delante del marco de una puerta, con los pies separados a la misma distancia que el ancho de sus hombros y en posición paralela al marco de la puerta. Levante el brazo derecho y doble el codo de modo que su brazo quede en posición paralela al piso. Con la mano y el antebrazo, haga presión contra la cara interior del marco de la puerta. Los dedos de su mano deben apuntar al techo. Haga girar lentamente el cuerpo hacia el hombro contrario, de modo que el brazo apoyado en el marco de la puerta se jale hacia atrás. Debe sentir el estiramiento en el pecho y el hombro. Cambie de lado y repita con el otro brazo.

Estiramientos de la espalda

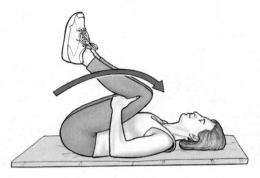

Acuéstese boca arriba con las rodillas dobladas y las plantas de los pies apoyadas en el piso. Sin despegar la cabeza ni los hombros del piso, levante las piernas y doble las rodillas acercándoselas al pecho. A fin de intensificar el estiramiento, sujete ambas piernas de las corvas y acérqueselas suavemente al pecho. Sostenga esta posición y luego relájese.

Estiramientos del cuádriceps

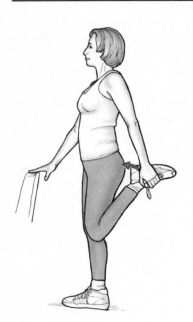

De pie, sosténgase apoyando la mano derecha en una silla o mesa. Doble la pierna izquierda levantando el pie a sus espaldas. Sujete la parte superior de su pie izquierdo con la mano izquierda y jale el talón lentamente hacia sus asentaderas, hasta que sienta un estiramiento en el cuádriceps (la parte delantera del muslo). Asegúrese de mantener alineadas las caderas y las rodillas y de no extender por completo la rodilla de su pierna de apoyo. Sostenga esta posición y luego relájese. Repita con la otra pierna.

Estiramientos de los ligamentos de la corva

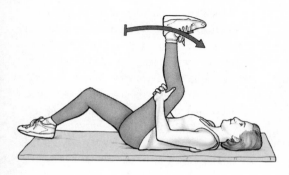

Acuéstese boca arriba con las rodillas dobladas y las plantas de los pies apoyadas en el piso. Enderece la rodilla izquierda y apunte el pie hacia el techo. Mantenga la cadera en contacto con el piso. Sujétese la pierna izquierda de la corva y jálela suavemente para intensificar el estiramiento en los ligamentos de la corva (la cara posterior de los muslos). Vuelva a la posición inicial y repita con la pierna derecha.

A fin de hacer más difícil este estiramiento puede empezar con ambas piernas completamente extendidas en el piso. Luego doble la rodilla derecha acercándosela al pecho y enderece la pierna lentamente apuntando el pie hacia el techo.

Estiramientos de la ingle

Acuéstese boca arriba con las rodillas dobladas y las plantas de los pies apoyadas en el piso. Separe las rodillas lentamente y déjelas caer hacia el piso, haciendo girar los pies de modo que se junten las plantas. Debe sentir un estiramiento en la cara interna de los muslos.

Para lograr un estiramiento más fuerte, siéntese en posición de "mariposa", con la espalda recta, las rodillas abiertas hacia los costados y las plantas de los pies juntas. Coloque las manos sobre la cara interna de sus muslos, cerca de las rodillas, y empuje suavemente hacia abajo.

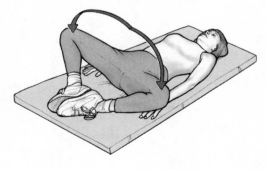

Estiramientos de la cadera

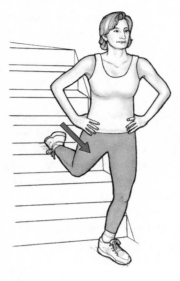

Párese dando la espalda a una escalera o una silla. Extienda la pierna derecha cuidadosamente a sus espaldas y coloque la parte superior del pie sobre el tercer escalón o sobre la silla. Coloque las manos en la cadera —o sosténgase de la pared o de una mesa— a manera de apoyo. Sin mover el pie derecho, jale el muslo derecho suavemente hacia el frente. Sentirá un ligero estirón en la cadera y el muslo del lado derecho. Repita con la otra pierna.

Estiramientos de la pantorrilla

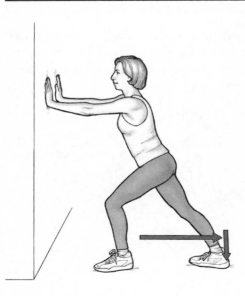

Párese frente a una pared, a la distancia de un brazo extendido, y apoye las palmas de las manos sobre la misma. Extienda la pierna derecha de 2 a 3 pies (60 a 90 cm) hacia atrás y pegue el talón derecho al piso. (Se le doblará la rodilla izquierda al extender la pierna hacia atrás). Mantenga ambos talones pegados al piso. Sostenga esta posición y luego reléjese. Repita con la otra pierna.

Test

¿Qué lo motiva?

Cuando tenía 10 años no era preciso que lo obligaran a salir a jugar. Era algo que hacía de manera natural. No había que pensarlo: salía, corría, saltaba, se trepaba. . . y, sobre todo, lo disfrutaba. ¿Entonces por qué a tantas personas nos resulta tan difícil forzarnos salir a caminar una vez al día? ¿Por qué nos inscribimos en un gimnasio, vamos una vez y no regresamos jamás?

La respuesta es simple. A diferencia de cuando teníamos 10 años y salíamos a jugar porque queríamos hacerlo, ahora con frecuencia salimos a hacer ejercicio por un sentido de *obligación*. Y así, francamente, no es divertido. De hecho, se siente más bien como un quehacer, como limpiar el baño. No debería ser así.

"Muchas personas simplemente no tienen ninguna motivación —afirma el Dr. Michael Gilewski del Centro Médico Cedars-Sinai—. De jóvenes tendemos de manera natural a buscar las actividades físicas que nos resultan gratificantes. Si nos agrada la emoción de competir, nos dedicamos a algún deporte. Si nos gusta soltar vapor y jugar, brincamos la cuerda (suiza, cuica) o jugamos al *Frisbee* (disco volador).

"Tendemos a perder el contacto con esa parte de nosotros conforme pasan los años y empezamos a hacer muchas cosas por el deber de hacerlas —agrega el experto—. Claro, los beneficios que el ejercicio brinda a la salud les bastan a algunas personas como motivación para seguir realizando prácticamente cualquier actividad física. No obstante, para otros eso simplemente no basta para hacerlos perseverar".

Por eso un gran número de personas que recién han empezado a hacer ejercicio vuelven a abandonar el esfuerzo después de una o dos semanas solamente, indica Ross Andersen, Ph.D., profesor adjunto de Medicina en la Escuela de Medicina de la Universidad Johns Hopkins en Baltimore y uno de los más destacados investigadores del país en materia de las actividades físicas integradas al estilo de vida y la pérdida de peso. "Uno de los errores más graves que la gente comete al empezar a hacer ejercicio es obligarse a realizar actividades que no son las adecuadas para ellos. No es sorprendente que no perseveren. No saben por qué las realizan. Ni siquiera les gustan".

¿No está seguro de qué actividades físicas lo pondrían en movimiento? El siguiente *test* le permitirá encontrar los ejercicios que correspondan a sus motivaciones personales.

(continúa)

Test

(c o n t i n u a c i ó n)

Marque una sola respuesta por pregunta.

1. En mi vida quisiera contar con más:
   a. Momentos de tranquilidad
   b. Tiempo para los amigos o para conocer a personas nuevas
   c. Tiempo al aire libre
   d. "Juguetes" divertidos
   e. Libertad

2. En una fiesta tiendo a:
   a. Conversar principalmente con mi cónyuge o acompañante
   b. Separarme de este y mezclarme con los demás invitados
   c. Dar una vuelta por la casa para ver los muebles y las obras de arte
   d. Salir días antes a comprar el vestido y los accesorios precisos
   e. Probar todo lo que hay en la mesa del bufé

3. El auto de mis sueños es un:
   a. Convertible
   b. Minivan
   c. Vehículo todo terreno
   d. Carro deportivo
   e. Automóvil de lujo

4. Me siento más feliz cuando:
   a. Me acurruco con un libro
   b. Salgo a bailar
   c. Ando al aire libre
   d. Dedico el día a andar de compras
   e. Voy a un restaurante nuevo

5. Mis amigos me describirían como una persona:
   a. Pensativa
   b. Sociable
   c. A la que le gusta la naturaleza

d. Coleccionista

e. A la que le encanta el placer

Califíquese

Cuente el número de veces que marcó cada letra. La que marcó con mayor frecuencia es su motivador dominante. Si sus respuestas se dividen más o menos por partes iguales (por ejemplo, dos *bes* y dos *des*), pruebe las actividades incluidas en ambas categorías. Si cada una de sus respuestas correspondió a una letra diferente tendrá que hacer algunos experimentos, pero ¡ahí empezará la diversión!

SI USTED MARCÓ . . .

Principalmente la *a*

Lo motiva: El tiempo para sí mismo. Le encanta relajarse sin más compañía que sus pensamientos y contar con ratos tranquilos y libres de estrés para disfrutar y contemplar la vida.

Su ejercicio: Pruebe actividades solitarias que reduzcan el estrés, como el yoga, caminar, correr, nadar, excursionismo o ejercicios con pesas en máquinas de pesas de uso doméstico.

Principalmente la *b*

Lo motiva: La interacción social. Los grupos grandes le sientan de maravilla. Y le encanta conocer a nuevas personas y probar cosas nuevas; ¡entre más, mejor!

Su ejercicio: Pruebe actividades sociales divertidas como hacer ejercicio en un gimnasio grande de su localidad, inscribirse en clases grupales de ejercicio, participar en clubes para caminar o salir de excursión o bien jugar tenis o algún deporte de equipo, como el vóleibol.

Principalmente la *c*

Lo motiva: La naturaleza en toda su extensión. Le encanta su belleza, conocer nuevos lugares y el mundo en general. Se siente en la gloria al atender su jardín o recorrer un nuevo parque.

Su ejercicio: Pruebe actividades deportivas que se realicen al aire libre, como el excursionismo, navegar en *kayak* en el mar, el canotaje, andar en bicicleta de montaña, caminar o desplazarse en la nieve con raquetas.

(continúa)

Test

(c o n t i n u a d o)

Principalmente la *d*

Lo motiva: La posibilidad de usar aparatos nuevos y divertidos. Cada vez que tiene la oportunidad de probar un nuevo "juguete" se porta como un niño el 25 de diciembre por la mañana. Le encanta salir de compras y revisar todos los objetos interesantes que están a la venta.

Su ejercicio: Pruebe actividades orientadas hacia los aparatos, como el golf, la bicicleta, el esquí a campo traviesa (de fondo), los aparatos de uso doméstico para hacer ejercicio o bien los deportes de raqueta como el tenis o el *squash*.

Principalmente la *e*

Lo motiva: El placer y las recompensas. Quiere obtener resultados palpables a cambio de sus esfuerzos. Disfruta salir a cenar y deleitarse con noches de juerga.

Su ejercicio: Pruebe actividades que quemen muchas calorías y aseguren resultados rápidos, como los ejercicios con pesas, escalar, brincar la cuerda (suiza, cuica), caminar a paso rápido o correr.

Camine contento

SÓLO HAY QUE COLOCAR UN PIE DELANTE DEL OTRO: ES ASÍ DE SENCILLO. NO OBSTANTE, SI LO HACE TODOS LOS DÍAS PUEDE BAJAR DE PESO, QUEMAR MÁS CALORÍAS, DISFRUTAR MÁS ENERGÍA, REDUCIR SU RIESGO DE PADECER ENFERMEDADES CRÓNICAS, DISMINUIR SU NECESIDAD DE MEDICAMENTOS, AUMENTAR SU CAPACIDAD CEREBRAL, TRANQUILIZAR SUS NERVIOS, MEJORAR SU ESTADO ANÍMICO Y VIVIR POR MÁS TIEMPO.

Caminar no sólo es algo que podemos —y deberíamos— hacer todos los días. Por muy poco que caminemos, contribuye mucho a mejorar nuestra salud. En un estudio que abarcó a casi 16,000 gemelos, un grupo de investigadores finlandeses encontró que quienes daban al mes unos seis paseos de ½ hora cada uno tenían un 30 por ciento menos de probabilidades de morir de causas naturales, como enfermedades cardíacas o cáncer, mientras durara el estudio, en comparación con sus hermanos más sedentarios.

"No hay mejor ejercicio que caminar —afirma el Dr. John Yetter de la clínica de medicina deportiva SSM Rehab Sports Medicine—. Nos hace salir a un mundo donde se puede estar solo con sus pensamientos y apreciar las bellezas naturales. Nos hace sentirnos más jóvenes, con mejor condición física y más energía. Cuando logro que la gente salga a caminar unos 20 minutos 3 ó 4 días a la semana, sé que quedarán enganchados".

Si usted camina, las enfermedades quedarán atrás

Muchas de las afecciones que consideramos relacionadas con la edad en realidad no lo son tanto. La causa es, más bien, la falta de actividad física, según explica el Dr. James Rippe, profesor adjunto en la Escuela de Medicina de la Universidad de Tufts en Boston, director del Centro para Investigaciones Clínicas y de Estilo de Vida en Shrewsbury, Massachusetts, y autor de un libro acerca de cómo lograr una buena forma física después de los 40 años. "La gente tiene la idea equivocada de que envejecer significa perder condición física y enfermarse. Lo que en realidad sucede es que se vuelven menos activos físicamente y sus malos hábitos en materia de salud los alcanzan".

El peso que se acumula al paso de los años también tiene que ver con la actividad física o bien con la falta de esta, indica el Dr. Rippe. "En lugar de comprar un aparato 'milagroso' para bajar de peso, lo único que la gente necesita hacer en realidad es caminar". Los beneficios son tan espectaculares que vale la pena analizarlos uno por uno.

Una cinturita juvenil. "Siempre le echamos la culpa a la comida rápida al hablar del problema del sobrepeso en este país, pero tiene mayor relación con nuestro estilo de vida, cada vez menos activo físicamente —afirma el Dr. Rippe—. Algo tan sencillo como caminar puede ayudar a prevenir el aumento de peso que relacionamos con la mediana edad".

¿Acaso duda que caminar pueda quemar calorías suficientes como para reducir su cintura? Piense en lo siguiente: caminar a paso rápido —unas 4½ millas (7 km) por hora— de hecho quema más calorías que correr a la misma velocidad, de acuerdo con un estudio de la Universidad Washington en St. Louis.

Un corazón más joven. El beneficio más grande de caminar con regularidad probablemente sea un corazón más sano y fuerte. Los Centros para el Control y la Prevención de las Enfermedades en Atlanta informan que caminar tan sólo 3 horas a la semana a un paso cómodo puede reducir en casi un tercio el riesgo de sufrir un ataque cardíaco o derrame cerebral. Las mismas 3 horas pueden disminuir estos riesgos en la mitad si se camina un poco más rápido.

"No importa la edad que se tenga: caminar puede mejorar la condición cardiovascular, controlar la presión sanguínea, bajar el colesterol y tonificar las arterias —explica el Dr. Rippe—. Todas estas cosas no sólo le ayudan a vivir más tiempo sino también le sirven para verse y sentirse más sano y joven".

Un nivel saludable de azúcar en la sangre. Caminar de acuerdo con un programa regular es una de las mejores estrategias que pueden adoptarse tanto para atenuar los síntomas de la diabetes como para prevenirla de entrada, indica el Dr. Rippe. En un estudio que abarcó a más de 1,400 hombres y mujeres, un grupo de investigadores de la Universidad de Carolina del Sur en Columbia halló que una caminata diaria mejora de manera significativa el aprovechamiento por parte del cuerpo de la insulina para regular el azúcar en la sangre (glucosa).

Un sueño profundo. Cuando somos jóvenes y no tenemos preocupaciones, por lo general dormimos toda la noche (¡y a veces hasta bien entrada la mañana!) sin despertar y sin mayores problemas. Conforme envejecemos, las responsabilidades propias de la edad a veces nos roban el lujo del descanso. Caminar con regularidad puede devolvérnoslo, afirma el Dr. Yetter. Un grupo de investigadores de la Universidad de Arizona descubrió que caminar con regularidad reduce el riesgo de padecer todo tipo de problemas del sueño, entre ellos un sueño interrumpido e irregular.

Menos achaques y dolores. Por lo menos el 80 por ciento de las personas que radican en este país sufrirán dolor de espalda en algún momento. Y enfrentémoslo: entre más años vivamos, mayores probabilidades hay de que nuestras espaldas nos fallen. No obstante, en lugar de permanecer sentado a la espera de que su espalda se sienta mejor, salga a caminar, lo cual en la mayoría de los casos servirá para fortalecer su espalda, le permitirá deshacerse de algunas de esas libras adicionales por las que su espalda anda tan cansada y en términos generales lo hará sentirse mejor, dice el Dr. Yetter. (No se le vaya a olvidar hacer estiramientos antes de salir a caminar; los estiramientos aumentan la elasticidad de la espalda).

Rejuvenezca paso a paso

Usted dio sus primeros pasos en algún momento alrededor de su primer año de vida y ha caminado desde entonces. En eso radica la maravilla de caminar. No hay que aprender nada. Puede simplemente salir de la puerta y empezar. Otra gran ventaja de caminar es que siempre es posible asimilar nuevos consejos y técnicas para mejorar aún más este ejercicio sencillo, según indica Bonnie Stein, una entrenadora de caminata en Redington Shores, Florida.

"Cualquier forma de caminar le hace bien —afirma la experta—. No obstante, si realmente quiere bajar de peso y sentirse con mejor forma física y más joven, tendrá que ajustar su técnica y aumentar la velocidad un poco".

Impúlsese. Quemará más calorías si involucra todo su cuerpo en sus pasos. "Concéntrese en el impulso. Propóngase desplazar su peso desde el talón a través de la parte externa del pie hasta la parte anterior de la planta del mismo, para luego impulsarse con los dedos", explica Stein. Tendrá que adelantar el pie con pasos cortos y rápidos en lugar de alargados y pausados.

Balancee los brazos. La forma normal de caminar es excelente para fortalecer las piernas. No obstante, si quiere darle un tono más juvenil a la parte superior de su cuerpo tendrá que mover los brazos. "Balancear los brazos puede aumentar la eficacia de su forma de caminar en un 100 por ciento. Irá más rápido y les dará firmeza y tono a sus brazos", opina Stein.

Empiece por doblar los brazos más o menos en un ángulo de 90 grados. Sosténgalos lo bastante cerca de su cuerpo como para que sus pulgares rocen justo debajo de su pretina conforme sus brazos se muevan hacia delante y atrás. Cierre los puños sin apretarlos y súbalos más o menos hasta el nivel de su esternón al balancearlos hacia arriba. Hágalos rebasar ligeramente las costuras laterales de sus *shorts* al balancearlos hacia atrás y abajo. "Concéntrese en hacer más aerodinámico su cuerpo, como un cohete espacial, manteniendo los codos pegados al cuerpo y balanceando los brazos de manera rítmica y fluida", indica Stein.

Párese derecho. Una postura erguida vuelve más eficiente la caminata al abrir el pecho, lo cual les permite a los pulmones expandirse por completo. Imagínese que tiene un hilo sujeto a la parte superior de la cabeza que lo jala un poco hacia el cielo con cada paso que da. Además, apriete el abdomen y meta las asentaderas tensando ligeramente los músculos de los glúteos, sugiere Stein. Mantenga la mirada alta y fíjela entre 12 y 20 pies (4 y 6 m) delante de usted. De esta forma su cuello estará alineado correctamente.

Haga la "prueba de la conversación". Se supone que caminar debe ser vigorizante y divertido. No debe respirar con dificultad, pero tampoco es bueno que su cuerpo se aburra. "En una escala del 1 al 10, en la que el 1 corresponde a estar acostado en la cama y el 10 es el esfuerzo máximo, les digo a las personas que le apunten más o menos a un 7", indica Stein.

Una forma de determinar si está caminando a la velocidad correcta es por medio de la "prueba de la conversación", afirma la experta. "Cuando esté caminando en un 7 deberá respirar con mayor dificultad que lo normal, pero aún ser capaz de sostener una charla sencilla".

Camine todos los días. A fin de obtener los mejores resultados del ejercicio

Ocho formas en que caminar lo rejuvenecerá

1. Reduce el exceso de peso
2. Baja la presión arterial
3. Disminuye el colesterol
4. Aumenta la energía
5. Hace salir al aire libre
6. Reduce el estrés
7. Mejora el sueño
8. Alivia los dolores y los achaques

de caminar, realmente debe tratar de hacerlo todos los días, recomienda Stein. "Si se propone hacerlo todos los días, probablemente lo logrará 5 ó 6 días a la semana. Si aspira a menos, caminará menos".

Tómese caminatas de 10 minutos. Evidentemente, entre más camine mejor forma física tendrá. Sin embargo, no siempre es posible alejarse de este mundo ajetreado por un espacio de ½ hora. No se preocupe. Sólo camine 10 minutos alrededor de la manzana, sugiere la investigadora en temas de forma física Marie H. Murphy, Ph.D., una fisióloga especializada en el ejercicio de la Universidad de Ulster en Jordanstown, Irlanda del Norte. Un grupo de investigadores británicos han encontrado que los beneficios de caminar a paso ligero por ratos breves —digamos, tres caminatas de 10 minutos— son semejantes, en lo que se refiere a quemar grasa, a los de caminar la misma cantidad de tiempo de una sola vez.

"Hemos hallado que hacer caminatas de 10 minutos tal vez incluso sea mejor a la larga —comenta la Dra. Murphy, una coautora del estudio—. Si está empeñado en caminar 30 minutos al día y se pierde una sesión, se habrá perdido 30 minutos en la semana en cuestión. Si se pierde una sesión de 10 minutos, habrá perdido mucho menos".

¡Diviértase!

Una vez que empiece a caminar de manera regular, existen literalmente docenas de formas de lograr que esta actividad se mantenga fresca y lo más eficaz posible. A continuación le daremos algunas ideas para empezar.

PRUEBAS
vivientes

Caminatas que dan energía

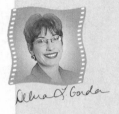

Delia A. Garda

En lugar de tomar un descanso para una taza de café, tomo un descanso para caminar a media tarde. Y hasta lo apunto en mi agenda del día.

Noto mucho la diferencia en mi productividad, porque se trata de la hora del día en que me siento toda tiesa por estar sentada frente al escritorio, empiezo a perder energía y necesito hacer algo. Caminar 15 minutos a paso ligero me rejuvenece por completo.

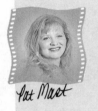

Pat Mast

Caminar es mi oportunidad para librarme del estrés del día. Voy a la pista para caminar, me pongo mi música favorita en el *Walkman* y luego empiezo a moverme. Me siento mucho más calmada y con más energía al terminar. Claro que a veces me cuesta trabajo dar esos primeros pasos para salir de la puerta, pero siempre vale la pena.

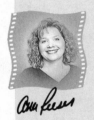

Ann Reeves

Caminar me ha ayudado a perder mucho peso. Empecé caminando rápidamente por la noche. Luego decidí aumentar la intensidad un poco. Ahora corro un poco, luego camino un trecho y así continúo alternando las dos cosas. Caminar me permite hacer ejercicio por más tiempo que si tratara de correr solamente. Y al correr un poco también, varío la rutina y quemo unas cuantas calorías más.

Explore el excursionismo. El excursionismo puede describirse como la aventura de caminar ahí donde termina la acera (banqueta). Se trata de una forma maravillosa de disfrutar al máximo los beneficios de caminar y de explorar los portentos de la naturaleza al mismo tiempo, afirma la entrenadora personal Michelle Edwards del Instituto Cooper. "Prácticamente en todas las comunidades hay clubes de excursionismo. Puede unírseles en sus jornadas de excursión por los senderos más bellos de los alrededores", sugiere. El excursionismo también quema un montón de calorías: aproximadamente 400 por hora en el caso de una persona que pesa 150 libras (68 kg) y camina sin prisas. Encontrará una lista de los clubes de excursionismo que hay cerca de usted en el sitio *web* www.americanhiking.org.

Acuda al centro comercial. ¿La naturaleza no es su onda? Muchos centros comerciales abren sus puertas (mas no sus tiendas) temprano por la mañana, para que la gente pueda ir a caminar, dice Edwards. "De esta forma podrá aligerar su cintura sin aligerar su billetera (cartera)".

Búsquese unos bastones. Una forma divertida de agregar un poco de brío a sus pasos y de quemar casi un cuarto más de calorías es caminando con bastones para *trekking*, opina Edwards. Se trata de unos bastones para esquiar con puntas de goma (hule) diseñados para caminar. Diversos estudios han observado que el esfuerzo que se requiere para balancear los bastones al caminar quema más calorías y aumenta el ritmo cardíaco más o menos en un 15 por ciento.

Motívese con música. Usar audífonos cuando se camina al aire libre no es muy buena idea, porque resulta demasiado difícil escuchar lo que sucede alrededor. No obstante, al caminar bajo techo, como en un centro comercial o en una estera mecánica (caminadora, *treadmill*), la música puede hacer volar el tiempo. "La gente hace ejercicio por más tiempo y con una intensidad mayor cuando escuchan música, aunque no tengan la intención de hacerlo", dice Edwards.

Camine como jugando. De niño usted no salía a jugar con la intención de reflexionar acerca de sus tareas (deberes). Lo hacía para estirar el cuerpo, orear la mente y divertirse un poco. Camine de la misma forma, recomienda el Dr. Yetter. "Trátelo como un descanso del yugo diario. Diviértase lo más posible explorando nuevos vecindarios y parques. Admire la forma en que las diferentes personas adornan sus propiedades. Observe los pájaros. Despeje la mente y relájese".

¡Abajo las dietas!

Es un hecho: muchos estadounidenses afirman estar a dieta. Las encuestas revelan que en cualquier momento dado más o menos el 30 por ciento de los hombres y el 40 por ciento de las mujeres están tratando de bajar de peso.

Es un hecho: Más estadounidenses que nunca tienen sobrepeso. Actualmente se considera obeso aproximadamente a una de cada cinco personas (lo cual significa que tienen un índice de masa corporal de más de 30). El porcentaje de estadounidenses con sobrepeso aumentó en un tercio entre 1991 y 1998, del 12 al 17.9 por ciento, y se considera que esta cifra se queda corta. Algunos investigadores califican de epidemia nacional la tendencia a que se ensanchen nuestras asentaderas y se expandan nuestras panzas.

¿Qué significan estos dos hechos contradictorios pero indiscutibles? Que lo que estas personas están haciendo —o hayan dejado de hacer— parece simplemente no funcionar. De lo contrario, la población de los Estados Unidos estaría adelgazando en lugar de engordar, ¿verdad?

Un amplio estudio de alcance nacional, el cual abarcó a casi 108,000 hombres y mujeres, arroja algo de luz sobre el tema. La verdad es que las personas que dicen encontrarse a dieta en realidad no hacen lo necesario para bajar de peso, de acuerdo con el estudio, el cual forma parte del Sistema de Vigilancia del Factor de Riesgo Conductual aplicado por los Centros para el Control y la Prevención de las Enfermedades.

Algunas personas reducen su consumo de grasa, pero no disminuyen al mismo tiempo las calorías que consumen. De hecho, hoy en día la gente ingiere un promedio de 200 calorías más al día que hace 10 años, indica John P. Foreyt, Ph.D., director del Centro de Investigaciones en Medicina de la Conducta del Colegio de Medicina Baylor en Houston y coautor de un libro acerca de cómo evitar las dietas. "Si se hace esto de manera constante se suben 20 libras (9 kg) en un año".

La mayoría de las personas no aumentan de peso tanto en tan poco tiempo. No obstante, muchos acumulan una o dos libras (450 ó 900 g) al año entre los 20 y los 60 años de edad, lo cual empieza a sumarse al cabo de unos cuantos años. En opinión del Dr. Foreyt, una razón por la que se come en exceso es la siguiente: "Los tamaños de las raciones han aumentado tanto que la gente ya no concibe realmente la cantidad de alimento que entra en una ración normal".

Además, no se hace suficiente ejercicio. A pesar de que dos tercios de las personas que están tratando de bajar de peso indican que recurren a la actividad física, sólo el 42.3 por ciento de los hombres y el 36.8 por ciento de las mujeres dicen hacer lo suficiente como para afectar su peso: 30 minutos por lo menos cinco veces a la semana. "Esta cantidad de ejercicio por sí solo sería suficiente para contrarrestar el aumento de peso que la mayoría de los adultos experimentan a lo largo de los años", afirma el Dr. Ross Andersen, un experto en pérdida de peso de la Escuela de Medicina de la Universidad Johns Hopkins.

Los empleos de escritorio, en su mayoría sedentarios, y las comodidades de las casas actuales hacen del ejercicio una necesidad, pues ya no tenemos que partir leña ni fregar los pisos. Es más, ni siquiera nos ponemos de pie para cambiarle el canal a la televisión.

Por lo tanto, si la mayoría de las personas que están "a dieta" no hacen ejercicio suficiente y sólo unos cuantos realmente reducen las calorías que consumen, ¿qué es lo que están haciendo?

Muchos se encuentran atorados en un eterno alternar entre empezar y suspender el esfuerzo, intentarlo y fracasar. "Tienen un fin de semana difícil en el que exageran, por lo que se ponen a dieta el lunes —indica el Dr. Andersen—. No obstante, para el martes por la noche, cuando van a tomar un trago con sus amigos al salir del trabajo, durante la 'hora feliz', tienen tanta hambre que una sola cerveza los hace comer un plato de alones de pollo y luego una hamburguesa. Para cuando llegan a casa esa noche han decidido que lo echaron a perder —se llama el efecto del 'qué importa'— y que da

PRUEBA
viviente

Las dietas no funcionan: lo sé porque las probé

Pat Mast

A igual que otras muchas personas he cuidado lo que como desde hace tiempo. Y para mí eso ha significado tratar de comer muchas frutas y verduras y poca chatarra. La estrategia me funcionó bastante bien hasta que dejé de fumar. Entonces subí 40 libras (18 kg) en 2 años y medio.

Probé la dieta de la sopa de repollo (col) y de hecho me gustó, porque me gusta la sopa de repollo, las frutas y las verduras. Y en eso se basaba esa dieta. Bajé 7 libras (3 kg) en 7 días, pero sólo logré mantener ese peso por unas cuantas semanas.

Luego lo intenté con *Weight Watchers*. Una vez más logré el éxito temprano de bajar 6 libras (3 kg) durante las primeras 2 semanas. Pero me estanqué durante las siguientes 16 semanas y finalmente lo dejé.

La mayoría de las otras dietas que probé simplemente implicaban seleccionar alimentos más saludables. Sabía qué hacer por haber ido a *Weight Watchers*, pero las comilonas compulsivas de dulces y otros alimentos altos en calorías antes de empezar a menstruar eran mi perdición. Comenzaba mi ciclo con buenas intenciones, pero todo se echaba a perder durante la última semana.

¿Qué cambió en esta ocasión? Para mí, lo mejor probablemente fue la fibra. Anteriormente, no le había hecho mucho caso como parte de mi plan alimenticio para adelgazar. Ahora me lleno con un cereal alto en fibra a la hora del desayuno. Y a la hora de la merienda (refrigerio, tentempié) como frutas y verduras. Sin darme cuenta siquiera, al finalizar el día me he comido cinco o más raciones de frutas y verduras. ¿Que si me siento totalmente satisfecha? Sí. No queda mucho espacio para otra cosa.

lo mismo cancelar el intento de ponerse a dieta. Vuelven a empezar al lunes siguiente y repiten lo mismo".

Algunas de las personas atrapadas por este ciclo andan en busca de la versión tradicional de la dieta: una solución rápida que elimine las libras de más y luego les permita volver a comer igual que siempre.

"Son capaces de comer sólo sopa de repollo (col) durante muchos días si piensan que les funcionará —explica el Dr. Foreyt—. Disminuyen demasiado las calorías que consumen. Desafortunadamente este tipo de dietas muy restringidas les producen a las personas la sensación muy fuerte de estarse privando. Y al poco tiempo se desaniman y abandonan la dieta. Ningún estudio ha demostrado jamás que ponerse a dieta en el sentido tradicional funcione".

Aunque la gente baje de peso al reducir las calorías, por lo común no son capaces de mantener su nuevo peso si no desarrollan el hábito de hacer ejercicio con regularidad. Los expertos también mencionan otros obstáculos a la pérdida de peso.

Demasiadas meriendas. En el caso de algunos, esto se convierte en la costumbre de comer sin parar, señala Madelyn H. Fernstrom, Ph.D., directora del Centro para el Control del Peso en el Centro Médico de la Universidad de Pittsburgh. "Si va a comer entre comidas, es importante planear las meriendas (refrigerios, tentempiés) con el mismo cuidado que las comidas".

No consuma más que unas 200 calorías por merienda y coma aproximadamente cada 4 horas, sugiere la Dra. Fernstrom. Algunas personas descubren que controlan mejor su consumo de alimentos si no comen nada de meriendas, sobre todo los sabrosos alimentos altos en grasa y con azúcar que a todos nos cuesta trabajo limitar.

Demasiados alimentos altos en grasa. Los alimentos altos en grasa contienen un gran número de calorías en una cantidad pequeña de comida. Por lo tanto, resulta fácil consumir más calorías de las que se tenía pensado. Es preciso saber dónde hay grasa, incluso cuando no sea evidente.

Desafortunadamente la lista es larga e incluye algunos alimentos que tal vez lo sorprendan: los *muffins* de salvado, la comida china, las bebidas cremosas de café, la llamada carne de res molida magra (baja en grasa). Incluso las ensaladas suman grasa rápidamente si les pone un aliño (aderezo) con grasa o un exceso de queso o de crutones.

Comer de más a la hora de la comida. Es natural el instinto de limpiar el plato, vaciar la bolsa, lamernos los dedos. "No obstante, al hacerlo tendemos a comer más allá del punto de saciar el hambre. De hecho algunos no perciben la señal de que es hora de detenerse hasta quedar atiborrados, cuando ya no les entra un solo bocado", indica la Dra. Fernstrom.

Por eso es importante sólo tener disponible una cantidad razonable de comida al sentarse a comer. Utilice un plato más pequeño, de ser necesario. Y tómese tiempo para comer. En los restaurantes, divida las porciones más grandes por la mitad antes de empezar a comer. Guarde la mitad de la porción en una bolsita para las sobras *(doggie bag)* desde antes de empezar a comer.

Comer por razones emocionales. La gente come por toda clase de razones aparte del hambre. Algunos recurren a la comida cuando se sienten enojados, solos o frustrados. Tendrá que analizar las emociones que lo llevan a comer y luego encontrar la forma de expresarlas de manera apropiada o de sentirse mejor sin comer.

¿Cuál es la alternativa?

Muchos especialistas en la pérdida de peso han renunciado por completo a la palabra *dieta*. También están dejando atrás la mentalidad típica de la dieta: hacer cambios radicales a corto plazo que a la larga no producen resultados. En cambio, se están concentrando en identificar las modificaciones sutiles y saludables en el estilo de vida que la gente puede incorporar a su existencia cotidiana poco a poco —sin sufrir— a fin de lograr una transformación permanente.

"Ponemos a la gente a hacer cambios de los que apenas se dan cuenta, aun cuando bajan de peso", afirma el Dr. Foreyt.

Los expertos sugieren que se concentre en los siguientes puntos.

Haga cambios pequeños. No es necesario que coma sopa de repollo para bajar de peso. De hecho no es necesario que adopte ninguna dieta extraña y restringida que se limite a un solo alimento.

"Para consumir menos calorías, lo único que tiene que hacer es reducir un poco el tamaño de sus raciones —explica el Dr. Foreyt—. Tomamos lo que la gente acostumbre comer en este momento y simplemente le restamos 100 calorías en forma de grasa, lo cual se traduce en un poco menos mantequilla o margarina, o bien en cortarle un poco más de grasa a la carne".

Sí tiene que moverse. El Dr. Foreyt les pide a sus pacientes que gasten por lo menos 100 calorías al día por medio del ejercicio, ya sea caminando o haciendo alguna otra actividad física durante 20 minutos. Aunque nunca pase de este nivel, si lo combina con una pequeña reducción en las calorías que consume estará revirtiendo la tendencia a aumentar de peso, afirma el experto. Además, estará mejorando su salud de innumerables maneras y aumentando su longevidad.

Reacomode su entorno para apoyar sus buenas intenciones. En el mundo de hoy nos rodea un sinnúmero de señuelos que nos inducen a comer, comer, comer. Resulta más fácil evadir estos señuelos si tiene que hacer un esfuerzo especial para satisfacerlos, afirma el Dr. Andersen.

"Sobre todo al principio llega a ser importante eliminar los estímulos que llevan a comer de más", indica. Es posible que esto signifique no tener dulces en la casa. De esta forma, si por culpa de los co-

*N*o es necesario comer sopa de repollo (col) para bajar de peso.

merciales de la televisión termina pidiendo a gritos un helado, tendrá que salir de la casa para obtenerlo. Si lo llega a hacer, compre una sola ración.

También puede significar que no se detenga en los restaurantes de comida rápida si no es capaz de darse por satisfecho con una pechuga de pollo asada y un refresco (soda) de dieta. Tal vez signifique llevarse a la oficina los alimentos que quiere comer, en lugar de pedirlos por teléfono para que se los entreguen ahí, pues la deslumbrante selección puede hacerlo caer en tentación.

Analice su actitud antes de comenzar. "Si usted ha abandonado sus programas para bajar de peso cinco veces a lo largo de los últimos 5 meses, necesita reflexionar y preguntarse: ¿Qué ha sucedido cada vez? ¿Qué voy a hacer de otro modo en esta ocasión?' ", recomienda el Dr. Andersen.

Tal reflexión puede empujarlo a intentar bajar de peso de manera más seria. "Si no está listo y dispuesto a bajar de peso en serio, le irá mejor si se queda en una fase de mantenimiento durante algún tiempo —opina el experto—. Podrá iniciar la etapa de pérdida de peso cuando se sienta listo para cumplir con el esfuerzo que eso implica".

Logre las metas: el Plan Alimenticio Adelgace y Rejuvenezca

E<small>L ENFOQUE DEL</small> P<small>LAN</small> A<small>LIMENTICIO</small> A<small>DELGACE Y</small> R<small>EJUVENEZCA ES</small>
<small>SENCILLO Y SIN COMPLICACIONES: INGIERA UN MAYOR NÚMERO DE</small>
<small>COMIDAS MÁS PEQUEÑAS.</small> C<small>ONTROLE EL TAMAÑO DE LAS RACIONES.</small>
Y <small>CONCÉNTRESE EN LOS ALIMENTOS SABROSOS Y ATRACTIVOS QUE</small>
<small>DEBE COMER, EN LUGAR DE TRATAR DE PRIVARSE DE LOS ALIMENTOS</small>
<small>QUE ENGORDAN Y QUE SUPUESTAMENTE NO DEBE COMER.</small>

Aprenderá a reducir las calorías controlando el tamaño de las raciones (lo cual resulta fundamental para bajar de peso), además de adoptar una alimentación que incluirá una cantidad moderada de grasa así como los alimentos que más disfruta comer (lo cual resulta fundamental para mantener el peso). También obtendrá los nutrientes —las vitaminas, los minerales y los fitoquímicos— que necesita para vivir por más tiempo y sentirse más joven.

Lo mejor de todo es que este enfoque sensato está pensado para funcionar a largo plazo. Le ayudará a romper con los malos hábitos y a establecer una nueva forma de comer, la cual le ayudará no sólo a perder las libras (o los kilitos) sino también a no volver a subirlas. Ahora le diremos por qué.

"Bajar de peso y mantener el peso son estados metabólicos diferentes", afirma Barbara Rolls, Ph.D., profesora de Nutrición en la Universidad Estatal de Pensilvania en University Park y autora de un plan para controlar el peso basado en la reducción de las calorías. Dicho de otro modo, lo que lo hace bajar de peso no necesariamente le ayudará a evitar subirlo de nuevo.

A eso se debe el fracaso de tantas dietas de moda. Cuando se trata de bajar de peso no existen los alimentos mágicos. No importa que consuma menos carbohidratos o menos proteínas o grasa. Lo único que importa es que de algún modo ingiera menos calorías de las que su cuerpo quema. De esta forma, su cuerpo tendrá que quemar sus depósitos de grasa para obtener energía.

Sin embargo, lo que come sí importa cuando se trata de mantener el peso. Es así porque mantener el peso fijo es un proceso tanto físico como psicológico. "Enfrentémoslo. La báscula (pesa, balanza) nos motiva mucho más cuando estamos bajando de peso que cuando este se mantiene fijo — opina la Dra. Rolls—. Luchar únicamente para no volver a subir es duro".

La gente con frecuencia lanza un suspiro de alivio y vuelve a sus viejos hábitos de alimentación una vez que han alcanzado el peso que se fijaron como meta. O bien abandonan su dieta antes de lograr el objetivo, porque los cambios alimenticios resultaron demasiado difíciles para perseverar.

De ahí la maravilla del enfoque que presentamos en este libro, el cual toma en cuenta las necesidades de la vida real: los pequeños cambios que usted haga a lo largo de las próximas 12 semanas podrán entrar a formar parte de su estilo de vida cotidiana.

A continuación le explicaremos algunos de los conceptos clave del plan.

Céntrese en el sabor. "La gente no seguirá adelante con un plan para bajar de peso que no disfruten", afirma el Dr. Ross Andersen, un experto en pérdida de peso de la Escuela de Medicina de la Universidad Johns Hopkins.

Si quiere bajar de peso, no desperdicie sus calorías con alimentos que no le sepan sabrosos. Busque manjares llenos de nutrientes y más bajos en calorías que le encanten, como batidos (licuados) de yogur, plátano amarillo (guineo, banana) y fresa; lubina (robalo, corvina) asada a la parrilla; o bien tomates (jitomates) frescos, cebolla y albahaca con aceite de oliva y vinagre balsámico.

Fíjese en la fibra. Las verduras, las frutas y los cereales integrales contienen muchísima fibra. Y la fibra es fundamental para bajar de peso con éxito.

"Aumentar el contenido en fibra de las comidas es clave para bajar de peso. La mayoría de las personas no se dan cuenta de ello", afirma la Dra. Rolls. La fibra llena más rápido, por lo que se come menos, y se digiere despacio, por lo que uno se siente satisfecho por más tiempo.

> *L*a fibra llena más rápido, por lo que se come menos, y se digiere despacio, por lo que uno se siente satisfecho por más tiempo.

Viva la aventura alimenticia. Sí, tiene que comer verduras. Sin embargo, ya es un adulto, por lo que nadie lo obligará a comer coles (repollitos) de Bruselas si no le gustan. Podrá elegir entre docenas de verduras. Dése una vuelta por el departamento de frutas y verduras del supermercado o bien —lo que sería mejor aún— vaya a un mercado de agricultores o a una tienda de productos naturales. Es muy posible que se encuentre con muchas verduras o frutas que desconoce. Hable con el tendero y entérese de la mejor forma de preparar la que haya seleccionado. A la semana siguiente pruebe un cereal integral que no conozca.

No se prive. Las investigaciones llevadas a cabo por la Universidad Estatal de Pensilvania demuestran que entre más se restringe el consumo de un alimento, más lo desean los niños. "Los adultos no somos muy diferentes", afirma la Dra. Rolls. No hay necesidad de negarse el placer de los alimentos más altos en calorías, siempre y cuando controle el tamaño de sus raciones y modifique su menú según las circunstancias.

Por ejemplo, si va a comer fuera y quiere un postre, pídalo. Sólo compénselo con un plato fuerte ligero, como una sopa hecha de consomé, y una ensalada de hojas verdes.

Elija un plan con el que pueda vivir. Las personas que bajan de peso exitosamente —es decir, que lo pierden sin subirlo de nuevo— tienen una cosa en común: comen de la misma forma al llegar al peso que se fijaron como meta que cuando estaban bajando de peso. Mucha gente comete el error de volver a sus viejos hábitos una vez que terminan de perder el peso

El Plan Alimenticio Adelgace y Rejuvenezca

A continuación resumiremos las metas del Plan Alimenticio Adelgace y Rejuvenezca. En los capítulos indicados encontrará los detalles completos respecto a las pruebas científicas que demuestran cómo cada objetivo diario le ayuda a adelgazar y rejuvenecer, además de consejos sencillos y prácticos acerca de cómo lograrlos.

Utilice esta tabla a manera de un rápido recordatorio diario. Sáquele una fotocopia y péguela en la puerta del refrigerador. E incorpore los objetivos a su diario alimenticio, como una sencilla lista de control que podrá marcar todos los días.

TODOS LOS DÍAS

- Controle el tamaño de las raciones (página 137)
- Consuma 30 gramos de fibra (página 173)
- Coma 4 raciones de frutas (página 214)
- Disfrute 5 raciones de verduras (página 214)
- Incluya 6 raciones de cereales integrales (página 257)
- Coma de 2 a 3 raciones de proteínas magras (bajas en grasa) (página 285)
- Dése algo de diversión (página 293)
- Consuma de 1 a 3 raciones de una grasa saludable (página 335)
- Programe de 5 a 6 minicomidas o 3 comidas y 2 meriendas (refrigerios, tentempiés) (página 360)
- Tome 8 vasos de agua (página 396)

CADA SEMANA

- Coma pescado dos veces
- Consuma frijoles (habichuelas) tres veces
- Pruebe una fruta o verdura nueva

del que querían deshacerse. Por lo tanto, desde que empiece a bajar de peso es importante que desarrolle un plan alimenticio que incluya muchos alimentos que disfrute comer.

Sea perseverante. Dése cuenta de que sufrirá reveses. Perderá el control un día y se acabará toda una bolsa de *kisses* de chocolate en lugar de limitarse a una o dos piezas.

No, eso no le ayudará a bajar de peso. Pero tampoco le servirá de nada renunciar a su nuevo plan alimenticio.

"La gente tiene que olvidarse de la costumbre de abandonar su plan para bajar de peso en cuanto cometen un solo error con su alimentación o vuelven a subir unas libras", indica la Dra. Rolls.

Si llega a sufrir un revés de este tipo, salga a caminar o correr. El ejercicio ayuda a controlar el apetito. En su próxima comida, enderece el camino de inmediato sirviéndose raciones razonables de proteínas magras (bajas en grasa), verduras frescas y cereales integrales.

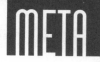

Controle el tamaño de las raciones

AL CONTRARIO DE LO QUE ALGUNAS CADENAS DE RESTAURANTES DE COMIDA RÁPIDA QUISIERAN HACERNOS CREER, NO NACIMOS CON UN GUSTO ESPECIAL POR LAS RACIONES TAMAÑO SÚPER. UN ESTUDIO REALIZADO CON 32 NIÑOS EN EDAD PREESCOLAR EN UNIVERSITY PARK, PENSILVANIA, OBSERVÓ QUE LOS HÁBITOS ALIMENTICIOS DE LOS NIÑOS MENORES DE 5 AÑOS NO SE MODIFICABAN AL SERVIRLES RACIONES MÁS GRANDES. SÓLO COMÍAN LA CANTIDAD QUE QUERÍAN.

Por otra parte, el estudio también demostró que los niños mayores de 5 años comían más alimento del que se les antojaba cuando les servían raciones más grandes. Los investigadores derivaron de estos resultados la teoría de que los niños *aprenden* a comer de más. Desafortunadamente se trata de una lección que puede producir problemas de peso para toda la vida.

"El tamaño de las raciones es una de las razones más importantes por las que la gente no puede bajar de peso —indica Karen Miller-Kovach, R.D., una dietista y científica en jefe con *Weight Watchers International* en Woodbury, Nueva York—. Tienden a concentrarse más en qué comen que en cuánto".

Vamos a ponerle un ejemplo: al comer fuera, usted pide una opción saludable para su corazón: espaguetis con salsa marinara. Convencido de que ha elegido una comida saludable baja en grasa, se acaba todo el plato.

El único problema es que ese plato de espaguetis contiene 4 tazas de pasta, es decir, *8 raciones*. De tal forma usted puede rebasar el total de sus necesidades diarias de cereales (6 raciones) con una sola comida, y la pasta ni siquiera es alta en fibra. Es como si comiera 15 rebanadas de pan blanco (unas 800 calorías). Sin tomar en cuenta la salsa, la ensalada y el pan que remojó con aceite de oliva. Todas son opciones saludables, pero en total se trata de más de 1,400 calorías en una sola sentada.

Esas calorías de más no sólo agregan libras a su cuerpo sino que posiblemente también le resten años a su vida, según indican los estudios científicos.

A fin de bajar de peso tendrá que controlar el tamaño de las raciones. Eso significa aprender cómo se ve una ración oficial de cada uno de los grupos alimenticios y cuántas raciones puede comer y bajar de peso al mismo tiempo.

ADELGACE

Tendemos a pensar que consumimos más alimentos bajos en calorías —como frutas y verduras— de lo que sucede en realidad, y a quedarnos cortos al calcular nuestro consumo de alimentos más altos en calorías, como el bistec, el aceite de oliva, la crema de cacahuate (maní) e incluso los *bagels*, según explica Miller-Kovach.

No necesariamente tenemos la culpa de ello. "Todo se sirve en tamaño súper, desde el bistec *sirloin* hasta el plato de cereal", afirma la experta.

Además, no acostumbramos usar una cuchara de medir para servir la cacerola (guiso). Vivimos en una sociedad que quiere acabar rápido con todo lo que se propone hacer, y eso sucede también con las comidas. Por lo tanto, comemos demasiado rápido y nos volvemos a servir antes de que nuestro estómago haya tenido la oportunidad de señalarle a nuestro cerebro que está satisfecho.

También nos interesa hacer rendir el dinero. En un restaurante, esto se convierte en una preferencia por un plato extragrande y rebosante. Por ejemplo, en 1955 una orden de papas a la francesa de McDonald's pesaba poco más de 2 onzas (56 g). Actualmente la cantidad se ha multiplicado por tres.

Las porciones tamaño súper

Casi todo es de tamaño súper actualmente. La mayoría de los restaurantes sirven por lo menos el doble de la ración oficial fijada por el gobierno. En algunos casos llega a ser cuatro veces más, según advierte Jerome Agrusa, Ph.D., profesor adjunto de Administración de la Hospitalidad en la Universidad de Luisiana en Lafayette.

ALIMENTO	RACIÓN DEL DEPARTAMENTO DE AGRICULTURA DE LOS ESTADOS UNIDOS	PORCIÓN TÍPICA DE RESTAURANTE
Bagel	1 onza (28 g)	4 a 5 onzas (112 a 140 g)
Carne	2 a 3 onzas (56 a 84 g)	6 a 16 onzas (168 a 448 g)
Hojuelas	1 onza	Más de 3 onzas (84 g)
Muffin	1 onza	4 a 6 onzas (112 a 168 g)
Palomitas (rositas) de maíz (cotufo)	2 tazas	8 a 12 tazas
Papas a la francesa	1¾ onzas (49 g)	6 a 8 onzas (168 a 224 g)
Pasta	½ taza	4 tazas
Salsa para pasta	½ taza	2 tazas
Soda	8 onzas (240 ml)	Más de 16 onzas (480 ml)

Reducir el tamaño de las raciones nos ayudaría a perder el peso distribuido en todo nuestro cuerpo, pero eso no es todo. De acuerdo con los resultados de un estudio realizado con monos en la Universidad Wake Forest de Winston-Salem, Carolina del Norte, es muy posible que perdamos esas libras precisamente de la zona abdominal. Se trata del lugar más peligroso para guardar el exceso de grasa corporal, ya que cuando ahí se deposita el riesgo de padecer enfermedades cardíacas, diabetes y cáncer del colon aumenta de manera mucho más significativa que si la acumuláramos en las caderas y asentaderas.

REJUVENEZCA

¿Quiere vivir por más tiempo? Coma menos. Restringir las calorías es la única forma conocida de retardar el envejecimiento en los mamíferos.

Cientos de estudios hechos con animales han demostrado que consumir menos alimento no sólo les permite vivir por más tiempo sino también disfrutar de mejor salud a lo largo de su existencia. Experimentan una reducción considerable en el índice de las enfermedades graves que sufren, como los males cardíacos, la diabetes, varios tipos de cáncer, las enfermedades renales y las autoinmunes. Todas estas afecciones son de las que más matan a los seres humanos, de acuerdo con Richard Weindruch, Ph.D., un investigador del departamento de Medicina en la Escuela de Medicina de la Universidad de Wisconsin así como en el Centro Regional de Wisconsin para la Investigación de los Primates, ubicados ambos en Madison.

¿Y por qué funciona limitar el número de calorías? Nuestro cuerpo empieza a envejecer por dentro mucho antes de que aparezcan las canas, las manchas de la edad y las arrugas. Los investigadores opinan que el envejecimiento está relacionado con los subproductos vandálicos del metabolismo, los radicales libres. En su desesperación por reemplazar las partículas que les faltan, los radicales libres recorren el cuerpo dedicados a robarse pedazos de otras moléculas. Estas quedan dañadas y así se crean más radicales libres, según explica el Dr. Weindruch.

Algunas de estas moléculas dañadas forman parte del ADN, el cual contiene el plano de cada célula de nuestro cuerpo. Es difícil construir células nuevas saludables si se dispone sólo de una parte del plano arquitectónico.

Según lo que sugiere un estudio llevado a cabo por la Universidad de Wisconsin, limitar las calorías impide estos daños. Se observó que al alimentar a ratones con regímenes bajos en calorías se impidió el 70 por ciento de los cambios en la actividad genética relacionados con el envejecimiento y el tiempo de vida de los animales aumentó en un 50 por ciento. A pesar de que el estudio se basó en roedores, los expertos piensan que comer en demasía también acelera el envejecimiento en el ser humano.

Sin embargo, aún no se ha emprendido ningún estudio científico controlado con seres humanos, indica el Dr. Weindruch.

Mientras tanto, un estudio preliminar realizado en *Biosphere 2*, un ecosistema artificial dentro del cual ocho hombres y mujeres fueron encerrados, mostró que los niveles de colesterol, glucosa e insulina descienden cuando se restringe el consumo de calorías. Todas estas sustancias son factores de riesgo para diversas enfermedades relacionadas con la edad, como las cardíacas, el derrame cerebral y la diabetes.

Y no hace falta matarse de hambre tampoco. Los habitantes de *Biosphere 2* redujeron su consumo total de calorías en un 20 por ciento, pero aún así eran capaces de hacer frente a semanas laborales de entre 60 y 70 horas y de realizar trabajos físicos duros (labranza manual) 3 horas al día 6 días a la semana. Si usted consume 2,000 calorías al día, reducirlas en un 20 por ciento equivaldría a renunciar a su *bagel* matutino con queso crema.

Es de importancia fundamental que en todos estos estudios, también los basados en animales, lo que se restringió fueron las calorías, no los nutrientes. En *Biosphere 2*, por ejemplo, los habitantes comían alimentos saludables de primera clase como papaya (fruta bomba, lechosa), papilla de trigo integral y leche de cabra. No admitieron un solo *Twinkie* o refresco (soda) de cola.

PERSIGA SU OBJETIVO

En nuestra sociedad obsesionada por las cosas de tamaño súper resulta cada vez más difícil comprender de manera intuitiva qué es una ración apropiada de algún alimento. Una ración no equivale a la cantidad que come en una sentada ni se mide por lo que cabe en su plato. Una ración de cereal de caja frío, por ejemplo, suele corresponder más o menos a 1 taza, de acuerdo con la mayoría de los fabricantes de cereales. No obstante, es muy probable que todas las mañanas comamos más o menos 2 tazas de cereal, según indica Miller-Kovach.

Esto no es problema, siempre y cuando nos demos cuenta de que acabamos de comer más de dos veces nuestra cuota de cereales del día. A continuación Miller-Kovach le presentará unas técnicas rápidas y sencillas para evitar comer en exceso.

Tome la medida. ¿Está acostumbrado a un plato rebosante de pasta? Mida ½ taza y póngala en un plato hondo. Probablemente no le alcance para cenar, así que sírvase otra ½ taza medida. Luego marque hasta dónde llega la pasta en el plato con un marcador (rotulador) permanente y utilice ese plato cada vez que coma pasta.

Puede hacer lo mismo con el cereal, el arroz, las verduras: con cualquier cosa que se pueda poner en un plato hondo. ¿No quiere echar a perder sus platos? Hágase una imagen mental muy sólida. O bien sáquele una foto *Polaroid* a la ración y péguela en el refrigerador. Asegúrese de refrescar su memoria de las raciones cada mes, ya que con el tiempo nuestros ojos tienden a inflarlas.

Aprenda a manejar las raciones. El Plan Alimenticio Adelgace y Rejuvenezca establece cuánto debe comer de cada tipo de alimento. La idea es simple: concéntrese en comer versiones agradables llenas de sabor de los alimentos que probablemente escatima en estos momentos. De este modo no tendrá que inquietarse por *no* comer los alimentos que le dificultarían bajar de peso y no volver a subirlo.

Las metas diarias son: cuatro raciones de frutas, cinco raciones de verduras, de dos a tres raciones de proteínas magras (bajas en grasa), seis raciones de cereales integrales y de una a tres raciones de alguna grasa saludable.

Cuando hay una indicación mínima y máxima, empiece con el número más bajo de raciones (por ejemplo, dos raciones de proteínas magras). Si se da cuenta de que se quedó con hambre, agregue otra ración de frutas o verduras antes de continuar con los cereales, las proteínas o la grasa. Y asegúrese de agregar una sola ración, no un segundo plato.

Sin embargo, ¿cómo va a saber cuánto es una ración? ¿Está condenado a cargar tazas y cucharas de medir a todas partes durante el resto de su vida? De ninguna manera. Toda la información que necesita la tiene a la mano. Literalmente. La palma y los dedos de su mano contienen las raciones aproximadas de los principales grupos alimenticios.

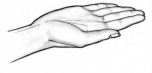

La palma de la mano: una ración (3 onzas/84 g) de carne, pescado o carne de ave

De la punta a la primera articulación del pulgar:
1 cucharada de aceite (una ración de aliño/aderezo para ensalada equivale a 2 cucharadas)

De la punta a la primera articulación del índice:
1 cucharadita, una ración de aceite

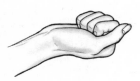

El puño cerrado: dos raciones (1 taza) de papas, arroz o pasta

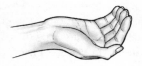

La mano ahuecada: una ración (½ taza) de pasta, fruta picada o verduras cocidas

Desde luego esto no significa que una mujer menuda de 5 pies (1.52 m) de estatura pueda utilizar la mano de su marido de 6 pies 5 pulgadas (1.96 m) de estatura para medir sus alimentos. Esta regla general aproximada funciona proporcionalmente. Tiene que usar su propia mano.

Corte su carne. Se calcula que una ración de carne equivale a 3 onzas, pero sería difícil encontrar raciones de 3 onzas en el supermercado o un restaurante.

Un consejo rápido: tome en cuenta que la carne de res se encoge más o menos en un 25 por ciento cuando se cocina. Por lo tanto, ese bistec de 16 onzas (448 g) que compró pesará aproximadamente 12 onzas (336 g) cuando llegue a su mesa. Córtelo en cuartos antes de cocinarlo, congélelo en bolsas individuales y nunca tendrá que volver a hacer conjeturas acerca del tamaño correcto de una ración.

¿Comerá fuera? Pídale al mesero que guarde la mitad de su comida en una bolsita para las sobras *(doggie bag)* en la cocina antes de llevarle su orden, para que ni siquiera tenga que enfrentar la tentación. ¿Eligió pollo? No hace falta mucho para cubrir sus necesidades diarias de proteínas: bastará con una pechuga de pollo deshuesada de tamaño promedio.

Saboree un sándwich saludable. ¿Alguna vez ha pedido un sándwich (emparedado) tan grande que no podía abrir la boca lo suficiente para tomar el bocado? Los restaurantes suelen ponerles 4 onzas (112 g) de carne a los sándwiches.

Podrá reducirlo fácilmente a la mitad: al pedir, dígale al mesero que le ponga la mitad para llevar o bien que le prepare un sándwich con sólo 2 onzas (56 g) de carne. Los restaurantes llevan cuentas exactas de sus raciones, por lo que es muy probable que cuenten con una balanza (pesa) en la cocina para pesar sus fiambres.

Divida y venza las raciones. Si lo invitaron a cenar y no recuerda el tamaño apropiado de una ración para cada uno de los grupos alimenticios, divida su plato mentalmente: guarde la mitad para las verduras, una cuarta parte para los cereales integrales y la otra cuarta parte para la carne de res, el pescado, la carne de ave o los frijoles (habichuelas).

Abastézcase. Surta un cajón (gaveta) en su lugar de trabajo con meriendas (refrigerios, tentempiés) saludables y bajas en grasa, para siempre tenerlas a la mano. No obstante, evite los envases grandes. En cambio, compre envases de una sola ración de *pretzels*, pasas, tazas de fruta o galletitas *(cookies)* de higo. O bien divida esa bolsa tamaño súper de *pretzels* en raciones de ½ taza en su casa antes de llevarlas al trabajo. Si controla el tamaño de las raciones en su depósito de meriendas habrá menos posibilidad de que coma en exceso.

Obtenga fuerza de su debilidad. La mayoría de las personas conocemos algún alimento que nos hace perder por completo el dominio de nosotros mismos. Las galletas integrales *Graham* cubiertas de chocolate, la tarta de queso con calabaza (calabaza de Castilla), los alones de pollo adobados estilo *Buffalo*, el pan francés *(baguette)* recién horneado. Por lo tanto, limite la cantidad de la que pueda disponer fácilmente. Ponga dos galletas integrales *Graham* en una bolsa de plástico y congele las demás. Compre rebanadas individuales de tarta de queso en la panadería, en lugar de una completa. Corte el pan francés en 10 pedazos y congele 8.

Segunda semana

En el camino

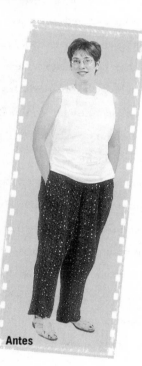

Antes

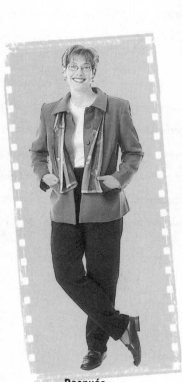

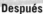

Después

CUANDO MI ESPOSO ACARICIA MI CUERPO, ¡ME HA COMENTADO QUE LO SIENTE MUCHO MÁS FIRME!

—*Deb Gordon*

¡Estamos en la segunda semana del Plan Adelgace y Rejuvenezca y usted ya se encuentra en el camino hacia lograr un cuerpo más delgado! Es posible que nunca antes haya llegado tan lejos al tratar de bajar de peso. O tal vez sí. Ya sea que su programa anterior se haya descarrilado después de una semana o un mes, en esta ocasión todo será distinto. Está efectuando cambios graduales en su estilo de vida que fácilmente podrán convertirse en hábitos saludables permanentes.

Esta semana aprenderá a hacer nuevos ajustes sencillos que le permitirán cosechar un sinnúmero de beneficios. Por ejemplo, si agrega un poco de ejercicios con pesas a su régimen de actividades físicas podrá moldear su cuerpo más pronto, dándole un aspecto más esbelto y joven. Además, al aumentar su consumo de alimentos altos en fibra saludables para el corazón, animará a las libras a desaparecer más rápidamente. Por si fuera poco, podrá crear la ilusión de un cuerpo más delgado ahora mismo por medio de ropa que complemente su tipo de cuerpo.

Cómo cambiar su autoimagen

¿QUÉ PREFERIRÍA TENER?

A. UN CUERPO MÁS DELGADO

B. DE 3 A 5 AÑOS MÁS DE VIDA

LA REVISTA *PSYCHOLOGY TODAY* ENCONTRÓ QUE MÁS O MENOS LA CUARTA PARTE DE LAS MUJERES —DE UN TOTAL DE 4,000 PERSONAS ENCUESTADAS— AFIRMARON QUE CON MUCHO GUSTO LES RESTARÍAN 3 AÑOS A SUS VIDAS A CAMBIO DE UN CUERPO MÁS DELGADO.

La misma encuesta también mostró que aproximadamente dos tercios de las mujeres y más de la mitad de los hombres no estaban a gusto con su peso, y un impresionante 89 por ciento de las mujeres dijeron que querían bajar de peso.

Todos estos números llevan a una conclusión abrumadora: no somos precisamente grandes admiradores de nuestros cuerpos. Y al parecer no importa de qué forma o tamaño sean. "Una persona con 20 libras (9 kg) de sobrepeso puede estar más insatisfecha que una persona con 100 libras (45 kg) de sobrepeso", indica David B. Sarwer, Ph.D., profesor adjunto de Psicología en el Centro para la Apariencia Humana de la Universidad de Pensilvania en Filadelfia.

Por lo tanto, si todos los días se mira en el espejo con el ceño fruncido, palpando y pellizcando las partes no muy firmes de su cuerpo, sepa que no es el único que hace eso.

Cualquiera pensaría que esta insatisfacción con la realidad nos motivaría a bajar de peso a como diera lugar. De hecho se da el fenómeno interesante de que sucede exactamente lo contrario. Todas esas horas dedicadas a examinar nuestro cuerpo minan toda nuestra energía juvenil. Un estudio llevado a cabo por la Escuela de Medicina de la Universidad de Pensilvania en Filadelfia demostró que entre más insatisfecha se siente una mujer con su cuerpo, mayor probabilidad hay de que padezca síntomas de depresión y poca autoestima.

*S*u peso no determina cuánto vale como persona.

Y esa no es precisamente la actitud indicada para despertar nuestro entusiasmo por la idea de caminar 1 milla (1.6 km) o de preparar una comida saludable.

Por el contrario, si se siente bien respecto a su cuerpo —aunque piense que sería mejor bajar unas cuantas libras o kilitos—, hay mayor probabilidad de que consiga perder peso. Un estudio realizado por la Universidad de Stanford observó que las personas que se sienten más a gusto con sus cuerpos al iniciar un programa para bajar de peso tienen dos veces más probabilidades de lograr su objetivo, en comparación con quienes están menos satisfechas con sus cuerpos.

¿Por qué? Porque cuando alguien tiene mucha autoestima se siente capaz de conquistar el mundo. . . lo cual incluye bajar de peso.

A pesar de que suena como si se tratara de ir en dos direcciones opuestas al mismo tiempo —reconocer que le gustaría bajar de peso, pero al mismo tiempo aceptarse tal como es—, es posible lograrlo, según afirma Clara Gerhardt, Ph.D., una psicóloga clínica y profesora adjunta de Estudios en el Desarrollo Humano y la Familia de la Universidad de Samford en Birmingham, Alabama.

Sólo tiene que considerar la pérdida de peso como una inversión en un valioso bien: usted mismo.

Silencie a su peor crítico

Con frecuencia se afirma que cada quien es su peor crítico. Y en lo que se refiere a nuestros cuerpos eso es muy cierto, según explica Steve Sultanoff,

Ph.D., profesor adjunto de Psicología en la Universidad Pepperdine de Malibú, California, y presidente de la Asociación Estadounidense del Humor Terapéutico. ¿Quién no se ha descubierto una falla que otras personas probablemente no detectarían ni con un microscopio?

Esta autocrítica quizá parezca inofensiva, pero no lo es. Puede afectar de manera negativa la imagen que usted tiene de sí mismo. "Cuando usted se envía estos mensajes negativos, de hecho crea un impacto psicológico del cual quizá ni esté consciente", advierte el Dr. Sultanoff.

De la misma forma en que esos pensamientos negativos afectan su psique, los pensamientos y las acciones positivas pueden ir desterrando la autoestima deficiente y ayudarle a construir un sentido más auténtico y feliz de sí mismo, promete el experto. Los siguientes consejos le permitirán lograrlo.

Cuide sus palabras. Nunca le diría a una amiga que se ve gorda y vieja, así que ¿por qué se lo dice a sí misma? "Deje de agarrárselas consigo mismo, de menospreciarse", sugiere Judy Rosenberg, Ph.D., una psicóloga clínica de Beverly Hills, California. Además de que eso causa depresión —por lo que le costará trabajo motivarse y mantener viva esta motivación—, refuerza la idea de que no puede bajar de peso. "Si tiene pensamientos 'gordos' negativos, el resultado será gordura", indica la Dra. Rosenberg.

Felicítese a sí mismo. Pregone ante todo el mundo lo que disfruta y valora de sí mismo: sus talentos, su capacidad como padre o madre, su cualidad de perdonar, su colección de copas de vino de Elvis Presley. Y olvídese de la idea de que no debe alabarse a usted mismo. "Se ejerce presión social para que nadie alardee o presuma", afirma el Dr. Sultanoff. La idea es ridícula.

Si no se siente cómodo llamando la atención en público sobre sus mejores cualidades, apúntelas en una lista y léala cuando empiecen a asaltarle pensamientos como: "Soy una persona muy deficiente porque tengo sobrepeso". Dígase a sí mismo: "Si bien es cierto que quiero bajar de peso, mi peso no determina mi valor. Siempre seré la misma persona y tendré el mismo valor, independientemente de mi peso. El que suba o baje 20 libras (9 kg) no afecta al ser humano que soy".

O bien, según recomienda el Dr. Sultanoff, pregúntese a sí mismo: "¿De qué manera bajar o subir de peso me hace mejor o peor como persona?". Desde luego no sucede ninguna de las dos cosas. Su peso no determina cuánto vale como persona, asegura el experto.

Dése un gusto especial. Las personas a quienes no les gustan sus cuerpos tienden a negarse cosas agradables a manera de castigo, lo cual sólo hace que se sientan peor, según indica Elena Ramírez, Ph.D., una psicóloga clínica e investigadora sobre el control del peso en la Universidad de Vermont en

Burlington. Consiéntase con unos masajes, dése un baño de burbujas, compre el traje que siempre ha querido. Estos pequeños premios no sólo levantarán su estado de ánimo sino que también lo harán sentirse mejor con su cuerpo.

Cuestione sus conceptos. "Soy una mala persona porque no puedo bajar de peso". La Dra. Ramírez sugiere que reflexione un momento acerca de esta afirmación frecuente. Los asesinos son personas malas. Los pederastas son personas malas. Por el contrario, las personas bondadosas que hacen su aportación a la sociedad —como usted— no son malas, aunque pesen unas cuantas libras más de lo que les gustaría.

"Las mujeres llegan a decir: 'Nadie me amará nunca'. Se trata de un pensamiento irracional", afirma la Dra. Ramírez. Cuando descubra que está identificando a su cuerpo con imágenes espantosas y de fracaso, discuta consigo mismo. Si piensa que es una mala persona, enumere todas las cosas buenas que hace. Si piensa que nadie lo amará jamás, entonces ¿qué es ese sentimiento que su cónyuge, sus hijos, su madre o su perro tiene por usted?

Cuestiónese también cuando se dé cuenta de que está juzgando su cuerpo. ¿Su estómago realmente tiene el tamaño de una sandía? Al comprender lo inexactos que son estos pensamientos, podrá empezar a acallarlos, promete la Dra. Ramírez.

Encuentre el equilibrio entre lo que le gusta y lo que no le gusta. Un estudio científico realizado por la Universidad de Pensilvania con 79 mujeres que tenían sobrepeso encontró que más de la mitad de las encuestadas aborrecían su cintura o abdomen. ¿Y el porcentaje de las personas que piensan que tienen bellas piernas, hermosos ojos o una cabellera atractiva? En lugar de obsesionarse con lo que no le gusta de su cuerpo, concéntrese en lo que *sí* le gusta.

"Cuando usted mismo se mira, podría decir: 'Aunque mi estómago no está tan plano como me gustaría, opino que tengo bonitos ojos' ", afirma el Dr. Sarwer. Muy pronto empezará a pensar más en lo que su cuerpo tiene de bien que en lo que no le parece tan perfecto.

Renuncie a tener el control. Acéptelo: tiene la nariz chueca de su mamá, las piernas cortas y robustas de su abuela, la cara redonda de su tía. Algunas partes de su cuerpo y apariencia simplemente no las podrá controlar ni cambiar. Acéptelas por ser los rasgos que lo convierten en un individuo único.

¿Y el resto del mundo?

La imagen que tiene de sí mismo también se ve afectada por lo que usted *cree* que los demás piensan de usted, indica el Dr. Sultanoff. La verdad es que

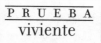

Su cuerpo es su amigo

Mi cuerpo tendrá sus defectos, pero es mío. Engendró y amamantó a tres hijos, ¡y pienso que merece mostrar algunas huellas por aquella experiencia!

Por lo tanto, cuando empecé con el programa no fue porque odiara mi cuerpo. Me incorporé por muchas razones: me sirvió de motivación para hacer ejercicio; fue una buena forma de conocer a gente nueva, ya que acababa de llegar a vivir a un lugar desconocido; y desde luego también pensé que sería agradable bajar una talla y sentirme un poco más joven.

No obstante, lo que he visto es que me siento mucho más complacida con mi cuerpo. Ya no se sacuden algunas de sus partes. Cuando me pongo *shorts* para bicicleta, ya no siento la necesidad de usar una playera (camiseta) que me llegue a las rodillas. ¡Y cuando mi esposo acaricia mi cuerpo, ¡me ha comentado que lo siente mucho más firme!

probablemente no dediquen mucho tiempo a analizar su apariencia o peso. De hecho probablemente sepan reconocer su belleza mejor que usted mismo. Así que deje de preocuparse por lo que los demás estén pensando y empiece a disfrutar su vida.

Póngase lo que teme. En las terapias enfocadas en corregir la imagen que los clientes tienen de sus cuerpos, muchas veces se les indica que se pongan la prenda con la que más incómodos se sientan: unos *shorts*, un traje de baño, una blusa entallada. Luego deben salir a un lugar público vestidos de esa forma. La mayoría observan muy pronto que el mundo no se detiene a mirarlos. De hecho, según el Dr. Sarwer casi nadie se da cuenta.

No llame la atención. No quiere que nadie vea sus muslos, así que se pone sudaderas *(pants)* largos para ir a la playa. Lamentamos tener que decirle esto, pero si así lo hiciera sería la única persona con sudaderas a los tobillos en toda la playa. . . y todo mundo se le quedaría viendo. "La gente que se tapa y pone mucho énfasis en ocultar su peso con frecuencia llama más la atención", indica el Dr. Sarwer. Si se pusiera un traje de baño se vería igual que todos los demás.

Deje de compararse. Entre todas las compañeras de la oficina, usted seguramente se compara con la mujer que tiene las asentaderas más duras, o bien con la mamá de la casa de enfrente cuyo abdomen parece una tabla de planchar pesar de haber tenido dos hijos. Dése cuenta de que nunca se compara con la compañera de la oficina cuyas piernas parecen troncos de árbol ni tampoco con la mamá cuya cintura le proclama al mundo entero que tuvo tres hijos.

"Con frecuencia nos comparamos con la persona más delgada o más bella, y sólo los rasgos que más nos disgustan de nosotros mismos —comenta el Dr. Sarwer. No obstante, todo el mundo es distinto, de modo que tal comparación significa poco—. Si bien con frecuencia la costumbre de compararnos con los demás es algo que hacemos automáticamente, se trata de un hábito peligroso que termina por perturbarnos. Muchas veces es mejor darnos cuenta de que no podemos ganar este juego, por lo que debemos tratar de no jugarlo. Una vez que cobremos conciencia de que nos estamos comparando, seremos más capaces de controlar esta tendencia".

No les haga caso a los números. Adivine el peso de la persona a su lado. Lo más probable es que no pueda hacerlo. "Se nos olvida que la gente no sabe cuánto pesamos con tan sólo mirarnos", explica el Dr. Sarwer.

A pesar de que el Dr. Sarwer trabaja todo el tiempo con pacientes que tienen sobrepeso, no sabe calcular el peso de las personas con sólo mirarlas. "Los números exactos que marca la báscula (pesa, balanza) no siempre son lo que importa —indica—. Una diferencia de 3 ó 5 libras (1 ó 2 kg) probablemente no influya mucho en su salud ni en la imagen que tiene de su cuerpo".

Por lo tanto, mientras usted está convencido de que la gente lo censura mentalmente por haber rebasado su peso ideal, lo más probable es que no se hayan dado ni cuenta.

Indígnese. Su marido le dice: "Mi gordita", o bien su suegra le señala maliciosamente que *en realidad* no le hace falta ese trozo de pastel, ¿cierto? No sonría cortésmente. Enójese. Enójese mucho.

"Diga: '¡Cómo te atreves! ¡No me estés molestando!' —recomienda la Dra. Rosenberg—. Tiene que poner límites. Desarrolle la capacidad de indignarse y no le permita a nadie cruzar ese límite".

Estos pequeños insultos y descortesías —aunque supuestamente se digan en broma— socavan la autoestima, afirma la experta. Al negarse a aceptarlos, se está diciendo a sí mismo —y a los demás— que no merece recibir esos tratos.

Haga pesas sin que le pese

LA MAYORÍA DE LAS PERSONAS NO SABEN QUE MARILYN MONROE
LEVANTABA PESAS, PERO ES CIERTO. AQUEL ICONO ESTADOUNIDENSE DE
LA FEMINIDAD, LA BELLEZA Y EL GLAMOUR EMPUÑABA LAS MANCUERNAS
(PESAS DE MANO) CON REGULARIDAD. OBVIAMENTE NO QUERÍA
AGRANDAR SUS MÚSCULOS NI VERSE MÁS MASCULINA. SÓLO SABÍA
LO QUE MILLONES DE MUJERES ESTÁN DESCUBRIENDO HOY EN DÍA:
FORTALECER LOS MÚSCULOS ES UNA DE LAS MEJORES FORMAS
DE MANTENER UNA FIGURA JOVEN Y ESBELTA.

Olvídese de todo lo que ha oído sobre los músculos y su volumen. El tejido muscular es lo que mantiene delgado al cuerpo. Cada libra de tejido muscular no adiposo en el cuerpo quema unas 50 calorías al día aunque no haga más que estar sentado. Por el contrario, cada libra de tejido graso sólo quema 2 calorías.

Esta es una de las razones por las que cuando era más joven podía comer más sin subir de peso. Por cada libra de peso su cuerpo poseía de forma natural más tejido muscular, el cual quemaba más calorías. El problema es que cuando las mujeres rebasan los 40 años de edad empiezan a perder pequeñas cantidades de músculos, los cuales son reemplazados por grasa. Después de los 40 años se pierde naturalmente una cantidad aproximada de ½ libra (225 g) de tejido muscular al año. Algunas mujeres pierden hasta 1 libra (450 g) al año después de pasar por la menopausia. A esta velocidad se pueden haber perdido 15 libras (7 kg) de músculos al llegar a los 55 años, quemando 600 calorías menos al día.

Afortunadamente no tiene que ser así.

"Muchísimas mujeres me vienen a buscar alrededor de los 35 ó 40 años para comentar: 'Nunca había tenido problemas con mi peso en la vida y ahora sí, a pesar de que no he cambiado nada' —indica la instructora en buena forma física Kelly Bridgman, directora de bienestar en el Centro para el Bienestar Peggy y Philip B. Crosby de la YMCA (*Young Men's Christian Association*, una cadena de gimnasios públicos en los EE. UU.) en Winter Park, Florida—. Bueno, es posible que ellas no hayan cambiado nada, pero sus cuerpos sí. Su metabolismo se está haciendo más lento. Y la única forma de realmente acelerarlo de nuevo es haciendo pesas".

Los músculos adelgazan y moldean

Los ejercicios con pesas no sólo le devolverán su viejo cuerpo sino uno mejor. Las actividades aeróbicas queman calorías y grasa, pero sólo el levantamiento de pesas tonifica el cuerpo y da una figura más atractiva.

"Los fisiólogos especializados en el ejercicio solían poner énfasis en el ejercicio aeróbico como la mejor manera de ponerse en forma. No obstante, estamos hallando que levantar pesas es por lo menos igual de eficaz para lograr un estado de salud y buena forma física total —afirma el fisiólogo especializado en ejercicios Robert Brosmer, vicepresidente de salud y bienestar en la YMCA de la Florida Central en Orlando y coautor de un libro sobre la salud y el alto rendimiento físico—. Sólo los ejercicios con pesas y los hábitos sensatos de nutrición realmente cambian el aspecto del cuerpo".

A pesar de que desde hace años los hombres han aprovechado los efectos tonificantes de levantar pesas, las mujeres apenas están empezando a descubrir que se trata justo de lo que andaban buscando en su lucha contra los efectos de la edad y la gravedad, particularmente en las curvas de su cuerpo.

"Las mujeres tienen deseos muy específicos acerca de qué partes del cuerpo quieren mejorar —explica Majid Ali, un instructor en buena forma física de Los Ángeles—. Quieren tener asentaderas más firmes, levantar su busto y hacer que algunas partes no sean fofas. A pesar de que el ejercicio aeróbico sin duda puede ayudar a perder peso en todo el cuerpo, la mejor forma de tratar esos puntos específicos es desarrollando los músculos".

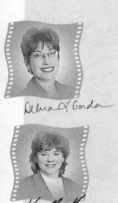

¡Es fácil y divertido!

Los ejercicios son fáciles. Sólo me toman 15 minutos. Se pueden hacer en cualquier parte. Y mientras los hago a mi hijo de 3 años le gusta jugar con las pelotas que no estoy usando.

Parecían tan simples que no estaba segura de que fueran a funcionar. No obstante, después de hacerlos sólo unas cuantas veces me sentí más fuerte y la espalda ya no me dolía al finalizar el día, como antes lo hacía.

La combinación de caminar y levantar pesas me ha ayudado a sentirme muy bien. Las pelotas de gimnasia *(medicine balls)* resultaron tan útiles que incluso me las llevé de vacaciones a Maine.

Los músculos rejuvenecen

Fortalecer los músculos le dará algo más que un cuerpo de aspecto más joven. También le dará un cuerpo que se siente más joven.

"Las personas se asombran al ver cuánta mejoría física pueden lograr una vez que empiezan a levantar pesas —señala Laura Senft, una fisioterapeuta del Instituto Kessler para la Rehabilitación en West Orange, Nueva Jersey—. Mejoran en todo lo que hacen, desde subir escaleras hasta jugar con sus hijos. Tienen más energía. Y en vista de que pierden grasa corporal, desarrollan masa ósea e incrementan su tejido muscular, son mucho más sanos".

A continuación le mencionaremos algunas de las formas en que levantar pesas ayuda a rejuvenecer el cuerpo.

Acelera el metabolismo. Tal como ya lo comentábamos, los ejercicios con pesas aumentan el tejido muscular no adiposo, el cual quema un montón de calorías diariamente. Además, le da un empujón adicional al metabolismo, lo cual le permite a este quemar más calorías todavía durante unos 30 minutos después de haber terminado de hacer los ejercicios. De hecho, el cuerpo continúa quemando más calorías después de ½ hora de levantar pesas que después de ½ hora de correr.

"Al desarrollar músculos y quemar grasa, puede llegar al punto —aun después de los 40 ó 50 años— en que ya no pierda tejido corporal no adiposo ni adquiera tejido corporal graso —dice Brosmer—. Por lo tanto, su cuerpo se verá y se sentirá más joven".

Construye huesos más jóvenes. Todas las mujeres corren el riesgo de padecer osteoporosis. Conforme los huesos envejecen, pierden calcio y otros minerales, lo cual los hace más porosos y susceptibles de quebrarse. También es por eso por lo que algunas mujeres "se encogen" al envejecer, ya que sus vértebras se comprimen.

Desde luego es importante consumir una cantidad suficiente de calcio. Y caminar puede ayudar a incrementar la densidad de los huesos. No obstante, levantar pesas es la mejor estrategia para mantenerlos fuertes. "Hacer ejercicios con pesas dos veces a la semana es todo lo que hace falta para aumentar la masa ósea en los brazos y las piernas, donde hay mayor probabilidad de que una mujer se debilite", afirma Senft.

Incrementa la autoestima. "Levantar pesas es excelente para desarrollar la confianza en sí mismo —indica el Dr. John Yetter, director médico de la clínica de medicina deportiva SSM Rehab Sports Medicine en St. Louis—. Notará que se hace más fuerte, no sólo a la hora de levantar pesas sino en su vida cotidiana. Podrá subir escaleras con mayor facilidad. Podrá abrir los frascos y cargar los objetos pesados de la casa. Todo ello le levantará la moral a lo largo de todo el día".

Promueve un mejor sentido del equilibrio. Cuando somos jóvenes y andamos corriendo todo el tiempo, el sentido del equilibrio no es problema para nosotros. No obstante, cuando envejecemos un poco y nos volvemos más sedentarios, las conexiones entre el cerebro y los músculos pueden debilitarse por falta de uso. Levantar pesas puede impedir que esto suceda. En un estudio basado en hombres y mujeres de más de 75 años, se observó que quienes hicieron ejercicios con pesas tres veces a la semana durante 16 semanas mejoraron su sentido del equilibrio casi en un 70 por ciento.

Fortalece las articulaciones. Cuando se trata de achaques, dolores y lesiones, los puntos más débiles del cuerpo son las articulaciones. Levantar pesas —ya se habrá adivinado— ayuda a mantenerlas fuertes y libres de dolor. "Es importante fortalecer los músculos, los ligamentos y los tendones, porque de eso dependemos para movernos en esta vida —explica el Dr. Yetter—. No caminará, jugará ni trabajará muy bien si sus articulaciones o músculos son débiles".

Diviértase con la pelota

Muchas personas están convencidas de que la única forma de aprovechar los beneficios de los ejercicios con pesas es pasando horas en el gimnasio. Pero esa idea dista mucho de la realidad. Claro, las mancuernas (pesas de mano) y las máquinas *Nautilus* son excelentes para desarrollar músculos y quemar grasa. No obstante, es posible obtener los mismos beneficios —con un mínimo de equipo— en su casa. Es rápido. Es fácil. Y lo mejor de todo es que es divertido.

Así es: divertido. Ya no necesita barras para pesas (aunque muchas personas aún disfrutan usarlas). Actualmente un gran número de mujeres hacen ejercicios con pelotas de gimnasia *(medicine balls)* pequeñas (de 4 ó 6 libras/2 ó 3 kg) de vivos colores. Son fáciles de transportar y es divertido usarlas, por lo que esta actividad más bien parece un juego que un ejercicio formal.

"Si sólo se me concediera una cosa para hacer ejercicios por el resto de mi vida, elegiría las pelotas de gimnasia —comenta Michael Romatowski, director de entrenamiento personal en el gimnasio Athletic Express Health Club en Gaithersburg, Maryland, y autor sobre un libro acerca del entrenamiento con pelotas de gimnasia—. Los movimientos y la forma en que se utilizan las manos se parecen mucho más a lo que se hace en la vida real".

10 ejercicios fáciles

La clave para lograr el cuerpo más joven y mejor formado posible está en ejercitar y tonificar los principales grupos de músculos tanto de la cintura para arriba como de la cintura para abajo. Debido al riesgo que las mujeres corren de padecer osteoporosis —y la postura jorobada que puede causar—, es importante desarrollar los músculos en la parte superior del cuerpo. Y los ejercicios de la cintura para abajo pueden ayudar a adelgazar y a tonificar el abdomen, las caderas y los muslos, lugares problemáticos en los que la mayoría de las mujeres tienden a acumular peso.

¿Piensa que no tiene tiempo para un programa tan completo de ejercicios? Le demostraremos lo contrario. Sólo los fisicoculturistas profesionales necesitan pasar horas en el gimnasio, afirma Senft. Si se hacen dos o tres veces a la semana, los 10 ejercicios sencillos que se muestran en las siguientes páginas cubren todos los grupos musculares. Cuente con realizar una serie de entre 10 y 15 repeticiones por cada ejercicio. (Cada vez que levanta una pesa es una repetición). Después de 20 minutos —cuando mucho— habrá terminado.

Por cierto, a pesar de que los ejercicios especifican que se usen pelotas de gimnasia, fácilmente puede sustituirlas por mancuernas (pesas de mano) de 5 ó 10 libras (2 ó 5 kg). Debe usar el peso suficiente para que las últimas cuatro repeticiones le resulten más o menos difíciles.

¡Así que a darle!

Media sentadilla (cuclilla)

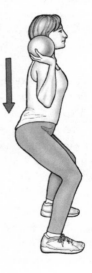

Párese dándole la espalda a una silla (sin brazos). Mantenga los pies bien apoyados en el piso y separados a una distancia ligeramente mayor que el ancho de sus hombros. Levante las pelotas de gimnasia hasta sus hombros, con las palmas hacia arriba. Mantenga la cabeza alineada con el torso y vuelta hacia el frente.

Conserve la espalda recta al doblar las rodillas y las caderas lentamente, como si fuera a sentarse. No permita que sus rodillas se extiendan más allá de los dedos de sus pies. Deténgase justo antes de sentarse en la silla. Sostenga esta posición por un segundo y vuelva a la inicial. Repita.

Los músculos que se trabajan: los músculos de las caderas, los cuádriceps (la cara anterior de los muslos), los ligamentos de las corvas (la cara posterior de los muslos), los glúteos (asentaderas) y los músculos de la baja espalda

Pres de pecho

Acuéstese boca arriba con las rodillas dobladas y los pies bien apoyados en el piso, separados más o menos a la misma distancia que el ancho de sus hombros. Sostenga las pelotas arriba de su pecho, con los brazos extendidos y las palmas de las manos vueltas hacia el techo. Debe tener los pulgares el uno frente al otro.

Doble los codos y baje las pelotas lentamente. Deténgase cuando las tenga más o menos a la misma altura que sus codos. (Si está acostado en el piso, sus brazos descansarán sobre este). Lentamente vuelva a la posición inicial. Repita.

Los músculos que se trabajan: los músculos del pecho y los hombros y los tríceps (la cara posterior de los brazos)

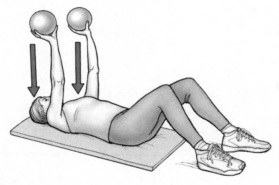

Remo inclinado

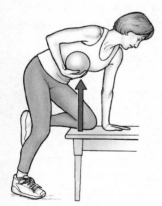

Sostenga una pelota con la mano derecha, con la palma hacia arriba, el pulgar hacia fuera y el codo hacia atrás. Apoye la rodilla y la mano izquierdas sobre una silla o banco. Coloque el pie derecho en el piso, con la rodilla ligeramente doblada. Mantenga recta la espalda. Debe tener la cabeza inclinada y formando una línea recta con la espalda. Deje colgar hacia el piso el brazo que sostiene la pelota.

Levante la pelota lentamente hasta su pecho. Su codo derecho apuntará hacia el techo al realizar este movimiento. Sostenga la posición por 1 segundo y vuelva a bajar la mano a la posición inicial. Realice una serie completa, cambie de lado y repita con el otro brazo.

Los músculos que se trabajan: los músculos de la espalda y del cuello

Extensión del tríceps hacia arriba

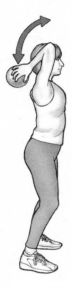

Párese con las rodillas ligeramente dobladas y los pies separados más o menos a la misma distancia que el ancho de sus hombros. Sostenga una pelota arriba de la cabeza con ambas manos. Debe tener los brazos extendidos, con las palmas vueltas hacia arriba y los codos ligeramente doblados y cerca de su cabeza.

Manteniendo los brazos cerca de la cabeza, doble los codos lentamente y baje la pelota detrás de su cabeza hasta donde llegue. Sostenga esta posición por un segundo y vuelva a la inicial. Repita.

Los músculos que se trabajan: los tríceps (la cara posterior de los brazos)

Pres de hombro

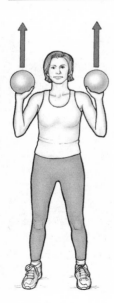

Párese con las rodillas ligeramente dobladas y los pies separados más o menos a la misma distancia que el ancho de sus hombros. Sostenga las pelotas a la altura de sus hombros, con las palmas hacia arriba y los pulgares el uno frente al otro.

Levante las pelotas lentamente hasta que sus brazos queden extendidos. No enderece los codos por completo ni arquee la espalda. Sostenga esta posición por un segundo y luego baje las pelotas a la inicial. Repita. Si el ejercicio se le dificulta, inténtelo sentado en lugar de pararse.

Los músculos que se trabajan: los músculos de los hombros, los tríceps (la cara posterior de los brazos) y los músculos de la parte superior de la espalda y del cuello

Curl de bíceps

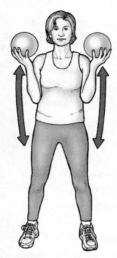

Párese con las rodillas ligeramente dobladas y los pies separados más o menos a la misma distancia que el ancho de sus hombros. Sostenga las pelotas a sus costados, con las palmas vueltas hacia arriba y los pulgares hacia fuera. Conserve el cuerpo erguido y la cabeza levantada y vuelta hacia el frente.

Manteniendo los codos a los costados, levante las pelotas lentamente hacia su clavícula. No arquee la espalda.

Sostenga la posición por un segundo y baje las pelotas despacio a la posición inicial. Repita.

Los músculos que se trabajan: los bíceps (la cara anterior de los brazos)

Inclinación descendente

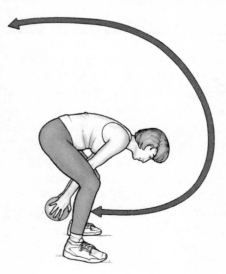

Párese con las rodillas ligeramente dobladas y los pies separados más o menos a la misma distancia que el ancho de sus hombros. Sostenga una pelota arriba y atrás de su cabeza con ambas manos, con los codos doblados más o menos en un ángulo de 45 grados.

Con un movimiento controlado, doble la cintura y baje la pelota entre sus piernas, como si estuviera partiendo leña. Luego levántela otra vez hasta atrás de su cabeza. Repita. Los principiantes deben hacer este ejercicio a una velocidad entre lenta y moderada.

Los músculos que se trabajan: los músculos abdominales (incluyendo los oblicuos), los músculos de la espalda y los hombros, los glúteos (asentaderas) y los tendones de las corvas (la cara posterior de los muslos)

Inclinación diagonal

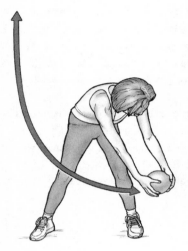

Párese con las rodillas ligeramente dobladas y los pies separados más o menos a la misma distancia que el ancho de sus hombros. Sostenga una pelota con ambas manos en lo alto arriba de su hombro derecho. Debe tener los codos ligeramente doblados.

Con un movimiento controlado, baje la pelota siguiendo una línea diagonal, hasta dejarla del lado externo de su rodilla izquierda. Siga la pelota con la cabeza y los ojos al bajarla y luego volver a subirla arriba de su hombro derecho. Haga el mismo número de repeticiones de cada lado.

Los músculos que se trabajan: los músculos de fondo del abdomen, la espalda y los hombros y los músculos de apoyo en las asentaderas y los muslos

Inclinación con giro

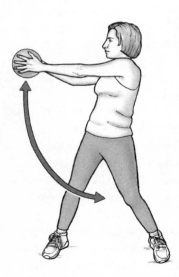

Párese con las rodillas ligeramente dobladas y los pies separados más o menos a la misma distancia que el ancho de sus hombros. Sostenga una pelota arriba y atrás de la cabeza con ambas manos, con los codos doblados en un ángulo de más o menos 45 grados.

Con un movimiento controlado, baje la pelota entre sus piernas (vea la ilustración de la inclinación descendente en la página 161). Al volver a subirla gire hacia la derecha, como si quisiera arrojarla hacia atrás por encima de su hombro derecho. Vuelva a bajarla entre sus piernas, súbala y gire hacia la izquierda. Continúe de manera uniforme.

Los músculos que se trabajan: los músculos de fondo del abdomen, la espalda y los hombros y los músculos de apoyo de las asentaderas y los muslos

Contracciones clásicas

Acuéstese boca arriba sobre un tapete o piso alfombrado, con las rodillas dobladas y los pies bien apoyados en el piso, separados más o menos a la misma distancia que el ancho de sus caderas. Entrelace los dedos de ambas manos detrás de la cabeza, apuntando los codos hacia fuera. Incline la pelvis un poco hasta poner toda la espalda en contacto con el piso. Suba los hombros lentamente hasta separarlos unos 30 grados del piso. No jale hacia arriba de su nuca. Sostenga esta posición por un segundo y baje su cuerpo lentamente. Repita.

Los músculos que se trabajan: los músculos abdominales superiores

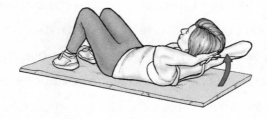

Alimentos "malos" y otros mitos

VEAMOS LA SAGA DEL HUEVO, UNA VERSIÓN MODERNA DE LA HISTORIA DE JEKYLL Y HYDE, POR DECIRLO DE ALGÚN MODO. EL HUEVO ES UNA FUENTE PERFECTA DE PROTEÍNA, FÁCIL DE PREPARAR Y BARATO. NO OBSTANTE, EMPEZÓ A SUFRIR UN AUTÉNTICO PROBLEMA DE IMAGEN MÁS O MENOS POR LA ÉPOCA EN QUE LOS MÉDICOS COMENZABAN A RECOMENDAR QUE SÓLO CONSUMIÉRAMOS 300 MILIGRAMOS DE COLESTEROL AL DÍA, A FIN DE REDUCIR EL RIESGO DE PADECER UNA ENFERMEDAD CARDÍACA.

Según explica Susan Adams, R.D., una dietista de Seattle y portavoz de la Asociación Dietética de los Estados Unidos, la tendencia en términos generales fue de llegar a la siguiente deducción supuestamente científica: El colesterol es malo para la salud. Los huevos contienen colesterol (213 miligramos por pieza). Por lo tanto, los huevos son malos para la salud. La falla característica de este tipo de censura alimenticia unidimensional es el hecho de no tomar en cuenta que los alimentos —también el huevo— contienen nutrientes saludables, según indica la experta. Además del colesterol, cada huevo contiene proteína, hierro, grasas insaturadas, aminoácidos esenciales, folato y otras vitaminas del grupo B. "De hecho el huevo es un alimento muy bueno", comenta la experta.

Por lo tanto, no vaya a creer todo lo que se dice acerca de otros alimentos "malos para la salud", como el pan blanco, la carne roja y el chocolate. Todos pueden encontrar cabida en un programa de alimentación saludable.

"No existen los alimentos chatarra. Lo que sí hay son las dietas chatarra", opina Frances Berg, una nutrióloga de Hettinger, Dakota del Norte, autora de un libro sobre el temor de las mujeres a comer y redactora de una revista sobre el control del peso.

El **método de controlar el peso por medio de soluciones rápidas fracasa en un 95 por ciento de los casos.**

Ahora más que nunca, nos hemos dado cuenta de que lo que comemos influye en cómo nos vemos y sentimos. No obstante, también estamos confundidos. Los alimentos que esta semana se alaban como saludables pueden tacharse hasta de peligrosos dentro de un mes. Y si lo permitimos, esta nube negra de información contradictoria puede acabar con todo lo que la comida tiene de amena.

"La comida es maravillosa y es divertido comer —afirma el Dr. John La Puma, un médico de Chicago fundador de la Clínica CHEF (siglas que en inglés significan Cocinar, Alimentación Saludable y Buena Forma Física), de la que es también el director médico. El método innovador para bajar de peso de esta clínica se basa en dar la mayor importancia al sabor—. Ningún alimento es malo para la salud en sí. Los problemas se deben a la forma en que se come y con qué frecuencia".

La noción de que algunos alimentos son intrínsecamente malos o buenos para la salud sigue siendo uno de los mitos más grandes de la nutrición. Se trata de un error cometido por el 77 por ciento de las personas radicadas en los Estados Unidos, de acuerdo con la encuesta de las tendencias del 2000 realizada por la Asociación Dietética de los Estados Unidos.

Equivocada o no, la noción simple y excluyente de lo que debe ser una alimentación saludable en realidad representa un producto lógico de la confusión generada por los estudios sobre la salud que, de manera constante, se convierten en titulares en medio de una cultura informativa que a menudo está compuesta sólo de fragmentos en lugar de la historia completa.

"En términos generales reaccionamos de dos maneras a la información

Cómo nacen los mitos

Al igual que otra mala secuela de *Rocky*, cada 5 años reaparece alguna versión de la dieta alta en proteína, presentada como la nueva fórmula para bajar de peso, como un "gran avance", indica la Dra. Carol Boushey de la Universidad Purdue, quien ha rastreado el origen de los mitos populares sobre la nutrición.

Sin embargo, no tiene nada de nueva ni sirve tampoco para bajar de peso de manera permanente, afirma la experta. Como sea, ansiosos por hallar una solución que les permita deshacerse de esas tercas libras de más, la gente la prueba y efectivamente bajan de peso, pero lo que pierden consiste principalmente en agua y tejidos no adiposos, no en grasa. Y a pesar de que probablemente recuperen el peso al poco tiempo de haber terminado la dieta, el mito permanece intacto.

La confusión que reina en torno a la importancia de las nuevas investigaciones ayuda a generar nuevos mitos y a perpetuar los viejos. Actualmente los medios de comunicación nos informan acerca de cualquier estudio científico nuevo, particularmente los relacionados con los efectos que la alimentación y el estilo de vida tienen en la salud. Con el tiempo nos llega el mensaje de que si sólo lográramos modificar nuestros hábitos para mantenernos al tanto de las investigaciones más recientes, nos mantendríamos sanos. El problema es que en el mundo de la ciencia un solo estudio representa sólo una diminuta pieza de un gran rompecabezas.

sobre nutrición que se convierte en noticia —indica Adams—. Tendemos a evitar las cosas por pensar que son malas para la salud o comer algo en mayor cantidad por pensar que es bueno para la salud".

Por lo tanto, conforme usted empiece a cambiar su estilo de vida a fin de bajar de peso y sentirse mejor, le ayudará saber distinguir entre los hechos y la ficción alimenticia. A continuación le presentamos una guía rápida de algunos de los errores más comunes que la gente comete.

Mito: ponerse a dieta es la única forma de bajar de peso

Si se suscribiera a un diario y este sólo llegara a su puerta un total de 20 días del año cancelaría su suscripción, ¿verdad? Pues el rendimiento de las dietas

"Al igual que sucede con una telenovela, se puede dejar de ver por unas cuantas semanas y uno no se pierde nada. Lo mismo ocurre con las investigaciones científicas", indica la Dra. Boushey.

¿Y cómo podemos protegernos contra los mitos? La respuesta sencilla es que hay que ser más escéptico. A fin de evaluar las investigaciones con la reserva de un científico, siga estos consejos.

Sea cauto. Las incoherencias se dan con frecuencia en las investigaciones científicas, particularmente las epidemiológicas (las que identifican los patrones dentro de una población determinada) acerca de la alimentación y el estilo de vida. Acuérdese de que los artículos publicados en las revistas de medicina muchas veces son avances acerca de trabajos que apenas se están llevando a cabo, destinados a otros científicos, y no pretenden significar la última palabra para el público en general.

Espere la secuela. En cuanto se publica un estudio, la noticia de sus conclusiones (pero prácticamente ninguno de los detalles precisos) se difunde por los medios electrónicos. Pocas horas después, millones de personas empiezan a pensar en comer más salvado de avena para evitar las enfermedades. No vaya a cambiar su estilo de vida debido a los resultados de un solo estudio.

"Con el tiempo todos los estudios cuajan y se llega a un consenso", afirma la Dra. Boushey. Por lo común este se da en forma de una recomendación por parte de un organismo gubernamental o una organización no lucrativa de salud, como la Asociación Estadounidense del Corazón.

es aún más pobre. Las dietas restrictivas —el método de controlar el peso por medio de soluciones rápidas, que apuntan al corto plazo y se concentran en el "ahora sí, ahora no"— fracasan en un 95 por ciento de los casos.

La buena nueva es que posiblemente estemos comprendiendo este hecho. De acuerdo con una encuesta llevada a cabo por el Consejo para el Control de las Calorías, el número de residentes de los Estados Unidos que se ponen a dieta está bajando. En 1986, el 37 por ciento de los habitantes adultos de los Estados Unidos estaban a dieta. El número bajó al 27 por ciento en 1998, mientras que un 39 por ciento adicional indicó que estaban esforzándose en serio por controlar su peso sin ponerse a dieta.

¿Por qué no logramos bajar de peso? No hacemos suficiente ejercicio. Consumimos demasiada grasa. Y simplemente comemos en exceso. Nuestro consumo de calorías sigue subiendo. Actualmente se ubica en más de 2,000 calorías al día, en comparación con las más o menos 1,800 de los años 70.

Para aumentar al máximo sus probabilidades de bajar de peso con éxito, olvídese de las dietas y normalice su forma de comer de por vida, sugiere Berg. El objetivo es sintonizarse con sus señales internas de hambre y saciedad, para que coma cuando sienta hambre y deje de hacerlo en cuanto quede satisfecho.

"Uno de los beneficios de comer normalmente es que se piensa menos en la comida", afirma la experta.

Mito: la alimentación saludable es aburrida

Con habilidad y planificación, la comida saludable es deliciosa y divertida de preparar, afirma el Dr. La Puma. Él lo descubrió cuando separó un tiempo para asistir a unas clases de cocina.

Ahí aprendió a darle un sabor delicioso a la comida saludable. Cuando empezó a disfrutar el proceso de perder 30 libras (14 kg), sabía que había dado con algo importante.

"La gente necesita adquirir las habilidades necesarias para cambiar sus hábitos", indica el Dr. La Puma.

El médico desarrolló un método placentero para bajar de peso que capacita a las personas en todos los aspectos necesarios, desde la planificación y salir de compras hasta cocinar. Cuando puso a prueba su programa innovador con un grupo de personas con sobrepeso, estas bajaron un promedio de 24 libras (11 kg) en 22 semanas, sin contar una sola caloría, prohibir un solo alimento o evitar un solo restaurante. ¿Y qué fue lo mejor? Se divirtieron haciéndolo.

Mito: puedo comer todo lo que quiera siempre y cuando sea bajo en grasa

Esta afirmación tal vez sería cierta si nos estuviéramos llenando de alimentos que naturalmente contienen poca grasa, como la fresa. Con sus 136 calorías por libra (450 g), usted podría comerse cubos (cubetas, baldes) enteros y aun así bajar de peso.

No obstante, en el mundo real de los alimentos procesados, el 93 por ciento de las personas comemos versiones de grasa reducida o sin grasa de alimentos que normalmente son altos en grasa. "El asunto no sólo es la grasa sino el total de calorías", afirma Carol Boushey, R.D., Ph.D., profesora adjunta de Alimentos y Nutrición de la Universidad Purdue en West Lafayette,

Indiana. "Bajo en grasa" muchas veces no equivale a "bajo en calorías". Si unta una rebanada de pan con 2 cucharadas de crema de cacahuate (maní) de grasa reducida, terminará consumiendo el mismo número de calorías que si se tratara de la versión con grasa entera.

Pero eso no es todo. Cuando nuestros ojos leen "bajo en grasa", nuestro cerebro dice: "Come más". A fin de probar la forma en que las etiquetas "bajo en grasa" y "alto en grasa" afectan la forma de comer, Barbara Rolls, Ph.D., profesora de Nutrición en la Universidad Estatal de Pensilvania en University Park, y sus colegas de la misma universidad les dieron a 48 mujeres tres yogures con sabor a frambuesa imposibles de distinguir entre sí.

Cuando las mujeres comían los yogures que decían "bajo en grasa", consumían luego una cantidad mucho mayor de calorías en el almuerzo y la cena que cuando comían el yogur que decía "alto en grasa". Cuando ninguna etiqueta indicaba el contenido en grasa del yogur, no se daba esta diferencia.

Los alimentos bajos en grasa pueden contribuir a facilitar la pérdida de peso, pero sólo si también son bajos en calorías, si se comen raciones normales y si no se interpretan como un permiso para comer en exceso más tarde, advierte la Dra. Boushey.

Mito: comer cierto tipo de alimento ayuda a quemar grasa

Este es el gancho que los promotores de la dieta de la toronja (pomelo) utilizaron para sacar provecho de las ilusiones de su público.

"Si bien es cierto que se queman calorías al digerir la comida, esto sólo corresponde a un pequeño porcentaje de las calorías que se consumieron, de modo que no afecta el peso", explica James O. Hill, Ph.D., director asociado del Centro de Ciencias de la Salud de la Universidad de Colorado en Boulder. Las dietas de la toronja, la del repollo (col), el arroz, la fruta y la alta en proteínas tienen una cosa en común: "Son contrarias a un equilibrio saludable —indica Adams—. No tienen sentido cuando se trata de cambiar los hábitos a fin de desarrollar nuevos patrones de alimentación que duren toda la vida".

Mito: comer de noche impide perder peso

Incluso hay expertos que creen en este mito común sobre las dietas, pero las investigaciones no lo han confirmado. Lo que cuenta es el número total de calorías que se consuman todos los días así como el número total que se gasten en actividades físicas, no la hora de comer.

¿No se convenció? En un estudio que abarcó a 7,000 personas, las que consumían el 64 por ciento o más de su total de calorías después de las 5:00 P.M. no tenían mayor probabilidad de subir de peso a lo largo de un período de 10 años que quienes sólo consumían el 25 por ciento de sus calorías después de las 5:00 P.M. Por cierto, a nivel nacional consumimos, en promedio, el 46 por ciento de nuestras calorías después de las 5:00 P.M.

Si su horario le impone una cena tardía, no se preocupe, dice la Dra. Boushey. Las calorías que consuma de noche simplemente se quemarán cuando le hagan falta. Por cierto, sí quemamos calorías al dormir: más o menos 50 por hora, según el peso corporal y otros factores.

Mito: los antojos son la respuesta natural del cuerpo a las deficiencias en la nutrición

Si esto fuera cierto, habría que ver qué falla en la nutrición se satisface con un dulce de chocolate, el alimento que con mayor frecuencia es objeto de un antojo.

"A todo mundo le gusta la idea de la sabiduría del cuerpo", afirma Marcia Pelchat, Ph.D., una psicóloga sensorial del Centro Monell Chemical Senses en Filadelfia. No obstante, los investigadores aún no han podido dar una explicación científica del porqué se dan los antojos y para qué propósito sirven. Y la teoría de los nutrientes faltantes no parece sostenerse cuando se analiza científicamente.

En un estudio, la Dra. Pelchat les pidió a las personas participantes que durante 5 días no consumieran más que una bebida dulce de vainilla, la cual cubría todas sus necesidades alimenticias, y agua. El resultado fueron antojos de alimentos como la pizza y el bistec —comida con un aroma y una textura diferentes— más que alimentos dulces como el helado o las galletitas *(cookies)*. Estos antojos se dieron sin existir ninguna necesidad de nutrición.

No obstante, hay esperanza: los antojos se vuelven menos frecuentes y más fáciles de manejar conforme envejecemos, afirma la Dra. Pelchat.

Mito: todas las grasas son malas

De acuerdo con los resultados que obtuvo una encuesta, la grasa y reducir su consumo parecen ser nuestras mayores inquietudes en relación con la nutrición. Lo único que hace falta es recortar la grasa y nuestros problemas para bajar de peso habrán terminado. Por lo menos eso pensamos. No obstante, la función de la grasa va mucho más allá de hacer que la comida sepa bien. El cuerpo necesita grasa para tener un corazón sano, huesos más fuertes y mejor visión. La grasa recubre todos los nervios y representa la mayor parte de todas las membranas celulares. Incluso puede ayudarnos a bajar de peso.

"Una de las razones por las que una alimentación baja en grasa induce a comer de más es porque se tiene hambre todo el tiempo. Al agregar grasas esenciales a la alimentación de hecho se apoya la pérdida de peso, al promover una sensación de satisfacción y saciedad —explica Ann Louise Gittleman, C.N.S., una especialista en enfermería clínica, nutrióloga y autora de un libro acerca de cómo la grasa ayuda a bajar de peso—. Se queda uno satisfecho por períodos más largos de tiempo, hasta de 4 horas".

La clave está en reemplazar las grasas saturadas y los ácidos transgrasos —que son malos para la salud y se hallan en la carne roja, los productos lácteos, la margarina y los productos panificados— con grasas saludables como las que contienen los aceites de oliva y semilla de lino (linaza, *flaxseed*), el salmón, la almendra y las verduras de hojas color verde oscuro.

Es posible que las personas con sobrepeso que evitan la grasa coman más y por lo tanto suban de peso. Un grupo de investigadores del Hospital Children's y de la Universidad Tufts, ambos ubicados en Boston, les dieron comidas controladas a 12 adolescentes obesos y luego les permitieron comer todas las veces que sintieran hambre a lo largo de las 5 horas siguientes. Aquellos a quienes se les había dado una comida alta en almidones consumieron un 81 por ciento más de calorías durante este tiempo que quienes inicialmente ingirieron una comida más alta en grasa. El resultado tal vez ayude a explicar por qué un número tan reducido de franceses padecen sobrepeso a pesar de su alimentación alta en grasa.

Mito: las vitaminas dan energía

¿Se siente cansado y agotado? Algún amigo con toda seguridad le recomendará que tome vitaminas para aumentar su energía. A pesar de que son esenciales para la buena salud, a las vitaminas les falta el ingrediente fundamental que se necesita para producir energía: las calorías.

"Las calorías se encuentran en la grasa, los carbohidratos y las proteínas", indica Patricia Hart, R.D., una asesora en nutrición y *chef* de San Francisco. Dicho de otra manera, en la comida. Las vitaminas sólo son las actrices de apoyo del proceso metabólico. Asisten a las enzimas que liberan la energía de los alimentos durante el proceso digestivo.

Ninguna vitamina corregirá los excesos de una mala alimentación alta en grasa, calorías o sodio.

Mito: comer de manera saludable cuesta más caro

Cuatro de cada 10 personas piensan que las frutas, las verduras, el pescado y los demás alimentos que forman parte de la alimentación saludable cuestan más de lo que actualmente echan en sus carritos del supermercado. No necesariamente es cierto, opina Adams.

Cuando un grupo de investigadores de la Universidad Estatal de Pensilvania así como del Instituto Mary Imogene Bassett de Investigación en Cooperstown, Nueva York, instruyeron a 300 personas con altos niveles de colesterol acerca de cómo recortar la grasa de su alimentación, aquellos cuyo colesterol bajó más cortaron sus gastos en comida en un promedio de $1.10 por día. En el caso de una familia de cuatro personas, el ahorro elevado al año sumaría $1,600.

Mito: las verduras frescas son más nutritivas que las de lata o congeladas

La realidad: 9 de cada 10 personas creen que los alimentos frescos son mejores que los congelados o de lata. No necesariamente es cierto en lo que se refiere a su valor nutritivo, indica Adams. Muchas verduras frescas que terminan en la sección de frutas y verduras del supermercado se cosechan antes de madurar, se transportan miles de millas en camión y se almacenan durante mucho tiempo. Todos estos factores reducen el valor de los nutrientes, particularmente el nivel de vitamina C.

Cuando el fabricante las maneja correctamente, las frutas y las verduras de lata y congeladas conservan la mayor parte de sus vitaminas y minerales.

"El viaje del campo a la fábrica es directo. Los nutrientes quedan más o menos sellados dentro del alimento —afirma Adams—. Los frijoles (habichuelas), la calabaza (calabaza de Castilla), el maíz (elote, choclo), la piña (ananá), el tomate (jitomate), la espinaca y la remolacha (betabel), para mencionar sólo unos cuantos, de hecho son bastante nutritivos en su presentación de lata".

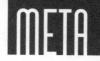

Llénese con fibra y combata la grasa

"UN SUAVE Y SEDUCTOR SABOR A AHUMADO".

FUE ASÍ CÓMO LOS *CHEFS* DE SANTA FE DESCRIBIERON EL PLATO

FLOR DE MAYO, UNO DE LOS PRINCIPALES ASPIRANTES A GANAR LA

PRUEBA DEL SABOR CON LOS OJOS VENDADOS, EN UNA VERSIÓN DEL

"DESAFÍO PEPSI" PROPIA DEL SUDOESTE DE LOS ESTADOS UNIDOS.

¿Y en qué consistía exactamente este sabroso plato de nombre tan exótico?

Pues se trataba nada menos que de frijoles (habichuelas). ¿Quién hubiera pensado que la fuente natural por antonomasia de la fibra pudiera adquirir prestigio *gourmet?*

Es muy posible que la idea de comer alimentos ricos en fibra le despierte otras imágenes, como la de ir regularmente al baño o de sufrir un exceso de gases intestinales. Independientemente de los chistes al respecto, si la noción de llenarse con fibra le parece tan apetitosa como la de roer la corteza de un árbol, siga leyendo y tal vez cambie de opinión.

En lugar de pensar en la fibra como el equivalente, en términos digestivos, del destapacaños, tenga presente que combate la grasa de manera muy eficaz. Así es. Es posible que la fibra se convierta en su mejor arma en la batalla contra los bultos de grasa. Y lo más probable es que no la consuma

173

Calcule su consumo de fibra rápidamente

Utilice esta tabla para averiguar fácilmente si está consumiendo 30 gramos de fibra al día. Anote el número de raciones que come de cada alimento todos los días y multiplíquelo por el número de gramos de fibra para obtener cada respuesta. Luego sume todas las cantidades para calcular su consumo diario total de fibra.

1.5 g de fibra × _____ raciones de frutas = _____ g

1.5 g de fibra × _____ raciones de verduras = _____ g

2.5 g de fibra × _____ raciones de cereales integrales = _____ g
(pan y pasta de trigo integral, arroz integral)

1 g de fibra × _____ raciones de cereales refinados = _____ g
(pan y pasta de harina refinada, arroz blanco)

5 g de fibra × _____ raciones de frijoles (habichuelas) = _____ g

Contenido en fibra de una ración de su cereal de caja = _____ g

SU CONSUMO DIARIO TOTAL DE FIBRA   = _____ **g**

en cantidades suficientes. El habitante común de los Estados Unidos no llega ni a la mitad de la Cantidad Diaria Recomendada (o *DV* por sus siglas en inglés) de 25 gramos que los expertos y la Asociación Dietética de los Estados Unidos recomiendan.

"La gente ha oído hablar de la fibra. ¿Recuerda la manía del salvado de avena de los años 80? Sin embargo, no entienden del todo qué es", afirma Gayle Reichler, R.D., una dietista y asesora de la ciudad de Nueva York y autora de un libro acerca de cómo lograr el bienestar.

¿Y qué es la fibra exactamente? Sólo se encuentra en los alimentos vegetales: las frutas, las verduras, los cereales integrales, las legumbres (frijoles, chícharos/guisantes/arvejas y lentejas), los frutos secos y las semillas. Es la parte de la planta que no podemos digerir, por lo que antaño la gente suponía que carecía de valor alimenticio. No obstante, según verá a continuación, la fibra ayuda de múltiples formas a adelgazar y a rejuvenecer.

ADELGACE

Al aumentar su consumo de fibra al doble, la persona típica puede bajar entre 9 y 10 libras (4 y 5 kg) en el transcurso de un año sin reducir su consumo de calorías. La fibra resta calorías al bloquear la digestión de una parte de las grasas y la proteína que se consume de manera simultánea.

Piense en la fibra como en un cúmulo de hilos finos. Al viajar por el tracto intestinal, estos hilos se enredan entre sí como un pedazo de cordel (mecate) y van atrapando calorías al mismo tiempo. Para obtener los mejores resultados procure consumir 30 gramos de fibra al día, repartidos a lo largo de la jornada.

La fibra también reduce las calorías de otras formas más sencillas. La mayoría de los alimentos altos en fibra contienen pocas calorías y grasa, así que si los come en mayores cantidades ingerirá menos calorías y menos grasa. Y debido a su volumen los alimentos altos en fibra tienden a saciar el hambre rápidamente, antes de que se tenga la oportunidad de comer en exceso.

REJUVENEZCA

¿Quiere tener un corazón sano? Coma un plato de cereal alto en fibra o bien de avena por lo menos cinco veces a la semana, recomienda Regina Ragone, R.D., una dietista y redactora especialista en alimentación con la revista *Prevention*. Un grupo de investigadores de Harvard estudiaron el consumo de fibra de 68,782 mujeres dentro del marco del Estudio de la Salud de las Enfermeras y observaron que el riesgo de sufrir una enfermedad cardíaca se reducía en un 34 por ciento en aquellas que obtenían la mayor cantidad de fibra de los cereales.

La fibra también puede ayudar de otras formas a mantener joven el cuerpo, por ejemplo al reducir el peligro de padecer afecciones relacionadas con la edad como derrame cerebral, cáncer y diabetes, señala el Dr. Andrew Weil, director del Programa de Medicina Integral de la Universidad de Arizona en Tucson.

Existen dos tipos de fibra: la soluble y la insoluble. "No obstante, tiene sus bemoles dividir la fibra en categorías, ya que muchos alimentos contienen ambos tipos", explica el Dr. Weil.

La fibra insoluble —la cual se encuentra en la ciruela pasa, la cáscara de la manzana, la zanahoria, el repollo (col) y los productos de cereales

Los campeones de la fibra

Los siguientes cereales figuran entre las mejores opciones para empezar el día con mucha fibra

CEREAL	CALORÍAS	FIBRA (g)
General Mills Fiber One (½ taza)	65	14
Kellogg's All-Bran Bran Buds (⅓ taza)	80	13
Kellogg's All-Bran (½ taza)	80	10
Kellogg's Raisin Bran (1 taza)	200	8
Post 100% Bran (⅓ taza)	80	8
Post Raisin Bran (1 taza)	190	8
Post Shredded Wheat 'n Bran (1¼ tazas)	200	8
General Mills Multi-Bran Chex (1 taza)	200	7
Quaker Shredded Wheat (3 trozos)	220	7
Quaker Oat Bran (1¼ tazas)	210	6

integrales— asegura el buen funcionamiento del tracto digestivo. La fibra soluble —la cual se encuentra en la avena, el salvado de avena, el frijol (habichuela), el chícharo (guisante, arveja), los cítricos y la fresa— se liga al colesterol en el intestino y evita que este sea absorbido por la sangre.

PERSIGA SU OBJETIVO

Le resultará sencillo —y sabroso— consumir por lo menos 25 gramos de fibra al día a través de una variedad de deliciosas frutas, verduras, frijoles y frutos secos. Los alimentos derivados de los cereales integrales, como el pan de trigo integral, los cereales altos en fibra y la pasta de trigo integral también son muy buenas fuentes de fibra.

"Procure aumentar su consumo de fibra identificando las posibilidades de sustituir los alimentos más bajos en fibra por otros altos en fibra —sugiere Ragone—. No es tan importante saber qué tipo de fibra se está consumiendo.

La mejor regla general es tratar de comer una gran variedad de alimentos altos en fibra".

Agregue ciruelas pasas, zarzamoras, fresas, manzana en rodajas (con todo y cáscara) o pera picada a su cereal; póngale garbanzos a su ensalada o remate su papa al horno con brócoli picado. Y pruebe las siguientes sugerencias para aumentar su consumo de fibra de manera creativa.

Desayune como los campeones. La forma más rápida y definitivamente la

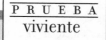

P R U E B A
viviente

Mi asistente para bajar de peso

Cuando me enteré de que la fibra podía ayudarme a bajar de peso, reconsideré mis elecciones alimenticias.

El primer cambio que hice fue a la hora del desayuno. *Cheerios* siempre había sido mi cereal favorito, pero sólo ofrecía 3 gramos de fibra por taza. Ahora como más de una taza de un cereal alto en fibra (una mezcla de *Fiber One*, *Raisin Bran* y *Basic Four*, para obtener la cantidad máxima posible de fibra y de sabor), lo que me permite ingerir 12 gramos desde antes de salir a trabajar por la mañana. Esto corresponde a casi la mitad de mi objetivo diario de 30 gramos.

Luego enfrento el resto del día. En lugar de galletas (*crackers*), como un par de frutas durante el día. Almuerzo saludablemente, con una ensalada verde, y mi cena es nutritiva, con unos tacos bajos en grasa con frijoles (habichuelas) refritos. Estos cambios me permiten alcanzar mi objetivo en cuanto al consumo de fibra para el final del día.

Ahora tomo en cuenta el contenido en fibra dietética de todo lo que compro y trato de obtener la mayor cantidad posible de fibra de mis alimentos. Mis amigos y compañeros de trabajo han comentado acerca de lo mucho que como. . . y sigo bajando de peso.

Póngale más fibra

Usted puede aumentar de manera significativa la cantidad de fibra contenida en su alimentación diaria por medio de unas cuantas sustituciones pequeñas y sencillas. Por ejemplo, si hace las siguientes elecciones inteligentes en el curso de un solo día, aumentará su consumo de fibra en unos impresionantes 22 gramos.

COMA ESTO . . .	EN LUGAR DE ESTO . . .	AUMENTO DE FIBRA (g)
Arroz integral (1 taza)	Arroz blanco (1 taza)	1.1
Bagel de salvado de avena (2 onzas/56 g)	*Bagel* común (2 onzas)	6.2
Galletas *(crackers) Triscuit* (7)	Galletas *Ritz* (10)	2.4
Palomitas (rositas) de maíz (cotufo) hechas a presión (3½ tazas)	Papitas fritas (10)	3.3
Pan de trigo integral (1 rebanada)	Pan blanco (1 rebanada)	2.0
Papa con cáscara	Papa sin cáscara	2.5
Pasta de trigo integral (1 taza)	Pasta de trigo refinado (1 taza)	4.3

más fácil de adelantar su consumo de fibra del día es desayunando un plato de cereal alto en fibra, recomienda Ragone. Muchas de las personas que nunca han tocado la pasta de trigo integral ni el arroz integral no lo piensan dos veces para comer un cereal integral como el *shredded wheat*.

Busque un cereal integral que contenga por lo menos 5 gramos de fibra por ración. Remátelo con un puñado de frambuesas, que ofrecen más de 6 gramos de fibra por taza, y habrá avanzado más de un tercio del camino hacia su objetivo.

"No obstante, tenga cuidado —advierte Ragone—. Es muy fácil comer demasiado cereal y agregar calorías excesivas". Lea la etiqueta para averiguar el tamaño de la ración y utilice una taza de medir para ponerle la cantidad correcta al plato. Si utiliza el mismo plato todas las mañanas, sabrá hasta dónde llenarlo.

Mézclelo. ¿Vuelve usted a la infancia a la hora de degustar un cereal para desayunar? ¿Ansía el sabor dulce y los colores primarios que disfrutó entonces? De ser así, pruebe el arte de mezclar los cereales, sugiere Ragone. Al mezclar uno de sus cereales dulces favoritos con uno razonable, alto en fibra, obtendrá un híbrido delicioso que le brindará 5 o más gramos de fibra por ración. Las siguientes tres sugerencias le servirán de punto de partida.

- *Shredded Crunch*: ¼ taza de *Cap'n Crunch*, ⅚ taza de *Shredded Wheat 'n Bran* (5.6 gramos de fibra, 170 calorías)
- *Fiber Charms*: ⅓ taza de *All-Bran Extra Fiber*, ⅓ taza de *Lucky Charms* (8.9 gramos de fibra, 73 calorías)
- *Count Fibrula*: ⅜ taza de *Fiber One*, ¼ taza de *Count Chocula* (9.8 gramos de fibra, 75 calorías)

Valore las verduras. "Una cosa que realmente insisto en promover es que se coman frutas y verduras —afirma Ragone—. Es justo lo que necesitamos".

Una ración promedio de frutas o verduras contiene aproximadamente 1.5 gramos de fibra. Si come tanto frutas como verduras —unas 9 raciones al día— cumplirá fácilmente con su cuota diaria de fibra.

Algunas de las mejores selecciones en cuanto a su alto contenido en fibra son la pera, la manzana, la naranja (china), la baya, la papa al horno (con cáscara), el chícharo (guisante, arveja) y las coles (repollitos) de Bruselas.

Lea la etiqueta. Cambie por lo menos la mitad de los carbohidratos refinados que consume por carbohidratos derivados de cereales integrales, indica Ragone. Las tiendas ofrecen cientos de productos de cereales integrales, desde pan, pasta y cereal hasta arroz y meriendas (refrigerios, tentempiés).

Empiece por leer la lista de ingredientes. El primero de estos debe incluir las palabras *"whole-grain"* (integral). Si no es así, el producto contiene harina refinada en su mayor parte. Palabras como *"unbleached"* (sin blanquear), *"enriched"* (enriquecido), *"stone-ground"* (molido por piedra) o *"wheat"* (trigo) tal vez suenen bien, pero no indican que se trata de un cereal integral *(whole grain)*.

Enfrijólese. Es buen momento para aprovechar la enorme cantidad de fibra contenida en esas latas de frijoles que están sobre las repisas de su despensa (alacena, gabinete), opina Ragone. Agregue color, textura y sabor a sus comidas mezclando las ensaladas, las salsas y los platos de arroz con frijoles.

Prepárese un burrito en un dos por tres, con frijoles vegetarianos refritos sin grasa. Busque frijoles crudos de calidad en las tiendas *gourmet*, como los frijoles Flor de Mayo cultivados por Elizabeth Berry, una experta en frijoles de Nuevo México.

Espolvoréelo. Espolvoree su cereal, sopa o ensalada con unas cucharadas de semilla de lino (linaza, *flaxseed*) recién molida, sugiere Reichler. Tiene un sabor a nuez parecido al de la semilla de sésamo (ajonjolí), y la reducida cantidad de ¼ de taza le dará 6 gramos de fibra.

Además de contener ácidos grasos omega-3, los cuales benefician la salud del corazón y el funcionamiento del cerebro, así como valiosos fitoestrógenos, la semilla de lino es una buena fuente de fibra, de la que ofrece más de 3 gramos por cucharada. También puede probar la semilla de calabaza (pepita), el germen de trigo, el pistacho o la almendra como opción para agregar fibra a su alimentación. No obstante, cuide las calorías adicionales, sobre todo en el caso de los frutos secos.

Beba mucha agua. Si no toma suficiente agua, la fibra de hecho puede causar estreñimiento, afirma Ragone. Así que asegúrese de tomar sus 8 vasos de 8 onzas (240 ml) al día.

Tómelo con calma. "La principal queja que escucho con respecto a la fibra es que produce gases. Y no es ningún secreto que puede provocar flatulencia", indica el Dr. Weil.

Cuando las bacterias presentes en los intestinos atacan y digieren las moléculas de los carbohidratos complejos que componen los alimentos con fibra, se libera el gas metano. La tolerancia a la fibra varía mucho de una persona a otra, pero la mejor forma de controlarla es aumentando el consumo de fibra poco a poco.

Si está acostumbrado a comer un cereal bajo en fibra como *Special K* de *Kellogg's* (sólo 1 gramo de fibra), Reichler sugiere efectuar el cambio por etapas. En lugar de ir directo por la caja de *Fiber One*, pruebe algo que contenga una cantidad media de fibra, como *Cheerios* o *Whole Grain Total*.

Satisfaga su antojo de dulce. Sí, puede obtener una buena dosis de fibra incluso al darse sus gustitos. Por cada gramo de fibra que sustituya un carbohidrato simple, bloqueará la absorción de 7 calorías, de acuerdo con David J. Baer, Ph.D., un fisiólogo investigador del Centro de Investigaciones sobre la Nutrición Humana del Departamento de Agricultura de los Estados Unidos ubicado en Beltsville, Maryland, quien estudió los efectos de la fibra en 17 personas. Así ocurre porque la fibra "tacha" las calorías al acelerar su paso por el sistema digestivo, antes de que el cuerpo logre absorberlas y almacenarlas en forma de grasa, explica.

Pruebe las siguientes golosinas ricas en fibra: un trozo de pastel (pay, tarta, *pie*) de zarzamora (401 calorías, 4.5 gramos de fibra), un *Almond Joy* de 1.7 onzas (48 g) (227 calorías, 4.3 gramos de fibra) o un *brownie* de *Weight Watchers* (190 calorías, 4 gramos de fibra).

Secretos del guardarropa: la ropa que adelgaza, la ropa que engorda

IMAGÍNESE LO QUE SIGNIFICABA VESTIRSE A FINES DEL SIGLO XIX. HABÍA QUE ENVOLVERSE LA CINTURA DE UN CORSÉ HECHO DE BARBAS DE BALLENA, METER EL ESTÓMAGO Y AGARRARSE DEL PILAR DE LA CAMA MIENTRAS LA SIRVIENTA APRETABA EL CORSÉ, HASTA LOGRAR LA CINTURA DE 14 PULGADAS (36 CM) QUE ESTABA DE MODA.

Afortunadamente las mujeres ya no necesitan esta prenda curiosa para verse más delgadas en el mundo de hoy. Tampoco tienen que esperar hasta perder el peso del que quieran deshacerse para disfrutar los beneficios de una apariencia más delgada.

Determinado color, un corte particular o una tela específica es lo único que hace falta para reducir las caderas y los muslos, encoger la cintura y aumentar la estatura. Todo radica en saber crear la ilusión deseada.

Empiece por el espejo

Párese a la distancia de por lo menos un cuerpo frente a un espejo de cuerpo entero en un lugar bien iluminado. . . totalmente desnuda.

"Es como estar en un museo —afirma Laurie Krauz, una asesora en imagen de la ciudad de Nueva York—. Se tiene la oportunidad de ver la obra de arte completa".

¿Es usted alta o baja? ¿Ancha o estrecha? ¿La línea de su hombro hasta su cadera es recta o curva? "En lugar de tratar de corregir su cuerpo —indica la experta—, necesita aprender cómo es. Comprenda el perfil de su cuerpo, para que pueda escoger la ropa que le quede a ese perfil".

Para hacerlo tiene que determinar cuál es la forma de su cuerpo. Existen cuatro formas de cuerpo: pera, guitarra, manzana y rectángulo. A fin de reducir sus opciones, fíjese en su cintura.

"Se tiene cintura o no se tiene cintura —comenta Catherine Schuller, redactora especializada en el comercio minorista de ropa para la revista *Mode* y autora de un libro sobre el modelaje para personas que usan tallas grandes—. O el cuerpo se estrecha arriba de la cadera o bien es recto hacia arriba y abajo".

Si se le estrecha el cuerpo se le puede clasificar de pera o guitarra. En el caso contrario es una manzana o un rectángulo. Ahora le indicaremos cómo saber cuál es su forma de cuerpo.

La pera

- El cuerpo se estrecha arriba de las caderas.
- La cintura es de 10 a 12 pulgadas (25 a 31 cm) más estrecha que las caderas.
- La mayor parte del peso está distribuido de la cintura para abajo.

La guitarra

- El cuerpo se estrecha arriba de las caderas.
- El peso se distribuye de manera uniforme entre el busto y las caderas.

La manzana

- El cuerpo no se estrecha arriba de las caderas.
- La cintura es la parte más ancha del cuerpo.
- Los brazos y las piernas son delgados.

El rectángulo

- El cuerpo no se estrecha arriba de las caderas.
- Las caderas, el busto y la cintura están bien proporcionados entre sí.

Una vez que determine la forma de su cuerpo, acéptela, recomienda Jan Larkey, autora de un libro acerca de cómo vestir cualquier figura de manera atractiva. Independientemente del peso que suba o baje, la estructura básica de su cuerpo no cambiará.

Hay que saber comprar

Ahora viene lo divertido: escoger la ropa que más halague *su* tipo de cuerpo.

Enmarque su rostro. "Una de las cosas más amables que podemos hacer por nosotras mismas es usar un cuello", indica Judith Rasband, una asesora en imagen de Orem, Utah, y autora de dos libros para mujeres acerca de cómo vestirse mejor. El cuello llama la atención de la gente sobre la cara en lugar del cuerpo.

Escoja un cuello de pico (en V), porque la línea vertical da un aspecto más delgado a todo mundo, afirma Claudia Kaneb, jefa de vestuario para el programa *Today* de la NBC. O bien logre el mismo efecto al ponerse una camisa de cuello alto con una cadena y un pequeño pendiente o un pañuelo (mascada) amarrado con un nudo y colgado a manera de collar.

Cintura o no cintura, esa es la cuestión. Su tipo de cuerpo determinará la ropa que elija para reducir su cintura. Observe las siguientes pautas.

La pera. Use los estampados y las texturas arriba de la cintura y los colores sólidos de la cintura para abajo. "Cualquier cosa llamativa o gruesa de la cintura para abajo aumenta el ancho", explica Schuller. Use faldas y pantalones sin pliegues.

La guitarra. Su cuerpo está bien proporcionado, opina Schuller. Utilice la misma ropa que la mujer con forma de pera, pero puede llevar estampados de la cintura para abajo.

Si tiene el abdomen plano, pruebe una falda ondulada estilo trompeta. Este corte alargado y recto que se ensancha entre la mitad de la pantorrilla y el tobillo adelgaza mucho, según Princess Jenkins, una asesora en imagen de Majestic Images International en la ciudad de Nueva York.

La manzana. Busque ropa que tienda a estrecharse hacia la parte de abajo de la prenda, como el dobladillo inferior de la blusa, la falda o incluso la manga, recomienda Schuller. Su cuerpo se verá tan ancho como la línea más ancha, dondequiera que esta caiga. Evite las rayas horizontales, que aumentan las dimensiones y hacen que el cuerpo parezca más ancho.

Rectángulo. Schuller sugiere elegir vestidos rectos —los cuales tienen un perfil vertical recto y no se estrechan— de telas como el velvetón, el tejido de punto mate y la seda pesada que se muevan junto con el cuerpo, creando la impresión de fluidez.

Concéntrese en sus caderas. Evite las líneas horizontales a la altura de la cadera, como los *tops* con bolsillos de parche y rayas horizontales, advierte Jenkins, porque agregan peso a cualquier figura. Algunas de las prendas que adelgazan las caderas son las faldas línea A, los sacos largos que cubren las caderas, las casacas holgadas y las hombreras pequeñas.

A fin de reducir el tamaño de sus muslos, Jenkins sugiere elegir pantalones de pierna semiamplia, evitando los que se estrechan hacia abajo.

Analice las alturas. Si usted es baja de estatura, no se ponga camisas largas encima de faldas largas, dice Larkey. Su cintura se perdería y se vería aún más baja. En cambio, ponga énfasis en su cintura con un *blazer* línea A o un cinturón (correa) y faldas que terminen una o dos pulgadas (2.5 ó 5 cm) arriba de sus tobillos.

O pruebe un traje pantalón, sugiere Kaneb. Un traje pantalón con un saco largo que le cubra las caderas y los muslos la hará parecer más alta y delgada, a menos que mida menos de 5 pies con 4 pulgadas (1.63 m).

Elija las telas correctas. Cualquiera con un poco de sobrepeso debe evitar telas como el corderito, el *tweed,* el cuero, los tejidos metálicos o los artículos de punto no lisos, los cuales agregan libras visualmente, afirma Jenkins, así como también estampados muy recargados, como grandes dibujos florales, cuadros o lunares. A continuación resumimos algunas de las pautas generales que esta experta da para los tipos de cuerpo específicos.

Pera y guitarra. Elija telas más suaves, como lanas delgadas, tejidos de punto de algodón y sedas ligeras.

Manzana y rectángulo. Busque telas más tiesas y gruesas, como algodones firmes, sedas duras y linos ligeros.

Ropa a su medida

Cuando una prenda fabulosa queda bien, cuelga sobre el cuerpo de manera atractiva y cumple con su propósito: crear la ilusión de delgadez.

"Tanto los hombres como las mujeres, si llevan cosas demasiado entalladas se verán corpulentos —explica Schuller—. Si llevan cosas demasiado holgadas, se verán corpulentos".

No es tarea fácil. Los diseñadores tienen en mente a la mujer bien proporcionada que mide 8 cabezas de altura (la cabeza representa exactamente la octava parte del largo total del cuerpo), con los hombros y las caderas del mismo ancho. Por lo tanto, encontrar ropa que le quede bien a *su* cuerpo, no al de Daisy Fuentes, puede ser un verdadero desafío, particularmente porque la misma talla puede quedar de otro modo cuando se cambia de marca.

*I*ndependientemente del tipo de figura que tenga, no se ponga ropa ajustada.

Sin embargo, no se rinda. "Las mujeres van de compras y se ponen algo. Y si no les queda culpan a sus cuerpos —comenta Krauz—. En cambio, deberían darse cuenta de que es culpa del fabricante".

A continuación le mostraremos algunas formas de lograr que la ropa le quede bien siempre.

Dése espacio suficiente. Independientemente del tipo de figura que tenga, no se ponga ropa ajustada. Si le queda un poco holgada no acentuará los bultos que nuestras figuras adquieren al envejecer, indica Rasband.

Súrtase por separado. "Es ridículo darle a la prenda de arriba y a la de abajo el mismo tamaño al diseñar la ropa para mujeres —opina Krauz—. Las únicas personas a quienes esto les funciona son las que tienen un cuerpo simétrico".

Diríjase a departamentos diferentes. No tema pasar del departamento de *juniors* al de *misses* (jovencitas) y de ahí al de *women's* (damas) para buscar la ropa que necesita. Por ejemplo, las blusas en las tallas más grandes de *women's* tienden a tener las sisas más grandes. Por lo tanto, si su cuerpo es de manzana, es posible que necesite comprar sus *tops* en el departamento de damas y sus faldas en el de jovencitas, indica Larkey. Si su cuerpo es de pera, quizá tenga que hacer justamente lo contrario.

Póngalo a prueba. Una vez que halle algo que parece quedarle bien, póngalo a prueba, sugiere Jenkins. Eche los hombros hacia delante y asegúrese de que la tela no se jale. Levante los brazos y fíjese que los pueda extender cómodamente. Revise que los botones y los cierres (cremalleras) no se estiren en el pecho o las caderas.

Tire el "vestido gordo"

Quizá se trate de unos pantalones de mezclilla (mahones, pitusa, *jeans*), una sudadera (camiseta gruesa) holgada o incluso un vestido, su "vestido gordo". Todas tenemos algo así. Algo que usábamos cuando estábamos más gordos. Lo colgamos al fondo del clóset y nos reconforta saber que está ahí para un caso de emergencia (como una comilona compulsiva de galletitas/*cookies*).

"Tengo clientes que guardan tres tipos diferentes de ropa en sus clósets: la ropa actual, la ropa 'delgada' y la ropa 'gorda' ", indica Jan Larkey, autora de un libro acerca de cómo vestir cualquier figura de manera atractiva.

No obstante, los tiempos están cambiando. Usted se ha comprometido a bajar de peso y ha llegado la hora de deshacerse de la "ropa gorda". Para siempre. He aquí algunas formas creativas —y liberadoras— de hacerlo.

■ Quémela en una ceremonia íntima en presencia de sus amigas para que la consuelen.

■ Pásele media docena de veces por encima con el coche.

■ Dónela a una organización que proporcione ropa para trabajar a mujeres pobres.

■ Recórtela, conviértala en un *collage*, enmárquelo y cuélguelo en la pared o el refrigerador como un recuerdo permanente de la razón por la que está cambiando su estilo de vida.

■ Transfórmela en una colcha (*quilt*) o en un cojín.

■ Conviértala en trapos y queme calorías limpiando la casa o encerando el auto con ellos.

Ajústelo. Tal vez tenga que ir más allá del almacén (tienda de departamentos) para lograr que la ropa le quede bien. Mientras que los hombres pueden mandar arreglar un traje en cualquier parte, las mujeres por lo común tienen que buscar a una costurera y realizar un gasto adicional.

No obstante, vale la pena, afirma Jenkins, porque es muy importante que la ropa le quede bien. Una vez que haya tenido una prenda que ajusta perfectamente, nunca querrá volver a ponerse una que no le quede bien.

Por cierto, tenga cuidado con los sacos y los *blazers*. Asegúrese de que por lo menos le queden bien de los hombros, aunque piense mandarlos arreglar luego, porque la parte de los hombros es difícil de corregir. También fíjese en la forma en que el frente del *blazer* cae sobre su pecho. No querrá pedirle a la costurera que rediseñe el saco.

El detalle es lo que cuenta

Por eso nos encanta ir de compras: por el color, el estilo y ese algo tan especial que realmente hace que un conjunto sea nuestro. Estos mismos detalles pueden servir para disimular muchas imperfecciones.

Elija el color correcto. El color expresa algo. El color tiene energía. Y el color puede adelgazar. "Todo el mundo piensa que sólo el negro adelgaza —afirma Mari Lyn Henry, miembro profesional de la Asociación Internacional de Asesores en Imagen—. Son tonterías. Cualquier color liso —verde oscuro, vino, azul marino, púrpura, cerceta— se amolda al cuerpo y produce el efecto de una sombra". Los colores vivos llegan a crear un aire juvenil, mientras que los colores claros y pálidos suelen causar la impresión de mayor edad.

Sea uniforme con los colores. Para verse más delgada, póngase una prenda del mismo color o de un color semejante arriba y abajo de la cintura, sugiere Jenkins. Dividir el cuerpo a la mitad con pantalones oscuros y camisas de color claro causa la impresión de mayor anchura.

Compre calidad. Las telas de calidad cuelgan mejor sobre el cuerpo, fluyen donde deben hacerlo y se amoldan a las curvas justo como debe ser. "El diseñador dedicó tiempo a crear un patrón y a coser la prenda de una forma que lo hará verse bien", indica Jenkins.

No obstante, esta ropa es cara y a muchas nos puede resultar problemático comprar sólo un *blazer* cuando sabemos que por la misma cantidad de dinero sería posible conseguir todo un traje, incluyendo una blusa adicional y un par de zapatos.

"Me resulta difícil —admite Kaneb—. No obstante, si se trata de un buen *blazer* o un buen abrigo, de algo que me pondré durante años, simplemente tengo que gastar el dinero". También puede encontrar gangas en las ventas por fin de temporada o en las tiendas de segunda mano.

Evalúe la calidad de la prenda mediante la prueba de las arrugas. Arrúguela con la mano. Si las arrugas se marcan demasiado, no le conviene. El rayón pesado y las sedas peinadas son telas buenas, porque las arrugas desaparecen aun cuando traemos puesta la prenda, afirma Kaneb.

Tercera Semana

El reloj se retrasa

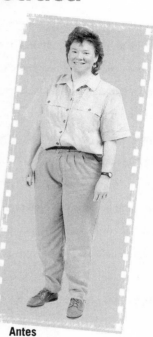

Antes

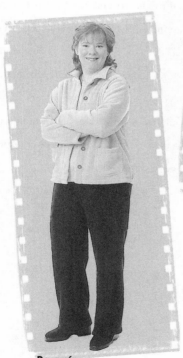

Después

AHORA ESTOY MÁS DELGADA, SANA Y FELIZ Y TENGO MÁS TIEMPO ENTRE SEMANA.

—Lynn Gano

Verse más delgado es importante cuando se trata de lograr un aspecto más joven, pero no es lo único. A fin de retrasar el reloj, usted puede hacer muchas cosas aparte de ejercicio y una alimentación saludable. Esta semana se concentrará en algunas de estas estrategias para rejuvenecer.

Para empezar aprenderá que una actitud positiva puede darle una apariencia más juvenil. También descubrirá los tres elementos básicos que permiten conservar un cutis radiante y juvenil, además de sugerencias acerca de cómo maquillarse para verse más delgada. Si usted quiere hacer algo más que caminar, agregando un poco de variedad a su ejercicio aeróbico, podrá empezar el proceso de selección leyendo un recuento general de algunas de las actividades aeróbicas más populares. Asimismo encontrará una estrategia para planear sus comidas cada semana, y nunca más tendrá que pasar apuros para preparar una comida saludable rápidamente.

Una mente juvenil,
un cuerpo juvenil

Cuando un médico le dijo a Hugo Black, juez de la Corte Suprema y ávido jugador de tenis, que no era aconsejable que un cuarentón se dedicara a este deporte, el juez contestó en broma: "En ese caso, estoy loco por cumplir los 50 para poder jugar otra vez".

El difunto juez no estaba dispuesto a permitir que su edad —ni las ideas erróneas de otra persona acerca de esta— le impidieran lo que le encantaba, y usted tampoco debería permitirlo.

Ahora más que nunca, su edad sólo registra el número de años que lleva en este planeta. No revela cómo se siente, cómo se ve ni qué piensa.

Y si lo que quiere es llevar un estilo de vida más saludable y activo —de esos que dan por resultado no sólo la pérdida de peso sino que evitan para siempre volverlo a subir— necesita cultivar pensamientos de carácter más juvenil. Si así lo hace *será* más joven de una forma muy concreta.

"Si se levanta y dice: 'Soy viejo y no puedo hacer tales cosas', no las podrá hacer. Puedo ver a dos personas mayores que tienen más o menos la misma edad e incluso el mismo nivel de condición física. La actitud de uno es: 'Puedo hacerlo' y la del otro: 'No puedo'. ¿Y adivine qué? Uno lo hará y el otro no —indica Dana G. Cable, Ph.D., profesor de Psicología en el Colegio Hood de Frederick, Maryland—. He visto a gente de 60 años que piensan que no pueden hacer nada, y a otros de más de 90 que no están dispuestos a renunciar a nada".

La ciencia está confirmando cada vez de manera más contundente que los pensamientos realmente influyen en el estado de salud de las personas. Un estudio descubrió que los hombres infectados con el virus del VIH se conservan sanos por más tiempo si mantienen una actitud optimista. Otro estudio demostró que la presión arterial disminuye en los pacientes cardíacos que mejoran sus actitudes y controlan sus sentimientos de hostilidad.

"En parte consiste en que físicamente sí respondemos mejor si nuestra actitud es la correcta", afirma el Dr. Cable.

La vida real ya lo habrá rodeado de ejemplos de este hecho. Es muy posible que alguna vez se haya sorprendido mucho al averiguar la verdadera edad de alguien al que creía mucho más joven. Y probablemente también haya tenido ya la experiencia de calcularle a una persona mucha más edad de la que en realidad tenía. Lo que despista no sólo es la apariencia física sino la forma de actuar, la vibración que proyecta la persona.

Así ocurre porque la mente emite un aura física que influye en la edad que se aparenta tener, explica el Dr. Cable.

"Pienso, por tanto puedo"

En el relato infantil que se llama *La pequeña locomotora que pudo*, las locomotoras más grandes se negaban a subir una empinada montaña diciendo: "No puedo". Por el contrario, la pequeña locomotora azul aceptó el reto, recitando sin cesar su mantra: "Creo que puedo, creo que puedo. . . ". Estos pensamientos positivos la llevaron hasta el otro lado de la montaña, lo cual celebró diciendo: "Sabía que podía. . . ".

El mismo espíritu y determinación juveniles estimularán su éxito a la hora de bajar de peso. "Pienso que la actitud con la que empiece —incluso tratándose de algo como bajar de peso o cambiar de hábito—, si realmente tiene la fuerte convicción de poder lograrlo, lo logrará", opina el Dr. Cable.

Todos conocemos la fórmula para adelgazar: reducir las calorías y aumentar el ejercicio. Sin embargo, no les resulta tan fácil a la mayoría de las personas. ¿Por qué? En algunos casos es cuestión de actitud. Si empieza un programa para bajar de peso con la idea de que se trata de algo imposible, no lo logrará.

Si piensa que será un suplicio, efectivamente lo será. "Cuántas veces las

P R U E B A
viviente

Un sueño adolescente

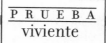

En agosto, pasé un día en la feria del condado con mi hija quinceañera Nicole. Ya es casi tan alta como yo y ambas llevábamos *shorts*. Al caminar vi que una pareja que va a la misma iglesia venía hacia nosotras.

Cuando la mujer se acercó lo suficiente para reconocerme exclamó: "¡Por Dios! ¡Es Molly! ¡Pensé que tenía enfrente a dos adolescentes! ¡Te ves estupenda!".

Fue justo lo que necesitaba oír. Había comenzado con el programa hacía poco y ya había bajado unas cuantas libras. ¡Me encantó que alguien notara la diferencia tan pronto e incluso me creyera una persona mucho más joven!

personas no tienen éxito, y de repente lo intentan y lo logran. ¿Qué fue lo que cambió? Adoptaron un estado mental diferente", indica el Dr. Cable.

No es la actitud en sí la que elimina el peso, pero un punto de vista positivo y juvenil facilita llevar a cabo las cosas que necesita hacer.

"Si usted piensa que realizar una actividad física le ayudará a tener éxito, entonces seguirá con ella. Se dirá a sí mismo: 'Puedo lograr esto' ", comenta Ross Andersen, Ph.D., profesor adjunto de Medicina en la Escuela de Medicina de la Universidad Johns Hopkins en Baltimore y uno de los más destacados investigadores del país sobre las actividades físicas integradas en el estilo de vida y la pérdida de peso.

Una vez que esta actitud se vuelva la dominante, las libras empezarán a derretirse de su cuerpo y su ser más juvenil comenzará a traslucirse, agrega el experto.

Una actitud nueva

Los ejercicios que hará con la materia que tiene entre las orejas, además de los músculos de todo su cuerpo, diferenciarán este esfuerzo por bajar de peso de todos los demás.

"Por regla general, la gente piensa en bajar de peso como una cuestión de ejercicio o de reducir las calorías. Con frecuencia no analizan su propia opinión sobre el proceso ni la gran importancia que sus actitudes tendrán para alcanzar el éxito", afirma Steve Sultanoff, Ph.D., profesor adjunto de Psicología en la Universidad Pepperdine de Malibú, California, y presidente de la Asociación Estadounidense del Humor Terapéutico.

A continuación le daremos una pequeña probada de la forma en que su mente puede ayudarle a descubrir su ser más delgado y joven, de acuerdo con el Dr. Sultanoff.

■ Ábrase a todo tipo de aventuras, como las de probar nuevos alimentos, encontrar nuevas formas de ejercicio y lugares para hacerlo y experimentar con diferentes apariencias y estilos.

■ Disfrútese y acéptese tal como es, para que pueda contar con la autoestima y el deseo necesarios para realizar cambios positivos en su estilo de vida.

■ Experimente con fascinantes técnicas mentales nuevas, como la visualización, el yoga y la meditación.

■ Encuentre apoyo y motivación en sus amigos y familiares.

■ Esfuércese por cumplir con nuevos objetivos enfocados a mantener su condición física y la firmeza de su cuerpo, además de estimularlo mental y físicamente.

■ Controle su estrés para que este no sabotee sus esfuerzos por bajar de peso ni lo haga envejecer de manera prematura.

La alegría del ejercicio aeróbico

ES POSIBLE QUE EL CUERPO HUMANO SEA LA ÚNICA MÁQUINA CUYA DURACIÓN AUMENTA ENTRE MÁS SE UTILICE. AL MOVER SU CUERPO DE TODAS LAS FORMAS POSIBLES EN TODAS LAS OPORTUNIDADES QUE TENGA, USTED SE HARÁ MÁS DELGADO Y LIGERO EN LUGAR DE MÁS PESADO Y LENTO. SUS ARTERIAS PERMANECERÁN FLEXIBLES Y DESPEJADAS Y NO SE ENDURECERÁN NI TAPARÁN. SUS HUESOS SE FORTALECERÁN EN LUGAR DE DEBILITARSE. USTED CONTARÁ CON MÁS ENERGÍA EN LUGAR DE MENOS. Y SU CUERPO SEGUIRÁ FUNCIONANDO COMO UNA MÁQUINA JOVEN, SANA Y BIEN LUBRICADA.

La dificultad es que en el mundo de hoy no resulta fácil utilizar el cuerpo con la misma frecuencia con que antes lo hacíamos —afirma el fisiólogo especializado en ejercicios Robert Brosmer, vicepresidente de salud y bienestar en la YMCA (*Young Men's Christian Association*, una cadena de gimnasios públicos en los EE. UU.) de la Florida Central en Orlando y coautor de un libro sobre la salud y el alto rendimiento físico—. En una sola generación hemos logrado computarizar la vida hasta el grado de que lo único que muchos usamos a lo largo del día son las puntas de los dedos".

Incrementar la actividad física cotidiana al subir las escaleras en lugar de tomar el elevador, por ejemplo, o bien al estacionarse más lejos de las tiendas para tener que caminar un poco más, definitivamente es un posible antídoto contra esta vida sedentaria moderna. No obstante, para quienes desean obtener resultados aún mejores la respuesta es hacer ejercicio aeróbico con regularidad. Esto significa salir varios días a la semana para acelerar el ritmo cardíaco y bombear la sangre de manera más vigorosa por todo el cuerpo.

El ejercicio aeróbico realmente es un tónico para la salud, opina John D. McPhail, instructor sénior sobre temas de salud en el Instituto de Salud Pública de Michigan en Okemos. "Aplicarlo con regularidad y diariamente a lo largo de la semana, incluso en pequeñas dosis, hace maravillas para la salud. No obstante, para lograr resultados aún mejores, como bajar más peso, es aconsejable incrementar las dosis".

Quemando calorías

¿Por qué el ejercicio aeróbico es tan útil para adelgazar, tener una mejor salud y sentirse más joven? Porque quema calorías, afirma McPhail. "Las investigaciones han observado que entre más calorías se queman, menos probabilidad hay de enfermarse de ciertos tipos de cáncer, males pulmonares, derrame cerebral y diabetes. Incluso el índice de suicidios es más bajo entre las personas que queman más calorías".

Además, entre más calorías queme mayor probabilidad tendrá de seguir subiéndoles el cierre (cremallera) a esos pantalones de mezclilla (mahones, pitusa, *jeans*) favoritos sin ningún problema. Si quema las suficientes incluso se verá obligado a comprar una talla más pequeña. Piense en lo siguiente: si alguien pesa 150 libras (68 kg) y empieza a caminar a paso rápido 1½ milla (2 km) al día (de 20 a 30 minutos), perderá unas 12 libras (5 kg) en un año sin haber comido ni una migaja menos. "Si no puede encontrar tiempo para 30 minutos seguidos, dé dos paseos de 15 minutos o tres de 10 minutos —sugiere McPhail—. Lo único que importa es que lo haga de manera regular".

Y recuerde que si quiere aprovechar el tiempo del que dispone y el esfuerzo que está haciendo para quemar el mayor número posible de calorías, camine un poco más rápido. Al caminar a una velocidad moderada de 3 millas (5 km) por hora, quemará 238 calorías por hora (suponiendo que pesa 150 libras). Si acelera el paso un poco, dando grandes zancadas a unas

Ejercicio inteligente y saludable

A veces las personas se emocionan tanto al comenzar con un programa de ejercicio que se entregan a él con todas las ganas del mundo. "Es maravilloso tener entusiasmo, pero debe tratar a su cuerpo correctamente", advierte la entrenadora personal Michelle Edwards del Instituto Cooper. Y acuérdese de hablar primero con su médico si es la primera vez que hace ejercicio. La experta recomienda lo siguiente.

Haga calentamiento. No se puede poner demasiado énfasis en este punto. Empiece su actividad lentamente para darles a sus músculos la oportunidad de calentarse y estirarse.

Hable y siga hablando. Haga la "prueba de hablar" de vez en cuando durante su sesión de ejercicio, sugiere Edwards. "Al correr o caminar rápidamente debe ser capaz de sostener una conversación con facilidad. Si jadea demasiado para hablar, está haciendo demasiado esfuerzo".

Evite el calor. En la época de calor haga ejercicio por la mañana o la noche, cuando esté más fresco. Beba más que los 8 vasos diarios de agua de siempre. Póngase ropa ligera y fresca. Si se siente mareado o débil, disminuya el esfuerzo o pare por un tiempo. Puede tratarse de los síntomas de una insolación.

Cúbrase con capas. Cuando la temperatura baje, póngase varias capas de ropa. De esta forma se mantendrá caliente y podrá quitarse una capa de ropa una vez que comience a moverse y a entrar en calor. Póngase guantes para proteger sus manos y una gorra para evitar que el calor corporal se le escape.

Dése tiempo para digerir. Debe esperar por lo menos 2 horas después de comer antes de hacer ejercicio vigoroso.

Compre calzado de calidad. "Unos tenis buenos pueden marcar la diferencia entre disfrutar el ejercicio y abandonarlo —indica Edwards—. Compre tenis de calidad adecuados para su actividad y acuérdese de las cuatro reglas fundamentales del buen calzado: acojinamiento, estabilidad, durabilidad y ajuste".

Deténgase por el dolor. "El ejercicio nunca debe doler", afirma la experta. Si siente dolor en los músculos o las articulaciones, deténgase. Si le duele el pecho o el hombro o brazo izquierdos, o bien el lado izquierdo del cuello, deténgase y consulte a un médico de inmediato. Puede tratarse de los síntomas de un ataque cardíaco.

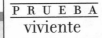

P R U E B A
viviente

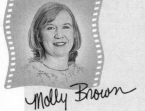

Molly Brown

Es divertido volver
a ser activa

Por un tiempo simplemente abandoné toda actividad física, por lo que acumulé un exceso de peso. Empezar a hacer ejercicio con regularidad otra vez ha influido mucho en mi peso.

Empecé a salir a caminar junto con mi hija y me sentí mejor casi de inmediato. Cuando quisimos hacer algo aparte de caminar conseguimos unos videos de aeróbicos y los hicimos juntas. Incluso logré que mi esposo participara: entramos a clases de bailar *swing*. Es divertido ser activa otra vez.

Y realmente ha valido la pena. Perdí todo el peso que quería bajar sin hacer cambios grandes ni desagradables en mi alimentación o estilo de vida. Mi familia y yo no hemos renunciado a nuestras golosinas favoritas, como el helado o el pastel (pay, tarta, *pie*) que hace mi mamá. Cuando se hace ejercicio con regularidad, no hay que preocuparse tanto por los gustos que uno se da de vez en cuando. Además, cuando se hace ejercicio en realidad ni dan ganas de comer la misma cantidad de comida chatarra.

Hacer más ejercicio aeróbico definitivamente le ha hecho bien a toda mi familia.

4½ millas (7 km) por hora, quemará más de 300 calorías por hora. Si mueve los brazos y recorre la cuadra a toda velocidad, como un marchista, quemará la impresionante cantidad de 400 (o más) calorías por hora.

¿No sabe a qué velocidad camina? Juzgue sus esfuerzos por su agotamiento. Califíquelos en una escala del 1 al 10, en la que el 1 corresponde a muy poco esfuerzo y el 10 es el máximo posible. A fin de quemar el mayor número posible de calorías sin agotar sus fuerzas por completo, trate de mantenerse más o menos en un 6 o un 7. "Su respiración debe ser sólo un poco más laboriosa que a una velocidad más lenta —afirma la entrenadora personal e instructora sobre temas de salud Michelle Edwards del Instituto

Cooper para la Investigación de los Aeróbicos en Dallas—. Si empieza a ja-
dear y a respirar con dificultad, se está esforzando de más".

Rejuvenezca rápido

Los resultados de las investigaciones son abrumadores: si usted desea una
solución mágica para tener un cuerpo más delgado y joven, esta sería el ejercicio aeróbico. "Si todos los beneficios del ejercicio estuvieran disponibles
en una pastilla, no me daría abasto extendiendo la receta —indica el Dr. James M. Rippe, profesor adjunto de Medicina en la Escuela de Medicina de
la Universidad de Tufts en Boston, director del Centro para Investigaciones
Clínicas y de Estilo de Vida en Shrewsbury, Massachusetts, y autor de un libro sobre la buena forma física después de los 40 años de edad—. La gente sólo tiene que dar este primer paso para empezar a realizar sus objetivos".

¿De qué le sirve hacer ejercicio aeróbico con regularidad?

Para lucir una figura esbelta. Si les preguntara a la mayoría de las personas qué hay que hacer para bajar de peso, lo más probable es que la primera palabra que pronunciaran sería "dieta". Sin embargo, en realidad deberían
contestar "ejercicio". "El aumento en la obesidad en este país a lo largo de
los últimos 20 años se debe más a nuestros estilos de vida inactivos que a
los hábitos de alimentación —opina el Dr. Rippe—. Desde luego una alimentación saludable acelera la pérdida de peso, pero más que nada hay que moverse".

Un grupo de investigadores canadienses, por ejemplo, halló que cuando
un grupo de hombres y mujeres con sobrepeso caminaron unos 40 minutos
al día durante un año, en promedio perdieron 10 libras (4.5 kg). . . a pesar
de que mientras el estudio duró la mayoría de hecho comieron más que
antes.

Para mantener joven su corazón. El corazón es el motor que mantiene funcionando al cuerpo. Entre más fuerte y eficiente sea su funcionamiento, usted disfrutará mejor salud y tendrá más energía. Fíjese en cómo funciona el
corazón de una persona físicamente activa en comparación con el de alguien
que no realiza ninguna actividad física. A lo largo de un minuto, el corazón
de la persona sedentaria late de 70 a 75 veces. Por el contrario, el de una
persona físicamente activa es tan fuerte que sólo le hacen falta de 45 a 50
latidos para bombear la misma cantidad de sangre. Eso corresponde a 36,000
latidos menos al día y a 13 millones menos en un año. Entre más fácil le resulte a su corazón hacer su trabajo, seguirá latiendo por más tiempo y usted
se sentirá mejor.

Es más, las personas que realizan una actividad física tienen la presión arterial significativamente más baja, niveles más bajos de colesterol y un menor riesgo de sufrir un derrame cerebral o alguna enfermedad cardíaca, en comparación con quienes no llevan a cabo ninguna. Y los beneficios del ejercicio aeróbico se hacen notar casi enseguida. Cuando un grupo de investigadores de la Universidad de Pittsburgh puso a 12 mujeres con sobrepeso a caminar o a usar la bicicleta fija durante una hora al día, su presión arterial bajó 4 puntos en sólo una semana.

Para irradiar una actitud juvenil. Cualquiera que hace ejercicio con regularidad le dirá que no hay nada mejor para eliminar el estrés, levantar el estado de ánimo y simplemente sentirse bien consigo mismo. De hecho hacer ejercicio con regularidad resulta tan eficaz en este sentido que los psicólogos han empezado a recomendarlo a fin de tratar depresiones entre leves y moderadas así como los trastornos de ansiedad y el abuso del alcohol.

"Por encima de los cambios físicos evidentes, las modificaciones internas son extraordinarias en las mujeres que hacen ejercicio —indica Michael Bourque, un entrenador personal y coordinador de entrenamiento personal en el Centro para la Salud y el Bienestar de la YMCA de la Florida Central en Oviedo—. Se sienten más a gusto con sus cuerpos. Caminan con confianza. Y simplemente emanan confianza en sí mismas".

Para agudizar su memoria. El cerebro no es un músculo, pero hacer ejercicio aeróbico con regularidad puede conservar su fuerza, como si lo fuera. Cuando un grupo de investigadores de la Universidad Case Western Reserve en Cleveland compararon los estilos de vida de unas personas con la enfermedad de Alzheimer con los de otras que no la tenían, observaron que los individuos sanos llevaban a cabo mucha más actividad física que quienes padecían la enfermedad. Participar con regularidad en actividades como correr, andar en bicicleta, jugar golf, levantar pesas, patinar sobre hielo, nadar y jugar *racquetball* o tenis invariablemente parecía tener un efecto protector.

Para abandonar los viejos hábitos. Es posible que fumar cigarrillos sea un hábito que la gente adopte cuando son jóvenes e "invencibles", pero muy pronto se encarga de minar toda su juventud. Las investigaciones han demostrado que les resulta más fácil dejar de fumar sin subir mucho de peso —reacción por la que muchas mujeres desisten de renunciar al cigarrillo— a las personas que comienzan a hacer ejercicios aeróbicos.

En un estudio en particular, un grupo de investigadores de la Universidad Brown en Providence, Rhode Island, dividió a unas fumadoras en dos grupos. Las integrantes de uno de ellos asistieron a un programa para dejar de fumar enfocado en el comportamiento, con una duración de 12 semanas, y empezaron a hacer ejercicio. Las del otro grupo participaron en el mismo programa enfocado en el comportamiento y asistieron a conferencias sobre temas de salud. Al finalizar el estudio, se reveló que quienes hacían ejercicio tenían una probabilidad más o menos dos veces mayor de haber logrado evitar el cigarrillo, en comparación con quienes no hacían ejercicio. Además, sólo habían subido la mitad del peso que estas.

Póngase en marcha

No cabe ninguna duda: lo más duro de comenzar con un programa de ejercicio aeróbico es. . . comenzar. Podrá facilitarse las cosas si observa los siguientes pasos.

Seleccione sus días. A fin de bajar de peso más rápido, debe tratar de realizar su actividad aeróbica favorita de 20 a 60 minutos diarios entre 3 y 5 días a la semana. Le resultará mucho más fácil lograrlo si desde el principio designa los días en que hará ejercicio. "Si sólo se propone: 'Voy a tratar de hacer ejercicio 3 días de esta semana', nunca lo hará —indica Brosmer—. No obstante, si hace planes con anticipación y lo anota en su calendario, lo hará".

Asegúrese de incluir unos días libres en sus planes, sugiere el experto. "Es bonito ver el calendario y decir: 'Muy bien, el miércoles descanso' ".

Comience y acabe con calma. Independientemente de que camine, nade o juegue *racquetball*, tiene que darse la oportunidad de hacer calentamiento y de enfriarse. "Demasiadas personas salen a caminar o jugar a lo más que dan en cuanto terminan de amarrarse las agujetas (cordones) —explica McPhail—. Al cabo de dos minutos se sienten muy mal. Lo atribuyen a su terrible condición física y abandonan el esfuerzo, cuando lo único que necesitaban hacer en realidad era calentamiento".

Empiece lentamente los primeros 5 a 10 minutos. Camine despacio. Dé unas cuantas brazadas suaves. Volee de manera ligera. Luego intensifique sus esfuerzos conforme sienta que su cuerpo se calienta y se vuelve más ágil. Relájese de la misma forma al finalizar su actividad. Detenerse de manera brusca puede producir un mareo.

Llévese los tenis. La vida es impredecible, pero su rutina de ejercicio no tiene que sufrir por ello. "Simplemente llévese sus tenis para caminar adondequiera que vaya —sugiere el Dr. Rippe—. Ya sea que salga por cuestiones de negocios o unas vacaciones, siempre tendrá unos momentos de

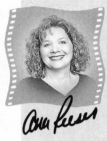

PRUEBA
viviente

Música para moverse

Siempre me ha gustado hacer ejercicio. Pero la verdad, no puedo salir corriendo por la puerta para hacer ejercicio cuando me da la gana. Al fin y al cabo tengo que cuidar a un niño.

Así que fue cosa de convencer a mi marido, John, de cuidar a nuestro hijo, Sam, durante una o dos horas, para que yo pudiera hacer el ejercicio que necesito. Tengo que decir que John me ha apoyado mucho en este sentido.

Compramos una estera mecánica (caminadora, *treadmill*), lo cual realmente me ha ayudado a seguir haciendo ejercicio durante los meses de invierno. Está bien, porque puedo acostar a Sam para su siesta y luego ir a hacer ejercicio en la estera mecánica durante una hora. Sé que algunas personas se aburren al hacer ejercicio en la estera mecánica, pero he mantenido el interés cambiando con frecuencia la música que escucho. De acuerdo con mi estado de ánimo va cambiando día con día la música que me motiva. No obstante, por lo general se trata de melodías alegres y optimistas que me empujan a moverme.

Algunas días me ha costado más trabajo que otros motivarme para hacer ejercicio. Ha habido veces en que al acostar a Sam para su siesta lo único que he querido hacer es dormirme también. Pero sé que después de hacer ejercicio tendré mucha más energía y lograré hacer mucho más el resto del día.

inactividad en los que podrá salir a dar un paseo vigorizante. Si lleva sus tenis podrá incluir el ejercicio en el programa más ajetreado de actividades".

Incluya a los infantes. Los avances en la tecnología facilitan llevarse a los niños pequeños ya sea a andar en bicicleta, salir de excursión o caminar. "Puede comprar carreolas (cochecitos) para correr, mochilas para bebés, carreolas para superficies disparejas, asientos para bicicleta y accesorios para bicicleta que le permiten a su hijo sentarse atrás y pedalear también —indica McPhail—. Al incluir a sus hijos no sólo estará haciendo un ejercicio excelente sino también les enseñará a llevar un estilo de vida saludable".

Muévase con la música. Si el ejercicio aeróbico se le hace cansado y tedioso —lo cual sucede con frecuencia cuando se utiliza la estera mecánica (caminadora, *treadmill*) o la bicicleta fija—, simplemente agréguele música. "Las investigaciones demuestran que cuando la gente escucha música al hacer ejercicio no tienen la impresión de trabajar tan arduamente —señala Brosmer—. Y lo hacen por más tiempo".

Viva la variedad. Tal vez le encante la pizza, pero si la comiera todas las noches no tardaría en hartarse. Lo mismo sucede con el ejercicio aeróbico, afirma la entrenadora personal Jana Angelakis, fundadora del gimnasio para entrenamiento personal PEx Personalized Exercise en la ciudad de Nueva York. "La misma rutina de caminatas que lo tenía fascinado al comenzar con ella puede perder su interés después de unos meses —dice—. Si no se siente motivado, no le eche la culpa automáticamente al ejercicio. Atribúyalo al aburrimiento. Encuentre un nuevo lugar para caminar o una actividad nueva. Enseguida se sentirá vigorizado".

> *S*i no se siente motivado, encuentre un nuevo lugar para caminar o una actividad nueva.

Aeróbicos para todo el mundo

A fin de garantizar que vaya a perseverar con el ejercicio aeróbico, lo más importante es encontrar algo que realmente le encante. "No haga algo que aborrece sólo por ser bueno para su salud —recomienda Angelakis—. Sólo se frustrará y se desalentará. Si hace algo que le gusta siempre hallará tiempo y se sentirá de maravilla al hacerlo".

¿No está seguro de qué le gustaría hacer? No es el único. "Escoger una actividad puede resultar confuso cuando apenas se está comenzando —indica la experta—. Su mejor opción es encontrar varias actividades que le interesen y probarlas para ver con cuál se queda".

A continuación le presentaremos algunas de las actividades aeróbicas más populares. (Nota: Las cantidades de calorías que se proporcionan se basan en un peso corporal de 150 libras/68 kg).

Caminar. Se trata por mucho del ejercicio más fácil: sólo coloque un pie delante del otro, dice Brosmer. "No es pesado para las articulaciones. Y realmente lo puede hacer en cualquier parte".

Qué necesita: Un buen par de tenis para caminar.

Número de calorías que quema: De 200 a 400 por hora, según su velocidad.

El costo: Unos $70 por los tenis.

Beneficios especiales: Caminar es una actividad de carácter muy social, indica McPhail. "Es fácil encontrar quien lo acompañe a uno. Y en casi todas las comunidades hay clubes para caminar. Investigue en el centro comercial, la oficina de educación comunitaria o la oficina del parque de su localidad".

Correr. La ventaja de correr es que le permite quemar más calorías en menos tiempo que cuando camina, afirma Brosmer. No obstante, les exige más a las articulaciones que caminar, así que olvídese del pavimento y limítese a los caminos de tierra y de grava (gravilla).

Qué necesita: Tenis para correr.

Número de calorías que quema: De 500 a 600 por hora a una velocidad moderada.

El costo: Unos $70 por los tenis.

Beneficios especiales: La euforia del corredor. "Los beneficios psicológicos de exigirse un poco más son reales —explica la Dra. Deborah Saint-Phard, una fisiatrista especializada en el ejercicio que trabaja en el Centro de Medicina Deportiva para Mujeres del Hospital para Cirugía Especial en la ciudad de Nueva York—. Todas esas hormonas que nos hacen sentir bien (llamadas endorfinas) se liberan y uno se siente de maravilla".

Nadar. Hacer ejercicio en el agua ocupa todos los músculos importantes y es un excelente ejercicio de acondicionamiento aeróbico, afirma Brosmer. No obstante, debe tener en mente que nadar por lo general no calienta el cuerpo tanto como hacer ejercicio en tierra (porque el agua está fresca). Por lo tanto, no quema la misma cantidad de grasa que otros tipos de ejercicio. Lo mejor es combinarlo con otra actividad.

Qué necesita: Un traje de baño y un lugar dónde nadar.

Número de calorías que quema: De 400 a 550 por hora al nadar estilo libre a una velocidad entre lenta y moderada.

El costo: El costo de la membresía en una piscina (alberca) varía, pero puede nadar durante todo el año en su YMCA (*Young Men's Christian Association,* una cadena de gimnasios públicos en los EE. UU.) local por unos $25 al mes.

Beneficios especiales: Nadar no es pesado para las articulaciones y el agua apoya el cuerpo, por lo que incluso las personas con mucho sobrepeso se sienten a gusto haciendo este ejercicio.

Andar en bicicleta. Andar en bicicleta es vigorizador y permite disfrutar los paisajes. No es pesado para las articulaciones y hace que uno vuelva a sentirse como niño.

Qué necesita: Una bicicleta y un casco.

Número de calorías que quema: De 400 a 550 por hora a una velocidad moderada.

El costo: De $200 para arriba, aproximadamente, por la bicicleta; y de $30 para arriba por el casco.

Beneficios especiales: Puede obtener los mismos beneficios con una bicicleta fija, si no quiere salir al aire libre. O mejor aún: inscríbase en una clase de *spinning* bajo techo.

Bailar. Aparte de la música excelente y de que es muy divertido, bailar es un ejercicio extraordinario.

Qué necesita: Un poco de espacio y música.

Número de calorías que quema: Unas 375 por hora si se dedica al baile de salón, de discoteca, folclórico o de cuadrilla *(square dancing)*, y aproximadamente 200 si opta por la variedad lenta y romántica.

El costo: Ninguno si lo hace en su casa. Las clases particulares arrancan desde unos $25 la hora.

Beneficios especiales: "Bailar no sólo es bueno para el cuerpo sino también para el espíritu —afirma el Dr. Rippe—. De todos los ejercicios que integran la mente y el cuerpo que se pueden hacer, bailar tiene una de las cargas positivas más fuertes".

Jugar tenis. Volear con un amigo es una forma excelente de disfrutar una tarde y quemar un poco de peso sobrante. "Ni siquiera tiene que llevar la cuenta —opina la Dra. Saint-Phard—. Sólo disfrute pasándose la pelota de un lado al otro".

Qué necesita: Una raqueta de tenis, pelotas y una cancha donde jugar.

Número de calorías que quema: Unas 500 por hora jugando *singles*.

El costo: Unos $70 por la raqueta y $3 por la lata de pelotas. Las canchas comunitarias son gratuitas. A veces la Asociación Estadounidense de Tenis ofrece clases gratuitas en algunas regiones.

Beneficios especiales: Excelente para el cuerpo de la cintura para abajo: el tenis es un ejercicio fantástico para las asentaderas y las piernas.

Salir de excursión. A veces no implica más que caminar por un sendero, pero desde luego también tiene la oportunidad de contemplar paisajes hermosos y disfrutar la estancia al aire libre.

Qué necesita: Un par de botines y agua para beber.

Número de calorías que quema: De 400 a 500 por hora a una velocidad moderada.

El costo: $75 por los botines. No hay necesidad de una mochila especial para las excursiones diurnas cortas. Sólo lleve una cangurera *(fanny pack)* para las meriendas (refrigerios, tentempiés) y el agua.

Beneficios especiales: Se trata de un gran tonificador para las piernas y las asentaderas.

Andar en patines de navaja. Esta versión actual de un pasatiempo popular que muchas personas gozaron durante su infancia —andar en patines de ruedas— es rápida y divertida y nada pesada para las articulaciones. Y llega a quemar el mismo número de calorías que correr.

Qué necesita: Patines, un casco, rodilleras y coderas.

Número de calorías que quema: De 400 a 600 por hora, según su velocidad.

El costo: Los patines y el equipo de protección llegan a costar hasta $250. Algunas tiendas de artículos deportivos ofrecen clases gratuitas y le rentan patines por día, de modo que podrá probarlos antes de adquirirlos.

Beneficios especiales: A sus hijos también les encantará.

Hacer aeróbicos. Olvídese de aquellas jóvenes veinteañeras luciendo sus diminutas prendas de *Lycra*. Las clases de aeróbicos han cambiado mucho. "La mayoría de los gimnasios ofrecen una amplia variedad de clases para personas de todos los niveles", indica Bourque. Y se dispone de una mayor selección, como bailar salsa o clases inspiradas en los deportes, como aeróbicos con *kickboxing*.

Qué necesita: Zapatos para aeróbicos o entrenamiento múltiple *(crosstraining)*.

Número de calorías que quema: Unas 450 por hora en una sesión de aeróbicos de alto impacto.

El costo: Unos $70 por los zapatos. En la YMCA las clases cuestan unos $25 al mes.

Beneficios especiales: Se trata de un ejercicio que se hace con supervisión, de modo que podrá estar seguro de estarlo haciendo bien. Puede conocer a gente nueva y pasar momentos muy divertidos.

Planear el éxito
en la mesa

Son las 6:00 p.m. ¿Dónde está su cena saludable? Usted revisa la despensa (alacena, gabinete) y encuentra pasta, pero nada de salsa. Va al refrigerador y descubre una lechuga, pero nada de tomate (jitomate), zanahorias, pimientos (ajíes, pimientos morrones) o aliño (aderezo) para ensaladas. Lo más probable es que no vaya a servir lo indicado para lograr bajar de peso realmente.

Y no estaría solo: el 25 por ciento de las personas que radican en los Estados Unidos no cuentan en su casa ni con los ingredientes necesarios para preparar una sola comida casera, de acuerdo con una encuesta llevada a cabo por los Fabricantes de Comestibles de los Estados Unidos en Washington, D.C.

En vista de todas las opciones rápidas pero poco saludables de las que disponemos con gran facilidad —el restaurante de comida rápida de la esquina, la entrega de pizzas a domicilio y la venta de *hot dogs* en las gasolinerías—, contar con un plan de alimentación saludable es una excelente idea para evitar aumentar de peso, opina el Dr. John La Puma, un médico de Chicago fundador de la Clínica CHEF (siglas que en inglés significan Cocinar, Alimentación Saludable y Buena Forma Física), de la que es también

El equipo para el éxito

Miguel Ángel no hubiera podido pintar la Capilla Sixtina de no contar con la pintura y los pinceles adecuados. Y usted no podrá convertirse en un artista de la cocina de no contar con el equipo adecuado, aunque tenga a mano los alimentos correctos. A continuación los expertos culinarios le ofrecen 10 sugerencias para ayudarle a preparar una obra maestra siempre.

Corte con calidad. Para optimizar el tiempo que dedica a rebanar y a picar, utilice un cuchillo de *chef* de 8 ó 10 pulgadas (20 ó 25 cm). Antes de comprarlo, sosténgalo y haga como que va a rebanar algo. Debe sentirlo cómodo y equilibrado en la mano, explica Pierre LeBlanc, profesor adjunto del Instituto Culinario de los Estados Unidos en Hyde Park, Nueva York. Cuando encuentre uno que le funcione, cómprelo.

Adhiérase a lo antiadherente. No tendrá que agregar mantequilla a sus alimentos si utiliza sartenes antiadherentes. Tenga a mano una cacerola pequeña y una mediana, además de una sartén y una olla grande para cocinar las sopas y el chile con carne (*chili*), recomienda Jyl Steinback, autora de una colección de recetarios de comida baja en grasa. Para consentir sus ollas, utilice cucharas de madera y plástico en lugar de metal.

Tenga un *wok* a mano. Utilice un método saludable de cocinar que existe desde hace 3,000 años: el *wok*. Su forma concentra el calor en el fondo y permite cocinar carne y verduras rápidamente con poco o nada de aceite. Agregue caldo sin grasa, agua o vino para sustituir el aceite con excelentes resultados.

Conviértase en un maestro del microondas. Para reducir el tiempo de cocción puede descongelar la carne, calentar las verduras, cocinar el arroz y recalentar las sobras en el horno de microondas. Sin embargo, no lo utilice para preparar

---

el director médico. El método innovador para bajar de peso de esta clínica se basa en dar la mayor importancia al sabor.

"Un plan exitoso llega a parecerse a la billetera (cartera) que un hombre lleva en el pantalón. Simplemente se trata de una de las cosas que carga sin pensar en ella hasta necesitarla", indica el Dr. La Puma.

¿Pero dónde hay que empezar, sobre todo si su concepto de planear la comida es apartar el tiempo suficiente para calentar unos burritos congela-

carne, pescado o huevo, advierte LeBlanc, porque la comida no se cocinará de manera pareja.

Valore el vapor. Cocine unas verduras deliciosas sobre la estufa en una vaporera para preservar los nutrientes y evitar agregar grasa. La vaporera sostiene las verduras arriba del agua, de modo que las vitaminas no se pierden como cuando se hierven.

Muela los manjares. Utilice una licuadora (batidora) para preparar *smoothies* —batidos (licuados) de fruta fresca—, aliños (aderezos) caseros para ensalada, salsas y sopas.

Perfeccione sus cortes. Use un procesador de alimentos para las técnicas de corte más complicadas, como rebanar el repollo (col) para el *coleslaw* o picar hierbas frescas. O bien compre repollo rallado y verduras picadas. El tiempo que ahorre compensará los pocos centavos adicionales que gaste.

Disfrútelo despacio. Póngale verduras y caldo a una olla de cocimiento lento para preparar una sopa, o bien frijoles (habichuelas) y una salsa para un chile con carne, y luego salga a caminar, a ver una película o a visitar a sus amigos. Cuando regrese a casa, una comida saludable lo estará esperando.

Sea un *gourmet* de la parrilla. Ya sea que se encuentre en el jardín o frente a la estufa, puede preparar unas deliciosas comidas saludables a la parrilla, como verduras, papas o hamburguesas magras (bajas en grasa).

Ponga las palomitas. No tendrá que sentirse culpable por disfrutar esta versión de las palomitas (rositas) de maíz (cotufo) que compra en el cine. Ponga un poco de maíz palomero en la olla a presión para palomitas, agregue un poco de aceite antiadherente en aerosol con sabor a mantequilla, espolvoréelas con sal, *Butter Buds*, queso parmesano sin grasa rallado o especias, y en poco tiempo usted tendrá una merienda (refrigerio, tentempié) divertida y baja en calorías, indica Steinback.

dos en el horno de microondas antes de la hora de cenar? Empiece temprano, para que pueda pensar con calma en lo que le gustaría comer, en lugar de ponerse a hurgar en la despensa (alacena, gabinete) cuando la estufa ya esté caliente y las tripas le suenen.

A continuación le mencionaremos algunas formas de asegurar que siempre tenga a mano alimentos saludables que le sirvan para adelgazar.

Tómese un poco de tiempo. Usted planea sus reuniones (juntas), citas con el médico y fiestas, así que ¿por qué no también lo que va a comer? Eso es lo que la nutrióloga sénior Linda Antinoro, R.D., les dice a sus clientes en el servicio de asesoría sobre nutrición del Hospital Brigham and Women's de Boston cuando le indican que no saben planear la comida.

Aparte de 15 a 30 minutos el fin de semana para planear lo que va a comer durante la semana siguiente.

Y no vaya a olvidar su papel y lápiz. "Apuntar las cosas las convierte en un compromiso más sólido", afirma Melanie Polk, R.D., directora del programa de educación sobre la nutrición del Instituto Estadounidense para la Investigación del Cáncer en Washington, D.C.

También tenga a mano su agenda como punto de referencia. Le ayudará a tomar en cuenta las emergencias. Si va a tener un día muy ajetreado el miércoles, programe comer sobras, sugiere Antinoro. Si va a estar manejando a la hora del almuerzo, llévese una hielera con un sándwich (emparedado) y alguna fruta.

Sea específico. Empiece con el lunes y haga una lista de lo que comerá a la hora del desayuno, el almuerzo y la cena, recomienda Antinoro. Y sea lo más específico posible. En lugar de apuntar "yogur" como desayuno, escriba: "½ taza de yogur natural sin grasa con fresas frescas".

En vista de que no va a tener prisa a la hora de planear sus menús, podrá tomarse un poco de tiempo para inventar algunas variaciones creativas e incluirlas el resto de los días de la semana. Al programar diferentes tipos de comida para cada día resultará menos probable que caiga en una rutina alimenticia.

Haga su lista. Una vez que cuente con un menú detallado para la semana, utilícelo para hacer su lista de comestibles para la tienda. Apunte todos los artículos que aparecen en su plan pero que no tiene en la cocina y asegúrese de comprarlos antes del lunes.

Crear una lista a partir de su plan también le permitirá mantener el control a la hora de hacer las compras. Una lista detallada le permite acabar más rápido en la tienda y es menos probable que realice una compra por impulso, como esas galletas *chocolate chip* —siempre tan tentadoras— que están en oferta, comenta Antinoro.

Saboree sus sobras. ¿Le va a sobrar bistec de la cena del lunes? Entonces programe un guiso (estofado) de res para el martes. ¿Le sobró un poco de pechuga de pollo? Mézclela con pimiento (ají, pimiento morrón) y cebollas a la parrilla para unas fajitas de pollo. De esta forma, al aprovechar las sobras sabiamente no tendrá que preparar cada comida desde cero, según Antinoro.

Ahorre dinero y calorías. No revise las ofertas de comida en el periódico dominical hasta que ya haya hecho su lista de comestibles, recomienda Antinoro. De este modo sólo buscará los alimentos que ya forman parte de su plan. Pase por alto la pizza congelada y busque el brócoli congelado que necesitará para cenar el jueves.

Preséntele una paleta variada a su paladar. Trate de armar una combinación intensa de colores y texturas en cada comida.

"Pescado blanco con puré de papas y coliflor puede ser una comida equilibrada, pero su aspecto no es muy emocionante —opina Antinoro—. Pruebe brócoli al vapor, *squash*, arroz y pollo. Cualquier cosa que contribuya a que la comida se vea más emocionante y apetecible le ayudará a disfrutarla más".

Enriquezca su alimentación con ensaladas. No tiene que picar y lavar lechuga todas las noches si quiere acompañar sus cenas con una ensalada. Prepare una ensalada grande el domingo y guárdela en el refrigerador para los siguientes días de la semana. Una vez que haya lavado y escurrido muy bien la lechuga, se mantendrá fresca en el refrigerador hasta por 5 días.

Puede agregar enseguida las zanahorias, la remolacha (betabel), los rabanitos y el apio. También se mantienen frescos en el refrigerador durante unos 5 días. Antinoro sugiere esperar a agregar los tomates (jitomates) justo antes de cenar para asegurar su frescura.

Envuélvalo. Puede ahorrar aún más tiempo al preparar el doble de una receta, envolver la comida sobrante y guardarla en el congelador hasta por 10 días, indica Jyl Steinback, una entrenadora personal de Scottsdale, Arizona, autora de una colección de recetarios de comida baja en grasa. Para evitar que los alimentos se perjudiquen al congelarlos, esta experta envuelve las sobras con papel aluminio antes de meterlas en bolsas de plástico y luego utiliza cinta adhesiva protectora *(masking tape)* para anotar su contenido y a veces incluso el tiempo que deben calentarse en el horno de microondas.

Si lo hace así los fines de semana, podrá preparar la cena en un dos por tres entre semana. Simplemente descongele la comida en el refrigerador o el horno de microondas y luego caliéntela en la estufa o el horno.

Separe la sopa para la semana. Congele sus sopas caseras en envases de 2 a 4 tazas de capacidad y una comida deliciosa lo estará esperando hasta por 3 meses.

Cuando esté listo para comérsela, descongele la sopa en el refrigerador durante 2 días o ponga todo el envase congelado bajo el chorro de agua ti-

PRUEBA
viviente

Planear en domingo ahorra tiempo en la semana

Mis viejos hábitos de alimentación me impedían bajar de peso y me producían mucha hambre. Al no desayunar y almorzar poco, solía regresar realmente hambrienta a casa después de trabajar. Terminaba comiendo mucho muy tarde y devorando papitas fritas.

Tenía que empezar a planear mis comidas con tiempo, de modo que comencé a dedicar unas horas en domingo a planear y cocinar para toda la semana. Y así todo cambió.

Lo que ahora hago los domingos es escoger unas recetas —por ejemplo, verduras y arroz frito y revuelto al estilo asiático, pollo asado y batata dulce (camote)— y utilizarlas como guía para mi lista de comestibles. También agrego el cereal y la leche y una docena de piezas de fruta para las meriendas (refrigerios, tentempiés) y los postres. En vista de que compro almuerzos saludables en el trabajo, no tengo que preocuparme por planearlos el domingo.

Al llegar a casa, preparo la comida y la divido en las porciones correctas. Una vez guardada en sus recipientes en el refrigerador, no tengo que volver a preocuparme por la cena hasta la hora de comer. . . y entonces lo único que necesito hacer es calentar la comida en el horno de microondas. Ahora estoy más delgada, sana y feliz y dispongo de más tiempo entre semana. Definitivamente es mejor que comer *Pop-Tarts*.

bia, vacíe la sopa en una cacerola con ½ pulgada (1 cm) de agua y recaliente a fuego alto hasta que hierva. Vigílela atentamente. Reduzca el fuego a lento de inmediato y deje calentar de 5 a 10 minutos.

La mayoría de los ingredientes para sopa conservarán su textura y sabor durante hasta por 3 meses, señala Steinback, excepto las papas, la pasta, las habichuelas verdes (ejotes, *green beans*) y las habas blancas *(lima beans)*, las cuales pueden ponerse pastosas cuando se congelan.

No se pierda el postre. Tenga presentes sus hábitos de comida al planear el menú. Si es capaz de servirse una bola de yogur congelado, comérselo lentamente y quedar satisfecho, puede guardar ½ galón en el congelador sin peligro alguno, opina Polk. Si eso sería exigirle demasiado a su fuerza de voluntad, programe una ida a la tienda de la esquina durante la semana para comprar un sándwich (emparedado) de helado o una porción individual de su postre favorito y así no comer de más.

Viva su vida. En todo caso, su plan debe ser razonable y admitir algunas variaciones. Habrá días en que consuma más calorías que en otros, indica Polk, y un plan que permita ciertas concesiones le durará toda la vida.

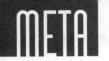

Duplique sus frutas
<u>y verduras</u>

¿QUÉ COMERÁ: UNA GALLETA *CHOCOLATE CHIP* O UNA PINTA (280 G) DE FRESAS FRESCAS?

VEAMOS: LAS FRESAS LE LLENARÁN MÁS EL ESTÓMAGO. MANTENDRÁN OCUPADA SU BOCA POR MÁS TIEMPO. SE SENTIRÁ SATISFECHO Y BIEN ALIMENTADO. VAYA, QUÉ DECISIÓN TAN DIFÍCIL. CON SUS MÍSERAS 107 CALORÍAS POR PINTA, PODRÁ COMER TODAS LAS FRESAS MADURAS Y DULCES QUE QUIERA SIN ACERCARSE SIQUIERA AL TOTAL DE CALORÍAS DE UNA SOLA GALLETA. ADEMÁS, RECIBIRÁ UNA DOSIS SALUDABLE DE FIBRA, POTASIO Y VITAMINA C.

De acuerdo, quizá el ejemplo suene tonto, pero ya sabe de qué estamos hablando. Incluso la fruta menos nutritiva le da cien vueltas a una magdalena (mantecada, panquecito, *cupcake*) baja en grasa.

Cuando opta por frutas y verduras, simplemente puede comer más y de todas formas bajar de peso, afirma James J. Kenney, R.D., Ph.D., especialista en la investigación de la nutrición en el Centro Pritikin para la Longevidad de

Santa Mónica, California. El interés pasa de inmediato de lo que no puede comer a cuánto puede comer.

Y cuando se trata de frutas y verduras puede comer todo lo que quiera.

Quizá lo haya oído antes: de acuerdo con las personas que han logrado bajar de peso, esta estrategia de alimentación probablemente sea la más práctica cuando se trata de controlar el peso y el apetito.

A un grupo de 21 personas que perdieron el 25 por ciento de su peso corporal y evitaron subirlo de nuevo a lo largo de por lo menos 4 ½ años se les preguntó: "¿Qué es lo que realmente sirve de verdad?". Dos estrategias marcaron la diferencia entre sus esfuerzos fallidos previos y los intentos finales que sí les funcionaron: hacer ejercicio y comer muchas más frutas y verduras que antes.

"Adquiera el hábito de preguntarse: '¿De dónde sacaré mis frutas y verduras hoy?' ", sugiere Evelyn Tribole, R.D., una nutrióloga de Irvine, California, autora de un recetario de comida casera saludable. Este hábito sano funciona mejor que contar las calorías, reducir la grasa o disminuir el tamaño de las porciones.

Su objetivo es consumir 9 raciones de frutas y verduras todos los días, indica la nutrióloga Melanie Polk, R.D., del Instituto Estadounidense para la Investigación del Cáncer. Por regla general una ración equivale a ½ taza de verduras frescas o cocidas, 1 taza de verduras crudas de hojas, una fruta de tamaño mediano o ½ taza de fruta de lata o fresca.

ADELGACE

Cuando se llena con frutas y verduras, la cantidad de grasa y calorías en su alimentación disminuye de manera automática, indica Polk. ¿Por qué? Porque debido a su alto contenido de fibra y agua las frutas y verduras lo dejan más satisfecho por más tiempo que los alimentos refinados, como las hojuelas, las galletas (crackers), los dulces y las galletitas (cookies).

Se ha demostrado que existe un vínculo directo entre la cantidad de verduras que se comen todos los días y la delgadez. Un grupo de investigadores de la Universidad Tufts en Boston analizaron las selecciones alimenticias de 71 adultos sanos y las compararon con sus índices de masa corporal (Body Mass Index o BMI por sus siglas en inglés).

Se demostró que existe una mayor probabilidad de que las personas que

De los agricultores a la olla

Elegir qué frutas y verduras comer se parece mucho a ahorrar para el retiro. Hay que armar una cartera diversificada. No obstante, en lugar de fondos de inversión mobiliaria sólidos se trata de seleccionar una amplia gama de fitoquímicos y nutrientes que lo protejan de los pies a la cabeza.

Para asegurarse los beneficios más amplios posibles para la salud, el Dr. Paul Lachance del Instituto Nutraceuticals en la Universidad de Rutgers ha desarrollado un método centrado en los alimentos que permite aprovechar ocho sustancias nutracéuticas clave e incrementar las posibilidades de sentirse mejor y vivir por más tiempo: los antioxidantes, la fibra, los compuestos de sulfuro alílico, los isotiocianatos, los terpenos, los flavonoides, los fitoestrógenos y las saponinas.

Todos los días coma por lo menos una ración de cada uno de los siguientes grupos.

Ajo, cebolla, puerro (poro) y cebolleta (cebollino). Estos alimentos acres contienen sulfuros alílicos, unos compuestos naturales que ayudan a bajar el colesterol.

Cítricos y bayas. Estas frutas brindan un montón de vitamina C, que es un antioxidante, y de folato, el cual según se ha demostrado reduce la incidencia de varios tipos de cáncer así como el riesgo de sufrir enfermedades cardíacas. Algunas buenas opciones son la naranja (china), la toronja (pomelo) sangría, el kiwi, el mango y la fresa.

Frutas y verduras de color anaranjado oscuro y verde oscuro. El betacaroteno y los demás carotenoides que les brindan su intenso colorido a estos alimentos combaten el cáncer y la degeneración macular, una enfermedad relacionada con la edad que puede producir ceguera. Las mejores fuentes son el cantaloup (melón chino), la calabaza (calabaza de Castilla), la zanahoria, la espinaca, la acelga, las hojas de remolacha (betabel), las hojas de nabo y las hojas de diente de león (amargón).

Crucíferos. Alimentos como el brócoli, el repollo (col), la col rizada y la coliflor combaten el cáncer con el poder de los isotiocianatos, los indoles y los flavonoides.

Legumbres. Estos alimentos de la familia del frijol (habichuela) y el chícharo (guisante, arveja) proporcionan fibra y proteínas. Al comer un puñado de frutos secos como los cacahuates (maníes), que también son legumbres, tres veces a la semana, es posible que el riesgo de sufrir un ataque cardíaco se reduzca en un 40 por ciento.

comen una amplia variedad de verduras sean delgadas, mientras que quienes consumen muchos dulces, meriendas (refrigerios, tentempiés), platos fuertes y carbohidratos tienden más al sobrepeso.

Rejuvenezca

Si aumenta la cantidad de frutas y verduras en su alimentación podrá vivir hasta por 10 años más, señala Paul Lachance, Ph.D., director ejecutivo del Instituto Nutraceuticals en la Universidad de Rutgers en New Brunswick, Nueva Jersey.

La razón es que las frutas y verduras contienen los más diversos compuestos que combaten las enfermedades y le ayudan a su cuerpo a conservarse joven y con más energía.

Son literalmente cientos de estudios científicos los que han demostrado reiteradamente que las personas que incluyen muchas frutas y verduras frescas en su alimentación son las más sanas. Muchas frutas y verduras proporcionan grandes cantidades de calcio, hierro, magnesio y vitaminas que previenen las enfermedades crónicas relacionadas con la edad. Cada hoja de espinaca, cabezuela de brócoli y rodaja de tomate (jitomate) ofrece, además, miles de compuestos que se llaman fitoquímicos, los cuales brindan salud y combaten las enfermedades.

"Ningún otro alimento se vincula de manera tan estrecha con la vitalidad", comenta Elizabeth Somer, R.D., dietista y autora de un libro acerca de cómo defender el cuerpo contra el envejecimiento.

Y nunca será demasiado tarde para disfrutar los beneficios de esta riqueza en nutrientes. "Se observan mejorías respecto a los riesgos contra la salud a las pocas semanas de haber agregado más frutas y verduras a la alimentación", indica Somer.

¿Por qué no se puede tomar un suplemento simplemente? "Las pastillas no brindan los nutrientes y los fitoquímicos protectores que se necesitan. Ni siquiera conocemos todas estas sustancias, cómo funcionan ni si funcionan mejor en su conjunto. Lo mejor que se puede hacer es consumir una variedad de alimentos", sugiere Polk.

Avance hacia el objetivo

Si al escuchar la palabra *verdura* le vienen a la mente imágenes de una sustancia pastosa y verde relegada a un rinconcito de su plato, tendrá que repensar sus conceptos.

Las frutas más nutritivas

Cualquier fruta es buena. No obstante, si anda en busca de la más nutritiva, échele un ojo a esta lista compilada por el Centro de las Ciencias en Beneficio del Interés Público en Washington, D.C. Ahí los expertos clasificaron 47 frutas en orden de riqueza nutritiva con base en su nivel de carotenoides, vitamina C, folato, potasio y fibra.

LAS MEJORES
1. Guayaba
2. Sandía
3. Toronja (pomelo) rosada o sangría
4. *Kiwi*
5. Papaya (fruta bomba, lechosa)
6. Cantaloup
7. Albaricoque (chabacano, damasco) seco
8. Naranja (china)
9. Fresa
10. Albaricoque fresco
11. Melocotón seco
12. Zarzamora
13. Toronja blanca
14. Frambuesa
15. Mandarina
16. Caqui
17. Mango
18. Melón tipo *honeydew*
19. Carambola

BASTANTE BUENAS
20. Albaricoque de lata
21. Limón
22. Arándano
23. Ciruela
24. Plátano amarillo (guineo, banana)
25. Cereza
26. Limón verde
27. Melocotón fresco
28. Uva
29. Ruibarbo
30. Aguacate (palta)
31. Pera
32. Piña (ananá) fresca
33. Manzana
34. Higo fresco

MEJOR QUE UNA MAGDALENA (MANTECADA, PANQUECITO, *CUPCAKE*)
35. Higo seco
36. Nectarina
37. Granada
38. Uva espina seca
39. Piña de lata
40. Ciruela seca
41. Melocotón de lata
42. Dátil seco
43. Pasas
44. Cóctel de frutas de lata
45. Pera de lata
46. Salsa de arándano endulzada
47. Compota de manzana *(applesauce)* sin edulcorante

"Estamos viviendo la nueva era de las verduras. Ya no hay sólo las que mamá nos preparaba sino nuevas variedades (que no se cocinan hasta quedar pastosas) y nuevos sabores —indica Polk—. Les agregamos sabor con hierbas y especias en lugar de ahogarlas en mantequilla".

Las frutas y verduras pueden convertirse en la parte más sabrosa e interesante de su alimentación. Ahora le diremos cómo.

Haga sus planes con anticipación. Incluya por lo menos dos frutas o verduras en cada comida y otras dos como merienda (refrigerio, tentempié). Se trata de una de las formas más fáciles y eficaces de introducir estos alimentos en su alimentación cotidiana, explica Somer.

Fíjese en la frescura. Si a usted le encantan los tomates (jitomates), conoce el gozo de hundir los dientes en el primer fruto de la cosecha del verano. Los tomates de invernadero no aguantan la comparación, independientemente de que se hayan recolectado maduros o verdes. A fin de satisfacer su paladar, seleccione las frutas y verduras más frescas que pueda conseguir, recomienda el Dr. Lachance.

"Lo que compra fresco está vivo. Cuando muerde una manzana, esta prácticamente debe exclamar: '¡Ay!' ", agrega el experto.

Hay dos grados diferentes de frescura: la del huerto y la del mercado. La frescura del huerto definitivamente es más nutritiva que la del mercado, opina el Dr. Lachance. Lo notará enseguida simplemente porque sabe mejor. Es posible que el maíz (elote, choclo) de Florida o las uvas de Chile aún estén respirando, pero pagaron un precio por llegar hasta usted. Sin embargo, fuera de temporada es mejor comer productos que brinden aunque sea la frescura del mercado que renunciar por completo a las frutas y verduras.

Para encontrar las frutas y verduras que contengan la mayor cantidad de vitaminas posible, un buen lugar para empezar sería el mercado local de agricultores. Busque productos que se sientan pesados para su tamaño, tengan aroma y no estén marchitos, arrugados, de color marrón ni golpeados.

Concéntrese en el color. Cuando se trata del contenido en vitaminas de las frutas y verduras, entre más vivo su colorido mejor. Un color más intenso es indicio de nutrientes y fitoquímicos adicionales, afirma Katherine Tucker, Ph.D., profesora adjunta de Nutrición en la Universidad Tufts. Estas sustancias químicas protectoras se manifiestan como pigmentos en las verduras, de modo que entre más intenso el color de estas, más beneficios obtendrá.

Escoja uvas rojas en lugar de verdes. Lechuga romana (orejona) o berros

PRUEBA
viviente

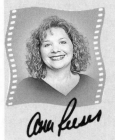

En la variedad está el gusto

Antes de empezar con el Plan Adelgace y Rejuvenezca, probablemente comía dos o tres raciones de frutas y verduras al día. No obstante, una vez que comencé cobré mucha más conciencia de la cantidad de frutas y verduras que comía.

Por eso ahora, en un día bueno, como cinco o seis raciones. Por lo general me llevo fruta a trabajar, para sentirme menos tentada a consumir las galletitas (*cookies*), los dulces y las demás golosinas que invariablemente aparecen en la oficina. Comer fruta como merienda (refrigerio, tentempié) me facilita seguir con el programa y me recuerda que debo comer un buen almuerzo en lugar de optar simplemente por la comida rápida. En la casa, en lugar de abrir el refrigerador y tomar lo primero que veo, saco una zanahoria o un trozo de apio.

Todavía como un chocolate de vez en cuando, pero no tengo helado ni otras golosinas en casa. Prefiero salir a trabajar en el jardín o a correr alrededor de la manzana antes que comer esas cosas.

Trato de variar lo que como para no aburrirme. Por ejemplo, si me he hartado de zanahorias las cambio por apio o fresas. Cuando me doy cuenta de que ninguna fruta o verdura en particular se me antoja, echo un poco de yogur, jugo de fruta y unas cuantas frutas congeladas a la licuadora (batidora) y me preparo un *smoothie*. Así cubro cinco o seis raciones de una sola vez.

en lugar de lechuga con repollo. Repollo (col, *cabbage*) colorado en lugar de verde. Zanahorias de color anaranjado oscuro en lugar de pálidas.

Cuente los colores en su plato. No necesita una calculadora para llevar la cuenta de los nutrientes que consume con cada comida. Sólo piense en términos de colores.

"A veces a la gente no les va muy bien cuando tienen que clasificar las verduras y comer, por ejemplo, crucíferos como el brócoli, el repollo o las coles (repollitos) de Bruselas", afirma Polk. Si esto le sucede a usted, cuente los colores que hay en su plato. Procure reunir toda una gama de verde, rojo, morado, amarillo y anaranjado.

Si sus comidas tienen un mínimo de tres colores, probablemente le ofrezcan un equilibrio saludable de nutrientes.

Estimule su paladar. Cada vez que vaya a la tienda de comestibles, compre una verdura o fruta que nunca haya probado antes, sugiere el Dr. John La Puma de la Clínica CHEF (siglas que en inglés significan Cocinar, Alimentación Saludable y Buena Forma Física).

Algunos de los descubrimientos que este experto ha hecho entre las verduras son el germinado de brócoli, el hinojo, el *Hubbard squash*, la jícama, la col rizada, la batata dulce (camote), la acelga suiza (muy popular entre sus pacientes) y el tomatillo (tomate verde).

Condimente con carne. Cuando alguien nos pregunta qué va a haber de cenar, lo primero que mencionamos suele ser la carne: pan de carne (*meat loaf*), chuletas de cerdo, hamburguesas o pollo. Las proteínas por lo común son las protagonistas de las comidas. A fin de lograr incorporar más verduras y frutas en su alimentación, piense en la carne como un condimento.

"En realidad es cuestión de ver la comida de otro modo", indica Polk. Por decirlo de algún modo, adopte un enfoque mediterráneo a la hora de planear sus menús y arme su plato fuerte en torno a las frutas y verduras. Pruebe lo siguiente: la próxima vez que prepare un plato al estilo de la cocina china, dígale "verduras sofritas y revueltas con pollo", en lugar de "pollo sofrito y revuelto con verduras".

Descubra el valor oculto de las comidas. En el estado de Pensilvania hace algunos años, unas personas (que sin duda contaban con un exceso de *squash* en su jardín. . . y tiempo libre) tuvieron la idea de celebrar en el mes de agosto la Noche de Colocar un Poco de *Zucchini* (Calabacita) a Escondidas en el Porche del Vecino. Le tenemos una idea aún mejor y mucho más práctica que la costumbre de la gente de Pensilvania: esconda un poco de *zucchini* u otras verduras en su comida.

Si su caso es similar al de otras muchas personas, las papas representarán más o menos la mitad de las verduras que come. Extienda sus horizontes escondiendo más materia verde (y anaranjada) en su alimentación, recomienda Tribole.

La experta prefiere las siguientes formas de incorporar tres grandes fuentes naturales de nutrientes a su alimentación de manera discreta.

■ Espinaca: píquela como si se tratara de albahaca y agréguela a sus sopas y salsas de tomate.

■ Coliflor: mezcle la coliflor cocida con papa al horno. Vuelva a rellenar la cáscara de la papa con esta mezcla, espolvoréela con un poco de queso y hornéela otro poco.

■ Zanahoria: el jugo de zanahoria es excelente para mezclar con otros alimentos. Úselo para preparar gelatinas o el batido (licuado) conocido como *smoothie*.

Despierte. Si no empieza a la hora del desayuno, no logrará sumar sus 9 a 10 raciones diarias, indica el Dr. Lachance. La manera más fácil es agregando un puñado de bayas o un plátano amarillo (guineo, banana) rebanado a su cereal por la mañana.

Otra forma sería incluyendo verduras en el desayuno. Prepárese un *omelette* con rodajas delgadas de pimientos (ajíes, pimientos morrones) dulces rojos y amarillos, que son ricos en antioxidantes, o bien con brócoli o tomate (jitomate) picados.

Evite la mayonesa. Unte el pan de su sándwich (emparedado) con una cucharada de aguacate (palta) machacado en lugar de mayonesa baja en grasa. El aguacate contiene menos de 23 calorías por cucharada. Así consumirá unas 22 calorías menos que con la mayonesa baja en grasa, además de obtener aproximadamente 1 gramo de fibra y una dosis saludable de grasa monoinsaturada, afirma Polk.

Los secretos de la piel radiante y juvenil

UN SOLO DÍA.

UN SOLO DÍA DE EXPONER LA PIEL DESPROTEGIDA AL SOL DAÑA SUS CÉLULAS Y ADN DE MANERA IRREVERSIBLE, Y ESTOS DAÑOS SON LOS QUE PRODUCEN LAS ARRUGAS Y LAS MANCHAS DE LA EDAD Y QUE EN ALGÚN MOMENTO INCLUSO PUEDEN CAUSAR CÁNCER DE LA PIEL. ESTO FUE LO QUE DETERMINÓ UN ESTUDIO LLEVADO A CABO POR EL CENTRO PARA LA INVESTIGACIÓN CLÍNICA EN DERMATOLOGÍA DEL CENTRO MÉDICO DE LA UNIVERSIDAD DE BOSTON.

UN SOLO DÍA.

Lo que esto indica es que mientras andamos en busca de un frasco que nos brinde un cutis de bebé, algo tan sencillo como protegernos contra el sol realmente encierra la promesa de un cutis juvenil. Incluso las personas que tienen dinero para pagar costosos estiramientos faciales e inyecciones químicas no se verán más jóvenes si no toman precauciones cotidianas básicas.

"¿Sabe cómo se ve una mujer de piel avejentada que se hace un estiramiento facial sin tomar las precauciones básicas? Como una mujer de piel avejentada con un estiramiento facial. Las precauciones básicas influyen muchísimo", afirma el Dr. Barney J. Kenet, un cirujano dermatológico del Centro Médico Weill Cornell y del Hospital New York-Presbyterian en la ciudad de Nueva York, autor de un libro acerca de cómo cuidarse el cutis. Estas precauciones básicas son una loción antisolar (filtro solar), protección contra el sol y un buen régimen cotidiano de atención al cutis. Así podrá conservar una piel juvenil y radiante. Luego, con la ayuda del maquillaje, podrá retrasar el reloj aún más e incluso causar la impresión de haber bajado unas cuantas libras de peso.

Salga del sol

Los devotos del sol deben olvidarse de buscar la atención profesional de la Dra. Leslie Baumann, profesora adjunta de Dermatología Clínica y directora de Dermatología Cosmética en la Universidad de Miami. "Si no tiene la intención de evitar el sol de manera regular, ni se moleste en venir a que le revise las arrugas. Estaría tirando su dinero".

La apariencia avejentada de la piel se debe más o menos en un 90 por ciento a los daños por el sol. Si bien la herencia genética y la edad sí influyen en lo viejo que uno se ve, sólo les corresponde un reducido porcentaje de la culpa. La mayoría de las arrugas, las manchas de la edad, las patas de gallo, la piel cetrina, las manchas en general y los vasos sanguíneos reventados se deben a los rayos solares, no al proceso de envejecimiento.

"Tengo pacientes de 80 años con un hermoso cutis joven, simplemente porque evitaron el sol", comenta el Dr. Roger I. Ceilley, profesor clínico de Dermatología en la Universidad de Iowa en Iowa City y ex presidente de la Academia Estadounidense de Dermatología.

Sin embargo, no debe temer aunque haya dedicado buena parte de su vida a perseguir el sol en lugar de buscar algún refugio. Incluso después de años de tomar baños de sol, observará una gran mejoría en el estado de su piel si empieza a ponerse loción antisolar hoy mismo y para siempre, de aquí en adelante.

"He observado unos cambios extraordinarios por el simple hecho de usar loción antisolar. La piel puede repararse sola hasta cierto punto. Por eso nunca es demasiado tarde para empezar", señala el Dr. Ceilley.

Tal vez usted se esté preguntando cuál es el sentido de tener una piel hermosa si no se puede disfrutar del sol. Quiere ir a la playa, a la cancha de tenis o al jardín a jugar con los niños. O quizá su trabajo lo obligue a exponerse al sol a mediodía. Bueno, nadie le pide que permanezca encerrado en un sótano oscuro mientras el resto del mundo se divierte bajo los tibios rayos del Sol. Puede disfrutar la luz del día y proteger su aspecto juvenil al mismo tiempo.

Lo único que debe hacer es protegerse con el mejor producto antienvejecimiento disponible en el mercado: la loción antisolar. El estudio realizado por la Universidad de Boston también observó que al usar loción antisolar todos los días la piel de los pacientes reacciona como si no hubiera estado expuesta al sol en absoluto.

Loción antisolar: qué comprar

Olvide los días en que la única "loción antisolar" que se llevaba a la playa era el aceite para bebé. Lo que necesita ahora es un producto que ofrezca una protección máxima contra los rayos del Sol. El problema no es dónde encontrarlo. Los estantes de prácticamente todas las farmacias y tiendas de cosméticos ofrecen una selección amplísima de lociones antisolares para proteger su piel.

Lo que tiene que buscar es la loción antisolar correcta que le permita lograr una piel de aspecto juvenil. Aplique los criterios siguientes y podrá disfrutar en paz de los rayos solares, seguro de estar protegido.

Compre una loción antisolar de espectro amplio. El sol agrede la piel con dos tipos de rayos ultravioletas (UV): los UVA y los UVB. Los rayos UVB queman o broncean la piel, lo cual produce radicales libres, unas moléculas que dañan las células y el tejido elástico de la piel.

Los rayos UVA no queman. En cambio, penetran profundamente en la piel, lo cual da por resultado arrugas y otros indicios de envejecimiento prematuro. A pesar de que ambos tipos de rayos contribuyen al proceso de envejecimiento de la piel, los del tipo UVB perjudican más durante el verano, mientras que los UVA bombardean la piel durante todo el año.

A fin de combatir los daños tanto de los rayos UVA como de los UVB, la loción antisolar debe incluir sustancias como la avobenzona, el óxido de cinc o el dióxido de titanio. Sin embargo, no se preocupe por acordarse de estos términos científicos a la hora de revisar las hileras de loción antisolar. Simplemente busque las palabras *broad-spectrum* (espectro amplio), sugiere el Dr. Ceilley. Esto significa que el producto bloquea tanto los rayos UVA como los UVB.

Apúntele a un *SPF* de 15 o más. En inglés, las siglas SPF significan "factor de protección solar". A fin de calcular cómo funciona este factor, multiplique el número de minutos que normalmente tarda en quemarse por el número SPF. Por ejemplo, si suele quemarse en 10 minutos, un SPF de 15 le permitiría exponerse al sol durante 150 minutos.

Si aplica una capa gruesa y no la elimina lavándose o por fricción, un SPF de 15 es el más bajo que debe utilizar, opina el Dr. Ceilley. Si su cutis es blanco o permanece mucho tiempo en el sol, use un producto con un SPF de 30. (Sólo si su piel es muy blanca o si tiene antecedentes de cáncer de la piel debe usar un SPF más alto. En este caso no tendrá que aplicar una capa tan gruesa).

Humecte su piel con la loción antisolar. Si está pensando: "Vaya, qué bien. Otro producto para la piel que tendré que tener en el botiquín del baño", no se preocupe. Muchos productos disponibles actualmente combinan la loción antisolar con un humectante diario. Así podrá humectar y proteger su piel al mismo tiempo, sugiere el Dr. Ceilley.

Busque un bálsamo con protección. También debe proteger sus labios contra el sol. Además, el bálsamo con protección antisolar para los labios *(sunscreen lip balm)* con un SPF de 15 también sirve para otro propósito original y a la vez práctico: puede aplicarlo alrededor de los ojos. No se corre ni arde si uno suda, y es más fácil de aplicar que una loción o un gel.

Loción antisolar: aplíquela adecuadamente

Al elegir la loción antisolar correcta sólo habrá ganado la mitad de la batalla. Si no la usa correctamente, el efecto de envejecimiento de los rayos solares seguirá afectando a su piel. Un estudio observó que la mayoría de las personas sólo aplican el 50 por ciento de la cantidad recomendada de loción antisolar, lo cual significa que sólo reciben la mitad del factor de protección solar. Si bien es posible que los frascos de loción antisolar les duren más, están echando a perder su aspecto juvenil.

Con seguir unas cuantas pautas sencillas basta para obtener el máximo beneficio de una loción antisolar. Su cutis le dará las gracias cada vez que se asome al espejo sin encontrar una arruga nueva.

Aplíquela 20 minutos antes de salir. Ponerse loción antisolar no significa estar protegido al instante. Se requieren por lo menos 20 minutos para que los ingredientes activos penetren en la piel. Aplique la loción antisolar a primera hora de la mañana para asegurar que pase el tiempo suficiente, recomienda el Dr. Ceilley.

No sea tacaño. Si su frasco de loción antisolar le dura cerca de un año no se está poniendo la suficiente. Para proteger todo su cuerpo debe utilizar 1 onza (30 ml), es decir, aproximadamente una copita llena de loción antisolar, afirma el Dr. Ceilley. Si sólo piensa aplicarla a su cara, utilice una cantidad equivalente a una canica, agrega el experto.

Si se pone una loción con un SPF de 15 pero no usa la suficiente, es como si usara una loción con un SPF de 8, o sea, obtiene más o menos la mitad de la protección. Un estudio llevado a cabo por el Hospital Dryburn de Durham, Inglaterra, encontró que las personas que no se ponen la cantidad recomendada de loción antisolar sólo reciben entre el 20 y el 50 por ciento de la protección que hubiera correspondido al SPF señalado en la etiqueta del producto.

Reaplique. Un estudio realizado por el Instituto Queensland para la Investigación Médica en Herston, Australia, encontró que reaplicar la loción antisolar cada 2 horas, más o menos, aumenta dos veces y media la protección contra los rayos ultravioletas, en comparación con cuando sólo se aplica una vez. Si se hace ejercicio, suda, nada o realiza cualquier esfuerzo físico, hay que reaplicar la loción cada 2 horas. Incluso las lociones antisolares a prueba de agua se quitan con el tiempo, comenta el Dr. Ceilley.

Póngasela todos los días del año. Las nubes no protegen contra los rayos ultravioletas. Los días fríos y borrascosos de invierno no protegen contra los rayos ultravioletas. Mientras el Sol esté en el cielo —aunque no lo pueda ver—, esos rayos lo atraviesan todo y llegan hasta su piel. Haga de la loción antisolar un hábito diario para todo el año, recomienda el Dr. Ceilley.

Supere la loción antisolar

La loción antisolar es muy eficaz, pero sólo constituye un elemento del programa completo de protección antisolar. El resto depende de usted. "Puede hacer mucho más para protegerse", indica el Dr. Ceilley. Ahora le diremos cómo.

Evite el sol del mediodía. No tiene que evitar el sol por completo durante el día, como si fuera un vampiro, pero sí debe mantenerse al tanto del tiempo que pasa al aire libre entre las 10:00 A.M. y las 4:00 P.M., cuando los rayos solares son más intensos. Tome un descanso en la sombra o póngase a resguardo bajo techo más o menos cada hora, sugiere el Dr. Ceilley.

Use sombrero. Un sombrero moderno no sólo hará que se vea más joven, sino también impedirá por completo que esos rayos que tantos estragos

Ahórrese el gasto de la vitamina C tópica

Veinte años atrás, la vitamina C aparecía en el jugo de naranja (china) o en el suplemento multivitamínico de la mañana. Ahora figura en todo, desde el humectante hasta el maquillaje.

La pregunta es si sirve de algo.

La respuesta es "no", de acuerdo con la Dra. Leslie Baumann de la Universidad de Miami.

"La mayoría de los productos [de vitamina C] no se absorben. Se vuelve inactiva muy rápido", afirma la dermatóloga.

La teoría por la que se incluye la vitamina C en los productos de belleza tiene sentido. La vitamina C es un antioxidante, por lo que teóricamente debería ayudar a eliminar los radicales libres que dañan la piel y causan las arrugas y las manchas de la edad.

El problema es que, como con otras tantas cosas en la vida, lo que funciona en teoría no siempre da resultado en la realidad. Muchas fórmulas que contienen vitamina C pierden su eficacia en cuanto el frasco se abre y el producto se expone al aire.

"No he logrado encontrar ni uno que sea estable y se absorba", comenta la experta. Hasta que se fabrique un producto mejor —o investigaciones mejores confirmen que la vitamina C tópica tiene algún efecto—, la Dra. Baumann recomienda que guarde su dinero. "Úselo para comprar loción antisolar (filtro solar)", agrega.

---

causan en la apariencia lleguen hasta su cara y cuello. Elija uno que cuente con un ala de por lo menos 4 pulgadas (10 cm) de ancho, la cual debe dar toda la vuelta a su cabeza. Debe brindar sombra también a sus orejas y nuca, opina el Dr. Ceilley.

Adopte anteojos. Se ha demostrado que los rayos solares promueven las cataratas, otra señal de envejecimiento. Además, entrecerrar los ojos acentúa las patas de gallo y otras líneas de expresión alrededor de los ojos, afirma el Dr. Ceilley. Póngase anteojos (espejuelos) oscuros con protección ultravioleta cuando salga al sol.

Arrópese. Siempre que sea posible, póngase camisas de manga larga y pantalón largo, dice el Dr. Ceilley.

Las fuentes de la juventud

Si Ponce de León viviera actualmente, no tendría que dar media vuelta al mundo en busca de la mítica Fuente de la Juventud. Sólo le haría falta una visita rápida al centro comercial más cercano para escuchar relatos sobre pociones mágicas y aguas que borran las huellas del tiempo.

No obstante, aun en la actualidad la verdadera fuente de la juventud puede resultar tan difícil de hallar como cuando De León se lo propuso en la antigüedad, a pesar de que un sinnúmero de anuncios comerciales alaban productos que supuestamente ofrecen el auténtico suero de la juventud. Sin embargo, de acuerdo con la Dra. Baumann sólo se cuentan con pruebas científicas de que dos productos devuelven un aspecto juvenil radiante al cutis avejentado. En efecto, estos dos productos antienvejecimiento pueden ayudar a borrar algunas de las huellas del tiempo, como las arrugas, las líneas de expresión y las manchas de la edad. Ahora le diremos cómo funcionan y cómo usarlos.

Alfa-hidroxiácidos. Entre los componentes antienvejecimiento incluidos en los productos que se venden comercialmente, los alfa-hidroxiácidos (AHA, *alpha-hydroxy acids*) no tienen rival. Estos ácidos naturales —el más popular es el ácido glicólico— rejuvenecen la apariencia de varias formas.

Aumentan la exfoliación de la piel al acelerar la eliminación de la capa externa del cutis para revelar la piel más lisa y suave que hay debajo de esta. Humectan la piel, lo cual ayuda a reducir la aparición de líneas finas, y suavizan el cutis seco dañado por el sol. Las concentraciones más fuertes de alfa-hidroxiácidos incrementan el grosor de la segunda capa de la piel, la dermis, la cual se encarga de proporcionarle al cutis su aspecto juvenil, radiante y sano.

Sin embargo, no todos los productos que contienen AHA son iguales. De acuerdo con el producto varía la cantidad de AHA y se obtienen resultados diferentes. Por ejemplo, un estudio comparó un producto que contenía un 5 por ciento de ácido glicólico con uno que contenía un 12 por ciento de esta sustancia. Si bien el producto del 5 por ciento mejoraba la superficie de la piel, la concentración del 12 por ciento lograba resultados más dramáticos, ya que alteraba dos capas de la piel.

Las investigaciones sugieren que se necesita una concentración de AHA de por lo menos un 10 por ciento para estimular la formación de colágeno, lo cual podría ayudar a devolver una apariencia juvenil. Si bien es posible que se aprecie cierta diferencia en la lisura de la piel, un producto vendido sin receta que contenga menos de un 10 por ciento de AHA no ayudará a borrar las líneas de expresión ni las arrugas.

Algunos de los productos vendidos sin receta que contienen AHA —*Alpha-Hydrox* y *Aqua Glycolic* son dos de ellos— efectivamente cuentan con un 10 por ciento de ácido glicólico. No obstante, la mayoría contienen menos del 10 por ciento.

¿Qué debe hacer? Empiece con uno de los productos vendidos sin receta que ofrezca una concentración del 10 por ciento. Tenga presente que tal vez necesite usarlo durante varias semanas o incluso un par de meses para apreciar los resultados. Si no funciona o usted tuvo que exponerse mucho al sol, hable con su dermatólogo, quien puede recetarle tratamientos con una concentración mucho más alta, sugiere el Dr. Kenet.

Retin-A y Renova. Hace falta acudir al consultorio del dermatólogo para obtener uno de estos productos, pero es posible que realmente valga la pena. *Retin-A* y *Renova* son medicamentos vendidos con receta que contienen tretinoina, un derivado de la vitamina A.

Varios estudios han llegado a la conclusión de que *Retin-A* corrige los daños causados por el sol, estimula la formación de colágeno, mejora las arrugas finas y pronunciadas, borra las manchas de la edad y empareja otras manchas de la piel.

Retin-A era —y sigue siendo— un tratamiento contra el acné. Cuando los dermatólogos observaron que produce un aspecto juvenil, empezaron a recetarlo para la piel avejentada. *Renova*, un producto afín a *Retin-A*, se creó con el único propósito de tratar las arrugas y la piel avejentada. Siga las instrucciones con cuidado y consulte a su dermatólogo para averiguar cómo reaccionan estos tratamientos al combinarse con otros productos para la piel.

Es posible encontrar productos vendidos sin receta que contienen retinol, otro derivado de la vitamina A. Sin embargo, no hay pruebas para demostrar que funcionen igual de bien que los vendidos con receta, afirma el Dr. Kenet.

Si quiere empezar con una marca vendida sin receta, inténtelo, sugiere la Dra. Baumann. Si no observa ninguna mejoría, pídale una receta de *Retin-A* o *Renova* a su médico.

El programa de rejuvenecimiento para el cutis

En lo que se refiere al cuidado cotidiano de la piel, el Dr. Kenet recomienda la sencillez. En lugar de convencer a sus pacientes de que necesitan un arsenal de productos para cuidar la piel, opina que sólo hacen falta dos o tres.

Además de eso, la forma en que se lava la piel y la frecuencia con que lo hace puede resultar tan importante como los productos que use. "La mayoría de la gente se lava demasiado. Eso seca la piel, causa comezón y la vuelve escamosa y áspera, lo cual no se ve muy bonito", afirma el Dr. Kenet.

Si sigue este programa básico para el cuidado diario de la piel observará cómo esta recupera un radiante aspecto juvenil.

Rutina matutina

■ Dése una ducha de 2 ó 3 minutos. Mójese con agua entre fresca y a temperatura ambiente y salga del chorro del agua. Enjabónese con un jabón suave como *Dove*, *Basis* o *Cetaphil*.

Manténgase lo más posible fuera del chorro del agua. No use una esponja vegetal luffa ni una toallita abrasiva, ya que sólo le rasparía y resecaría la piel. Enjuáguese y salga de la ducha, indica el Dr. Kenet. Séquese con toques suaves de la toalla, sin frotarse.

■ Humecte la piel de su cuerpo mientras su piel aún esté húmeda, a fin de atrapar esta humedad. En lo que se refiere a humectantes para el cuerpo, los productos baratos funcionan igual de bien que los caros, opina el Dr. Kenet. Si realmente necesita contar los centavos, incluso el aceite de oliva o la manteca vegetal le servirán. En todo caso, el Dr. Kenet recomienda evitar los humectantes muy perfumados.

■ Aplique una loción antisolar (filtro solar) con un factor de protección solar (o *SPF* por sus siglas en inglés) de 15 en las áreas que expondrá al sol.

■ Si sólo quiere lavarse la cara, use un limpiador sin jabón, como *Cetaphil Gentle Skin Cleanser* para cutis seco o *Neutrogena Oil-Free Acne Wash* para cutis graso. Es posible que el jabón normal le reseque la piel y acentúe sus arrugas.

Humedezca su cara con agua tibia. Aplique de manera uniforme una cantidad del limpiador equivalente a una moneda de 25 centavos y dése un masaje suave con las yemas de los dedos. Enjuague con agua tibia y séquese suavemente.

■ Aplique una loción antisolar con un SPF de 15 a su cara todos los días. Utilice un producto que combine la loción antisolar con el humectante a fin de ahorrarse un paso en este proceso.

■ Por lo general se pondría *Retin-A* o un producto que contiene AHA por la noche, pero si usa los dos aplique los AHA por la mañana. Sólo asegúrese de consultar primero al dermatólogo. Si le da el visto bueno, aplique sus AHA por lo menos 10 minutos después de haber utilizado su limpiador. (La piel húmeda diluye los efectos del producto que contiene AHA).

Rutina nocturna

■ Si tiene la piel reseca, tal vez no le haga falta lavarse la cara todas las noches, afirma el Dr. Kenet. Lavársela en exceso la resecaría aún más.

■ Si decide lavarse la cara, utilice la misma técnica de la mañana.

■ Espere por lo menos 10 minutos después de haber utilizado su limpiador para aplicar un producto que contiene AHA o bien *Retin-A* o *Renova*.

El maquillaje: deshágase de los años. . . y las libras

Al envejecer, muchas mujeres sucumben a la noción de que deben usar más maquillaje para ocultar las huellas de la edad.

No obstante, en realidad ocurre todo lo contrario. "Un aspecto perfecto y lo más natural posible les queda a las mujeres mayores de 40. Deben resaltar la belleza que poseen en lugar de ponerse demasiado maquillaje para tratar de contrarrestar lo que no les gusta", opina Julie Mollo, una maquillista profesional de Hollywood que creó un video en el que presenta secretos del maquillaje.

Ya no tiene por qué sentirse intimidada por las mujeres ataviadas con batas blancas de laboratorio que atienden el mostrador de los cosméticos. Mollo, que ha maquillado a estrellas de Hollywood desde hace más de 10 años, afirma que es posible conseguir en la farmacia lo necesario para lograr la apariencia que uno quiere.

"Sé que siempre puedo ir a la farmacia y obtener lo que necesito a la mitad del precio. La calidad del maquillaje normalmente es semejante. En los mostradores de cosméticos, en 9 de 10 ocasiones lo que se paga es el nombre de la marca, más que el maquillaje", indica Mollo.

El maquillaje permite restarle años e incluso algunas libras a su cara. La clave está en recordar las tres reglas básicas.

1. Olvídese de las modas. Las tendencias novedosas y las modas del maquillaje son para las veinteañeras, no para usted. Y eso es bueno.

"Una vez hojeé una revista y vi a una mujer con los ojos embarrados de negro. Pensé que a alguien en alguna parte eso le parecería estar al día, pero se veía absurdo", afirma Mollo.

Si bien las modas pueden verse bien en una persona muy joven, no hay nada que haga parecer más vieja a una mujer que el esfuerzo desesperado por tratar de verse como una joven de nuevo. En cambio, lo que necesita es un aspecto natural que no corresponda a ninguna época en particular y que no cambie mucho de año en año.

La ventaja adicional es que no terminará embarrándose los ojos de negro.

2. Actualice su aspecto. Si bien debe pasar por alto la moda del mes, si aún se pone pestañas postizas y una gruesa raya de delineador líquido ha llegado el momento de cambiar, opina Mollo. De la misma forma en que el esfuerzo por verse demasiado en la onda la hará parecer más vieja, conservar los estilos de maquillaje de un pasado distante revelará su edad tanto como una falda con crinolina.

3. Limítese a lo ligero. Es posible que se incline naturalmente a ponerse más maquillaje a fin de ocultar las arrugas y las manchas de la edad, pero esta técnica en realidad las resaltará. "Necesita un toque un poco más ligero que lo que se acostumbraba cuando era joven", indica Mollo.

A fin de obtener una apariencia más joven, elija colores naturales más claros, use menos maquillaje que antes y aplíquelo con una mano más suave y ligera, recomienda la experta.

Cómo verse más joven

Cuando se usa correctamente, el maquillaje puede ayudar a eliminar años de su rostro. Ahora le diremos cómo.

La base. Este paso, que a la mayoría de las mujeres les gusta saltarse, es el más importante, según Mollo. Una base apropiada empareja el tono del cutis y de esta forma oculta las huellas de la edad, como unas ojeras oscuras e imperfecciones rojas alrededor de la nariz.

Al comprar una base, busque un tono amarillento. A lo largo de años de experiencia, Mollo ha aprendido que una base de tono amarillento es la que mejor les funciona a la gran mayoría de las mujeres.

Al probar el color de la base en la tienda, aplíquela a su mejilla o a la cara interna de su brazo. Mollo recomienda *Max Factor Lasting Performance,*

Almay Amazing Lasting Makeup y *L'Oréal Color Endure* como unas buenas bases de tonos amarillentos que se encuentran fácilmente en las farmacias.

El secreto para aplicar la base de manera perfecta está en puntear, indica Mollo. Al puntear la base esta se difumina por medio de toques cortos y frecuentes de una esponja. Cuando se aplica la base con toques largos y anchos se obtiene un aspecto disparejo.

El corrector. Si tiene una pequeña imperfección o mancha, cúbrala con una base uno o dos tonos más clara que la normal. No obstante, para las señales más visibles de la edad —como los vasos sanguíneos reventados, las manchas de la edad, los daños causados por el sol y las ojeras— necesitará un corrector.

El secreto para aplicar la base de manera perfecta está en puntear.

Ciertos colores de corrector sirven para ocultar indicios específicos de la edad. El amarillo cubre el rojo, como por ejemplo los vasos sanguíneos reventados, las imperfecciones y los tonos colorados de la piel. El corrector anaranjado tapa los problemas azules y color marrón, como las manchas de la edad, las pecas, los daños solares, las venas y las ojeras oscuras.

Pruebe *Physicians Formula Neutralizer Color Corrective Primer* en amarillo, así como *New Complexion* de *Revlon* color beige arena (amarillo) y beige natural (anaranjado). Ambas son buenas opciones disponibles en las farmacias, indica Mollo.

Para aplicar el corrector, use un pincel pequeño muy parecido a un diminuto pincel para pintar cuadros. Póngale un poco de corrector al pincel y luego frote la punta del pincel en el dorso de la mano para eliminar el exceso. Aplique una delgada capa a la zona que quiere tapar. Difumínela con ligeros toques del pincel. No lo frote, pues sólo lo quitaría, advierte Mollo. Después de la base y del corrector, aplique una ligera capa de polvo traslúcido.

Los productos para los ojos. Conforme las mujeres envejecen sus ojos tienden a colgarse un poco, lo que los hace parecer más pequeños. Y las patas de gallo también pueden disminuir el impacto natural de los ojos. No obstante, el maquillaje puede abrirlos de tal forma que todo el mundo repare en ellos, afirma Mollo.

Para empezar, escoja los colores correctos para su sombra. Mollo prefiere los que llama sus colores infalibles para los ojos: dorado mate, malva, durazno, marrón y marfil. La mayoría de las mujeres logran un hermoso aspecto natural con estos tonos.

Con una brocha pequeña, suave y sedosa, aplique un color más claro al párpado superior cerca de las pestañas y de las cejas, lo cual le "abrirá" los ojos. Si la comisura interna de su ojo se ve oscura, aplique un poco de sombra más clara ahí también. Rellene el resto del párpado con un color un poco más oscuro, indica Mollo.

Escoja un lápiz delineador color marrón entre claro y medio oscuro, con un tono dorado o rojizo. Con él dibuje sobre sus párpados una línea pegada a las pestañas, de dentro hacia fuera. Mollo tiene otro truco para abrir los ojos: no siga la inclinación natural descendente del ojo. En cambio, al acercarse a la comisura externa del ojo eleve la línea un poco. Difumine el lápiz delineador con un hisopo (escobilla, cotonete, *cotton swab*). Si deja una línea nítida de delineador, el ojo no adquirirá una mirada intensa y suave. Luego aplique el rímel, dice la maquillista.

El rubor. En lo que se refiere a las mejillas, de acuerdo con Mollo menos es más. Las mejillas deben verse suaves y cálidas y no distraer del verdadero centro de atención de su rostro: los ojos y los labios. En cuanto a rubores "infalibles", Mollo recomienda los tonos rosado, malva y durazno. Compre una brocha grande, suave y sedosa para rubor, porque las que normalmente acompañan los productos no son lo bastante grandes, según Mollo. Aplique una capa muy ligera a la parte más saliente de sus pómulos y al hueco de sus mejillas.

Los productos para los labios. Otra señal de envejecimiento es que los labios pierdan su forma y definición. Invierta el proceso con un poco de delineador para labios, indica Mollo. Puede elegir entre muchos colores y tonos, así que diviértase probando los que le gusten. Como sea, siempre empiece con un delineador para labios, sugiere. Pinte todo el labio con el delineador. Así se asegurará de que su lápiz labial se conserve por más tiempo. Luego aplique un bálsamo brillante transparente o un lápiz labial.

Cómo verse más delgada

No tiene que deshacerse de todo el peso que quiere perder para empezar a verse más delgada. Las técnicas correctas de maquillaje pueden restarle libras, además de años. Ahora le diremos cómo.

Use un poco de sombreado. A fin de minimizar una papada o una cara rellenita, cree un poco de sombras, sugiere Mollo. Compre unos polvos de tocador un solo tono más oscuros que su cutis. De hecho, Mollo recomienda una sombra para ojos color marrón topo, que para muchas mujeres es el color perfecto para sombrear. Después de ponerse su base y corrector, aplique el polvo directamente debajo de la mandíbula con una brocha grande, suave y sedosa.

A fin lograr un poco de sombreado alrededor de sus pómulos, aplique el polvo en el hueco justo debajo del pómulo. "Su cara se verá más esculpida", indica. Mollo advierte que ambas técnicas requieren mucha práctica.

Llévela con calma con el rubor. Un exceso de rubor llamará la atención sobre una cara rellenita, afirma Mollo. En cambio, aplique capas sucesivas de un tono translúcido de rubor a sus mejillas. Resulta más fácil agregar más rubor que quitarlo.

Ponga énfasis en sus ojos o labios. Si tiene la cara rellenita, haga que destaquen sus labios y ojos. "El maquillaje nos permite llamar la atención sobre lo que nos gusta y distraerla de lo que no nos gusta. Si le encantan sus ojos, minimice todo lo demás. Si le encanta su boca, dése el gusto de comprar un lápiz labial realmente fabuloso", dice Mollo.

Cuarta semana

Renuévese todos los días

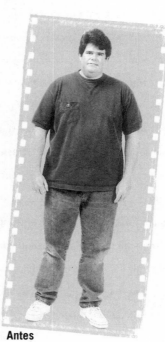

Antes

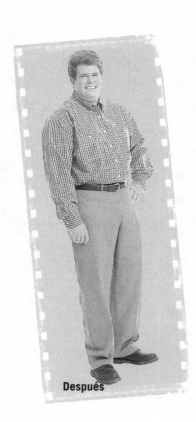

Después

ANNE Y YO SABÍAMOS QUE SI QUE-
RÍAMOS BAJAR DE PESO TENDRÍAMOS
QUE DEJAR DE PREPARAR DOS CENAS.
ADEMÁS, NO PERJUDICARÍA A NUES-
TROS HIJOS COMER DE MANERA SALU-
DABLE; DE HECHO LES HARÍA BIEN.

—Dave Harbove

Está usted a punto de entrar a la cuarta semana del Plan Adelgace y Rejuvenezca. Si mira hacia atrás y compara su vida de hoy con la que llevaba cuando empezó, probablemente se dará cuenta de que se ha vuelto más activo físicamente además de alimentarse de manera más saludable, y está obteniendo resultados positivos. Los pequeños ajustes a su estilo de vida que ha realizado cada semana se están traduciendo en un cuerpo nuevo.

Esta semana aprenderá a contrarrestar el impulso a saltarse sus sesiones de ejercicio y a comer de más. Y conocerá estrategias que le ayudarán a manejar un calendario repleto de actividades así como las tentaciones que sus familiares y amigos le pongan enfrente. Si hay días en que le cuesta trabajo encontrar suficiente tiempo como para hacer ejercicio de corrido, aprenderá a obtener los mismos beneficios por medio de varias sesiones cortas repartidas a lo largo del día. Además recibirá consejos para escoger un nuevo peinado que de inmediato le dará una apariencia más juvenil y atractiva.

Identifique el estímulo. . . y modifíquelo

MIENTRAS DURÓ LA AGITACIÓN E INESTABILIDAD DE LA PRIMERA GUERRA MUNDIAL EN ALEMANIA, LAS MUJERES EMPEZARON A SUBIR DE PESO. AL ESTUDIAR EL FENÓMENO, LOS EXPERTOS DESCUBRIERON QUE ESTAS MUJERES —CUYO MUNDO DESGARRADO POR LA GUERRA ERA IMPREDECIBLE Y LLENO DE TEMOR, ESTRÉS Y OTROS TRAUMAS EMOCIONALES— SE CONSOLABAN CON LA COMIDA.

Para describir a estas mujeres, los expertos utilizaron el término alemán *Kummerspeck*, el cual significa "la grasa de la aflicción".

Muchas personas han descubierto por experiencia propia que para bajar de peso con éxito es preciso hacer algo más que sólo ejercicio y alimentarse bien. Los expertos ya saben que es imprescindible aprender a reaccionar correctamente cuando ciertas emociones y situaciones inducen a comer de más y a saltarse el ejercicio.

Al enfrentar alguno de estos "estímulos" —el jefe rompe el informe que le acaba de entregar, el dulce aroma del pan recién horneado llega hasta su nariz, va corriendo a toda prisa para llegar a su siguiente cita—, la respuesta automática es comer lo que esté a la vista. De hecho todas esas calorías innecesarias y muchas veces poco saludables agregan libras y años a su cuerpo.

"En muchos casos se trata de algo aprendido. Vimos a nuestros padres hacer lo mismo. Y ciertamente todos contamos con mecanismos diferentes para enfrentar las situaciones. Algunos reaccionan prendiendo un cigarrillo; algunos se ponen los tenis y salen a correr. Otros más quizá empiecen a comer", explica Ross Andersen, Ph.D., profesor adjunto de Medicina en la Escuela de Medicina de la Universidad Johns Hopkins en Baltimore y uno de los más destacados investigadores del país sobre las actividades físicas integradas en el estilo de vida y la pérdida de peso.

A fin de bajar de peso de manera definitiva, es preciso que controle esos estímulos. Puede comer menos y hacer ejercicio hasta lograr un peso específico, pero si no modifica el comportamiento de fondo que lo hace buscar el frasco de las galletitas *(cookies)* o tenderse en el sofá sin ganas de moverse, es posible que todo sea en vano. En cuanto deje la dieta probablemente volverá a sus viejos hábitos de inmediato y el peso regresará.

La buena noticia es que es posible romper con esos viejos hábitos. Además de desbaratar esos estímulos tan problemáticos, puede aprovecharlos en beneficio suyo y de su programa para bajar de peso.

Dicho de otra manera, puede reemplazar los hábitos negativos por otros positivos, indica el Dr. Andersen.

Tres pasos para eliminar cualquier estímulo

Si reúne a 10 personas en una sola habitación, descubrirá que actúan de acuerdo con por lo menos 10 estímulos diferentes. Incluso desarrollan sus versiones personales de los estímulos más comunes. Tal vez el estrés sea un estímulo universal, pero a una persona la puede llevar a comer papitas fritas sin parar, mientras que a otra la trastorna de tal manera que le parece totalmente imposible colocar un pie delante del otro.

Sin embargo, a pesar de la naturaleza individual de los estímulos, todos podemos utilizar el mismo proceso para identificarlos y eliminarlos, dice Raymond C. Baker, Ph.D., psicólogo clínico y director del Centro para el Bienestar y de Orientación de la Universidad Bradley en Peoria, Illinois.

Pruebe los tres pasos del siguiente método para acabar con sus estímulos.

Identifíquelo. A fin de eliminar un estímulo, primero tiene que averiguar cuál es. La mejor forma es escribiendo acerca de sus hábitos de alimentación y ejercicio. Por eso, entre otras razones, es tan importante llevar un diario para bajar de peso. (Encontrará más información acerca de los diarios en "Mi querido diario: la clave de la autoevaluación" a partir de la página 31). El diario le permitirá estudiar su conducta e identificar sus estímulos, señala el Dr. Baker. Si observa, por ejemplo, que las reuniones (juntas) a media tarde lo impulsan a saquear las máquinas expendedoras, habrá identificado un estímulo.

Invente alternativas. Una vez que haya identificado un estímulo, piense en otras formas de reaccionar. "Es el momento para reflexionar: '¿Qué otra cosa podría hacer?' ", indica el Dr. Baker. Conforme se le vayan ocurriendo posibles soluciones, apúntelas. Si el aburrimiento lo impulsa a vaciar el refrigerador, por decir algo, haga una lista de las cosas que puede hacer en lugar de comer.

Las opciones son infinitas: leer, salir a pasear, escribirle un correo electrónico a un buen amigo o hacer cuadrar la chequera. Y la próxima vez que se encuentre en camino hacia la cocina por culpa del aburrimiento, fíjese en su lista, escoja una actividad y hágala.

Prepárese. Tenga sus alternativas saludables a la mano, para que pueda contrarrestar el estímulo de inmediato en cuanto aparezca. Si llega a casa con hambre después de trabajar, con deseos de acabarse toda una bolsa de galletitas *Oreos*, destierre a estos alborotadores de la casa y tenga listos alimentos más saludables. Si se prepara es más probable que logre combatir un estímulo con éxito, opina el Dr. Baker.

Los cuatro tipos de estímulos

Por muy personales que sean, los estímulos tienden a corresponder a una de cuatro categorías. Es posible que algunas personas tengan problemas sólo con una de ellas, mientras que otras experimenten la presión de las cuatro. Averigüe qué tipo de estímulo lo afecta a usted y pruebe alguna de las soluciones que se sugieren a continuación.

Estímulos emocionales. Las emociones se llevan de calle a los demás estímulos cuando se trata de comer de más, de acuerdo con el Dr. Andersen. Enfrentar las emociones y sus causas subyacentes nunca parece tan atractivo como perderse en un helado bañado con *fudge* caliente. La ira, la tristeza, el estrés e incluso el júbilo inducen a muchas personas a comer de más o a saltarse el ejercicio. La próxima vez que perciba que el arrebato de las emociones está a punto de imponerse a sus hábitos saludables, pruebe una de las siguientes acciones:

Nuestro rito de los viernes por la noche

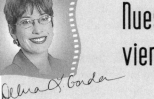

Nunca hemos cocinado los viernes por la noche. Después de una semana estresante, nos relajamos con pizza y vino mientras vemos repeticiones de *Friends*.

Por lo tanto, a pesar de que trataba de alimentarme de manera diferente, de ningún modo estaba dispuesta a renunciar a este rito con el que finalizamos la semana. En cambio, encontré la forma de hacer la pizza más saludable.

Ahora mi esposo y yo nos atracamos de pizza sin tomate (jitomate) (*white pizza*) con espinaca y anchoas. Así obtenemos una valiosa verdura de hoja verde y fibra adicional, por no mencionar los ácidos grasos omega-3 de las anchoas.

En la pizzería dicen que soy la única mujer que conocen a la que le gustan las anchoas. Y están tan acostumbrados a nuestro pedido de los viernes por la noche que automáticamente se ponen a prepararlo, aun antes de que los llamemos.

■ Salga a caminar 5 minutos. El ejercicio acaba con el estrés y otros sentimientos negativos.

■ Respire hondo por un minuto. Le ayudará a calmarse.

■ Apunte sus sentimientos. Es posible que expresarse por escrito le ayude a liberar sus emociones.

Estímulos habituales. Siempre deja el plato limpio. Siempre come hojuelas de maíz mientras ve la televisión. Siempre come tan rápido que con frecuencia se le olvida qué comió. Los estímulos habituales son los que se observan por la simple circunstancia de haberlo hecho siempre, y quizá ni siquiera sepa por qué ni cómo empezó. Sin embargo, simplemente porque siempre haya hecho algo no significa que deba seguir haciéndolo para siempre.

■ Trate de no comer y hacer otra cosa al mismo tiempo, como hablar por teléfono o ver la televisión. Al concentrarse en lo que come, dejará de comer sin darse cuenta y empezará a saborear y a disfrutar sus alimentos.

■ Coma con un horario fijo y en la mesa del comedor. Esto le impedirá devorar la comida a las carreras o comer encima del fregadero (lavaplatos).

■ Manténgase ocupado con pasatiempos (*hobbies*), actividades y vida social. Llene su tiempo libre con estos hábitos en lugar de completar los espacios en blanco con comida.

Estímulos ambientales. Va manejando por la autopista a las 6:00 P.M. cuando delante de usted se elevan esos omnipresentes arcos dorados. "Sabemos que la ventanilla de un autoexprés (*drive-through*) nos espera. Definitivamente se trata de un estímulo", opina el Dr. Andersen. Los siguientes serían otros estímulos ambientales: la bolsa llena de papitas fritas lo induce a llegar hasta el fondo; un bufé ofrece diversos manjares sabrosos; sin pensarlo siquiera toma un chocolate del escritorio de un compañero de trabajo. Los estímulos ambientales son las cosas que ve y huele o las situaciones que con frecuencia inducen a comer. Cambie el ambiente y cambiará la reacción.

■ Modifique su ruta. Si siempre pasa por un restaurante de comida rápida o una panadería particularmente seductores en su camino acostumbrado, busque otra ruta.

■ Tome lo que desea. . . y guarde lo demás. Si quiere unas papitas fritas, tómelas. . . pero servidas en un plato. Guarde la bolsa. Así evitará devorarla completa.

■ En un bufé, sírvase una cucharada de cada alimento. Una vez que haya acabado, no regrese por más. De esta forma podrá saborearlo todo sin comer de más.

■ Antes de meterse algo a la boca, diga: "Detente". Piense en las razones por las que va a comer. ¿Realmente quiere hacerlo? Aunque así sea, espere unos minutos. Es posible que se le pase el antojo.

Estímulos por omisión. ¿Cómo puede existir tal cosa? ¿Qué tal cuando está tan cansado que se salta su sesión de ejercicio y opta por el "ejercicio" de recorrer los canales de televisión? ¿O bien cuando se deja llevar de tal forma por sus actividades que se le olvida pasar a comprar frutas y verduras, de modo que a la hora de la cena llama a la pizzería? Estos son los estímulos que inducen a renunciar a los hábitos saludables. A fin de romper con este patrón, produzca estímulos positivos, es decir, señales que le recuerden hacer lo correcto o lo motiven para hacerlo. Ahora le diremos cómo.

■ Deje sus tenis al pie de la cama o junto a la puerta principal de la casa. Así recordará hacer ejercicio en cuanto despierte o al regresar a casa de trabajar.

■ Haga una cita con un compañero de ejercicios. Es más probable que haga ejercicio si un amigo lo espera.

■ Designe una "noche para planear la comida". Utilícela para programar cómo comer y qué comidas preparar para la semana siguiente. Haga una lista de lo que necesitará y vaya a la tienda de comestibles. Prepare lo que pueda esa misma noche, como las cacerolas (guisos), o bien pique las frutas o verduras para sus meriendas (refrigerios, tentempiés).

¿Cuánto ejercicio es suficiente?

ES FÁCIL RESTAR IMPORTANCIA A UN SOLO PASO. NO OBSTANTE, CUANDO SE EMPIEZA A HACER EJERCICIO, CADA PASO SE VA SUMANDO DE MANERA IMPRESIONANTE. CONSIDERE LO SIGUIENTE: SÓLO 3 HORAS DE CAMINAR A PASO LIGERO CADA SEMANA BASTAN PARA REDUCIR EL RIESGO DE PADECER UN ATAQUE CARDÍACO HASTA EN UN 40 POR CIENTO. ¿MÁS BIEN PREFIERE UN PASEO PAUSADO? NO HAY PROBLEMA. INCLUSO UNA VUELTA SIN PRISAS POR EL BARRIO (COLONIA) PUEDE REDUCIR SU RIESGO DE SUFRIR UN ATAQUE CARDÍACO O UN DERRAME CEREBRAL HASTA EN UN 25 POR CIENTO, SIEMPRE Y CUANDO SUME UN TOTAL DE 3 HORAS A LA SEMANA.

De hecho es posible que esa misma cantidad de ejercicio baste para hacer retroceder el reloj y reducir el riesgo de padecer todo tipo de enfermedades graves. En Hawai, un grupo de investigadores del Programa Cardíaco de Honolulu hicieron un seguimiento de unos hombres jubilados que caminaban un total de 2 millas (3 km) al día. Encontraron que la probabilidad de que estos hombres murieran de

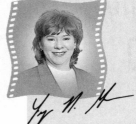

Pequeños cambios que marcan una gran diferencia

Me encantaría poder apartar una hora para hacer ejercicio todos los días. Me gusta caminar, andar en bicicleta y jugar tenis. El problema es la falta de tiempo. Vivo lejos de la oficina y trabajo muchas horas, por lo que no llego a casa sino hasta las 9:00 ó 10:00 P.M. Y doy clases, por lo que tengo que hacer mucho trabajo adicional una vez en casa.

Por todo eso siempre pensé que no podía hacer ningún tipo de ejercicio y llevo años luchando contra el sobrepeso. Este programa me ha enseñado un modo de pensar completamente diferente.

Ahora sé que aunque sólo camine 10 minutos afectará las cosas a la larga. Todas esas pequeñeces —como estacionarme más lejos de la oficina, subir por las escaleras y levantarme del escritorio para dar paseos breves por el edificio— realmente me han ayudado. Incluso en las semanas en que no pude hacer ningún otro tipo de ejercicio, seguí bajando de peso.

Por medio de estos pequeños pasos no se baja de peso tan rápidamente como si hiciera enormes cambios en mi estilo de vida. No obstante, me parece aceptable, porque sé que se trata de pequeños cambios con los que podré vivir durante el resto de mi vida. Marcarán una gran diferencia a la larga.

cualquier causa a lo largo de un período de 12 años correspondía a la mitad del riesgo que corrían los hombres que caminaban menos de una milla (1.6 km) al día.

¿Qué importancia tiene esto para usted? Significa que si cuenta con unos cuantos minutos libres varias veces al día puede ponerse en forma, sentirse más joven y vivir por más tiempo. No se preocupe si no logra apartar un rato prolongado de tiempo para hacer ejercicio. Todas las investigaciones recientes indican que un método menos rígido funciona igual de bien. Por lo tanto, puede estar tranquilo si camina 10 minutos de manera espontánea en el momento en que su vida se lo permita.

¿Aún no se convence de que cada paso cuenta? Qué le parece lo siguiente: "Si todos los días se tomara 2 minutos de cada hora en la oficina para caminar por el pasillo y hablar con alguien, en lugar de dedicar los mismos 2 minutos de cada hora a enviar un correo electrónico, se evitaría subir 11 libras (5 kg) en 10 años —afirma Joyce A. Hanna, directora adjunta del programa para mejorar la salud de la Universidad de Stanford y fisióloga especializada en el ejercicio de Palo Alto, California—. Y sólo estoy hablando de 2 minutos de cada hora".

Un nuevo método para hacer ejercicio

Los expertos en materia de salud solían pensar que a fin de mejorar la salud cardiovascular a través del ejercicio había que realizar alguna actividad aeróbica sostenida, entre moderada y difícil, durante por lo menos 20 minutos de tres a cinco veces por semana. Por lo común recomendaban dedicar 10 minutos al calentamiento, 20 minutos en el rango previsto del ritmo cardíaco y 10 minutos para enfriarse, para sumar un total de 40 minutos.

No es un mal consejo. Sin embargo, tenemos algo aún mejor. Para las personas a quienes se les dificulta apartar 40 minutos para alguna actividad vigorosa —y si somos sinceros más bien se trata como de una hora, para cuando termine de cambiarse de ropa y darse una ducha (regaderazo)— existe otro método que posiblemente funcione igual de bien.

Si puede darse dos o tres escapadas breves durante el día para dar una vuelta rápida a la manzana, obtendrá los mismos beneficios cardiovasculares y en lo que se refiere a quemar grasa que si hiciera ejercicio por más tiempo, indica la investigadora en temas de forma física Marie H. Murphy, Ph.D., una fisióloga especializada en el ejercicio de la Universidad del Ulster en Jordanstown, Irlanda del Norte. De hecho es posible que para bajar de peso las sesiones breves incluso sean mejores.

"El metabolismo permanece acelerado durante cierto tiempo después de haber dejado de hacer ejercicio. Por lo tanto, se siguen quemando calorías y recibiendo beneficios después de haber parado —afirma la Dra. Murphy. Es posible que hacer ejercicio varias veces al día por períodos breves aumente el tiempo total durante el que se quema grasa después del ejercicio, explica la experta—. Por lo tanto, de hecho es posible que queme más calorías".

Las siguientes son algunas formas rápidas de aprovechar este efecto único.

Levántese 10 minutos más temprano. Si evita oprimir el botón de repetición *(snooze button)* una última vez por la mañana, podrá hacer entre un tercio y la mitad de su ejercicio de todo el día prácticamente sin darse cuenta, afirma la entrenadora personal e instructora sobre temas de salud Michelle Edwards del Instituto Cooper para la Investigación de los Aeróbicos en Dallas. "Si puede darse de 10 a 15 minutos por la mañana y de 10 a 15 minutos después de trabajar y aprovecharlos para salir a caminar a paso ligero, no sólo cubrirá su cuota diaria de ejercicio de una forma sencilla de manejar sino también comenzará y terminará la jornada de trabajo con la cabeza más despejada y tranquila".

Hágalo en cuanto lo piense. Una razón por la que la gente no realiza más actividades físicas es porque dedican demasiado tiempo a pensar en qué necesitan hacer y el tiempo insuficiente a hacerlo, opina Al Secunda, autor de una guía para el tenis y del "principio de los 15 segundos". "En lugar de hacer planes con anticipación, como si fuera a realizar una sesión de ejercicio de 30 a 40 minutos, simplemente aproveche el momento cuando se dé. En cuanto ocurra una pequeña pausa en sus actividades y piense: 'Podría tomar un descanso', salga a caminar".

Apúntelo para que sea un hábito. Hacen falta varios meses para que el cerebro forme nuevos hábitos, así que deberá trabajar un poco más al principio para incorporar el ejercicio a su rutina, afirma el entrenador de corredores Michael Gilewski, Ph.D., psicólogo clínico especializado en servicios de atención postaguda en el Centro Médico Cedars-Sinai en Los Ángeles. "Si le cuesta trabajo acordarse de salir a caminar, simplemente incluya dos o tres descansos breves en su agenda diaria —sugiere el experto—. Apúntelos a la misma hora todos los días. Antes de que se dé cuenta, su cerebro lo habrá registrado automáticamente".

Estrategias inteligentes para la vida diaria

HA JURADO MEJORAR SU FORMA FÍSICA Y BAJAR DE PESO. TRATA DE ALIMENTARSE DE MANERA SALUDABLE Y HA ADQUIRIDO FUERZA PARA RESISTIRSE A LOS ESTÍMULOS QUE LO INDUCEN A COMER MAL. AHORA BIEN, SI SÓLO PUDIERA LOGRAR QUE SUS AMIGOS, FAMILIARES Y EL RESTO DEL MUNDO DEJARAN DE TENTARLO, EL CAMINO SERÍA MUCHO MÁS FÁCIL.

Si existe una cosa con la que pueda contar, es que los sucesos no siempre se dan como uno espera, sobre todo cuando se pretende bajar de peso.

Pero eso está bien, opina el experto en pérdida de peso Ross Andersen, Ph.D., de la Escuela de Medicina de la Universidad Johns Hopkins. Cuando se crea una estrategia para hacer frente a lo inesperado, aumentan las posibilidades de bajar de peso con éxito.

Cuando el tiempo no está de su parte

Los expertos coinciden en que la falta de tiempo es el mayor desafío para alimentarse de manera saludable. Cuando una agenda ajetreada lo impulse

Un brindis por la pérdida de peso

El champán le gustaba tanto a Marilyn Monroe que una vez se bañó en este líquido. Le hicieron falta 350 botellas.

Quizá se trate de un hábito extraño en lo que se refiere a baños, pero si quiere bajar de peso es la única forma fácil de disfrutar el champán —o cualquier otro tipo de alcohol— y cuidar su peso.

A pesar de que el alcohol suele estar libre de grasa, contiene una cantidad muy alta de calorías, explica John P. Foreyt, Ph.D., director del Centro de Investigaciones en Medicina de la Conducta del Colegio de Medicina Baylor en Houston y coautor de un libro acerca de cómo evitar las dietas.

Por ejemplo, el pan y otros carbohidratos cuentan con 4 calorías por gramo, mientras que el aguardiente de melocotón (durazno) tiene unas 7 calorías por gramo, al igual que cualquier otro tipo de alcohol, incluyendo el vino y la cerveza. Eso se traduce en 168 calorías por ración de 12 onzas (360 ml): las mismas que varios puñados de grasosas papitas fritas.

Y le tenemos otra revelación: las calorías del alcohol no se queman tan rápido como las de los alimentos. "Si comiera un *Twinkie* y bebiera un vaso de cerveza, quemaría primero las calorías de los carbohidratos del *Twinkie*", afirma el Dr. Foreyt.

Por si fuera poco, el alcohol reduce las inhibiciones, lo cual aumenta la probabilidad de que coma en exceso.

Todas estas razones realmente deben convencernos de evitar el alcohol mientras tratamos de bajar de peso, indica el Dr. Ross Andersen, experto en pérdida de peso de la Escuela de Medicina de la Universidad Johns Hopkins.

a recurrir a la comida rápida, pruebe las siguientes técnicas para ahorrar tiempo.

Sálvese con algo sencillo. Una agitada noche de entre semana probablemente no sea la mejor ocasión para preparar una sopa de langosta baja en grasa y una tarta de ciruela alta en fibra. En cambio, opte por comidas sencillas durante la semana y guarde los platos complicados para cuando disponga de más tiempo, sugiere Joyce Nelsen, R.D., instructora de Nutrición en el Instituto Culinario de los Estados Unidos en Hyde Park, Nueva York.

No obstante, si a pesar de todo siente la necesidad de tomar un trago de vez en cuando, intente lo siguiente.

Limítese a dos. Reducirá esas calorías vacías al mínimo al no tomar más de dos copas al día, sugiere el Dr. Foreyt. Tenga presente que una copa equivale a 12 onzas de cerveza, un trago (1 onza/30 ml) de una bebida fuerte o 4 onzas (120 ml) de vino.

No rebasar las dos copas no sólo le ayudará a mantenerse delgado sino que posiblemente también le ayude a disfrutar un corazón sano y fuerte. De acuerdo con el Estudio de la Salud de los Médicos, una investigación en gran escala, el riesgo de morir de repente por un problema cardíaco se reduce hasta en un 79 por ciento en el caso de los hombres que no beben más de dos a seis copas a la semana.

Sírvase un *spritzer*. No son sólo para las fiestas navideñas. Agregue un poco de agua tónica —que no tiene calorías— a su vino y disminuirá drásticamente las calorías que consume.

Aligérese. Si no se le antoja un *spritzer* de vino, opte por otras bebidas bajas en calorías, como 4 onzas de champán, que corresponden a 84 calorías; un *Bloody Mary* de 6 onzas (180 ml), que contiene 87 calorías, o 6 onzas de vino blanco y 121 calorías.

Sáltese la sombrillita. La próxima vez que tenga ganas de pedir una piña colada, escoja otra cosa. Tan sólo 6 onzas de esta bebida contienen la gran cantidad de 330 calorías y 10.8 gramos de grasa. También evite los *rum toddies*. Suman 334 calorías y 11.4 gramos de grasa por copa de 10 onzas (300 ml). Y los rusos blancos (*White Russians*) tienen 295 calorías y 3.6 gramos de grasa en sólo 4 onzas.

Pare de picar. Actualmente resulta más fácil que nunca surtirse de productos ya preparados —desde la lechuga hasta el queso—, los cuales reducirán a la mitad el tiempo que dedica a cocinar y por lo tanto le permitirán cumplir con su programa.

"Tardo 20 minutos o menos para cocinar todas mis comidas", indica Tammy Baker, R.D., una dietista de Cave Creek, Arizona, y portavoz para la Asociación Dietética de los Estados Unidos. Ella se desplaza por la cocina como un relámpago con quesos rallados bajos en grasa, lechuga ya picada y lavada, sopa de lata, verduras congeladas y salsa ya preparada para espaguetis, mientras prepara a toda prisa unas tostadas bajas en grasa, una ensalada del *chef*, una sopa y pasta.

Cocine la carne a las carreras. La carne de res molida extramagra (baja en grasa) no sólo es buena para la salud sino también una de las presentaciones de carne de res que se cocinan más rápidamente, junto con el *flank steak* y la carne para guisos (estofados) *(stew beef)*. ¿Busca un plato rápido de carne de ave? Use pechugas de pollo o de pavo (chompipe) deshuesadas y sin pellejo, filete de pavo o pechuga molida de pollo o de pavo. En cuanto a pescados y mariscos, algunas de las opciones de más rápido cocimiento son el filete de pescado, la vieira (escalope, *sea scallop*), el camarón, el cangrejo (jaiba), la almeja y el mejillón.

Involucre a sus hijos. Haga de su rutina para preparar la cena una ciencia y enliste a su familia para ayudarle con el experimento. Por ejemplo, deje que sus hijos pongan la mesa, revuelvan la salsa y midan los ingredientes, sugiere Baker. Sin que se den cuenta logrará unos momentos de convivencia familiar y al mismo tiempo podrá servir la cena en tiempo récord.

Almuerce las sobras. Aproveche las sobras de sus cenas para almorzar rápidamente durante la semana. Ponga la lasaña de verduras en pequeños recipientes para horno de microondas y caliéntela conforme la necesite. O bien prepare unos ricos sándwiches (emparedados) con el pan de carne *(meat loaf)* o el pollo al horno que le haya sobrado, sugiere Baker.

Cuando faltan horas para comer

Cuando obliga a su cuerpo a estar mucho tiempo sin comer, las meriendas (refrigerios, tentempiés) altas en grasa casi parecen meterse en su boca por voluntad propia, por muchas buenas intenciones que tenga. Haga planes con anticipación, para que siempre cuente con una opción sabrosa y saludable.

Programe una merienda. En vista de que con toda seguridad le dará hambre cada 4 horas entre comidas, tenga a mano manzanas, naranjas (chinas), plátanos amarillos (guineos, bananas), barras de higo, *pretzels*, totopos (tostaditas, nachos), palomitas (rositas) de maíz (cotufo) hechas a presión, pasas, galletas *(crackers)* bajas en grasa o barras de *granola*, recomienda Dominique Adair, R.D., una dietista de la ciudad de Nueva York.

Juegue a las escondidillas. Cuando llegue a la cocina muerto de hambre y vea un frasco con galletas *chocolate chip* sobre la encimera (mueble de cocina), nadie se sorprenderá si come unas cuantas. Una de las mejores formas de evitar las golosinas altas en grasa es colocándolas donde no las vea, indica Adair. O, mejor aún, ni siquiera comprarlas.

Prefiera los nutrientes. Si no va a tener alimentos altos en grasa a la mano, ¿entonces qué? Asegúrese de dejar meriendas bajas en grasa en lugares muy accesibles. Ponga un plato de pimientos (ajíes, pimientos morrones), zanahorias y brócoli picados en el refrigerador junto con un *dip* bajo en grasa a fin de comer entre comidas, sugiere Jyl Steinback, una entrenadora personal de Scottsdale, Arizona, autora de una colección de recetarios de comida baja en grasa. O bien prepare un plato de uvas o melón en rebanadas.

Cuando los hijos se niegan

Si tiene que observar cómo sus hijos devoran unos *hot dogs* y papas a la francesa mientras usted sólo encuentra coles (repollitos) de Bruselas en su plato, ¿adivine qué comida se le antojará más? En cambio, acostumbre a sus hijos a comer de manera más saludable. Así mejorará sus hábitos de alimentación, evitará preparar dos comidas diferentes y eliminará las tentaciones en la mesa de la cena.

Organice "noches especiales". En lugar de desechar por completo las comidas favoritas de sus hijos, planee "noches especiales" con un plato fuerte nuevo y saludable. Por ejemplo, puede introducir espaguetis con una salsa baja en grasa para tener una "noche italiana" y pollo frito y revuelto constantemente con verduras y salsa de soya para la "noche asiática".

También puede organizar una "noche de picnic" y servir una ensalada fresca, sándwiches y melón sobre una frazada (cobija, manta, frisa) a cuadros en el piso de la sala.

Empiece con sustituciones. Si su familia suele comer macarrones con queso, es posible que provoque un motín si de repente les presenta unas verduras fritas y revueltas al estilo asiático con arroz integral y *tofu* a la hora de la cena. Por otra parte, si realiza poco a poco la transición a una alimentación más saludable, es posible que ni siquiera se den cuenta del cambio, afirma Nelsen. Por ejemplo, utilice un queso *Cheddar* bajo en grasa y leche descremada *(fat-free milk)* para preparar esos macarrones con queso.

Escóndales un poco de salud. Probablemente logre picar las verduras muy finas e incluirlas en la comida de sus hijos sin que se den cuenta siquiera. Pique o ralle espinacas para el chile con carne *(chili)*. Prepare la salsa de tomate (jitomate) con unas rodajas de cebolla. Déle más sabor a un *omelette* con pimientos y cebollín (cebolla de cambray).

Agregue guarniciones. Poner unas cuantas zanahorias en los platos de sus hijos no es precisamente una revolución nutritiva, pero sí los acerca un pa-

No más caras de asco

Nuestra rutina típica siempre implicaba preparar dos cenas, como macarrones y queso para nuestros cuatro hijos y pollo y arroz para mi esposa, Anne, y yo. Desafortunadamente con frecuencia me acababa lo que mis hijos dejaban en sus platos, y a veces incluso comía la misma cantidad de su comida como de la mía.

Anne y yo sabíamos que si queríamos bajar de peso tendríamos que dejar de preparar dos cenas. Además, no perjudicaría a nuestros hijos comer de manera saludable; de hecho les haría bien.

Decidimos hacer el cambio un día sin vacilar. Servimos pollo asado, cuscús y champiñones (hongos) fritos y revueltos al estilo chino y les dijimos a nuestros hijos que no habría otra cosa de cenar.

Durante más o menos una semana se negaron a comer la mayor parte de su comida, pero Anne y yo no dimos marcha atrás con nuestra nueva regla. Entonces mi hija mayor se jugó el todo por el todo y comió un poco de pescado asado y champiñones. Creo que los demás sintieron la presión de su ejemplo y al poco tiempo todos estaban comiendo las cenas saludables que les servíamos. . . y yo ya no me llenaba de macarrones y queso.

so a las verduras fritas y revueltas al estilo asiático que tanto desea servirles, indica el Dr. Andersen. En lugar de darles un pastel (bizcocho, torta, *cake*) de postre, pruebe una manzana en rodajas o un plato de bayas rematadas con yogur de vainilla.

Qué hacer cuando su cónyuge quiere chatarra

Es posible que no sólo sus hijos desprecien la comida saludable. ¿Qué debe hacer si su cónyuge insiste en comidas y meriendas (refrigerios, tentempiés) altas en calorías?

Cocine con salud. Si su cónyuge no piensa renunciar a las hamburguesas, simplemente compre los cortes más magros (bajos en grasa) de carne que pueda conseguir, como bistec de rueda molido *(ground round)* en lugar de *ground chuck*, recomienda Marsha Hudnall, R.D., directora de los programas de nutrición de Green Mountain, un programa para bajar de peso especial para mujeres ubicado en Ludlow, Vermont. O incluso trate de preparar el chile con carne y los tacos con carne molida de pavo en lugar de la de res, y tal vez logre que su táctica pase desapercibida.

Para preparar unas papas a la francesa, hornéelas en lugar de usar la freidora. En cuanto al puré de papas, olvídese de la mantequilla y la crema y agregue caldo de pollo y ajo. De esta forma, una guarnición que antes engordaba se volverá saludable y llena de sabor.

Saboree la grasa. Esparza o unte un poco de aceite de oliva sobre sus ensaladas, totopos (tostaditas, nachos) y papas a la francesa al horno, de modo que lo primero que su cónyuge —y usted— noten sea la grasa. Agregar un toque de aceite, mantequilla o queso al primer bocado puede hacer que toda la comida parezca más rica en grasa de lo que realmente es el caso.

Sume sabor sin grasa. La próxima vez que prepare una sopa o guiso (estofado), intensifique el sabor agregando unas rodajas de algún pimiento (ají, chile) dulce o picante, como Anaheim, jalapeño o piquín (pequín), a la olla mientras la comida se cocine. Sáquelos antes de servir el plato.

Reduzca las tentaciones. Si su cónyuge llega a casa con golosinas a las que usted no puede resistirse, háblele con franqueza, recomienda el Dr. Andersen.

Dígale algo así: "Sé que no lo haces adrede, pero cuando llegas a casa con galletitas *(cookies)* siento que no me estás apoyando". Luego establezca una regla básica: no habrá golosinas en la casa durante unas semanas, o bien hasta que se sienta tan seguro de sus nuevos hábitos de alimentación que no corra peligro de comer en exceso.

Cuando no se lo espera

Por mucho que se prepare para los obstáculos cotidianos, a veces se topará de frente con la tentación.

Niéguese. Se encuentra en casa de la vecina por la tarde y ella le ofrece un trozo de pastel (bizcocho, torta, *cake*) recién horneado. No quiere ser grosero al rechazarlo. ¿Qué debe hacer? Simplemente diga: "Muchas gracias, pero no tengo hambre", dice Nelsen.

Si teme que la haga sentir mal, dígale que almorzó tarde pero que se llevará un trozo a casa para probarlo después. . . y luego déselo a sus hijos. Si eso no funciona, sea un poco más directo, sugiere Nelsen. Si es mujer, puede decir: "Se ve delicioso, pero siento las faldas un poco apretadas, por lo que no estoy comiendo golosinas".

Ocúpese. ¿Qué hacer si se encuentra frente a una caja de *donuts* (donas) glaseados durante la primera reunión (junta) del día y su voluntad es débil a tan temprana hora? A fin de evitar ese *donut*, ocupe sus manos de alguna otra forma, sugiere Adair.

Prepárese una taza de café o té o sírvase un poco de agua o jugo. Mantenga la taza en la mano hasta que la comida haya desaparecido. He aquí otro motivo para desayunar sin falta todas las mañanas. Habrá menos peligro de que ceda a las tentaciones inesperadas que engordan.

Guarde las distancias. Si asiste a una reunión o alguna otra situación en la que hay golosinas en la mesa, siéntese donde no las vea o huela. Por lo menos póngase donde no las alcance fácilmente estirando el brazo.

Compártalo con alguien. Si no soporta ver cómo sus amigos saborean los pastelillos sin probar uno también, pídale a alguien que lo comparta con usted, indica la experta. O bien corte la cuarta parte de un pastelillo a fin de probarlo sin consumir un exceso de calorías.

Supérese con cereales

YA SEA EN LA PANTALLA O FUERA DE ESTA, EN LOS AÑOS 60 HABÍA POCAS MUJERES QUE PUDIERAN COMPETIR CON LA BELLEZA DE LA SENSUAL ACTRIZ ITALIANA SOPHIA LOREN. DÉCADAS DESPUÉS LOS MEDIOS DE COMUNICACIÓN AÚN AFIRMABAN QUE LA ACTRIZ DE MÁS DE SESENTA AÑOS ERA UNA DE LAS MUJERES MÁS SEXYS DEL SIGLO. ¿CUÁL ES SU SECRETO?

"Todo lo que ve se lo debo a los espaguetis", le comentó Loren a un entrevistador en una ocasión.

¿Le suena a otra invención hollywoodense? A pesar de que esta morena bien dotada probablemente también le deba algo a su herencia genética, la ciencia de hecho indica que comer espaguetis beneficia la belleza... siempre y cuando sean integrales.

Así es. Los cereales no refinados, como el trigo integral, el arroz integral, la avena, el maíz y el centeno integral, son la "crema de belleza" de la Naturaleza. Están repletos de nutrientes que previenen las arrugas y que no encontrará en ningún mostrador de cosméticos. También contienen la fibra tan necesaria para suprimir el apetito y que no se consigue en ninguna farmacia.

Desafortunadamente muchas de las personas que radican en los Estados Unidos optan por cereales refinados, como el pan blanco, y se pierden esos beneficios. A fin de aumentar la belleza de su cuerpo por dentro y por fuera, aumente su consumo de cereales integrales a seis raciones al

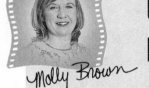

P R U E B A
viviente

Cómo lograr que los niños prueben algo nuevo

Molly Brown

Cuando se trata de experimentar con nuevos sabores, mi esposo y yo siempre estamos abiertos a la aventura. No obstante, como la mayoría de los niños, mis hijas no son precisamente unas *Indiana Jones* de la comida. Sabía que un cereal integral nuevo, con su textura y sabor desconocidos, no sería nada agradable para su paladar. Afortunadamente he descubierto un truco sencillo para servir alimentos nuevos: disfrazándolos de comidas conocidas.

Por ejemplo, les preparé a mis hijas uno de sus platos favoritos: pasta con salsa marinara. Sólo que en esta ocasión los macarrones eran de harina de maíz integral en lugar de la harina refinada normal, baja en fibra. Preparé la comida como siempre, pero usé una cantidad mayor de su marca favorita de salsa de tomate (jitomate) y queso parmesano.

A toda la familia le encantó, particularmente a mi adolescente, Nicole. De todos los nuevos cereales integrales que hemos probado (desde un cereal de caja de siete granos hasta quinua con hierbas) le dio la más alta calificación a la pasta de maíz. Ahora que conoce el sabor no vacilará en comérsela. Por lo tanto, la próxima vez que la sirva le permitiré decidir cuánto queso quiere agregar.

día. (Una ración equivale aproximadamente a una rebanada de pan, una onza/28 g de cereal o ½ taza de un cereal cocido).

Si llena su plato con estos cereales integrales podrá deshacerse del exceso de libras y hacer retroceder el reloj. Lo mejor de todo es que agregan sabor y placer a su comida.

"Son sabrosos. Si cualquier tipo de plan para bajar de peso ha de durar, la comida tiene que ser sabrosa", opina Melanie Polk, R.D., directora del programa de educación sobre la nutrición del Instituto Estadounidense para la Investigación del Cáncer en Washington, D.C.

ADELGACE

En la batalla contra la grasa, los cereales integrales representan la importantísima primera línea de defensa. Previenen el hambre al llenar el estómago, que rápidamente le dice al cerebro: "Estoy lleno". También vuelven más lenta la digestión, por lo que uno se siente más satisfecho por más tiempo y consume menos meriendas (refrigerios, tentempiés) durante el día.

Sin embargo, los cereales integrales también defienden su cintura de otras formas. La fibra que contienen atrapa la grasa de los alimentos e impide que se acumule en los muslos o el abdomen.

En vista de que los cereales integrales también vuelven más lenta la digestión de los alimentos que se comen junto con ellos, ayudan a evitar los aumentos repentinos en el azúcar en sangre (glucosa) así como el bombardeo consiguiente con insulina que le indica al cuerpo que empiece a armar sus reservas de grasa.

REJUVENEZCA

¿Cómo es que el arroz integral o el pan de trigo integral ofrecen mayores beneficios a su apariencia que el *Oil of Olay?* Es sencillo. Los cereales integrales contienen un montón de antioxidantes, como vitamina E y selenio *(selenium)*, así como muchos fitoquímicos, unos componentes que no son nutrientes pero que actúan para proteger el cuerpo.

Es posible que estos combatientes contra los radicales libres reduzcan el riesgo de que ocurran mutaciones en el ADN, lo cual beneficia la belleza al reducir el número de arrugas.

Y los beneficios tal vez sean aún más hermosos por dentro. Esa acción para proteger el ADN quizá incluso sirva para prevenir el cáncer. De hecho, de acuerdo con el Instituto Estadounidense para la Investigación del Cáncer es posible que los cereales integrales disminuyan el peligro de sufrir cáncer de mama, páncreas, colon y estómago. En otras áreas del cuerpo, la fibra soluble contenida en los cereales también protege el corazón al bajar el nivel de colesterol, según lo afirma la Asociación Estadounidense del Corazón.

Y no olvidemos los huesos. Los granos integrales, sobre todo el amaranto, también brindan calcio. Una sola taza de este cereal cocido contiene el 10 por ciento de la Cantidad Diaria Recomendada (o *DV* por sus siglas en inglés) de calcio. Por lo tanto, si lo agrega a sus comidas también es posible que baje su riesgo de padecer osteoporosis.

No obstante, recuerde que "cereales" significa cereales *integrales*. Se pierde entre el 50 y el 80 por ciento de 23 nutrientes beneficiosos para el cuerpo cuando los cereales se refinan, y es posible que también se afecten otros nutrientes que los expertos aún no conocen.

"El proceso de moler hace que se pierda una gran cantidad de fitoquímicos beneficiosos que los investigadores apenas han comenzado a identificar, como el lignano, los fenoles y el ácido fítico", afirma Greg Hottinger, R.D., un especialista en alimentos integrales y dietista del Centro para Alimentación y Buena Forma Física de la Universidad de Duke en Durham, Carolina del Norte.

Enriquecer los cereales no sirve de mucho. Los fabricantes sólo reponen cinco nutrientes: tiamina, riboflavina, niacina, ácido fólico y hierro. Además de perderse fitoquímicos de manera permanente, también desaparecen muchos micronutrientes, como el cromo y el magnesio, los cuales son importantes para controlar el azúcar en sangre. Es posible que esta sea una de las razones por las que el famoso Estudio de la Salud de las Enfermeras observó que la diabetes se encuentra menos difundida entre las mujeres que comen muchos cereales integrales.

AVANCE HACIA EL OBJETIVO

Obviamente hay muchas razones para permitir que los cereales integrales obren su magia en su cuerpo. Afortunadamente puede elegir entre un gran número de opciones, desde las más familiares hasta las exóticas, de modo que nunca se le acabarán las oportunidades para disfrutarlos.

Cuando ande en busca de cereales integrales, la oferta del supermercado con frecuencia es pobre, pues las opciones por lo común se limitan al arroz integral y las palomitas (rositas) de maíz (cotufo) para el horno de microondas. (Es posible que con un poco de persistencia y tras leer muchas etiquetas dé con un pan de trigo integral también).

Para incrementar sus opciones, diríjase a la tienda local de productos naturales y prepárese para vivir una aventura culinaria. Ahí encontrará docenas de cereales integrales. Si no sabe pronunciar quinua o triticale, y mucho menos cómo cocinarlos, siga leyendo. Ha llegado la hora de conocerlos.

A continuación le presentamos 11 cereales integrales que se consiguen prácticamente en todas las tiendas de productos naturales, con todo y sugerencias para servirlos e instrucciones para su preparación.

Alforjón (trigo sarraceno, buckwheat). A pesar de que el alforjón no es un cereal auténtico, está repleto de nutrientes como el hierro, el magnesio, el potasio y el cinc. El alforjón sin tostar tiene un sabor delicado y representa una excelente alternativa al arroz blanco. El alforjón tostado, que se llama sémola *(kasha)*, tiene un sabor más fuerte. Agregue los granos de alforjón a la sopa o mezcle la harina de alforjón con la masa para el pan o los panqueques *(hot cakes)*, para agregar fibra y sabor a frutos secos.

Instrucciones básicas: Hierva 1 taza de alforjón a fuego lento en 2 tazas de líquido durante 15 minutos.

Rendimiento: 2 tazas o cuatro raciones

Amaranto. El grano de este diminuto cereal parece de arena y sabe a un cruce acre entre la avena y las semillas de sésamo (ajonjolí) tostadas. Contiene muy poco gluten, una sustancia elástica que se encuentra en el trigo y otros cereales, de modo que representa una excelente alternativa para las personas sensibles al trigo. No obstante, si padece una alergia a la ambrosía *(ragweed)*, evite el amaranto, ya que pertenece a la misma familia.

Cuando se cocina, el amaranto se suaviza de manera relativamente rápida, pero conserva cierta textura. De hecho lo puede preparar igual que la sémola de maíz *(grits)* o la avena. Pruebe agregar una taza de amaranto a un caldo de verduras o de frijoles (habichuelas). O bien sazónelo con ajo, jengibre, cebolla y otros condimentos de sabor fuerte.

Utilice harina de amaranto en lugar de harina de trigo para empanizar su berenjena a la *parmigiana*. Además de calcio, el amaranto proporciona proteínas, riboflavina, vitamina B_6, folato, ácido pantoténico, cobre, magnesio, fósforo, potasio y cinc.

Instrucciones básicas: Hierva 1 taza de amaranto a fuego lento en 3 tazas de agua, caldo o algún otro líquido durante 25 a 30 minutos.

Rendimiento: 2½ tazas o cinco raciones

Avena irlandesa. Entre más rápido se cocine la avena, más refinada es. Una auténtica avena integral es la avena irlandesa *(Irish oatmeal)*, la cual también se conoce como avena escocesa *(Scotch oats)* o avena cortada en máquina *(steel-cut oats)*. También puede utilizarla para aumentar el pan molido y agregar sabor al pan de carne *(meat loaf)* y los rellenos.

Instrucciones básicas: Agregue 1 taza de avena irlandesa a 3½ tazas de agua hirviendo. Deje hervir a fuego lento durante 20 minutos y luego deje reposar, tapada, durante 5 minutos.

Rendimiento: 2 tazas o cuatro raciones

Cebada. El sabor de la cebada se parece al de la avena, sólo que es más fuerte y la textura del cereal es más firme. La mayoría de las tiendas de comestibles ofrecen cebada perla, un cereal refinado. Lo que debe buscar es la cebada integral pelada *(hulled barley)* que se encuentra en la mayoría de las tiendas de productos naturales y los supermercados para gustos exigentes.

Agregue una taza de cebada a la sopa junto con el caldo. Mézclela con el arroz estilo *pilaf.* Hiérvala a fuego lento con leche, canela y pasas y sírvala como una alternativa alta en proteínas a la avena.

Instrucciones básicas: Hierva 1 taza de cebada a fuego lento en 3 tazas de líquido durante 90 minutos.

Rendimiento: 4 tazas u ocho raciones

Cuscús de trigo integral. Tal vez se sorprenda al averiguar que el cuscús normal es un cereal refinado. A fin de cosechar los beneficios de los cereales integrales, utilice el cuscús de trigo integral. Al igual que cualquier pasta, el cuscús de trigo integral tiene un sabor más fuerte y una textura más firme que su primo de harina refinada. Úselo de la misma forma que el ordinario.

Instrucciones básicas: Agregue 2 tazas de agua hirviendo a 1 taza de cuscús.

Rendimiento: 2 tazas o cuatro raciones

Granos de trigo integral (wheat berries). Cuando estos granos se muelen el resultado se llama harina de trigo integral, la cual da sabor a muchos panes, *granola* y pasta. Puede acompañar los granos de trigo integral con una salsa marinara o bien agregarlos a la sopa, el arroz estilo *pilaf* o las ensaladas frías.

Instrucciones básicas: Remoje los granos en agua durante toda la noche y deje escurrir. Hierva 1 taza de granos de trigo integral a fuego lento en 3 tazas de agua durante aproximadamente 1 hora, o bien hasta que queden suaves y pegajosos. Si se salta el remojo, los granos pueden tardar hasta 2 horas en cocinarse.

Rendimiento: 3 tazas o seis raciones

Millo (*mijo,* millet). El millo es un alimento muy homogéneo, ligeramente dulce y crujiente. Da un excelente cereal caliente que no es tan espeso como la avena ni tan suelto como el arroz. Al igual que el *tofu,* el millo absorbe el sabor de los ingredientes con los que se cocina.

Si acostumbra preparar productos panificados, agregue harina de millo al pan o los *muffins* a fin de aumentar su contenido en proteínas, fibra, tiamina, riboflavina, niacina, vitamina B_6, folato, cobre, magnesio, fósforo y cinc. O bien compre un pan de millo para su próximo sándwich (emparedado) de pavo (chompipe).

Instrucciones básicas: Hierva 1 taza de millo a fuego lento en 3 tazas de agua durante unos 25 minutos.

Rendimiento: 4½ tazas o nueve raciones

Quinua. La quinua no es un cereal auténtico sino más bien una fruta, por lo que tiene un bajo contenido en gluten y representa otra sabrosa opción para sustituir al trigo si se es sensible al gluten. La quinua se cocina igual que el arroz, pero tarda la mitad.

Contiene fibra, tiamina, riboflavina, niacina, vitamina B$_6$, folato, ácido pantoténico, vitamina E y muchos minerales vitales.

Puede agregarla a sus sopas, guisos (estofados) y ensaladas;

Al igual que el tofu, el millo absorbe el sabor de los ingredientes con los que se cocina.

mezclarla con los frijoles (habichuelas) o acompañarla con un plato frito y revuelto al estilo asiático o una salsa de cacahuate (maní), para lograr un toque asiático. Es posible que encuentre preparados comerciales ya sazonados de quinua. Cuestan más o menos lo mismo que los preparados comerciales de arroz o cuscús.

Instrucciones básicas: Hierva 1 taza de quinua a fuego lento con 2 tazas de agua durante unos 15 minutos.

Rendimiento: 3½ tazas o siete raciones

Spelt. Este cereal funciona con todo tipo de platos. A algunas personas les parece que el sabor de las hojuelas de *spelt* para desayunar es semejante al de los *Wheaties*. Mezcle ½ taza de hojuelas con ½ taza de *granola* y obtendrá la cantidad justa de grasa y fibra para sentirse satisfecho, mas no pesado.

O bien, si desea hacer la transición a la pasta de cereales integrales, puede empezar con unos espaguetis de *spelt*. Esta pasta no es tan suave como la blanca ni tan firme como la de trigo integral. El pan de *spelt* también sabe riquísimo con pavo o atún.

Instrucciones básicas: Hierva 1 taza de granos de *spelt* a fuego lento con 3 tazas de agua durante unas 2 horas.

Rendimiento: 2¼ tazas o cinco raciones

Trigo bulgur. El trigo *bulgur* es trigo crudo que se ha expuesto a vapor para después secarse y triturarse. Este cereal con sabor a frutos secos se consigue en tres presentaciones: grueso *(coarse)*, para usarse con el arroz estilo *pilaf* y en rellenos; medio *(medium)*, para usarse con ensaladas frías, como la *tabbouleh*; y fino *(fine)*, con el que suele prepararse pan y algunos postres. A fin de aumentar el tiempo de conservación del trigo *bulgur* y de evitar que lo ataquen los insectos, manténgalo en el refrigerador.

Instrucciones básicas: Vierta 2 tazas de agua hirviendo sobre 1 taza de trigo *bulgur.* Déjelo remojando durante 30 minutos. Para obtener un grano más esponjoso y un poco crujiente, remoje el trigo *bulgur* en agua fría de 2 a 3 horas antes del remojo con agua hirviendo.

Rendimiento: 3 tazas o seis raciones

Triticale. Esta combinación de trigo y centeno es el primer cereal híbrido del mundo. Agregue harina o granos de triticale a la masa del pan para hacerlo más dulce.

Instrucciones básicas: Hierva 1 taza de triticale con 2 tazas de agua durante unos 15 minutos.

Rendimiento: 3½ tazas o siete raciones

Un cabello que brilla

KAREN KLUESNER DE NEW VIENNA, IOWA, NO ESTABA SOLA AL REALIZAR EL ESFUERZO DE BAJAR 25 LIBRAS (11 KG). ADEMÁS DE QUE SUS HERMANAS Y VECINAS SE PUSIERON A DIETA JUNTO CON ELLA, PARA BAJAR UN TOTAL DE 3,560 LIBRAS (1,615 KG) ENTRE TODAS A TRAVÉS DE UN PROGRAMA DIRIGIDO POR EL CENTRO RECREATIVO LOCAL TOTAL FITNESS RECREATION CENTER Y EL CENTRO DE SALUD MERCY, CUANDO SALIÓ DE UN SALÓN DE BELLEZA LOCAL CON UN NUEVO CORTE DE PELO QUE COMBINABA CON SU FIGURA MÁS ESBELTA, ESTUVIERON AHÍ PARA APLAUDIRLE.

Kluesner está disfrutando su nuevo aspecto al máximo y se siente muy complacida consigo misma.

"La gente me dice que me veo más joven ahora", afirma, y su estilista está de acuerdo. Verla Tegeler, una de las dueñas del salón Head Shed en el cercano Dyersville, le hizo a Kluesner un corte que complementa su escote. "Cuando se baja de peso se siente más confianza para cambiar de ropa, así que también se siente más confianza para cambiar de peinado", opina.

Aunque usted no cuente con todo un pueblo que grite entusiasmado mientras pierde su peso excedente, puede sentirse tan fabulosa como Kluesner después de haber ido a ver al estilista.

Obtener el corte de cabello correcto sirve para algo más que tener un reflejo juvenil y atractivo en el espejo: también puede ser una forma de expresarse. Permita que su peinado apoye a su cuerpo más delgado en la tarea de enviar al mundo el mensaje de que se siente más confiada, audaz y joven.

Cómo enviar el mensaje correcto

"Todo nuestro cuerpo, incluyendo el cabello, es como un letrero de neón que dice: 'Este es quién soy'", afirma Marietta Baba, Ph.D., profesora y coordinadora del departamento de Antropología en la Universidad Estatal Wayne de Detroit. De no tomar en cuenta su cabello se estaría perdiendo de una forma valiosa de expresar su identidad, indica.

¿Y cómo puede hacerle para enviar el mensaje correcto al mundo? Primero conozca su cabello. Tiene como 100,000 pelos en la cabeza. Cada uno es una proteína hecha de fibras microscópicas enroscadas que crecen a partir de un folículo piloso enterrado debajo de la piel.

A pesar de que todas contamos con texturas de cabello diferentes, todas estas pueden clasificarse según tres categorías solamente: fino, mediano y grueso, explica Kenneth Battelle, el dueño y maestro estilista de Kenneth's Salon en la ciudad de Nueva York. Cada tipo de cabello tiene sus propias características de manejo, indica: el cabello fino es suave y tiende a ponerse grasoso; el cabello mediano suele brillar y es fácil de acomodar; y el cabello grueso tiene mucho cuerpo, lo cual puede ser difícil de manejar. Por lo tanto, la textura del cabello ayuda a determinar cómo lo puede peinar, indica Battelle.

Nick Berardi está de acuerdo. Este director creativo sénior de la empresa Vidal Sassoon en la ciudad de Nueva York afirma que lo primero en que se fija antes de peinar a alguien es en la textura de su cabello.

"Es como si se construyera una casa. Hay que saber qué tipo de madera se va a usar", indica. Una vez que sepa qué estilo puede usar con la textura de cabello que tiene, concéntrese en encontrar un peinado que acentúe su figura más delgada y actitud juvenil.

El cabello fino se debilita demasiado si se corta en capas, por lo que Berardi sugiere darle una forma más pesada con una melenita *(bob)* o un corte realmente corto de sólo unas cuantas pulgadas.

O bien pruebe un corte recto a la altura de la barbilla, lo cual significa que el cabello se corta parejo, como medido con regla, sugiere Battelle.

En vista de que el cabello mediano es fácil de peinar, las mujeres con este tipo de pelo pueden llevarlo largo o corto y peinarlo como quieran. "Se

---

Una inversión que vale la pena

Cuando invierta en un nuevo peinado, asegúrese de conservarlo con cortes regulares y, de ser necesario, retoques de color.

Todos hemos estirado el tiempo entre cortes de pelo hasta su límite máximo, y salimos corriendo al salón de belleza cuando ya no nos podemos peinar. No obstante, cuando las personas dejan pasar demasiado tiempo para cortarse el pelo o retocarse el color tienden a verse más viejos, indica Richard Córdoba del salón de belleza Sam Wong Hair Salon. Si tiene el cabello corto, el experto sugiere que se lo corte cada 4 a 6 semanas. Si usa el cabello largo, puede arreglárselo cada 8 a 10 semanas. Cuando una de las clientas de Córdoba llega ya con el cabello sin forma, por lo común se ve años más joven al irse.

Conservar un peinado fresco que complemente la textura de su cabello y la forma de su cara y cuerpo le ayudará a mantener una apariencia muy arreglada y juvenil todos los días.

---

puede hacer cualquier cosa con él", comenta Berardi. Cortarlo en capas o de un solo largo, rizarlo o alaciarlo. Escoja lo que desee y seguramente se verá bien.

El cabello grueso, por el contrario, muchas veces requiere de bastante trabajo. Puede domarlo mediante un corte en capas de puntas degrafiladas, y colaborar bajo la ducha (regadera) suavizándolo con un acondicionador cada vez que se lave el cabello, sugiere Battelle.

Si no quiere dedicar mucho tiempo a peinarse por la mañana, hágase un corte muy corto. Por otra parte, si prefiere un peinado más largo deje que cuelgue debajo de su barbilla. Un corte a la altura de la barbilla se abriría mucho y se vería redondo, indica Berardi. Llévelo más largo y permita que se cuelgue un poco bajo su propio peso.

Un peinado que complemente su cuerpo

¿Y qué pasa si su cabello se ve fabuloso en el espejo del baño, pero cuando da un paso hacia atrás para observar su cabello *y* su cuerpo, simplemente no combinan?

"Creo que la razón por la que a las personas se les hace el corte de cabello equivocado es porque los estilistas los sientan, tapan sus cuerpos y tratan de arreglar los problemas que ven en relación con la cara", señala Laurie Krauz, una asesora en imagen de la ciudad de Nueva York. La experta sugiere tomar en cuenta todo el conjunto.

Párese derecho. Su estatura debe influir en cómo lleva el cabello. Si es bajo de estatura, no use el cabello muy largo. Sólo se verá más bajo si su cabello cubre su cuello y cuerpo, indica Berardi.

Confíe en su perfil. Deje que el peinado complemente la forma de su cuerpo. Fíjese en un espejo de cuerpo entero para analizar el perfil de su cuerpo, dice Krauz. Cuando se mira de frente, ¿es recta o curva la línea que arranca debajo de su hombro y se extiende hasta su cadera? ¿Tiene los brazos y las piernas angulosos o redondos? Si tiene el cuerpo recto, hágase un corte anguloso y recto. Si tiene el cuerpo curvo, déjese un cabello suave, que fluya.

Déle un poco de altura a su cabello. Un poco de altura y anchura influye muchísimo cuando se trata de equilibrar un cuerpo no muy menudo. "Si lleva el cabello aplastado o lacio alrededor de la cara se verá más corpulento", afirma Battelle.

Cuídese también de los cortes supercortos. "Entre más corto el cabello, más corpulento se verá", agrega el experto.

Péinese apropiadamente

Si bien la textura del cabello y la forma del cuerpo son importantes a la hora de elegir un nuevo peinado, no olvide tomar en cuenta también la forma de su cara. Al lograr un equilibrio entre su cara, cuerpo y cabello, les está diciendo a las personas que se encuentra en control y consciente de la moda. Conozca los consejos de los expertos para lograr la apariencia que usted quiere.

Tome medidas. La clave para verse fabuloso está en las proporciones, según Catherine Schuller, redactora especializada en el comercio minorista de ropa para la revista *Mode* y autora de un libro sobre el modelaje para personas que usan tallas grandes. Si bien es importante darle un poco de altura al cabello para equilibrar un cuerpo rellenito, asegúrese de agregar esa altura de manera proporcional a su cara y tamaño en general. Tampoco debe hacerse crepé para aumentar la altura. En cambio, agregue textura y volumen a su cabello mediante capas, para lograr que se eleve de manera más suave y ligera en la coronilla de su cabeza.

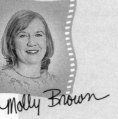

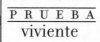

PRUEBA
viviente

Un peinado que va con su nueva figura

Después de un corte de pelo malo tardé años en separarme de mi peinado parejo. En la universidad, una base y un corte de pelo corto me dieron un aspecto de matrona justo cuando deseaba lo contrario.

"¿Por qué te cortaste el pelo?", me preguntó mi nuevo novio. . . antes de cancelar nuestra siguiente cita.

Ahí terminó nuestra relación y comenzó mi obsesión con un peinado seguro: un corte parejo que llegaba varias pulgadas por debajo de mis hombros, con un flequillo (fleco, cerquillo, capul) ralo. Lo llevé así durante los siguientes 18 años.

Sin embargo, conforme me acercaba a los 40 quería un peinado más corto y sofisticado que no me aumentara los años. La solución fue recortarme el cabello un poco arriba de los hombros con luces rubias para iluminar mi rostro. Al empezar a bajar de peso quería un aspecto aún más fresco, así que me lo corté en capas.

Ya que soy alta con la cara ovalada, las capas a la altura de mi mandíbula evitan que la cara se me vea demasiado alargada y el estilo suave del corte complementa las curvas de mi cuerpo.

En esta ocasión mi nuevo peinado provocó los aplausos del hombre de mi vida. A mi esposo le encanta.

"Lo mejor es la sencillez —afirma Schuller—. Se logra un aspecto mucho más moderno y limpio al permitir que el corte determine la forma en que el cabello caiga, en lugar de hacerse crepé y ponerse fijador (laca) para acomodarse el pelo".

Parado en perfil de tres cuartos frente al espejo, mida la distancia entre la parte inferior de su barbilla y el límite superior de su oreja. Luego mida la distancia de la parte superior de su oreja al límite superior de su cabello. Ambas medidas deben ser iguales. Si su cabello está más alto, bájelo a fin de igualar la distancia entre su barbilla y oreja.

Fíjese en las formas. Al analizar las diferentes formas que componen su apariencia podrá lograr el equilibrio. "Soy como un artista que juega con las formas y trata de encontrarles sentido —indica Richard Córdoba, un especialista en el cuidado del cabello del salón de belleza Sam Wong Hair Salon en la ciudad de Nueva York—. Cuando se unen, parecerán estar más equilibradas".

Se trabaja más fácilmente con una cara ovalada, ya que la mayoría de las formas le quedan bien, señala Córdoba. No obstante, tenga presente que el cabello largo y lacio alargará demasiado una cara ovalada. A fin de complementar esta forma, pida que le corten el cabello en capas, particularmente alrededor de la cara.

No obstante, si tiene la mandíbula ancha déle una forma redonda a su peinado. No coloque la línea inferior de una melenita *(bob)* a la altura de su mandíbula porque hará que destaque su forma cuadrada, advierte Berardi.

En cambio, agregue un flequillo (fleco, cerquillo, capul) y capas que empiecen a la altura del pómulo y bajen para proporcionarle a su rostro un marco redondo que compense su mandíbula, sugiere Córdoba.

Si tiene la cara redonda, compleméntela con un corte más largo en capas. Mantenga el cabello de un solo largo atrás y hágase capas alrededor de la cara, que empiecen ya sea a la altura del pómulo o de la mandíbula y bajen desde ahí. Acuérdese de que el cabello largo hace que la cara parezca más larga y los cortes más redondos hacen que la cara parezca más redonda.

Los trucos de los tintes

Ahora que cuenta con un peinado que combina con el resto de su cuerpo y apariencia, ¿qué debe hacer con respecto a los pelos que han decidido encanecer? Quizá sólo sean unos cuantos los que han realizado este cambio, o tal vez todos y cada uno hayan empalidecido. ¿Cómo decidir si teñirse el pelo o no? Es fácil. Simplemente ríjase por lo que lo haga sentirse bien, recomienda Córdoba.

"Si la gente se siente a gusto con su cabello cano, los animo a dejarlo así", indica.

Si decide dejarse el cabello cano, utilice champús hechos especialmente para este tipo de cabello. El humo del cigarrillo y los elementos pueden darle un tono amarillento. Utilice un champú de base color violeta azuloso para conservar el color de su cabello y corregir el tono amarillento, sugiere Cordoba. Le blanqueará el cabello y le dará brillo.

Si no se siente a gusto con el cabello cano, es posible que lo indicado sea teñírselo. Sin embargo, teñirse el cabello no necesariamente significa que se verá más joven o mejor que con el cabello cano. Pruebe los siguientes trucos para asegurarse de que el tinte le funcione.

Realice una regresión. La mejor forma de verse más joven es eligiendo un tono un poco más claro que el que su cabello tenía durante su infancia, afirma Brad Johns, director artístico del Centro Avon en la ciudad de Nueva York. "Entre más claro el cabello —siempre y cuando no llegue a blanco—, más juvenil se verá". Si de niño tenía el cabello castaño oscuro, ahora escoja un castaño un poco más claro. Si lo tenía castaño claro, escoja un rubio oscuro. Y si lo tenía rubio, déjeselo así.

"Entre más oscuro el color, más viejo se verá", agrega.

Multiplique el color. Hágase un tinte completo y luego agregue destellos (ragitos, *highlights*) cerca de su cara. Busque colores más claros y cálidos para obtener un aspecto juvenil. Un marco oscuro alrededor de su rostro sólo hará que se vea más vieja, porque el cabello oscuro arroja sombras que acentúan las líneas.

Si bien depende de lo rápido que crezca su cabello, una vez que empiece a cubrirse las canas tendrá que volver a teñirse las raíces cada 4 a 6 semanas, afirma Johns.

Cómo asegurar la salud de su cabello

Ahora su aspecto está resuelto. El nuevo peinado realza su personalidad y su nueva figura. ¿Cómo evitar que se mantenerlo bien?

"Tenemos suerte porque el cabello es muy fuerte —afirma Battelle—. Hay que esforzarse mucho para realmente dañarlo, aunque la gente lo hace todos los días".

Encuentre el champú correcto. Elija su champú de acuerdo con el tipo de cabello que tenga y úselo diariamente. El cabello fino se beneficia con un champú que clarifique, el cual se ve transparente cuando lo vierte sobre su mano. El cabello grueso necesita un champú hidratante, el cual es cremoso. Si no sabe si un champú es cremoso o transparente, revise los ingredientes, indica Córdoba. Los cítricos y el eucalipto son buenos para el cabello fino, porque lo levantan y limpian, mientras que los aceites emolientes ayudan a humectar el cabello grueso.

Enjuague con vinagre de manzana. Independientemente del tipo de cabello que tenga, enjuagarlo con vinagre de manzana después de lavárselo con champú es una forma natural de mantenerlo con brillo y saludable, de acuerdo con Shatoiya de la Tour, una herbolaria y dueña y directora educativa del centro herbolario Dry Creek Herb Farm and Learning Center en Auburn, California.

Mezcle 1 cucharada de vinagre de manzana con 1 cuarto de galón (1.14 l) de agua fresca y métala a la ducha (regadera). Después de lavarse el cabello con champú y de enjuagárselo, vierta el agua con vinagre sobre su cabeza, cuidando de que no se le meta a los ojos, y permita que su piel la absorba. No necesita volver a enjuagarse. El vinagre le dará brillo a su cabello y equilibrará el nivel de pH de su cuero cabelludo, lo cual le ayudará a evitar la caspa. Úselo todas las veces que quiera.

No cubra los colores. Cuando vaya a que le renueven el color del cabello, asegúrese de que el estilista sólo agregue color a las raíces. Ponerle sustancias químicas nuevas al cabello ya tratado lo dañaría, afirma Battelle.

Evite los excesos. Ya sabe que si exagera en el uso del secador o bien a la hora de alaciar o rizar su cabello, este se daña, ¿pero cómo saber si su rutina matutina es una exageración? Tome el tiempo. Si tarda más de 20 minutos en peinarse por la mañana, probablemente está exagerando, indica Berardi.

"Entre más luche contra la textura natural de su cabello, más lo dañará", agrega. Si necesita mucho tiempo para peinarse por la mañana, su peinado probablemente no va con la textura de su cabello.

Quinta semana

Libérese y diviértase

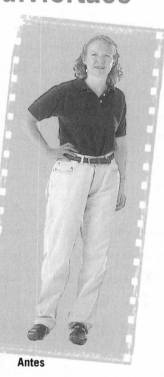

Antes

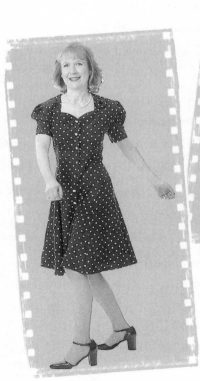

Después

SIEMPRE HE PENSADO QUE PA-
RA MADURAR HAY QUE SALIRSE
DE LO QUE UNO CONOCE.

—*Molly Brown*

Para algunas personas, la forma más fácil de manejar un programa para bajar de peso es estableciendo un horario fijo, haciendo ejercicio a la misma hora y en el mismo lugar todos los días y comiendo los mismos alimentos semana tras semana. No obstante, si no se cuidan, este enfoque rígido puede volverse monótono. Usted ya lleva 5 semanas con el programa. Si tiene la impresión de que está empezando a aburrirse debe enfrentar esta situación ahora mismo. De otro modo podría sabotear sus esfuerzos para bajar de peso.

Quizá haya llegado la hora de agregar un poco de aventura al asunto. Lea las sugerencias que se exponen en las páginas siguientes y pruebe diferentes actividades y alimentos. Conocerá las modas más recientes en cuestiones de ejercicio, que tal vez lo seduzcan de manera permanente, y también los recursos que le ayudarán a elegir nuevas actividades para mantenerse en forma. Y el *test* de esta semana le ayudará a determinar cuál es su tipo de personalidad. . . y a escoger la ropa, el peinado y el maquillaje que lo complementen. La clave está en crear su propio estilo.

Una actitud audaz: la clave para perder peso para siempre

SE HA EMBARCADO EN UNA GRAN AVENTURA. ASÍ ES. SU CAMINO HACIA LA PÉRDIDA DE PESO DEBE ESTAR LLENO DE DIVERSIÓN, EMOCIONES Y NUEVAS EXPERIENCIAS.

No es precisamente lo que pensaba escuchar, ¿verdad? Los esfuerzos típicos para bajar de peso por lo general imponen una monotonía total. Comer los mismos alimentos preparados de la misma forma todos los días durante meses. Hacer ejercicio de la misma manera en el mismo lugar a la misma hora.

Este enfoque rígido, que con frecuencia se presenta como la única manera de bajar de peso, en realidad conduce directamente a la apatía. "Las cosas pueden volverse bastante aburridas si lo que como y todas mis actividades son siempre iguales", opina Dana G. Cable, Ph.D., profesor de Psicología en el Colegio Hood de Frederick, Maryland. Y una vez que se aburra querrá abandonarlo todo. Por esta causa muchos esfuerzos bien intencionados por bajar de peso terminan fracasando.

Después de que durante años se le ha dicho que tratar de bajar de peso

Abrazando la aventura

Cuando éramos más jóvenes, mi esposo y yo salíamos mucho a bailar. No se trataba de nada realmente elegante, pero nos divertíamos. En la universidad participamos juntos en un maratón de baile de 24 horas, y yo ya había hecho uno en la secundaria (preparatoria). Contamos que a lo largo de un período de 4 a 5 años asistimos a 33 bodas. Si piensa en todo lo que uno baila en una boda, ¡sabrá que bailábamos mucho!

Al paso de los años dejamos de bailar con la misma frecuencia. No obstante, hace algún tiempo nuestros amigos empezaron a hablar de tomar clases de bailar *swing*. Nos pareció que sería muy divertido y que podríamos salir varios a cenar y luego a bailar los viernes por la noche. No obstante, cuando llegó la hora de inscribirnos, nuestros amigos se echaron para atrás. Siempre he pensado que a fin de madurar hay que salirse de lo que uno conoce. Por lo tanto, a pesar de que los demás no tomarían las clases, de todos modos nos apunté a mi marido y a mí.

Realmente lo he disfrutado y es maravilloso tener la oportunidad de pasar tiempo de calidad con mi esposo. Ha sido una verdadera aventura aprender los pasos y bailar con todos los participantes en la clase. Nos enseñaron el *swing* de la Costa Este, que implica mucho girar y torcerse. A pesar de que no llegamos a sudar, nos movemos bastante. ¡Tengo muchísimas ganas de probar nuestros nuevos pasos en la próxima boda a la que nos inviten!

implica privarse, limitarse e imponerse ciertas pautas, ahora está descubriendo la verdad. La clave para bajar de peso sin volverlo a subir se encuentra justo en lo contrario: la mejor forma de deshacerse de las libras es experimentando con nuevos alimentos, probando nuevas actividades y buscando diferentes formas de lograr sus metas, indica el Dr. Cable.

Necesita una actitud aventurera.

Desarrollar un sentido de la aventura en todas las áreas de su vida —no sólo con respecto a sus esfuerzos para bajar de peso— también hará retroceder la cuenta de los años.

"Mientras sepa que hay nuevas cosas en el horizonte seguirá sintiéndose joven. Es la verdad, independientemente de que tenga 30 ó 90 años. Las personas que envejecen de la manera más amable son las que mantienen una actitud de aventura. Son las que consideran tener muchas cosas que hacer en la vida", explica el Dr. Cable.

Cómo recobrar su sentido de la aventura

En su infancia usted tenía un sentido innato de la aventura. Quería probar cosas nuevas, conocer nuevos lugares, explorar. No obstante, conforme pasaron los años y se multiplicaron sus responsabilidades se refugió en lo familiar. Por seguro que uno se sienta así, hacer lo mismo sin abrirse a las experiencias nuevas sólo se encarga de acabar con la juventud y el vigor.

"Si no tenemos la mente abierta y no estamos dispuestos a probar cosas nuevas, nos sentiremos muy infelices. Si seguimos haciendo las cosas igual que siempre, no tardaremos en perder las ganas de vivir", afirma el Dr. Cable.

Vivir la aventura no significa que tenga que escalar el Monte Everest, viajar por las selvas del Amazonas o saltar en *bungee* (correa elástica) desde un puente. "Es una aventura siempre que se trate de algo fuera de lo común. Puede ser tan sencillo como entrar a un restaurante nuevo y probar un alimento diferente", agrega.

Muchas personas le temen a la aventura porque piensan que deberán cambiar de manera permanente. No es así, afirma el Dr. Cable. "Siempre podrá volver a lo que hacía antes. Puede decir: 'Sólo estoy probando esto' ".

Bastan unos cambios pequeños y sencillos para agregar algo de aventura a su vida diaria. Ahora le diremos cómo descubrir al aventurero cotidiano que se esconde en su interior y le daremos algunas sugerencias acerca de cómo aprender a explorar nuevas experiencias.

Tómelo con calma. Si bien debe buscar experiencias nuevas de manera activa, no trate de hacerlo todo en un día. "Empiece despacio con cosas pequeñas. Si cambia demasiado rápido no le gustará y no lo volverá a intentar", indica el Dr. Cable. Encuentre algo pequeño en su rutina que pueda cambiar. Una vez que se haya acostumbrado, experimente con otra cosa.

Búsquese una pequeña aventura al día. Cada día brinda la oportunidad de vivir una aventura. "Puede fijarse prácticamente en todos los aspectos de su vida y encontrará alguna forma de realizar un cambio", comenta el experto. Elija un aspecto de su día —lo que desayuna, por ejemplo, el restaurante en el que come o su forma de vestirse— y cámbielo.

Cambie de dirección. El simple hecho de modificar su rutina normal de transporte puede convertirse en una aventura, indica el Dr. Cable. Tome un nuevo camino a trabajar, al supermercado, a la escuela. Camine en un lugar diferente todas las noches. Si por lo común sigue cierto patrón al dar la vuelta al centro comercial, camine al revés.

Expanda sus horizontes en cuestiones de lectura y otros medios. Gracias al placer que nos brindan los libros, las revistas, la televisión e Internet, es posible vivir una aventura nueva todos los días. Lea, vea y aprenda acerca de diferentes culturas, ideas y personas. También asegúrese de leer y ver géneros distintos de los que normalmente disfruta. Eso por sí solo expandirá su mundo, indica el psicólogo.

No deje las cosas para más tarde. El Dr. Cable trabaja con muchas personas hacia el final de sus vidas, y muchos de ellos se arrepienten de algo. "Se escucha mucho 'un día de estos. . .'. Seguimos aplazando las cosas hasta que es demasiado tarde", afirma.

Identifique algo que siempre haya querido hacer y hágalo *ahora*. Trátese de volver a la escuela o de aprender a esquiar, empiece a trabajar hoy mismo en sus objetivos aventureros.

Pruebe algo nuevo

S I EL EJERCICIO TIENE UNA REGLA DE ORO ES

LA SIGUIENTE: SI NO LO EMOCIONA, NO LO HARÁ.

El 50 por ciento de las personas que apenas comienzan a hacer ejercicio dentro de un programa de buena forma física lo abandonan antes de los 6 meses. El aburrimiento tiene mucho que ver. Durante aquellas primeras semanas la rutina se siente fresca y nueva. Al llegar el tercer o cuarto mes, empieza a parecer aburrida y repetitiva. Al llegar el quinto o sexto mes se condenan a sí mismos por falta de motivación, cuando lo que realmente les hace falta es divertirse.

"Entreno a jugadores de línea de la Liga Nacional de Futbol (o *NFL* por sus siglas en inglés), e incluso estos tipos —a quienes les encanta hacer ejercicio— pueden caer en la rutina —afirma el Dr. John Yetter, director médico de la clínica de medicina deportiva SSM Rehab Sports Medicine en St. Louis—. Es importante incluir un elemento de juego en la rutina, remover las cosas un poco, probar algo nuevo y sobre todo divertirse".

Todo se reduce a asegurar que el cerebro se emocione tanto por el ejercicio como el cuerpo, indica el entrenador de corredores Michael Gilewski, Ph.D., psicólogo clínico especializado en servicios de atención postaguda en el Centro Médico Cedars-Sinai de Los Ángeles.

"Al cerebro las nuevas experiencias le sientan de maravilla. Probar nuevas actividades hace volver a un estado infantil en el que nuevamente se experimenta la vida a través del cuerpo, y el cerebro se concentra en construir nuevos caminos que ayuden a dominar la actividad desconocida", explica el Dr. Gilewski.

Ahí está la clave para mantener a raya el aburrimiento: estimular el cerebro.

No tiene que ser tan drástico como dejar de caminar como ejercicio y dedicarse al canotaje en el mar, aunque eso sin duda cumpliría con el requisito. Salirse de la rutina puede ser tan sencillo como usar pelotas de gimnasia *(medicine balls)* en lugar de mancuernas (pesas de mano) para levantar pesas o simplemente conseguir otro video de ejercicios. Lo importante es que se trate de algo nuevo para usted.

Cómo empezar

¿Está ansioso por probar algo nuevo pero no tiene idea de qué hacer? Es comprensible. El mundo del ejercicio ofrece tantas opciones que se corre peligro de sufrir un estado de parálisis al analizarlas para tratar de decidir cuál sería la indicada, sobre todo si apenas se está empezando a hacer ejercicio. Afortunadamente existen muchos recursos para facilitarle la decisión.

Clases de introducción. En el pasado había que meterse directo al fuego para conocer algún ejercicio nuevo. Se llegaba a una habitación llena de personas que ya sabían de qué se trataba y desesperadamente se intentaba imitarlos. Ya no es así. Actualmente la mayoría de los gimnasios ofrecen clases de introducción para los novatos interesados.

Ahí puede recibir instrucciones formales en la actividad, dominar los movimientos básicos, familiarizarse con la forma en que se da la clase y decidir si le gusta antes de meterse en serio.

"Estas clases son la forma ideal de conocer de qué se trata y de experimentar con nuevas actividades —afirma Ann Marie Miller, fisióloga especializada en el ejercicio, entrenadora personal y directora de entrenamiento físico en los Clubes Deportivos de Nueva York en la ciudad de Nueva York—. Se trata de un ambiente seguro e instructivo en el que usted estará rodeado por personas que están aprendiendo, igual que usted". Pida informes sobre los horarios de este tipo de clases en su gimnasio local.

Revistas especializadas. Para todas las actividades entre las que puede elegir existe una revista que informa al respecto. Trátese de andar en bicicleta o de hacer yoga, usted puede enterarse de qué implica la actividad, por qué le gusta a la gente, qué tipo de equipo o ropa se necesita y dónde se realiza.

A pesar de que el público de muchas de estas revistas ya está muy metido en el deporte en cuestión, es una forma excelente de darse una idea de lo que puede esperar. También proporcionan sugerencias de motivación y entrenamiento así como directorios de los acontecimientos y competencias por realizarse, indica Miller.

La próxima vez que revise la oferta de su librería o puesto de periódicos local, recorra los pasillos dedicados a las revistas de deportes y actividades al aire libre. Posiblemente se le abra un mundo del todo nuevo, afirma el Dr. Gilewski.

Tiendas de artículos deportivos. ¿Está renuente a probar una nueva actividad que exige contar con equipo especial, como el excursionismo, por no querer invertir en algo que tal vez no disfrute? Rente el equipo. Muchas tiendas de artículos deportivos, como *Eastern Mountain Sports (EMS)* y *Recreational Equipment Incorporated (REI)*, alquilan todo tipo de equipo deportivo para iniciar a las personas en actividades nuevas. Un beneficio adicional es que ofrecen clases prácticas gratuitas, de modo que podrá aprender de un experto lo que necesite saber antes de intentar la actividad, señala el Dr. Gilewski.

> *U*n entrenador personal puede ayudarle a identificar las actividades físicas apropiadas para sus gustos y aversiones en materia de ejercicio.

Vacaciones multideportivas. Gracias al enorme interés que se ha generado en las actividades recreativas al aire libre, como el canotaje y montar a caballo, existen compañías de viajes dedicadas exclusivamente a proporcionarle una probada de una amplia variedad de actividades en una sola experiencia vacacional. En estas salidas puede probar el excursionismo, andar en bicicleta de montaña o a caballo, el canotaje en el mar, caminar con raquetas de nieve *(snowshoeing)*, el esquí a campo traviesa (de fondo), ir en balsa *(rafting)* e incluso andar en un trineo tirado por perros *(dogsledding)*.

Las empresas aportan el equipo y las indicaciones; usted, el deseo de divertirse. No hay nada de presión para hacer algo que no le guste. Y se cuentan con guías para atender todos los niveles de destreza.

Planear unas vacaciones multideportivas también puede servirle de motivación para su ejercicio diario y ayudarle a organizar su entrenamiento a manera de preparación para su próxima aventura. Varias compañías serias que vale la pena investigar son *Adventures Plus, The World Outside, Backroads y GORPtravel*. Búsquelas en Internet y entérese del mundo de diversión que lo espera en sus siguientes vacaciones, sugiere Miller.

Entrenadores personales. Los entrenadores personales pueden hacer algo más que mostrarle cómo realizar correctamente un *curl* de bíceps. Representan un recurso fabuloso para identificar las actividades físicas apropiadas para sus gustos y aversiones en materia de ejercicio.

"Los entrenadores ofrecen una profusión de información acerca de las diferentes formas en que puede hacer ejercicio —afirma la entrenadora personal Jana Angelakis, fundadora del gimnasio para entrenamiento personal PEx Personalized Exercise en la ciudad de Nueva York—. Sólo apúntese para unas cuantas consultas con una entrenadora. Dígale lo que le gusta hacer o lo que piensa que podría gustarle, y ella le encontrará lugares donde podrá intentar esas cosas en un ambiente seguro y divertido. Incluso es posible que le presente a otras personas interesadas en las mismas actividades, para que las prueben juntos".

Para todos los gustos

Si usted se aburre al usar el mismo aparato siempre, ver el mismo video o asistir a clases del mismo ejercicio una y otra vez, imagínese cómo se sienten los profesionales de la buena forma física que se la pasan en el gimnasio instruyendo, dando clases y haciendo ejercicio con los mismos aparatos y en las mismas disciplinas. Por eso están tan ansiosos por introducir nuevos equipos y promover nuevas clases todo el tiempo. El resultado ha sido una explosión de posibilidades en lo que a la buena forma física se refiere. Literalmente se ofrece algo para todos los gustos.

"Los promotores de la buena forma física se han vuelto muy ingeniosos en estos últimos años —indica el Dr. Yetter—. Están aprendiendo a combinar todos los aspectos divertidos de los deportes y las actividades para armar sesiones excelentes de ejercicio. Los aparatos también han mejorado y hay más opciones para adecuarse a las necesidades de todo el mundo".

Las siguientes modas llegaron para quedarse. Pruebe algunas, a ver si le gustan.

Aeróbicos con artes marciales. Las clases que combinan movimientos extraídos de las artes marciales con el ritmo de los aeróbicos disfrutan de una popularidad enorme. El *Tae-Bo*, el *cardio kickboxing* y otras clases de aeróbicos que incluyen golpes de mano y patadas son divertidas y menos "bailadas" que las clases tradicionales de aeróbicos. Además son excelentes como ejercicio. Pruébelas en su gimnasio local o bien compre unas cintas de video para hacer este tipo de aeróbicos en casa, recomienda Miller.

Entrenadores personales. Pagarle a un profesional que le enseñe qué hacer

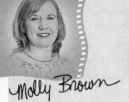

P R U E B A
viviente

Otra forma de ponerse en forma

Molly Brown

Desde hace 18 años mi esposo ha tratado de persuadirme de levantar pesas. "Es la solución para todo lo que te aqueja", me decía. Sin embargo, me resistía a intentarlo, porque el único levantamiento de pesas que conocía era el duro que hacen los hombres para desarrollar los músculos de los brazos. También pensé que tardaría mucho en notar los resultados, así que no me molesté en intentarlo.

Luego un entrenador personal me mostró una forma totalmente nueva de levantar pesas. En lugar de realizar movimientos repetitivos aburridos con barras para pesas y mancuernas (pesas de mano), empecé a usar pelotas de gimnasia (*medicine balls*) con peso para realizar movimientos que involucraban todo mi cuerpo.

Los ejercicios me encantan. Son sencillos y muy eficaces. He logrado tonificar todos mis músculos con grandes resultados, los cuales se han notado mucho más pronto de lo que hubiera creído posible.

A veces simplemente es cuestión de probar algo nuevo.

y le brinde inspiración ya no es un privilegio de las celebridades de Hollywood. Contratar a un entrenador personal está al alcance de todo el mundo. Muchos también ofrecen entrenamientos grupales para ocho personas como máximo, a fin de reducir los costos y al mismo tiempo conservar un ambiente íntimo y muy práctico de entrenamiento. Pregunte en su gimnasio local si ofrecen sesiones con entrenadores personales acreditados. Es una forma excelente de empezar o de aprender una actividad nueva, opina Angelakis.

Clases de fortalecimiento cardiovascular. Las nuevas clases de aeróbicos moldeadores del cuerpo combinan todos los beneficios del ejercicio aeróbico y del levantamiento de pesas en una sola clase, al hacerse ejercicios aeróbicos y de fortalecimiento al compás de la música.

"A las mujeres estas clases realmente les encantan porque el ambiente es sociable y les permiten hacer sus ejercicios de fortalecimiento sin sentarse a solas en la sala de pesas", explica Michael Bourque, un entrenador personal y coordinador de entrenamiento personal en el Centro para la Salud y el Bienestar de la YMCA (*Young Men's Christian Association*, una cadena de gimnasios públicos en los EE. UU.) de la Florida Central en Oviedo.

Clases grupales con aparatos. El primero fue el *spinning*, la clase grupal de ejercicio con bicicleta fija. Luego apareció el *trekking*, una sesión grupal en estera mecánica (caminadora, *treadmill*). Ahora incluso hay clases grupales de máquina escaladora *(stair climber)*. Si no soporta la monotonía de pasar 45 minutos trabajando a solas con alguna de estas máquinas, es posible que estas clases sean justo lo que necesite. También le darán ideas excelentes acerca de cómo agregar variedad e interés a sus sesiones solitarias de ejercicio, afirma Angelakis.

Ejercicios para la mente y el cuerpo. El yoga y el *tai chi* se han popularizado mucho. Se trata de actividades que involucran la mente además de los músculos y que promueven un mayor sentido del bienestar. Regístrese para unas cuantas clases y averígüelo usted mismo, sugiere Angelakis.

Aparatos de bajo impacto. "Uno de los aparatos para hacer ejercicio más populares en años recientes ha sido el entrenador elíptico", indica el fisiólogo especializado en ejercicios Robert Brosmer, vicepresidente de salud y bienestar en la YMCA de la Florida Central en Orlando y coautor de un libro sobre la salud y el alto rendimiento físico.

Estas máquinas, que son un cruce entre una estera mecánica y una máquina escaladora, ofrecen los beneficios de correr en una estera mecánica, pero sin la fuerza del impacto. También se inclinan hacia arriba y abajo a fin de simular el excursionismo o el esquí a campo traviesa (de fondo). Y queman un montón de calorías (de 500 y 600 por hora). Incluso puede comprar modelos de uso personal para su casa.

Protéjase con proteínas

A FIN DE BAJAR DE PESO Y ASEGURAR LA SALUD DE SU CORAZÓN,

TAL VEZ PIENSE QUE DEBE PONER LA CARNE DE RES DE PATITAS EN

LA CALLE Y HACER DE *365 RECETAS CON POLLO* SU NUEVA GUÍA

CULINARIA. SIN EMBARGO, NO ES ASÍ.

Existen más de 250 fuentes distintas de proteínas magras (bajas en grasa). Y con eso sólo nos referimos a los alimentos, como el pollo y los frijoles (habichuelas) de soya *(soybeans)*. Si a eso agrega algunos de sus derivados, como las hamburguesas vegetarianas, el *tempeh* y el *tofu*, podría preparar un tipo diferente de proteínas magras todos los días durante un año sin comer exactamente lo mismo dos veces.

Ni siquiera tiene que excluir la carne de res: diversos estudios científicos demuestran que los cortes magros de carne roja a veces son tan bajos en grasa y saludables para el corazón como el pollo.

¿Por qué necesitamos las proteínas? Este nutriente amable con el cuerpo es esencial para curar las heridas, construir huesos y músculos fuertes y reponer energía. Al escoger fuentes magras usted no sólo reducirá su consumo de grasa sino que también quedará satisfecho con menos calorías.

ADELGACE

Cuando elige proteínas magras, como el yogur bajo en grasa o una trucha arco iris a la parrilla, en lugar de sus primas más corpulentas (como el yogur de leche entera o los palitos de pescado fritos en freidora), puede deshacerse hasta de la mitad de la grasa sin reducir el tamaño de la porción. Eso se traduce en menos calorías por bocado.

Y le tenemos noticias aún mejores. Si incluye alguna proteína con su desayuno, no sólo le ayudará a evitar comer de más a esa hora sino que posiblemente también disminuya su hambre a la hora del almuerzo, según indica Barbara Rolls, Ph.D., profesora de Nutrición en la Universidad Estatal de Pensilvania en University Park y autora de un plan para controlar el peso basado en la reducción de las calorías. Eso se debe a que las proteínas, al igual que la fibra, promueven la saciedad, por lo que uno se siente menos tentado a servirse una segunda vez. Y en vista de que se digieren un poco más lentamente que los carbohidratos simples, la sensación de saciedad dura más.

También es posible que al combinar proteínas con carbohidratos en cada comida disminuya el antojo de dulces, indica Franca Alphin, R.D., una dietista y la directora administrativa del Centro para Alimentación y Buena Forma Física de la Universidad de Duke en Durham, Carolina del Norte.

Las proteínas tal vez ayuden a reducir el salto dramático en el azúcar en sangre (glucosa) que se da al comer carbohidratos simples, como *donuts* (donas) y una taza de café con azúcar. A estos saltos repentinos en el azúcar en sangre rápidamente les siguen disminuciones aceleradas, que producen un descenso en la energía y el antojo de más dulce para elevarla de nuevo.

REJUVENEZCA

Hay pruebas de que consumir alimentos ricos en proteínas quizá mantenga la agudeza mental, sobre todo durante las partes del día o de la noche que exigen esfuerzo en este sentido. No se requiere mucha. Para la mayoría de las personas, de 5 a 6 onzas (140 a 168 gramos o dos a tres raciones) de alimentos altos en proteínas al día bastan para conservar la potencia cerebral, según afirma Judith Wurtman, Ph.D., científica investigadora del Instituto Tecnológico de Massachusetts en Cambridge.

También se necesitan proteínas para mantener la salud básica. Sin la aportación cotidiana de este nutriente esencial las heridas no se curan, los huesos se fracturan y costaría mucho trabajo defenderse contra tipos de virus que normalmente son inofensivos, como el de la gripe, advierte Robert Wildman, R.D., Ph.D., profesor adjunto de Nutrición en la Universidad de

Luisiana en Lafayette. No hay nada como unos huesos frágiles y una fiebre tenaz para hacerlo a uno sentir como de 90 años. Afortunadamente es posible evitar estos problemas fácilmente consumiendo de dos a tres raciones de proteínas al día, como por ejemplo un sándwich (emparedado) de crema de cacahuate (maní) y una taza de leche.

Un beneficio adicional es que las proteínas quizá le ayuden a sonreír. Un estudio llevado a cabo en Francia observó que las personas se sienten más felices después de una comida que incluyó proteínas que después de una sin ellas.

Avance hacia el objetivo

Trate de comer de dos a tres raciones diarias de alimentos magros (bajos en grasa) altos en proteínas. Por lo menos una de estas raciones debe ser de origen vegetal. Desde luego esto no significa que no pueda comer un poco más de proteínas de vez en cuando, sólo que al finalizar la semana su consumo promedio no debe rebasar las tres raciones al día.

Por lo tanto, si come un bistec *sirloin* de 12 onzas (336 g o cuatro raciones de proteínas) una noche, compénselo al día siguiente con un almuerzo bajo en proteínas, como unos espaguetis con marinara sin carne o un pan árabe (pan de *pita*) relleno de verduras y ligeramente espolvoreado con queso, recomienda Alphin.

¿Dónde va a encontrar las proteínas? La carne de res y el pollo son fuentes obvias. También las encontrará en los lácteos, el pescado, los frijoles (habichuelas) y los cereales integrales. A continuación le presentamos algunas formas de agregar a su menú alimentos ricos en proteínas y amables para su cuerpo.

Frijoles y lentejas

En los Estados Unidos es posible conseguir por lo menos 25 tipos de frijoles y lentejas. Todos brindan una cantidad significativa de proteínas, en primer lugar la soya. A diferencia de la mayoría de las plantas, la soya contiene un montón de aminoácidos (los componentes básicos de las proteínas), lo cual significa que las proteínas que contiene son completas y de tan alta calidad como las de la carne de res.

Prepare la soya frita y revuelta al estilo asiático. En lo que se refiere a fuentes excelentes de proteínas, el *tofu* y el *tempeh* (ambos de soya) rivalizan con el bistec *sirloin* y la pechuga de pollo. No obstante, el *tempeh* es lo máximo. Este producto de la fermentación de frijoles de soya molidos es más alto en proteínas y más fácil de digerir que los frijoles de soya normales y otros productos de soya. El *tempeh* puede prepararse a la parrilla o frito y revuelto al estilo asiático, al igual que el *tofu*. Siempre debe cocinarse antes de comerse, indica Greg Hottinger, R.D., un especialista en alimentos integrales y dietista del Centro para Alimentación y Buena Forma Física de la Universidad de Duke en Durham, Carolina del Norte.

Una cosa que debe saber es que el *tempeh*, al igual que el queso azul, contiene algunos cultivos activos, así que no se alarme si al abrir un paquete de esta alternativa magra a la carne se encuentra con manchas azules. Así debe ser.

Agregue una lata de frijoles. A pesar de que las proteínas de las lentejas, los frijoles (habichuelas) colorados y otras legumbres no son "completas", todos estos alimentos son buenas fuentes de este nutriente. En los años 70 se les decía a los vegetarianos que combinaran diversas proteínas vegetales en cada comida a fin de asegurarse de consumir todos los aminoácidos esenciales. Ahora los nutriólogos saben que si los vegetarianos consumen diversos alimentos (frijoles, arroz, cereales integrales) a lo largo del día recibirán todos los aminoácidos que sus cuerpos requieren para armar proteínas completas de alta calidad, explica Hottinger. Por lo tanto, caliente una lata de frijoles negros como guarnición o agregue habas (frijoles, habichuelas, alubias) blancas, garbanzos o frijoles rojos a la sopa, el chile con carne *(chili)*, el arroz estilo *pilaf*, otros tipos de arroz, los platos fritos y revueltos al estilo asiático y las ensaladas.

Encuentre los frijoles escondidos. ¿Va a comer fuera? Al revisar el menú del restaurante es posible pasar por alto los siguientes platos que contienen frijoles: el *hummus* (*dip* de frijoles), *hoppin' John* (una guarnición caliente de frijoles), hamburguesas vegetarianas (que con frecuencia se preparan con frijoles de soya), el *cassoulet* (una cacerola/guiso de frijoles y carne) y la *pasta e fagioli* (sopa de pasta y frijoles). A excepción de las hamburguesas vegetarianas, todos estos alimentos son altos en grasa, así que cuide la cantidad que coma. Un cuarto de taza de *hummus* (de 3 a 4 cucharadas soperas ligeramente colmadas/copeteadas), ½ taza de *hoppin' John* y 1½ tazas de *cassoulet* o de *pasta e fagioli* cuentan como una ración, indica Alphin.

Cereales integrales

Existen casi 20 tipos diferentes de cereales y arroz integrales. Las tiendas de comestibles por lo común ofrecen 4: trigo integral, maíz (elote, choclo), avena y arroz integral. Encontrará mayor variedad y aventuras culinarias en la tienda de productos naturales de su localidad. (Para mayor información sobre los cereales integrales, vea "Supérese con cereales" a partir de la página 257).

Algunos cereales integrales son buenas fuentes de proteínas. A continuación le damos algunas sugerencias acerca de cómo preparar los tres más altos en proteínas, según Hottinger.

Dígale adiós al arroz blanco. Al igual que los frijoles de soya, la quinua es una proteína completa. Este cereal, que es uno de los más nutritivos, también es uno de los de más rápido cocimiento, pues queda listo en 20 minutos. Con arriba de cinco veces más proteínas que el arroz blanco, la quinua representa una base deliciosa para los platos fritos y revueltos al estilo asiático.

Pruebe el amaranto. Agregue amaranto a la sopa al ponerle el caldo. O bien cocínelo y mézclelo con verduras y *curry* para darle un toque indio.

Mastique millo. Este cereal sabe exquisito rematado con una salsa condimentada de cacahuate (maní) y verduras.

Lácteos y huevo

En vista de que se trata de un grupo de alimentos conocido por su alto contenido en calcio e independiente de los grupos de la carne, el pescado y los cereales, se olvida fácilmente que los productos lácteos y el huevo también proporcionan un poco de proteínas.

Tome la taza. Llénese rápido con una combinación baja en calorías y alta en energía: proteínas y carbohidratos. Tómese una taza de yogur bajo en grasa (proteínas) junto con su *bagel* matutino de 2 a 3 onzas (56 a 84 g) (carbohidratos), recomienda Alphin.

Llénese con leche. La leche y las bebidas basadas en ella, como la leche descremada (*fat-free milk* o *nonfat milk*), los batidos (licuados) de fruta para desayunar, o bien a malteadas de leche bajos en grasa (*milkshakes*) les ayudan a las personas a sentirse satisfechas y a comer menos en la siguiente comida, explica la Dra. Rolls.

Es más, 3 tazas de leche semidescremada al 1 por ciento (*low-fat milk*) o descremada cubren las necesidades en proteínas y calcio de todo un día. Así que vierta una taza sobre su cereal. Acompañe su merienda (refrigerio, tentempié) vespertina con un vaso de leche. O bien mezcle una taza de leche con su fruta favorita para llenarse de energía, como una hora antes de hacer ejercicio.

Consuma queso. A fin de agregar proteínas a una ensalada, espolvoréela con ¼ taza de queso *mozzarella* bajo en grasa rallado. Para controlar el antojo de una merienda a media tarde, meta seis cubos de queso *Monterey Jack* del tamaño de dados en una bolsita de plástico para sándwich (emparedado) junto con un puñado de zanahorias cambray *(baby carrots)*. Cada ración de queso contiene un 60 por ciento menos de proteínas que la carne de res, lo cual lo convierte en una excelente opción para equilibrar su consumo de proteínas al día siguiente de haber comido mucha carne, indica Alphin.

Recárguese con huevo. A fin de dominar hasta cierto punto la baja en el azúcar en sangre (glucosa) y el hambre que pueden darse a media mañana, recárguese de energía con un huevo duro. Deseche la yema y junto con ella toda la grasa, sugiere Alphin.

Multiplique las claras. Para una cena rápida alta en proteínas y regular en cuanto a su contenido de grasa, prepare dos claras de huevo revueltas con 1 a 2 cucharaditas de aceite de oliva. Remátelo con tomate (jitomate) y una rebanada delgada de queso *colby* y prepárese un sándwich con dos rebanadas de algún pan integral. Una ventaja adicional es que esta comida proporciona una ración de grasa saludable (el aceite de oliva), comenta Alphin.

Mariscos

Se venden más de 125 tipos de pescado y mariscos. A pesar de que la mayoría son de temporada, siempre hallará una variedad de dónde escoger durante todo el año.

Pruebe el pescado. Para quedar satisfechos, es posible que el pescado sea la mejor opción para los amantes de la carne. De acuerdo con un estudio llevado a cabo en Australia, las proteínas del pescado dejaban más satisfechos a los participantes de manera constante que cuando comían carne de res o pollo. Si bien algunos pescados son altos en grasa (hipogloso/*halibut*, caballa/escombro/macarela y salmón), todos pueden comerse con confianza siempre y cuando limite sus porciones a una o dos raciones (más o menos el tamaño de una a dos barajas), afirma la Dra. Rolls. Un beneficio adicional es que los pescados de aguas frías, como el salmón, brindan la mayor cantidad de ácidos grasos omega-3, los cuales favorecen la salud del corazón.

Coma un poco de camarón. Cuando se trata de bajar de peso, el camarón es una excelente pesca, opina Alphin. A pesar de que una ración de 3 onzas (84 g) de camarón ofrece casi la misma cantidad de proteínas que el salmón, contiene menos calorías que una taza de jugo de naranja (china). (Si su nivel de colesterol realmente es alto, limite su consumo de mariscos a no más de dos o tres veces a la semana). Le tenemos un útil consejo para la hora de servir: tres onzas se ve como muy poco, así que parta los camarones a lo largo para producir la ilusión de tener el plato más lleno.

Coleccione conchas. El mejillón, la almeja y la ostra (ostión) son las otras fuentes olvidadas de proteínas. Produzca un sutil sabor a mar mezclando alguna de ellas con su salsa marinara favorita. (Cocine a fuego mediano de 3 a 5 minutos o hasta que las conchas se abran). Los amantes de los mariscos pueden aderezar una pizza casera con almejas de lata y sazonarla con *Old Bay*, sugiere Alphin.

> *P*ara quedar satisfechos, es posible que el pescado sea la mejor opción para los amantes de la carne.

Carne de ave

Es rápida y fácil de preparar, además de baja en grasa. En comparación con los frijoles (habichuelas) y los mariscos, la selección de carne blanca es limitada, pero sus aplicaciones culinarias son infinitas, afirma Alphin.

Envuélvalo. El pollo rostizado del supermercado local sirve como una cena rápida y fácil, pero también para un desayuno que le dará mucha energía. Pique una taza de pollo que le haya quedado y envuélvalo con una tortilla de trigo integral. Esta combinación de proteínas y carbohidratos a la hora del desayuno le proporcionará una reserva constante de energía y mantendrá alejada el hambre a lo largo de toda la mañana.

Agregue carne de pavo molida. La pechuga de pavo (chompipe) molida contiene un tercio menos de grasa que la carne de res extramagra (baja en grasa) molida, por lo que sirve como un sabroso sustituto magro de la carne de res. Sin embargo, no sabe exactamente como la carne de res, así que no se proponga cambiar las hamburguesas de carne de res por hamburguesas de pavo sin que se den cuenta sus invitados. La mejor opción es mezclarla con una salsa (como la marinara o la de chile).

Sáquele la grasa al ganso. Los patos y los gansos cuentan con una capa adicional de grasa para ayudarlos a flotar, por lo que son naturalmente altos en grasa. Sin embargo, esto no significa que tenga prohibido saborear estas aves acuáticas. La grasa no atraviesa la carne en vetas, por lo que es fácil eliminarla. Simplemente deseche la piel y haga agujeros en la carne con un tenedor antes de cocinar las aves, para que la grasa pueda escurrir.

Carne de res y de caza

No hay necesidad de excluir la carne roja de su alimentación. Simplemente tiene que saber cómo escoger cortes magros de carne de res, cerdo y cordero. Y si tiene ganas de aventurarse, algunas carnes de caza de manera natural contienen menos grasa, indica Alphin.

Métale a lo magro. Cualquier corte de res cuyo nombre incluya las palabras *loin* o *round* es magro. Un beneficio adicional es que, según lo demuestran diversos estudios, el consumo de carne de res magra baja el nivel de colesterol lipoproteínico de baja densidad "malo" (o *LDL* por sus siglas en inglés) y aumenta el colesterol lipoproteínico de alta densidad "bueno" (o *HDL* por sus siglas en inglés) de manera tan eficaz como el consumo de pollo sin pellejo.

Mejore la calidad. Baje aún más la grasa de sus cortes bajos en grasa. Elija carne de res de calidad "selecta" *(select)* y "superior" *(choice)*, como *choice sirloin*. Contienen menos grasa que las carnes "de primera calidad" *(prime)*.

Salga a las llanuras. Las carnes de caza, como el bisonte y el *beefalo* (un cruce entre el búfalo y el ganado vacuno), se están convirtiendo en ofertas comunes en los menús de muchos restaurantes. El bisonte contiene menos de la mitad de la grasa de un bistec *sirloin* selecto, por lo que es una sabrosa alternativa magra a la carne de res. El *beefalo* tiene la misma cantidad de grasa que el bistec *sirloin*, pero su contenido de colesterol se reduce en más de un tercio.

Cene cerdo. Está bien comer jamón de vez en cuando, siempre que sea magro. El jamón, al igual que las chuletas de cerdo, puede formar parte de su programa para bajar de peso, siempre y cuando escoja carne magra y le quite las capas externas de grasa. El lomo *(loin)* y la pierna *(leg)* son los cortes más magros de cerdo.

Cace el cordero. Al igual que el cerdo, el cordero puede ser una opción baja en grasa si elige cortes magros, como lomo o pierna *(shoulder arm)*, y les quita toda la grasa visible.

Pruebe una carne roja diferente. Para comer una carne exótica que no sabe a pollo, pruebe la de avestruz, emú o ñandú *(rhea)*. A pesar de que se trata de aves, su carne se clasifica como roja, no blanca, porque tiene un pH similar al de la carne de res. Cuando se cocina se ve como la carne de res y su sabor es parecido, sólo que más dulce. Lo mejor de todo es que contiene aproximadamente un tercio menos de grasa que la carne de res.

Dése algo de diversión

Jugar es tan importante como amar. ¿Para qué vivir?

¿Para qué vivir por más tiempo? ¿Para qué

bajar de peso si no te diviertes?

—**Patch Adams**

adar en una piscina (alberca) llena de espaguetis. Safaris a medianoche para cazar globos. Mostrar el trasero a todos sus compañeros de la clase de graduación. El Dr. Patch Adams, médico y payaso profesional inmortalizado en la pantalla grande por el actor Robin Williams, definitivamente sabía divertirse, incluso al bajar de peso.

A pesar de que *diversión* tal vez sea la última palabra que se le ocurra al pensar en deshacerse del exceso de peso, cuando se trata de perder pulgadas y evitar que vuelvan una buena risotada puede ser casi tan importante para tener éxito como reducir las calorías.

El Dr. Adams cree que el humor también ayuda a mantener la perspectiva justa de las cosas, incluyendo la pérdida de peso.

"Mi objetivo es lograr la paz y la justicia —afirma el Dr. Adams, director del Instituto Gesundheit! de Arlington, Virginia—. Pero si me muero y sigue habiendo guerras e injusticia no me censuraré por ello. (En parte porque estaré muerto y no podré hacerlo). Me esfuerzo. Hago de mi búsqueda el objetivo".

Por lo tanto, si su búsqueda implica bajar de peso, no se castigue ni se rinda si recae un día y come una cantidad suficiente de pollo frito como para que se sonroje el Coronel del KFC. Empiece de nuevo al día siguiente.

Siéntese a disfrutar una comida buena para su salud y rica como para chuparse los dedos en compañía de las personas que lo hacen feliz. Ahora le diremos por qué.

ADELGACE

En algunos aspectos reír se parece al ejercicio aeróbico. De hecho, al igual que correr y remar una risa abdominal profunda trabaja casi todos los músculos del cuerpo y acelera el ritmo cardíaco, duplicando la velocidad del corazón al cabo de uno o dos minutos.

"Se requieren unos 10 minutos en una máquina de remos o 15 minutos en una estera mecánica (caminadora, *treadmill*) para lograr el mismo efecto", indica el Dr. William F. Fry, psiquiatra, investigador de la risa y profesor clínico emérito adjunto de la Escuela de Medicina de la Universidad de Stanford. La risa abdominal profunda también mejora la circulación, aumenta el ritmo de la respiración y acelera el metabolismo, de modo que se queman más calorías.

Sin embargo, esos sólo son los efectos inmediatos. A la larga, un poco de alegría a la hora de la comida aumenta las probabilidades de perseverar con un programa para bajar de peso, según indica Ross Andersen, Ph.D., profesor adjunto de Medicina en la Escuela de Medicina de la Universidad Johns Hopkins en Baltimore y uno de los más destacados investigadores del país sobre las actividades físicas integradas en el estilo de vida y la pérdida de peso.

REJUVENEZCA

Los niños se ríen un promedio de 400 veces al día. Los adultos, por lo contrario, sólo nos reímos 15 veces al día. Por lo tanto, una de las formas más divertidas y rápidas de sentirse más joven es simplemente riéndose más.

Una buena risa que sacude la panza es como una pila para el cerebro: da energía y despierta la mente. "Cuando uno se siente con energía, entusiasmado y alerta, está más vivo. Se siente más joven", afirma el Dr. Fry.

La risa alborozada no sólo conserva la juventud de la mente sino que posiblemente también impida que envejezcan las relaciones con los demás. Un estudio que abarcó a 50 parejas casadas observó que el 70 por ciento de la diferencia entre las parejas felices y las desdichadas correspondía al sentido del humor.

Juegue con la comida

La hora de la cena *sí es* una oportunidad para jugar, al contrario de lo que le dijeron en su infancia. Al fin y al cabo, si el juego cabe en la sala de cáncer del hospital, ¿por qué la cocina no lo va a admitir? Definitivamente entra ahí en el caso del Dr. Patch Adams del Instituto Gesundheit!.

"Solíamos organizar 'comidas de comedero' en el hospital —indica el Dr. Adams—. La comida se servía en un comedero *de verdad* y había que recogerla directamente con la boca. Todo mundo comía menos".

Los platos favoritos eran espaguetis, ensalada mixta y sandía. No se mezclaban. Al fin y al cabo la gente no se había criado en un establo. "Ah, no, nuestros comederos tenían clase. Los espaguetis en una parte, la sandía en la otra —explica—. Hemos tenido 'comidas de comedero' para 30 personas. Todo mundo comía del mismo comedero. De no poner las manos en la espalda, no comían. No se admitían deserciones. A la gente le encantaba".

Esta es sólo una idea entre muchas. Usted puede hacer la comida tan extravagante como quiera. "La sugerencias son infinitas", indica el Dr. Adams.

A continuación le pasamos algunas de las opciones favoritas de este experto.

■ Tome una habichuela verde (ejote, *green bean*) y métasela a la oreja.

■ Haga competencias de asquerosidades. Los *chefs* de la televisión siempre hablan de condimentar la comida para que sepa bien. ¿Qué tal condimentarla para que sepa horrible? O bien recuézala. Programe dos días a la semana en que realmente se esfuerce por ganarle a su compañero de habitación, cónyuge o hijos en la preparación de una cena asquerosa.

■ Coma desnudo. "Esta es la que más me gusta —dice el Dr. Adams—. Lo hará soltar el tenedor o bien pensar: 'Vaya, no estoy tan mal'".

A pesar de que cuando usted piense en divertirse quizá prefiera incluir más ropa, siempre acuérdese de que el juego, al igual que el amor, es apropiado incluso en las ocasiones menos apropiadas, según afirma el Dr. Adams.

El sentido del humor también beneficia a los solteros. Un estudio llevado a cabo por la Universidad de Louisville encontró que las personas hermosas sin sentido del humor no son más deseables que los demás. Todos debemos buscar una dosis saludable de risa al día.

Avance hacia el objetivo

Las comidas representan una oportunidad para volver a la infancia y aportar más risa a la vida. De acuerdo con el Dr. Andersen hay dos formas de lograrlo.

En primer lugar, elija alimentos saludables con los que se le haga agua la boca. Las coles (repollitos) de Bruselas y la avena pueden ser verdaderos aguafiestas si no le gustan, así que opte por comida mexicana baja en grasa si eso es lo que le gusta. Simplemente escoja más platos con frijoles (habichuelas) y cereales integrales y sustituya la manteca y la mantequilla por grasas saludables.

En segundo lugar, cambie el ambiente. Despierte al niño en su interior y cree un ambiente estrafalario para comer. Las posibilidades son ilimitadas. A continuación describimos 10 para empezar.

Apague la televisión. El Dr. Adams recomienda apagar la televisión y prender la conversación. Si la televisión está apagada hay menos probabilidad de que coma de más y más de que se ría al platicar con sus amigos y familiares.

¿Por qué? La risa es contagiosa, sobre todo si se siente a gusto con sus compañeros de mesa. "Una persona empieza y todos se unen, de modo que la comida resulta mucho más disfrutable", indica el Dr. Fry.

Organice una fiesta compartida. Pídale a cada quien que aporte un plato y ponga un tema, como "*dips* y palitos", o sea, que todos los entremeses, los platos fuertes y los postres se sirvan en palitos (por fin una oportunidad para usar su olla para *fondues*). "No será sólo una noche de conversaciones divertidas y risas contagiosas, sino también una oportunidad para aprender nuevas recetas y probar frutas, verduras y cereales nuevos", apunta el Dr. Fry.

Recorte. Con sus moldes para cortar galletitas *(cookies)* puede preparar crutones festivos para sus sopas y ensaladas o bien crear sándwiches (emparedados) de temporada, sugiere Regina Ragone, R.D., una dietista y la redactora de la revista *Prevention* especializada en la alimentación.

Arregle la mesa. Una vez a la semana anime su mesa con mantelería en colores vivos. Mejor aún, libere al artista que vive en su interior y diseñe algo especial para la mesa, como manteles individuales personalizados, tapetes que estimulen las conversaciones o centros de mesa absurdos, recomienda el Dr. Frey. (También es una forma excelente de tener ocupados a los niños mientras usted prepara la cena).

Combine los colores. Ragone ofrece la siguiente idea: pinte su plato con los colores de la naturaleza: pimientos (ajíes, pimientos morrones) rojos, zanahorias anaranjadas, hojas verdes, frijoles (habichuelas) negros. Cree una obra maestra visual que haría llorar de la emoción a Jackson Pollock. Si tiene hijos o le prestaron a unos sobrinitos por un día, encárgueles la presentación de los platos. Se asombrará al ver lo que un niño es capaz de crear con un sándwich (emparedado) de atún y unas cuantas zanahorias cambray.

Sálgase del camino. Es difícil disfrutar algo, incluyendo la comida, cuando se está atorado en el tránsito o evitando un choque con un loco que se llevó la luz roja. Así que sálgase del coche a la hora de la comida, sugiere el Dr. Andersen. Si el clima se muestra benévolo, búsquese un banco para relajarse en un parque.

Encuentre a un compañero de comidas. Busque a alguien a quien le guste la aventura, sugiere el Dr. Andersen. Una vez al mes pruebe un nuevo restaurante (coreano, griego o vegetariano, por ejemplo) y un plato nuevo, como *namool* (verduras surtidas coreanas), *pasta e fagioli* (sopa de pasta con frijoles) o *tabbouleh* (un plato de cereales del Medio Oriente).

Retírese al romance. Para una comida romántica con su amor, pase por una botella de vino tinto, un pan francés *(baguette)*, unos camarones, aceitunas verdes, cerezas o frutas exóticas o cualquier otra cosa de sabor fuerte que no requiera cubiertos para comerse, sugiere Ragone. (También funcionan los cubitos de gelatina de cereza sin azúcar). Establezca una sola regla: nadie puede alimentarse solo. Aparte de eso se admite todo.

Planee un picnic bajo techo. No permita que el clima o la falta de un espacio verde le impida tener un picnic. Quite las facturas sin pagar y la ropa sin doblar de la mesa de la cocina, cúbrala con una frazada (cobija, manta, frisa) para picnic y siéntese encima. Si su mesa ya no es la más sólida del mundo, coloque su bufé veraniego en el piso del salón de juegos, pero sin prender la televisión.

Permítase un premio. Prémiese con algo que no sea comida cada vez que logre alguno de sus objetivos alimenticios. Por ejemplo, por cada ración de cereales integrales que coma aparte un dólar, y luego use estos ahorros para pagar a una niñera y una noche de juerga. Incluso puede ahorrar para una escapada de fin de semana.

Test

¿Se parece a Cher o a Oprah?

Todos conocemos a mujeres que se ven fabulosas todo el tiempo, ya sea que estén haciendo ejercicio, holgazaneando en el sofá o arregladas para cenar en un restaurante elegante. Todo lo que se ponen parece haberse hecho especialmente para ellas.

¿Cuál es su secreto? Saben identificar los estilos, las texturas y los colores que les quedan.

Si nada de lo que usted se pone parece adecuado —o si quiere retocar el estilo que ya tiene—, hágase este *test* desarrollado por la escritora Bridget Doherty y por Anna Wildermuth, una asesora en imagen corporativa e individual y dueña de la empresa Personal Images en Elmhurst, Illinois. Le ayudará a elegir la ropa, el peinado y el maquillaje perfectos para su personalidad.

Marque una respuesta por pregunta.

1. ¿Cuál es su color favorito para la ropa?

    a. Rojo

    b. Colores vivos

    c. Tonos terrosos, como marrón y beige

    d. Negro

2. Si tuviera elección, ¿qué se pondría todos los días?

    a. Faldas y *tops* pegados

    b. Pantalones de mezclilla (mahones, pitusas, *jeans*) y suéteres

    c. Vestidos largos

    d. Trajes entallados

3. Al sentarse en una silla, usted:

    a. Cruza un muslo sobre el muslo de la otra

    b. Apoya un tobillo sobre la rodilla de la otra pierna

    c. Deja colgar el brazo sobre el respaldo de la silla

    d. Cruza los tobillos

4. Las faldas y vestidos en su clóset:

    a. Son más breves que algunos de sus *tops*: las minifaldas le apasionan

    b. Se encuentran al fondo de su clóset: casi no se los pone

c. Son tan largos que casi llegan al piso

d. Son de tipo sastre, forrados y planchados, y cuelgan al lado de un *blazer* o un juego de suéteres que combinan

5. Antes de salir de casa usted:

a. Se inclina y rocía su cabello con fijador (laca) para que adquiera mayor volumen

b. Simplemente se pasa los dedos por el cabello

c. Dedica una cantidad mínima de tiempo a rizar y peinar su cabello

d. Se asegura de que cada mechón de cabello esté en el lugar indicado

6. Su bolsa de maquillaje contiene:

a. Colores dramáticos, como una sombra para ojos color gris oscuro y lápiz labial color granate

b. Sólo lo básico: corrector, delineador para ojos y lápiz labial

c. Colores conservadores y también oscuros: una sombra para ojos color crema para el trabajo y verde cazador para los fines de semana

d. Sólo colores conservadores: un delineador para ojos color marrón, una sombra para ojos color marfil y un lápiz labial color baya

Califíquese

SI USTED MARCÓ. . .

Principalmente la *a*

Su tipo de personalidad es: Cher. Quizá no desee vestir ropa interior estilo tanga frente a las miradas lascivas de un grupo de marineros, pero le gusta llamar la atención. Ha llegado la hora de pensar en qué parte de su cuerpo quiere que se fije la gente.

Si le gusta su busto, llame la atención sobre él con *tops* de cuellos bajos de pico (en V), collares o blusas ceñidas con *Lycra*. Si está más orgullosa de sus piernas, use faldas que terminen arriba de las rodillas, zapatos y sandalias (chancletas) de tacón alto y pantalones de corte delgado.

Escoja tonos diferentes de su color favorito: rojo. Definitivamente llama la atención. Si quiere saber si un tono en particular le quedará, acérqueselo a la cara. Sabrá de inmediato si es un buen tono para usted.

(continúa)

Test

(c o n t i n u a c i ó n)

Ya sea que tenga el cabello grueso y rizado o delgado y lacio, escoja un peinado que haga que la gente se fije en usted, como rizos fuera de control o un dramático corte corto.

También aproveche los colores de su maquillaje para expresar su personalidad, pero asegúrese de no exagerar. Si se pinta los labios muy oscuros, póngase una sombra para ojos muy ligera y a la inversa.

Principalmente la *b*

Su tipo de personalidad es: Meg Ryan. En el fondo es una niña y tiende hacia un aspecto juvenil, así que elija colores vivos y divertidos, como el rosado y el azul cielo. Le iluminarán el rostro y la harán verse más joven. Use juegos de suéteres de telas suaves y delgadas —como algodón, seda y lana— con faldas línea A. O bien compre unos juguetones pantalones capri. Si tiene las pantorrillas gruesas escoja un largo que le llegue un poco arriba de los tobillos. No obstante, si tiene las piernas más delgadas use unos pantalones capri que le lleguen justo arriba de las pantorrillas.

No quiere dedicar mucho tiempo a su cabello, así que escoja un estilo que no requiera mucho mantenimiento, trátese de un corte parejo con flequillo (fleco, cerquillo, capul) o uno corto y alborotado. Y llene su estuche de maquillaje con colores claros, como el rosado y el azul suave.

Principalmente la *c*

Su tipo de personalidad es: Oprah Winfrey. Su estilo individual es una mezcla entre profesional y divertido. Se pone unos pantalones entallados con una blusa blanca con la misma facilidad que un vestido largo y cómodo de algodón. Los días en que quiera presentar una imagen de autoridad use gris oscuro, y los días en que quiera verse más accesible opte por el beige.

Si la forma de su cuerpo tiene más curvas que ángulos, elija telas suaves que fluyan, como lanas delgadas, tejidos de punto de algodón y sedas ligeras. Si tiene un cuerpo más recto y anguloso, opte por algodones frescos y sedas más gruesas.

También tiene varias posibilidades de peinarse. Puede llevar el cabello lacio en un clásico corte con capas, recogérselo o rizarlo para lograr un aspecto más suave.

Al elegir su maquillaje, complemente la variedad de su guardarropa con diversos colores, como lápiz labial color marrón oscuro y rosado y sombras para ojos color azul marino y crema.

Principalmente la *d*

Su tipo de personalidad es: Diane Sawyer. Usted es una mujer profesionista seria y quiere causar la mejor de las impresiones con su guardarropa. Use trajes sastres entallados en colores como negro, gris oscuro y marrón oscuro. Todos emanan poder y autoridad, mientras que el azul marino comunica un sentido de la confianza. Para verse más delgada con sus trajes, escoja *blazers* largos con bolsas estrechas.

Lleve el cabello en capas o parejo. Y use un maquillaje sencillo y sofisticado, con delineador color marrón o negro, sombra para ojos color marrón y un lápiz labial claro.

Cómo crear su estilo individual

DAWN BOEHMER CRECIÓ EN LAS ANTILLAS, DONDE LAS FIGURAS ESBELTAS NO SE CONSIDERAN HERMOSAS EN ABSOLUTO. DELGADA Y BLANCA, ERA DIFERENTE DE LOS DEMÁS NIÑOS DE SU COMUNIDAD Y SE BURLABAN DE ELLA. DURANTE DÉCADAS SE VISTIÓ DE GRIS, COLOR MARRÓN Y NEGRO A FIN DE NO LLAMAR LA ATENCIÓN.

No fue sino hasta que cumplió 40 años, ya como diseñadora de su propia línea de ropa, Moda Madonna en Mount Kisco, Nueva York, cuando Boehmer por fin descubrió su estilo personal. Desechó la ropa oscura a cambio de pantalones capri rosados y un traje con botones de estrás *(rhinestones)* inspirado en la ropa para caballeros.

"Tardé un poco más en darme cuenta de que soy quien soy independientemente de cómo me perciba la gente", indica.

Es posible que los pantalones rosados y el estrás no sean lo indicado para usted, pero conforme baje de peso tal vez también se dé cuenta de que no ha encontrado su estilo personal. La clave para desarrollar su propio estilo está en ser fiel a sí misma.

"La forma del cuerpo y la personalidad de cada mujer son diferentes, al igual que nuestras huellas digitales", afirma Boehmer. A continuación le diremos cómo encontrar lo apropiado para usted.

Encuentre a un experto en modas. Una de las mejores formas de iniciar su búsqueda de un estilo es recortando fotografías de mujeres que se le parecen en sus rasgos fundamentales y forma de cuerpo y cuyo estilo le gustaría imitar, sugiere la asesora en imagen Anna Wildermuth de Personal Images.

Si está bajando de peso, coleccione fotografías de mujeres que se ven como usted se verá en algún momento. ¿No se imagina con 10 libras (5 kg) menos? Confíe en sus instintos. "Una persona tiende hacia ciertos estilos porque le quedan a la forma de su cuerpo y color de su tez y cabello", opina Wildermuth.

Si tiene una amiga o compañera de trabajo cuyo estilo le encanta, pregúntele cómo lo logra, sugiere Margaret Voelker-Ferrier, profesora adjunta de Diseño de Modas en la Universidad de Cincinnati. Luego pídale consejos acerca de cómo mejorar su propio aspecto.

Vístase de verde o rosado o azul. Una de las primeras preguntas que Boehmer les hace a sus clientes es: "¿Cuál es su color favorito?". Una vez que lo haya identificado, *póngase* su color favorito en tonos que complementen su apariencia.

En términos generales, los colores primarios —como el azul, el rojo, el verde y el amarillo— se ven bien en mujeres de rasgos oscuros, mientras que los colores pastel —como el rosado, el azul celeste y el verde suave— les quedan a las mujeres de rasgos claros. Pruébelo usted misma. Acérquese telas de diferentes colores al rostro.

"Sabrá de inmediato si el color le queda —afirma Wildermuth—. Si agrega vida y color a su piel se verá bien. Si la empalidece, no se lo ponga".

Exprésese a través de los colores. ¿Prefiere verse poderosa o informal? Escoja un color que combine con su personalidad. "Todo lo que se pone comunica algo acerca de usted", indica Voelker-Ferrier. Ya sea que quiera llamar la atención o verse digna de confianza, existe un color que hablará por usted.

- El negro connota poder.
- El gris oscuro encierra autoridad.
- El marrón oscuro comunica control.
- El azul marino inspira seguridad y confianza.
- El rojo llama la atención. Póngaselo si va a pronunciar un discurso.

Personalice su guardarropa del trabajo

El lugar de trabajo no es precisamente el mejor para expresar su personalidad a través de la ropa, sobre todo si existe un código para la vestimenta o si debe usar uniforme. No obstante, tiene algunas oportunidades, así que aprovéchelas con estilo y accesorios.

Escoja el estilo o el color indicados para crear un *look* totalmente personal. Al vestir para el trabajo hay que tomar en cuenta el estilo y el buen gusto. Vestirse con buen gusto significa hacerlo de manera adecuada para el entorno y al mismo tiempo ser fiel a sí misma.

Si su lenguaje corporal es muy abierto y prefiere la ropa más holgada, use un traje no armado en un color conservador, como negro o marrón. El estilo no armado queda con su personalidad, mientras que el color se ve profesional.

Si se siente a gusto en un traje entallado más ajustado a la figura, exprese su personalidad al elegir un color especial, como el malva. Logrará un aspecto profesional y a la vez dará salida a su personalidad a través del color.

Llévelo en la solapa. Los accesorios son otra forma excelente de poner de manifiesto el estilo personal en el trabajo. Si tiene un pasatiempo (*hobby*), encuentre accesorios que aludan a él, sugiere la experta en modas Margaret Voelker-Ferrier de la Universidad de Cincinnati. Ella colecciona muñecas *Barbie*, así que usa broches (prendedores) de *Barbie*. Si tiene inclinaciones creativas, lleve una cartera (bolsa) muy original al trabajo. Si es fanático de Elvis Presley, adorne su pared colgando un reloj con un Elvis que baila.

Conforme baje de peso también puede usar accesorios que acentúen su nueva figura. Si tiene una cintura fabulosa, cíñala con un cinturón (correa) interesante y conviértalo en su accesorio personal, dice Georgette Braadt, una asesora en imagen y comunicaciones de Allentown, Pensilvania. O bien póngase aretes para realzar su cara más delgada. Si quiere alejar la atención de su cintura, fije un broche en su hombro a fin de lograr que las miradas suban.

■ El blanco implica autoridad cuando se usa en el momento indicado. En el verano el blanco se ve fresco y refrescante, pero en el invierno el negro se ve más cómodo.

■ El beige tranquiliza. "Dicen que si va a despedir a alguien de su trabajo hay que vestirse de beige", señala Voelker-Ferrier, porque no se ve tan duro.

■ Los colores vivos llaman la atención sobre su rostro. Enmarque e ilumínelo con un pañuelo (mascada) o suéter amarrado al cuello, o bien agregue un collar de oro o de plata.

Júntelos. La forma en que combina los colores también influye en la reacción que las personas tienen ante su presencia. ¿Le gusta que la gente se siente derecha cuando usted anda cerca? Póngase un traje oscuro con una blusa blanca. El contraste comunica autoridad.

Entre menos contraste exista, más aumentará la sensación de que usted es accesible. Para lograr un aspecto profesional más accesible póngase una blusa de algún color debajo de un *blazer* oscuro para suavizar su apariencia, sugiere Diana Kilgour, una asesora independiente en guardarropa e imagen de Vancouver, Canadá. Los colores naturales, como el beige y el marrón, así como las telas más texturizadas, como la seda peinada, les indican a las personas que es accesible.

Conserve la comodidad. En vista de que el propósito de hallar el estilo personal es verse cómoda con su ropa, no se obligue a usar un guardarropa que no sea el indicado para usted.

"Si va a ponerle un vestido a alguien que nunca los usa, llevará el cuerpo de una forma que la hará verse mal", afirma Claudia Kaneb, jefa de vestuario en el programa *Today* de la NBC.

También debe elegir un estilo que concuerde con su lenguaje corporal. ¿Se repantinga en la silla o se sienta derecha? La respuesta que dé determinará si puede ponerse un conjunto relajado o entallado.

Si se sienta con el tobillo izquierdo apoyado sobre la rodilla derecha y el codo colgado sobre el respaldo de la silla, su lenguaje corporal es muy abierto, indica Kilgour.

"No puede usar ropa demasiado estrecha o ceñida", explica. Necesita espacio para expresarse, así que use trajes con pantalón holgados.

Si es más tranquila, se sentirá a gusto en un traje entallado abotonado hasta el cuello, porque su lenguaje corporal es más moderado. Acostumbra sentarse con calma sin moverse mucho y mantener las manos en el regazo. "La postura de su cuerpo es tal que el traje le quedará bien", indica Kilgour.

Véase más delgada. Use mallas, faldas y camisas del mismo color para verse más delgada. Voelker-Ferrier viste faldas largas y cuellos vueltos (de tortuga) para alargar el efecto. "Entre más color haya entre su cabeza y sus pies, más delgada y alta se verá", opina.

Escuche a su corazón. Lo mejor que puede hacer para encontrar su estilo personal es hacer caso de su intuición. "¿Qué dice su corazón? —pregunta Boehmer—. Para cuando cumpla 40 ó 50 años, en el fondo sabe cuál es su estilo. Si pone atención, si escucha, sabrá quién es usted".

Llévelo todos los días. Una vez que encuentre su estilo, sea regular. Esa es la clave para tener un estilo personal. Si no tiene los recursos económicos para que todo su guardarropa sea coherente, consiga una prenda o un accesorio que exprese su estilo personal a la perfección, como un suéter, una cartera (bolsa), joyería o incluso maquillaje.

Si sólo usa lápiz labial rojo, por ejemplo, esa es su firma. Cuando su aspecto sea coherente la gente la mencionará en términos favorables. Cuando las personas digan: "Siempre usa unos zapatos fabulosos", sabrá que ha encontrado un estilo personal.

Sexta semana

Que todo quede en familia

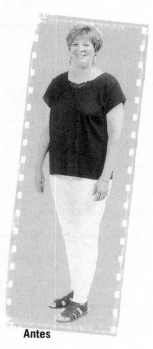

Antes

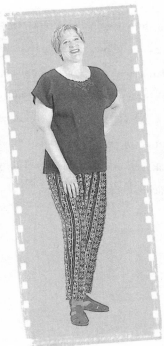

Después

Nuestras salidas a caminar juntos mientras una niñera cuida a los niños son la única oportunidad que tenemos para hablar de manera ininterrumpida, disfrutar nuestra compañía y resolver los asuntos familiares.

—*Ann Harbove*

Desde hace varias semanas usted se ha dedicado a crear un cuerpo más delgado, joven y sano. Si tiene suerte, su familia y amigos le han apoyado. No obstante, también es posible que se haya topado con cierta resistencia. Los cambios en realidad no le gustan a nadie. Y es posible que en parte esta resistencia provenga de su interior, a causa del sentimiento de culpa que le produce concentrarse en sí mismo en lugar de pensar en su familia y demás obligaciones.

Esta semana adquirirá estrategias que le ayudarán a superar estos obstáculos a la motivación. Conocerá técnicas que le permitirán apartar tiempo para sí mismo sin sentirse culpable, además de lograr que su familia se una en torno a usted para alentarlo. Contar con algún apoyo social resulta clave para seguir motivado. Por lo tanto, lea los consejos acerca de cómo hallar a un compañero de ejercicio o fundar su propio grupo de apoyo. Y si tiene que enfrentar la tarea a solas, sepa que aun así podrá contar con el apoyo de sus amigos y familiares que no están haciendo ejercicio.

Hágase un tiempo para sí mismo

EN SU INFANCIA DISPONÍA DE TODO EL TIEMPO DEL MUNDO: TIEMPO PARA JUGAR, PARA LA SIESTA, PARA LEER, PARA ACOSTARSE Y TAL VEZ INCLUSO TIEMPOS FUERA COMO CASTIGO POR SUS TRAVESURAS. NO OBSTANTE, AL PASO DE LOS AÑOS SUS RESPONSABILIDADES AUMENTARON A LA PAR QUE SU EDAD Y TERMINARON POR CONSUMIR ESE PRECIOSO TIEMPO DESTINADO A DIVERTIRSE Y A JUGAR. AHORA PARECE QUE UN MUNDO DE ASUNTOS Y PERSONAS LE DICTAN QUÉ HACER CON SU TIEMPO: TODOS MENOS *USTED*.

HA LLEGADO LA HORA DE RECLAMAR UN POCO DE ESE TIEMPO.

Conforme se suman las responsabilidades profesionales, los hijos, los padres y otras obligaciones, lo primero en desaparecer siempre es lo que uno mismo quiere y necesita.

"Nos descuidamos porque pensamos que debemos cuidarnos unos a otros. Tenemos que mantener el control en todo momento y no podemos permitir que otros nos vean detenernos o descansar", afirma Sharon Keys Seal, una entrenadora en asuntos empresariales y dueña de la compañía Coaching Concepts en Baltimore.

El trauma de la televisión

Cuando se trata de sabotear el esfuerzo para bajar de peso, es posible que la televisión plantee una amenaza más grande que el refrigerador. Medite lo siguiente:

■ La televisión consume el tiempo libre. De acuerdo con un libro de John P. Robinson y Geoffrey Godbey sobre la forma en que se aprovecha el tiempo libre, las personas que radican en los Estados Unidos contamos con más de 40 horas de tiempo libre a la semana. No obstante, tenemos la impresión de disponer de menos que nunca. Y uno de los culpables es la televisión. En este país se pierden 15 horas semanales de tiempo libre viendo la televisión.

■ Muchos estudios han relacionado la costumbre de ver la televisión con el aumento de peso y la obesidad. Diversas investigaciones han demostrado que los hombres que dedican más tiempo a ver la televisión son más sedentarios, comen más meriendas (refrigerios, tentempiés) y son más obesos en general. Por otra parte, un estudio llevado a cabo por la Universidad de Minnesota observó que ver la televisión muchas veces tenía como consecuencia un aumento de peso por parte de las mujeres.

"La televisión se ha convertido en una distracción", afirma Carla Wolper, R.D., nutrióloga y coordinadora clínica del Centro para la Investigación de la Obesidad en el Centro St. Luke's/Hospital Roosevelt en la ciudad de Nueva York.

La televisión acaba con el tiempo que mejor podría dedicarse a satisfacer otras necesidades, como las del ejercicio, los pasatiempos (*hobbies*) o incluso sólo de contar con un rato de tranquilidad a solas, agrega la experta. Además, al ver la televisión muchas personas van más seguido al refrigerador.

Esto no significa que deba tirar el televisor a la basura. Elija de antemano los programas que quiera ver y vea sólo eso, en lugar de tener el televisor prendido todo el tiempo. Tenga el material para sus pasatiempos o bien sus libros y aparatos para el ejercicio a la mano y listos para que los pueda usar con facilidad en lugar de encender el televisor, recomienda.

Y si quiere tener el televisor prendido, haga algo productivo mientras vea un programa, como pagar las facturas o tejer.

A continuación le damos cuatro razones muy importantes para que aparte tiempo para sí mismo.

Lo necesita para bajar de peso. Cuando uno se compromete a bajar de peso también se compromete a apartar tiempo para hacer ejercicio y comer adecuadamente. No obstante, además de estas razones, contar con un tiempo para sí mismo —aunque no lo dedique a algo directamente relacionado con la pérdida de peso— aumentará su autoestima y confianza, lo cual a su vez incrementará sus posibilidades de adelgazar.

Lo necesita para mantenerse joven. Las actividades, los intereses, los pasatiempos *(hobbies)* y las amistades enteramente suyos representan los cimientos de un estilo de vida joven y activo, sin importar la edad que tenga, opina Dana G. Cable, Ph.D., profesor de Psicología en el Colegio Hood de Frederick, Maryland.

A pesar de que actualmente el trabajo y la familia tal vez lo ocupen demasiado para que se dé cuenta de ello, apartar tiempo para sí mismo lo mantendrá más joven durante muchos años. Algún día los niños se irán de la casa, usted se jubilará y contará con mucho tiempo libre. Desarrollar intereses y actividades ahora asegurará que siga siendo activo cuando sea más viejo.

Lo necesita para cuidarse primero a sí mismo. Entregarse totalmente a los demás quizá parezca el sacrificio máximo, pero no les está haciendo ningún favor. En algún momento llegará a su límite y su rendimiento sufrirá, ya sea en el trabajo o al atender a sus hijos. Tomarse tiempo para sí mismo le dará la oportunidad de recargar las pilas.

"Todo lo hará mejor", indica Cathleen Gray, Ph.D., profesora adjunta de Trabajo Social en la Universidad Católica de América en Washington, D.C.

Merece disfrutar su propio tiempo e intereses. "Lo merecemos. Refleja y fortalece nuestro amor propio y nuestro sentido de la valía personal. Nos demuestra que realmente valemos algo", comenta Seal.

Cinco pasos para apartar tiempo

En vista de todo lo que tiene que hacer, ¿cómo le hará para apartar tiempo para sí mismo? Será fácil. La clave para conseguir lo que quiera y también cumplir con sus responsabilidades está en la planeación, afirma Barry Miller, Ph.D., un asesor vocacional y profesor adjunto de Administración en la Escuela Lubin de Ciencias Empresariales de la Universidad Pace en la ciudad de Nueva York.

A fin de apartar tiempo para sí mismo, siga estos cinco pasos sencillos.

1. Identifique qué es lo que quiere hacer. Cuando la Dra. Gray les plantea esta pregunta a las personas, con frecuencia no le hacen caso o no saben responder. Nos hemos programado tan a fondo para pensar en los deseos y las necesidades de los demás que nunca tomamos en cuenta nuestros propios deseos. Por lo tanto, el primer requisito para que aparte tiempo para usted mismo entraña decidir qué quiere hacer con ese tiempo.

Para empezar, piense en lo que necesita para bajar de peso. ¿Quiere hacer ejercicio todos los días? ¿Quiere apartar la tarde de los domingos para comprar la comida? Luego piense en sus demás deseos: ¿Quiere contar con unos cuantos minutos al día para leer un libro? ¿Quiere ver salir el Sol todas las mañanas? ¿Quiere tomar una clase, empezar con un pasatiempo o participar como voluntario en alguna organización? ¿Quiere almorzar con su mejor amigo una vez a la semana? ¿Quiere hacerse una limpieza de cutis o un masaje?

2. Prográmelo. Una vez que haya definido qué quiere hacer, calcule cuánto tiempo necesitará, al día o a la semana, para hacerlo. Apúntelo en su agenda o calendario. Por ejemplo, si quiere 5 minutos al día sólo para relajarse, apúntelos. Si quiere salir a caminar todos los días a la hora del almuerzo, apúntelo: con pluma.

"Necesita diseñar un plan para lograr lo que quiere", sugiere el Dr. Miller. Luego planee el resto de su día o semana alrededor de su tiempo personal, no a la inversa.

3. Prepárese. Necesita preparar y estructurar su tiempo libre de la misma forma que su jornada laboral. "El tiempo de calidad exige ser estructurado. Si no estructurara su trabajo, lo despedirían. Pero la gente no invierte la misma energía en su propio tiempo", indica el Dr. Miller.

Al no contar con esta estructura, el tiempo se malgasta muy fácilmente, agrega Seal.

Tenga lo que necesite listo y a la mano: Coloque los tenis junto a la puerta para su caminata. Saque su libro. Disponga lo necesario para su trabajo manual o pasatiempo para que lo encuentre cuando llegue a casa. Reserve una mesa para el almuerzo o haga una cita para un masaje con varios días de anticipación. Hable por teléfono y pida informes acerca de cómo integrarse a las organizaciones o los grupos que le interesen.

4. Respételo. La vida puede volverse muy ajetreada, pero resístase al impulso de sacrificar su tiempo personal, recomienda la Dra. Gray. Ese tiempo para sí mismo es tan imprescindible como la reunión (junta) importante o la obra de teatro escolar de su hijo. Considere ese tiempo un objetivo o una receta médica, agrega la experta. De esta forma tenderá más a verlo como algo que necesita hacer, en lugar de un lujo que pueda desechar con facilidad.

5. Imponga la ley. "Necesita comunicar a los demás que no es momento para que lo molesten", indica el Dr. Miller. Que les quede muy claro a todos —su familia, amigos y compañeros de trabajo— que se trata de *su* tiempo. Si violan esta regla véalos a los ojos y dígales: "Estoy ocupado en este momento. Tendrás que esperar hasta después".

Cómo acabar con lo que acaba con su tiempo

Aunque cuente con un plan para asegurar que pueda apartar tiempo para sí mismo, probablemente su día siga igual de ajetreado. Por lo tanto, además de los cinco pasos del plan, tome otras medidas sencillas para recortar las cosas que le roban tiempo. Las siguientes técnicas fáciles reducirán algunas de sus responsabilidades y le permitirán realizar más en menos tiempo. También le brindarán más tiempo para trabajar en un cuerpo más delgado y joven.

Establezca reglas para el teléfono. Contestar el teléfono y hablar por teléfono es una pérdida de tiempo. A fin de controlar el tiempo que dedica al teléfono, establezca ciertas reglas. De ser posible no conteste el teléfono y deje que su contestadora o vozmensajería tome los mensajes, sugiere la Dra. Gray.

Designe cierta hora del día a escuchar los mensajes y devolver las llamadas que le parezcan importantes. Además, programe horas específicas para conversar con sus amigos y familiares. Por ejemplo, avise a su familia que estará disponible para hablar los domingos después de las 7:00 P.M.

Dígale no a la cháchara de oficina. Se pierden un sinnúmero de horas conversando junto a la cafetera o en la oficina, indica el Dr. Miller. Si bien puede ser divertido, también lo distrae de su trabajo y termina por reducir su tiempo libre.

Si alguien entra a su oficina para platicar, dígale que está ocupado y que no puede hablar en ese momento. Si lo acorralan junto a la cafetera, sonría e indique: "Lo siento. No puedo hablar ahora". O bien cierre la puerta de su oficina y ponga un letrero que diga: "No molestar".

Haga un balance de sus compromisos. Evalúe todas sus actividades más o

P R U E B A
viviente

Cómo reclamar la hora del almuerzo

¿Está ocupado? ¿Qué le parece lo siguiente? Trabajo a tiempo completo, doy clases de diseño dos noches a la semana en un colegio local y tomo una clase de Arte una noche a la semana. Por si fuera poco, he emprendido la tarea de enormes proporciones de renovar mi casa yo sola. Así que en efecto estoy muy ocupada.

Por eso este programa me llamó la atención. Se basaba en hacer pequeños cambios en el estilo de vida a los que podría acostumbrarme poco a poco, en lugar de tener que apartar bloques gigantescos de tiempo para tomar clases de aeróbicos. No obstante, para que el programa funcionara me faltaba encontrar la forma de acomodar esos cambios dentro de mi ajetreada agenda. Mi primer reto fue hallar tiempo para una cena saludable. Por lo común llego a casa alrededor de las 10:00 P.M. Cenaba demasiado tarde y no tenía la energía necesaria para preparar una comida saludable.

¿Cómo lo resolví? El almuerzo se ha convertido en la comida más grande del día para mí. Debido a que tengo acceso a alimentos saludables en el trabajo, lo he convertido en mi comida principal y luego lo voy quemando conforme transcurre el día. Cuando llego tarde a casa, como una pequeña ensalada y un poco de fruta.

En vista de que dispongo de una hora para comer, aprovecho la mitad para mi caminata diaria. Salgo al aire libre y me alejo del escritorio, lo cual me permite hacer ejercicio. Y realmente estoy convencida de que me he vuelto más productiva por la tarde gracias a eso.

Por lo tanto, a pesar de que prácticamente todas las horas de mi día están ocupadas resultó bastante fácil encontrar el tiempo que necesitaba. Y estoy viendo grandes resultados. Lo que es mejor aún, esos cambios en mi horario ya se han convertido en un hábito para mí. Ni pienso en ellos como parte del programa. Simplemente es lo que hago todos los días.

menos cada 6 meses, recomienda Patricia Liehr, R.N., Ph.D., profesora adjunta de Sistemas y Tecnología en la Escuela de Enfermería de la Universidad de Texas en Houston. La Dra. Liehr hace una lista de sus actividades en orden de importancia. Si son demasiadas, empieza a presentar su "renuncia" a las últimas de la lista.

"En realidad no necesito hacerlo todo", afirma. Si usted siente que se dispersa con demasiadas actividades, determine qué obligaciones quiere conservar y de cuáles quiere deshacerse. Libérese de los compromisos menos importantes y aproveche ese tiempo para usted.

Delegue los trabajos. Identifique las tareas y las responsabilidades que pueda pasar a otros. La mejor forma de lograrlo es encargándoles a otros las actividades que usted odia pero ellos disfrutan. Por ejemplo, Seal deja que el hijo adolescente de una amiga repare su computadora y se asegure de que funcione sin problemas. Se trata de algo que ella odia y a él le encanta. Ambos están felices.

Deje de hacerlo. Seal tiene un pequeño juego: elige una tarea, como lavar su carro, y simplemente deja de hacerla. Luego espera para ver cuánto tarda la gente en darse cuenta de que ya no la está haciendo. La mayoría de las veces nadie se fija. Si nadie repara en las tareas que usted descuida, olvídese de ellas.

Las cualidades de un compañero

AUNQUE NO CONTARA CON UNA COMPAÑERA PARA HACERLO, QUE ES PAM, HELENE WAGNER DE ALLENTOWN, PENSILVANIA, SEGUIRÍA HACIENDO UN POCO DE EJERCICIO. "PERO DEFINITIVAMENTE NO HARÍA NI POR MUCHO TANTO COMO AHORA —CONFIESA—. PAM ME OBLIGA A CUMPLIR REALMENTE. Y LO MÁS IMPORTANTE ES QUE ME DIVIERTO CON ELLA".

Se trata de un hecho sencillo que con frecuencia pasamos por alto: hacer ejercicio es más divertido en compañía de un amigo. "Es humano querer hacer las cosas junto con otras personas, sobre todo el ejercicio", opina la Dra. Deborah Saint-Phard, una fisiatrista especializada en el ejercicio que trabaja en el Centro de Medicina Deportiva para Mujeres del Hospital para Cirugía Especial en la ciudad de Nueva York.

En su infancia usted salía a tocar todas las puertas de su barrio (colonia) para encontrar a alguien dispuesto a salir a jugar. "Cuando por fin hallaba quien saliera, jugaban hasta el oscurecer —indica la Dra. Saint-Phard—. Sin embargo, si no había nadie se regresaba a casa a ver la televisión. ¿Por qué habríamos de sentirnos diferentes de adultos?"

Aparte de ser divertido, simplemente es más eficaz hacer ejercicio en compañía de un amigo.

"Si localiza a un compañero a quien le guste hacer lo mismo que a usted y que cuente con habilidades semejantes, hay menos probabilidad de que deje el ejercicio y más de que lo convierta en un hábito regular, se divierta y obtenga resultados", dice Lynne Brick, dueña de los gimnasios Brick Bodies Health Clubs en Baltimore y experta internacional en cómo lograr una buena forma física a través del estilo de vida.

Diga: "¡Acepto!"

En el caso de las parejas casadas, es posible que su mejor compañero de ejercicio sea el de su vida. Es mucho más probable que las personas que realizan programas de ejercicio junto con su cónyuge lo practiquen con regularidad —y mucho menos probable que lo abandonen por completo— que quienes empiezan a hacer ejercicio solos. ¿Por qué? Los investigadores especulan que el apoyo y la camaradería que la gente siente al hacer ejercicio con sus seres queridos los empuja a continuar más allá del punto en que muchos de quienes lo hacen solos tiran la toalla.

"Las parejas que hacen ejercicio juntos logran lo que llamo un estado de 'intimidad activa' —indica el Dr. Walter Bortz II, profesor clínico adjunto de Medicina en la Escuela de Medicina de la Universidad Stanford y autor de un libro sobre la longevidad—. Se divierten como si salieran a jugar con su mejor amigo. Logran un acercamiento mutuo y una forma física excelente a la vez que pasan tiempo de calidad juntos. Como consecuencia es posible que terminen disfrutando vidas más largas, felices y sanas".

¿No sabe cómo poner en movimiento a su cónyuge? Quizá le sirvan las siguientes sugerencias.

Cambie la comida por el ejercicio. Usted y su cónyuge ya disfrutan tiempo libre juntos. El problema es que muchas personas dedican ese tiempo a comer, más que a hacer ejercicio. La próxima vez que los dos salgan de casa juntos, visiten una cancha de tenis en lugar de un restaurante. Puede convertirse en una forma fabulosa de disfrutar su tiempo libre con su cónyuge, opina la entrenadora personal e instructora sobre temas de salud Michelle Edwards del Instituto Cooper para la Investigación de los Aeróbicos en Dallas.

"De lo que las parejas a veces no se dan cuenta es de que puede ser más fácil de lo que creen realizar más actividades físicas juntos", indica la experta. Hay muchas actividades divertidas que se pueden hacer en pareja. Por

Cinco formas de hallar a un compañero para el ejercicio

Es maravilloso tener con quien hacer ejercicio, pero ¿qué pasa si no conoce a *nadie* dispuesto a acompañarlo? A continuación le presentamos cinco formas fáciles de hacerse de compañía.

1. Únase a un club. La mayoría de los centros comunitarios cuentan con clubes dedicados a todo tipo de ejercicio. ¿Le gusta caminar? Incorpórese al club de excursionismo. ¿Juega tenis? Inscríbase en un torneo. Con toda seguridad conocerá a alguien con intereses semejantes.

2. Dése una vuelta por las tiendas. Las tiendas importantes de artículos deportivos, como Eastern Mountain Sports (EMS), al igual que las de bicicletas y las especializadas en artículos para correr, por lo común organizan salidas regulares. Averigüe cuándo será la siguiente y vaya también.

3. Lea los anuncios clasificados. En casi todas las comunidades hay grupos que se reúnen para salidas que incluyen alguna actividad física, como una excursión de un día o paseos por el parque. Estos grupos son excelentes sitios para conocer a otras personas que también quieren realizar una actividad física.

4. Investigue en Internet. Muchos gimnasios cuentan con centros de mensajes en sus sitios web donde cualquiera puede dar aviso de que busca a un compañero para el ejercicio. De esta forma pueden conocerse un poco a través del correo electrónico antes de hacerlo en persona.

5. Pregunte. Hable con sus vecinos, con la gente que asiste a la misma iglesia o con la de cualquier otro lugar donde tenga tratos sociales. Posiblemente dé con alguien que anda en busca de un amigo con quien hacer ejercicio, al igual que usted.

ejemplo, en lugar de simplemente salir a comer para distraerse, agregue un poco de actividad física a sus planes, como salir a caminar juntos a paso ligero, jugar un partido breve de tenis o de *racquetball* o incluso bailar.

Para algunas parejas, la "actividad conjunta" ideal sería inscribirse en un gimnasio público. Todas estas sugerencias son maneras excelentes de realizar más actividad física y pasar más tiempo de calidad juntos, dice Edwards. De lo que se trata es de levantarse y moverse.

Reclute a sus hijos. Las parejas con hijos pequeños muchas veces renuncian a hacer ejercicio juntos porque no tienen quien cuide a los niños. Bueno, en lugar de turnarse para hacer ejercicio cada quien por su lado, una mejor alternativa es llevar a los niños, afirma Brick. "La tecnología actual ha vuelto más fácil que nunca hacer ejercicio incluso con niños pequeños — explica—. Hay carreolas para correr, remolques para bicicletas y correas especiales para excursionismo. Si sus hijos tienen edad suficiente, no hay motivo para que no salgan juntos de excursión o a andar en bicicleta. Déjelos escoger la actividad de vez en cuando. De esta forma habrá más diversión para todos".

Reparta las tareas domésticas. Sus hijos quieren tiempo para jugar. Usted y su cónyuge quieren tiempo para jugar. Quizá todos jueguen juntos. Entonces ¿quién se encargará del trabajo de la casa? Hay dos formas de manejar el asunto y de beneficiar su salud al mismo tiempo, según Edwards.

En primer lugar, trate de aumentar la intensidad de sus tareas domésticas. Pasar la aspiradora es un buen ejemplo. En lugar de hacerlo pausadamente, incremente la velocidad un poco marcando el compás de las melodías animadas que más le gusten. Puede aplicar el mismo método a sacudir los muebles o incluso a lavar el carro, indica la experta. Si esta idea no le llama la atención, trate de repartir las tareas de modo que entre todos logren hacer lo necesario y todos los miembros de la familia cuenten con más tiempo para salir y realizar más actividades físicas.

El apoyo de las amigas

Entre las responsabilidades de la familia y el trabajo, a las mujeres les resulta difícil ponerse al día con sus amigas con la frecuencia que desearían. Una forma de cambiar esta situación sería haciendo ejercicio con ellas, sugiere Michael Bourque, un entrenador personal y coordinador de entrenamiento personal en el Centro para la Salud y el Bienestar de la YMCA (*Young Men's Christian Association*, una cadena de gimnasios públicos en los EE. UU.) de la Florida Central en Oviedo. "De esta forma cumpliría con dos de sus prioridades al mismo tiempo —afirma—. Se mantendría al tanto de lo que les sucede a sus amigas y también realizaría una actividad física de manera regular".

Los beneficios de hacer ejercicio con las amigas se parecen a los de hacerlo con el cónyuge: a la larga hay más probabilidad de que persevere con su programa de ejercicio. Las investigaciones demuestran que el factor más importante para persistir con un programa de ejercicio durante el primer año

Es asunto de familia

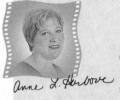

Anne L. Harbove

Mi esposo, Dave, y yo tenemos a cuatro hijos pequeños en casa. Él viaja mucho por su trabajo, por lo que no disponemos de mucho tiempo juntos, particularmente entre semana. De más está decir que nuestra vida es una locura y muy agitada la mayor parte del tiempo.

Nuestras salidas a caminar juntos mientras una niñera cuida a los niños son la única oportunidad que tenemos para hablar de manera ininterrumpida, disfrutar nuestra compañía y resolver los asuntos familiares. También caminamos por más tiempo y más lejos cuando lo hacemos juntos que cuando tenemos que salir solos.

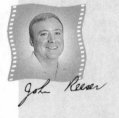

John Reeser

Mi esposa, Ana, y yo estamos contentos con nuestro avance. Realmente nos ha ayudado trabajar juntos en fundar un estilo de vida más saludable. Particularmente Ana me ha motivado mucho. Se levanta temprano para caminar y levantar pesas. Salimos menos a comer y comemos más en casa. Acompañamos cada comida con muchas frutas y verduras.

Admito que a veces soy vago. No obstante, al ver a Ana dedicarle tanto esfuerzo también me muevo. Incluso invertimos en una estera mecánica (caminadora, *treadmill*) para hacer ejercicio en el invierno o cuando hace mal tiempo. Nunca hubiera hecho tanto esfuerzo yo solo.

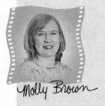

Molly Brown

Mi hija de 11 años y yo hemos empezado a hacer ejercicio juntas. Caminamos y hacemos aeróbicos. Realmente es maravilloso poder pasar tiempo de calidad con ella en lugar de hacer las cosas cada quien por su lado o de dedicarnos a algo como la televisión. Y a ella realmente le gusta, así que está desarrollando hábitos saludables.

es contar con el apoyo de las amistades y la familia. "No hay mejor apoyo que la presencia de un amigo", opina Bourque.

A fin de asegurar que las sesiones de ejercicio les funcionen de la mejor manera a ambas, quizá quiera probar algunas de las siguientes sugerencias.

Tome clases de una actividad nueva. Uno de los mayores obstáculos al ejercicio que la gente enfrenta es ir a una clase de un ejercicio nuevo y tener la sensación de ser el único que no sabe qué demonios ocurre, afirma Bourque. "Si se apunta con una compañera, ese temor desaparecerá —comenta—. Se sentirá más calmada al entrar y se divertirá más. Si se turnan para elegir las clases que le interesen a cada quien, también tendrá la oportunidad de probar algunas actividades posiblemente divertidas que tal vez hubiera pasado por alto de otro modo".

Sean buenas mentoras. Uno de los mejores aspectos de hacer ejercicio con una compañera es que pueden aprender mucho la una de la otra y avanzar, señala Paul Konstanty, supervisor clínico y terapeuta del ejercicio en el Centro OrthoMed de Acondicionamiento de la Espina y las Articulaciones de la Universidad de California en San Diego. "Quizá su compañera tenga un gran servicio en el tenis, mientras que usted es buena para nadar. Ambas pueden mejorar diez veces con sólo observar la ejecución de la otra y adoptar algunas ideas".

Anímense. "No, no tiene que ponerse una falda ni agitar pompones, pero el aliento que le dé a su compañera incluso por sus logros pequeños, como perder de 2 a 3 libras (1 a 1.4 kg), puede significar mucho", dice Edwards. En estos momentos es cuando contar con una compañera nos ayuda realmente. Anímense y felicítense por sus avances. Eso puede ayudarles a ambas a seguir motivadas para alcanzar sus objetivos en cuanto a forma física.

Ponga un poco de presión. Por mucho que le encante lo que esté haciendo y con quién lo esté haciendo, llegará el día en que simplemente no tenga ganas de hacer ejercicio. "Ese será el día en que contar con una compañera se revelará como lo mejor para usted —afirma el Dr. John Yetter, director médico de la clínica de medicina deportiva SSM Rehab Sports Medicine en St. Louis—. De niños nos quejábamos de que nuestros compañeros nos presionaban. No obstante, de adultos esta presión puede ayudarnos mucho. Conozco a muchas personas que la mayoría de las veces no se levantarían de sus sofás si un buen amigo no los estuviera esperando en el gimnasio. Es un excelente factor de motivación para ambos".

Funde su propio grupo de apoyo

CONFORME AVANCE SU PROGRAMA PARA BAJAR DE PESO, ES POSIBLE QUE EMPIECE A REFLEXIONAR ACERCA DE TODOS LOS CAMBIOS QUE HA ACARREADO: LAS DECISIONES QUE USTED HA TENIDO QUE TOMAR, LOS ALIMENTOS QUE COME, LOS EJERCICIOS QUE HACE. LA PALABRA CLAVE AQUÍ ES *USTED*, PORQUE CON FRECUENCIA PENSAMOS EN BAJAR DE PESO COMO UN PROCESO SOLITARIO. Y ES POSIBLE QUE EN ESO RADIQUE UNA PARTE DEL PROBLEMA.

No podrá lograrlo solo. De hecho, entre más involucre a otros, mayores probabilidades hay de que tenga éxito. "Cuando se intenta bajar de peso hay que realizar muchos cambios en la vida. Se necesita el apoyo de los demás", indica Ellen Parham, R.D., Ph.D., profesora y coordinadora de Dietética, Nutrición y Sistemas Alimenticios en la Universidad del Norte de Illinois en De Kalb.

Además de la actividad física, la alimentación saludable y la autoevaluación, el apoyo social es uno de los elementos básicos de un programa exitoso para bajar de peso. Y este apoyo seguirá siendo crucial para no volver a subir de peso una vez que se haya logrado el objetivo, opina la Dra. Parham.

Es fácil hacer cambios por poco tiempo, pero se necesita de la ayuda de otros para convertir esos cambios en hábitos para toda la vida.

Un estudio realizado por la Universidad de Pittsburgh analizó a dos grupos de personas que pretendían bajar de peso: los que se integraron a un programa en compañía de tres amigos y familiares y recibían apoyo social; y los que se integraron solos y no contaban con apoyo social.

De los que se unieron junto con sus amigos y contaban con apoyo social, el 95 por ciento terminó el tratamiento y el 66 por ciento no volvió a subir de peso. De los que no se unieron junto con amigos ni contaban con apoyo social, el 76 por ciento bajó de peso, pero sólo el 24 por ciento evitó subirlo de nuevo.

Cree vínculos

Llámelo grupo de apoyo, asamblea amistosa o reunión semanal. Sea cual fuere el nombre que le ponga, rodearse de otras personas que también están intentando bajar de peso es una fuente de consuelo, conocimiento y refugio.

"Ayuda porque permite a las personas compartir sus experiencias", explica la Dra. Parham.

Si bien los amigos y familiares muchas veces desean brindar apoyo, con frecuencia no son capaces de entender lo que usted está pasando. En esos momentos es cuando un grupo de apoyo ayuda. En vista de que todos están tratando de lograr el mismo tipo de objetivo, conocen de primera mano las alegrías y los obstáculos de bajar de peso.

Un grupo de amigos afectuosos le da a entender que no se encuentra solo. "Muchas personas piensan que son los únicos en el mundo con sobrepeso, que sus problemas son únicos. Cuando la gente se reúne como grupo empiezan a decir: 'Eso también me pasa a mí'", indica Ross Andersen, Ph.D., profesor adjunto de Medicina en la Escuela de Medicina de la Universidad Johns Hopkins en Baltimore y uno de los más destacados investigadores del país sobre las actividades físicas integradas en el estilo de vida y la pérdida de peso.

Juntarse con otros que también están tratando de bajar de peso puede ayudar a hallar soluciones para los problemas que todos enfrentan. Por ejemplo, si le cuesta trabajo encontrar tiempo para hacer ejercicio, pídale una solución al grupo. Tal vez se sorprenda al conocer todas las formas en que otros han manejado el mismo problema.

PRUEBA
viviente

Cómo adelgazar a la manera conyugal

John Reeser

El factor que tuvimos que considerar en nuestro programa para bajar de peso ha sido Sam, nuestro hijo de 4 años. No podemos decir a la hora que queramos: "Vamos a salir a correr". Ninguno de nosotros puede salir a hacer ejercicio sin preguntarle al otro. Tenemos que cooperar y apoyarnos mutuamente para lograrlo.

Le he ayudado a mi esposa, Ana, al darle tiempo para el ejercicio. Ella me dice cuándo quiere hacerlo: por la mañana, los fines de semana, cuando sea. Y yo dejo lo que esté haciendo en ese momento para cuidar a Sam y que ella pueda correr. No obstante, también ella me ayuda a mí.

Las veces anteriores que habíamos tratado de bajar de peso, Ana me avisaba cuando no debía comer algo, y lo único que pasaba era que se me antojaba más. Esta vez no me ha molestado ni hecho comentarios. Si le digo que quiero un helado simplemente afirma que en realidad no lo quiero. O me dice que ella no lo va a tomar. Eso basta para echar a andar mi mecanismo interno de "alto".

Nuestra decisión conjunta más reciente fue la de comprar una estera mecánica (caminadora, *treadmill*). Me había opuesto durante años. Pensaba que si quería correr simplemente saldría a hacerlo. No le veía el sentido a ese gasto. Sin embargo, hace tiempo que Ana la quería. Quería un sitio para correr dentro de la casa cuando empezara a oscurecer más temprano e hiciera más frío.

Así que por fin cedí y acepté comprar una. Ahora me pregunto por qué no lo hicimos hace años. Es maravillosa, porque nos ayuda a incluir el ejercicio en nuestras ajetreadas agendas. Ana suele usarla mientras Sam toma su siesta vespertina y yo corro en ella más o menos de 8:30 a 9:00 P.M., cuando Sam ya está dormido.

Si bien es posible que las ventajas de contar con un grupo de apoyo sean claras, determinar cómo identificar a las personas dispuestas a emprender el viaje a su lado quizá no lo sea tanto. Ahora le diremos cómo lograrlo.

Funde el suyo. Si quiere establecer un grupo de apoyo, mire a su alrededor. Sus colegas, amigos, familiares, vecinos, los padres de los amigos de sus hijos, la gente que ve caminar todas las noches: es posible que estén tratando de bajar de peso al igual que usted, dice el Dr. Andersen. Explíqueles lo que quiere hacer: reunirse para ayudarse unos a otros y divertirse también.

Reúnanse una vez a la semana. A fin de aprovechar el grupo al máximo, reúnanse más o menos una vez a la semana, sugiere la Dra. Parham. Programe la reunión a la misma hora a fin de establecer una rutina. Si la gente empieza a aburrirse, salgan a alguna parte o cambien de lugar de reunión cada dos o tres semanas.

Elija un lugar cómodo con privacía. Al decidir dónde reunirse, asegúrese de que sea posible hablar en el lugar sin temor a que otras personas ajenas al grupo escuchen o se metan.

"Debe haber privacía, en un lugar donde la gente se sienta segura", opina la Dra. Parham. Si bien una casa puede ser un buen sitio para reunirse, escoja una habitación donde los demás miembros de la familia no estén entrando y saliendo. También disponga sillas cómodas de tal forma que todos los integrantes del grupo puedan verse y hablar entre sí libremente.

Fije las reglas fundamentales. Antes de empezar, explique las reglas del grupo claramente. Algunas indicaciones básicas podrían ser: todo lo que se diga es confidencial; se debe tratar a los demás con respeto; no está permitido juzgar ni criticar; y todo mundo tiene la oportunidad de hablar. Si quiere agregar otras reglas, como el tiempo que se conceda a cada persona o cómo determinar el orden del día, es cosa suya, afirma la Dra. Parham. Pero déjelas claras desde el principio.

Proponga puntos positivos. Un grupo de apoyo sólo funcionará si se reúne con la intención indicada. Hacerlo sólo para quejarse de lo inútil que es tratar de bajar de peso no servirá. "No puede haber un grupo de facilitadores", opina Daniel Stettner, Ph.D., director de Psicología en el Centro para el Control del Peso del Hospital Beaumont en Royal Oak, Michigan. Marque la pauta para que su grupo de apoyo mantenga una actitud positiva y brinde aliento a todos.

Hagan ejercicio juntos. Tal vez su grupo de apoyo pueda hablar y caminar al mismo tiempo. El Dr. Andersen sugiere que formar parejas aumenta la probabilidad de que perseveren con el programa de ejercicio, ya que es más probable que respeten sus citas si alguien los está esperando. Y hacer ejercicio con un amigo da la oportunidad de hablar.

Intégrese a un grupo ya existente. Si fundar un grupo significa para usted asumir demasiada responsabilidad, simplemente localice un programa de apoyo para bajar de peso que ya esté funcionando, recomienda el Dr. Stettner. Póngase en contacto con los hospitales locales (muchos cuentan con centros para bajar de peso), pídale sugerencias a su médico o infórmese en los gimnasios públicos. También puede buscar personas con ideas afines en Internet.

Tenga a un amigo en el teléfono. Además de sus reuniones semanales, utilice el teléfono o el correo electrónico para brindar apoyo entre semana. "Llámense unos a otros para ver cómo les va. Pregunte, por ejemplo: '¿Cómo le hiciste en esa fiesta?' ", indica el Dr. Andersen.

Encuentre a un miembro del grupo con quien pueda hablar en una emergencia, cuando necesite platicar con alguien de inmediato, agrega el Dr. Stettner.

Qué hacer con los amigos y familiares

Al realizar cualquier esfuerzo importante se tiene la esperanza de contar con el apoyo de las personas más cercanas a uno. No obstante, a pesar de las buenas intenciones que todo mundo tenga, no siempre es tan fácil. "Las personas no siempre se imaginan que el apoyo social pueda resultar problemático. Suponen que lo recibirán. Sin embargo, hemos observado que puede derrumbarse", afirma el Dr. Stettner.

Cuando se efectúan los cambios en el estilo de vida que hacen falta para bajar de peso, también se modifican, de manera inadvertida, las vidas de quienes se tiene alrededor. Es posible que los otros interpreten estos cambios como una imposición y por ello se resistan a sus esfuerzos. En otros casos los amigos y familiares quizá piensen que están ayudando, pero en realidad dificultan el proceso con sus críticas constantes.

No obstante, si usted les ayuda logrará que sus amigos y familiares se unan en torno suyo para brindarle el aliento que necesita. Sólo tiene que enseñarles cómo.

Póngalos de su lado. Antes de comenzar con su programa para bajar de peso, reúna a sus amigos íntimos y familiares y comuníqueles lo que piensa hacer. "Con frecuencia ayuda hablar con la gente y explicar lo que uno está haciendo", opina el Dr. Stettner. Enumere las razones por las que quiere bajar de peso y explique por qué este cambio es importante para usted.

Hable en primera persona. En algunos casos la gente puede interpretar su decisión de bajar de peso como una crítica personal en su contra. Por lo tanto, es posible que se opongan a sus esfuerzos o le nieguen su apoyo. A fin de evitar este problema, hable en primera persona al describir su situación, sugiere el Dr. Stettner. Diga cosas como: "Quiero bajar de peso por razones de salud" o "Me gustaría comprar alimentos más saludables para que me resulte más fácil comer bien".

Señale sus necesidades específicas. Indíqueles a sus seres queridos exactamente qué es lo que necesita que hagan por usted. "Entre más precisas sean sus peticiones, mayor probabilidad hay de que el asunto marche", opina el Dr. Stettner.

La gente puede interpretar su decisión de bajar de peso como una crítica personal en su contra.

No diga simplemente: "Necesito tu apoyo". En cambio, afirme: "Comer mientras veo la televisión por la noche es un problema para mí, así que te agradecería que no fueras por comida a la cocina".

También describa con precisión lo que no desea. Por ejemplo, comuníqueles que no lo están apoyando al expresar una crítica cada vez que usted se mete algo a la boca.

Hágales notar que forman un equipo. Si sus familiares más cercanos no le ayudan, recuérdeles todo lo que hace por ellos. "Dígales: 'Ustedes cuentan conmigo. Ahora les pido que tomen en cuenta algunas de mis necesidades' ", recomienda el Dr. Stettner. No trate de hacer que se sientan culpables, agrega el experto, pero ponga énfasis en que realmente le deben esta cortesía. Pídales que todos trabajen juntos en el asunto.

Impóngase. Si sus amigos o familiares no están dispuestos a apoyarlo, deje claro que de todos modos llevará a cabo su proyecto. "Indíqueles: 'Si no piensas apoyarme, no me estorbes. No me juzgues ni hagas comentarios'. Incluso un sentido de la tolerancia puede ayudar", afirma el Dr. Stettner.

Dése la gran vida

Mientras tratan de bajar de peso, las personas a veces ponen sus vidas sociales en un perpetuo estado de espera: "Cuando haya bajado de peso volveré a estudiar". "Cuando logre mi objetivo saldré más seguido". "Cuando me entre la talla 10 empezaré con ese pasatiempo *(hobby)*. . . ".

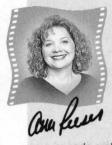

P R U E B A
viviente

Cómo dar ejemplo

Desde el primer día en que mi hijo, Sam, podía comer sólidos, siempre me aseguré de incluir muchas frutas y verduras en su alimentación. Tendría unos 3 años cuando probó su primer dulce. Creo que yo estaba más consciente de lo que él comía que de mis propios hábitos alimenticios.

Ahora me doy cuenta de lo importante que es ponerle un buen ejemplo en lo que se refiere a comer bien y hacer ejercicio. Este programa me ha ayudado de muchas formas a volver a recordar los ejemplos que mis padres me pusieron de niña. Siempre han sido muy sanos. Han pasado por sus altibajos en lo que al peso se refiere. Pero mi papá siempre ha hecho ejercicio y mi mamá siempre se aseguró de que comiéramos alimentos buenos y saludables.

Ahora que también soy madre pienso que el ejemplo que les ponemos a nuestros hijos realmente importa.

Saque su vida del estado de espera.

"Algunas personas me han llegado a comentar que no piensan empezar a tratar a nadie nuevo hasta que no logren bajar 50 libras (23 kg). Es una locura. Dedíquese a vivir. No se concentre sólo en su peso", exhorta John P. Foreyt, Ph.D., director del Centro de Investigaciones en Medicina de la Conducta del Colegio de Medicina Baylor en Houston y coautor de un libro acerca de cómo evitar las dietas.

A pesar de que tal vez no influya directamente en su pérdida de peso, disfrutar la vida es una forma de apoyo social. Lo hará sentirse a gusto consigo mismo y se dará cuenta de que su peso no define su valía. Las amistades que haga y los buenos ratos que disfrute fortalecerán su decisión de obtener resultados. Así que levántese y salga.

Póngase a estudiar. Inscríbase en clases de manualidades o académicas en un colegio local, sugiere el Dr. Foreyt. Desarrollar una habilidad y trabajar el intelecto lo hará sentirse a gusto consigo mismo. Una vez que descubra un interés comprenderá que hay cosas más importantes que su peso. . . y que otros opinan lo mismo.

Involúcrese. ¿Qué le gusta hacer? ¿Cuáles son sus pasatiempos? ¿Qué organizaciones cívicas le interesan? Responda a estas preguntas e involúcrese, sugiere el Dr. Foreyt. Mantenerse activo aumenta su autoestima y le permite conocer a personas que lo apoyarán.

"Impulsa a la gente a realizar cambios en su estilo de vida. Y se sentirá mejor consigo mismo", agrega el Dr. Andersen.

Salga. No deje que su peso lo convierta en un ermitaño. "Muchas personas se distancian de actividades como salir con los amigos después de trabajar", indica el Dr. Andersen. Salga y diviértase. Cerrarse a todos los sucesos sociales sólo tendrá como consecuencia que se sienta más aislado.

Cómo hacer ejercicio por cuenta propia

DE LOS MÁS DE 195 MILLONES DE ADULTOS QUE RADICAN EN LOS
ESTADOS UNIDOS, 6 DE CADA 10 NO HACEN NADA DE EJERCICIO.
ES MÁS, SÓLO 1 DE CADA 10 HACE LO SUFICIENTE COMO PARA
TENER BUENA FORMA FÍSICA. EN VISTA DE QUE EXISTE UN NÚMERO
TAL DE PERSONAS SEDENTARIAS, ES MUY POSIBLE QUE USTED
TAMBIÉN CONOZCA A ALGUNAS DE ELLAS.

Es más, es muy posible que sólo conozca a gente así. Y tal vez este sea el mayor obstáculo para las personas que apenas empiezan a hacer ejercicio y que tratan de convertir la actividad física en una parte cotidiana de sus vidas: desarrollar la motivación y la disciplina necesarias para hacer ejercicio por cuenta propia.

"Muchas mujeres no logran encontrar a un compañero para hacer ejercicio, sobre todo conforme pasan los años y las responsabilidades familiares y laborales ocupan todo su tiempo", indica el Dr. Ross Andersen, experto en pérdida de peso de la Escuela de Medicina de la Universidad Johns Hopkins.

"Y muchos de sus amigos también están cada vez más ocupados y se vuelven más sedentarios —agrega—. No contar con un compañero para el ejercicio definitivamente puede dificultarle hacerlo los días en que no tiene ganas. No obstante, puede lograr lo mismo haciendo ejercicio por cuenta propia si establece para sí sistemas de motivación y apoyo idénticos a los que tendría al contar con un buen compañero".

A continuación le proporcionamos varias formas de lograr que sus esfuerzos solistas le funcionen.

Halle a un amigo. "Al analizar todos los factores que predicen si las personas lograrán bajar de peso, el apoyo externo siempre es una de las necesidades más importantes", afirma el Dr. Andersen. No es preciso que el apoyo provenga de otra persona que también esté haciendo ejercicio. Puede tratarse de cualquiera a quien le interese lo que usted está haciendo.

"Encuentre a un amigo cercano o a un compañero de trabajo que esté dispuesto a preguntarle cómo van las cosas, a alentarlo cuando se sienta deprimido y a darle una palmada en el hombro cuando avance", recomienda.

Acuda a la ayuda familiar. Su cónyuge e hijos no tienen que acompañarlo en sus caminatas diarias, pero si quiere tener éxito necesitará de su ayuda, indica el Dr. Andersen.

"A las mujeres muchas veces les cuesta trabajo pedir ayuda porque están acostumbradas a cuidar a los demás. Pero resulta esencial", opina el experto.

Dígales cuáles son sus objetivos y de qué forma pueden ayudarle. Si el tiempo no le alcanza para hacer ejercicio, delegue algunas de las tareas que normalmente realiza. Si no puede resistirse a ciertos alimentos, solicite que no los introduzcan a la casa.

"Y no se sienta culpable al respecto. Todos tienen sus necesidades. Usted merece satisfacer las suyas. Su familia se adaptará fácilmente", afirma el Dr. Andersen.

Muévase con la música. "Los investigadores han observado que las personas que escuchan música al hacer ejercicio lo hacen por más tiempo y tienen la impresión de que el tiempo pasa más rápidamente", explica Joyce A. Hanna, directora adjunta del programa para mejorar la salud de la Universidad de Stanford y fisióloga especializada en el ejercicio de Palo Alto, California.

La música también le ayuda a mantener un paso ligero constante. Y mejora su estado de ánimo desde antes de empezar a hacer ejercicio. Puede comprar música especial para el ejercicio, como la que utilizan los instructores de aeróbicos. Sería aún mejor que grabara un par de cintas con canciones que le parezcan animadas y que lo inspiren. Sólo evite ponerse los audífonos al caminar por zonas que encierren cierto peligro, como la orilla de una calle.

O Solo Mio

Vivo sola y la oficina me queda muy lejos, además de que salgo tarde, por lo que en realidad estoy sola en lo que a comer mejor y hacer ejercicio se refiere.

En lo que se refiere a la nutrición, estar sola ayuda porque estoy a cargo de la comida que entra o no entra a la casa. Tengo muchas frutas, verduras y cereales altos en fibra y no compro comida chatarra. Lo del ejercicio es más difícil. Lo que me funciona mejor es utilizarlo para comenzar la mañana y a manera de descansos antiestrés durante el día.

Por la mañana me levanto y hago ejercicio en la bicicleta fija de 10 a 15 minutos. Es una forma excelente de despertar y no tengo que levantarme mucho más temprano. Luego trato de darme dos descansos de 10 minutos para caminar durante el día, o bien incluyo una caminata más larga a la hora del almuerzo.

A veces consigo que algún compañero del trabajo me acompañe. A veces salgo a caminar brevemente a solas para despejar la cabeza. Como sea, al finalizar el día he hecho ejercicio de 30 a 40 minutos sin tener que desarrollar la disciplina necesaria para programar un bloque largo de tiempo y hacer ejercicio por mi cuenta.

Resuelva sus problemas. A las personas que hacen ejercicio solos muchas veces les resulta difícil separarse de su trabajo con este propósito, indica Hanna. A fin de facilitárselo, escoja un dilema particularmente desconcertante y apártelo para meditar al respecto durante su hora de ejercicio.

"Hacer ejercicio aumenta la circulación de la sangre, despeja la mente y aporta claridad. Las soluciones se le ocurrirán más rápidamente al salir a caminar que sentado detrás del escritorio jalándose los cabellos", afirma la experta. Sólo llévese un bloc y una pluma para hacer apuntes.

Planee su progreso. Hacer ejercicio con otras personas es divertido en parte porque se retan mutuamente, indica Hanna. De no contar con alguien que lo impulse a hacer más resulta fácil caer en la rutina sin progresar mucho.

"A fin de combatir esta situación, anote algunos objetivos y registre su progreso —recomienda la experta—. Digamos que recorre 1 milla (1.6 km) en 18 minutos. Póngase como meta que dentro de un par de meses caminará 1 milla en 14 minutos. Encuentre una cuesta larga y fíjese el objetivo de llegar a la cima sin detenerse. Es motivador fijarse metas y satisfactorio cumplir con ellas".

Localice una liga. Participar en juegos como vóleibol o fútbol puede brindarle el ejercicio que tanto necesita y a la vez hacerlo volver a su infancia.

"Casi todas las poblaciones cuentan con ligas para los adultos a quienes les encantan los deportes, pero no tienen con quién jugar. Sólo revise la lista de actividades locales en su periódico o visite el sitio *web* de su localidad para encontrar información", sugiere Laura Senft, una fisioterapeuta del Instituto Kessler para la Rehabilitación en West Orange, Nueva Jersey.

¿No le interesan los deportes? Infórmese acerca de los clubes locales de caminata o excursionismo, como una posible actividad organizada pero menos competitiva.

Regularícese. Puede igualar de manera sencilla los beneficios de hacer ejercicio con un compañero incorporándose a una clase, indica el entrenador personal Michael Bourque del Centro para la Salud y el Bienestar de la YMCA (*Young Men's Christian Association*, una cadena de gimnasios públicos en los EE. UU.) de la Florida Central.

"El ejercicio no sólo es más divertido en una clase, sino que a quienes lo hacen por cuenta propia esta les proporciona la sensación de pertenecer a un grupo —afirma—. Conocen a otras personas que van con regularidad y que empiezan a contar con su asistencia, lo cual les otorga cierto sentido de la responsabilidad".

Vuélvalo su válvula de escape. "Para muchas mujeres ocupadas, el tiempo que dedican al ejercicio es la única oportunidad que tienen para pensar sin interrupciones", opina John D. McPhail, instructor sénior sobre temas de salud en el Instituto de Salud Pública de Michigan en Okemos.

Para que el ejercicio parezca más un gusto que se está dando que un deber, trate de programarlo en su agenda como un descanso en beneficio de su salud mental. De esta forma es menos probable que se sienta solo al salir a hacer ejercicio, sino más bien que piense en combatir el estrés mimándose con un poco de tiempo a solas.

Cree un programa de premios. No le resultará tan difícil empezar a moverse si sabe que recibirá una recompensa por haber trabajado tan arduamente, indica el terapeuta del ejercicio Paul Konstanty del Centro OrthoMed de

Acondicionamiento de la Espina y las Articulaciones de la Universidad de California.

"Lleve un diario del ejercicio que hace e incluya premios cada determinado tiempo. Después de haber sumado 50 millas (80 km) de caminatas, regálese entradas para un espectáculo", sugiere. Defina los premios por adelantado. Así tendrá algo que esperar con ilusión durante varios meses.

Anímese altruistamente. ¿Le cuesta trabajo hacer ejercicio en beneficio propio y por cuenta propia? Elija una organización de beneficencia y hágalo por otros, sugiere Ann Marie Miller, fisióloga especializada en el ejercicio, entrenadora personal y directora de entrenamiento físico en los Clubes Deportivos de Nueva York en la ciudad de Nueva York.

"Apúntese para participar en caminatas, carreras o recorridos en bicicleta realizados con un fin benéfico. Le dará un objetivo para el cual prepararse y se sentirá bien al apoyar una causa que es importante para usted", afirma Miller.

Elija las grasas correctas

U<small>N PLATO DE VERDURAS RECIÉN COSECHADAS DE LA HUERTA CON</small>

<small>ACEITE DE OLIVA, UN POCO DE VINAGRE, UNA ESPOLVOREADA DE</small>

<small>QUESO</small> *FETA* <small>Y UN PUÑADO DE ACEITUNAS CALAMATA.</small> U<small>NA TIERNA</small>

<small>LUBINA (ROBALO, CORVINA) SAZONADA CON ACEITE DE OLIVA</small>

<small>VIRGEN, PIÑONES Y AJO.</small> T<small>ODO ACOMPAÑADO DE UN PAN FRANCÉS</small>

(*BAGUETTE*) <small>FRESCO Y CRUJIENTE Y UNA COPA DE</small> *MERLOT*.

No sorprende que los residentes de la isla griega de Creta, donde este menú sería el de un almuerzo típico, acostumbren una alimentación con un sabroso 40 por ciento de grasa. Lo que asombra es que en promedio los habitantes de los Estados Unidos consumamos un 6 por ciento menos de grasa, pero padezcamos más o menos 24 veces más ataques cardíacos al año que los cretenses. En un inicio se alababa al vino como el exquisito ingrediente básico que supuestamente protegía el corazón. No obstante, un estudio realizado más a fondo reveló que el aceite de oliva, los frutos secos y el pescado, cuyo lugar en las mesas cretenses es tan destacado como el de la pasta en los restaurantes italianos, también benefician la salud de los griegos.

¿Por qué? Estos alimentos proporcionan nutrientes muy saludables. En el caso de dos de ellos, tal vez no se esperaría: las grasas monoinsaturadas y los ácidos grasos omega-3. Así es, se trata de grasas que *benefician* la salud y ayudan a controlar el peso.

¿Y cómo va a aprovechar este conocimiento para conservarse delgado y vivir por más tiempo si no está en la zona del Mediterráneo? "Modifique su selección de grasas", dice Mary Flynn, R.D., Ph.D., profesora adjunta de Medicina en la Universidad Brown de Providence, Rhode Island, y coautora de un libro sobre la grasa en la alimentación.

Dicho de otra manera, reducir la grasa no es tan importante como elegir las fuentes correctas. Por lo tanto, coma más alimentos altos en grasas monoinsaturadas y ácidos grasos omega-3 —como el aceite de oliva, el aceite de *canola*, los frutos secos y el pescado— y reduzca su consumo de alimentos altos en grasas saturadas, ácidos grasos omega-6 y ácidos transgrasos —como la carne, el aceite de soya *(soybean oil)* y los alimentos procesados, recomienda la Dra. Flynn.

ADELGACE

Al contrario de lo que con toda probabilidad ha escuchado por ahí, no es preciso eliminar hasta el último gramo de grasa de la alimentación para bajar de peso. La grasa no engorda. Lo que engorda es el exceso de calorías. Por lo tanto, puede disfrutar un aliño (aderezo) italiano con toda su grasa y aun así bajar de peso si limita el tamaño de sus porciones.

Ahora le diremos cómo: la grasa puede ayudar a minimizar su deseo de comer entre comidas. Por eso algunas de las personas que se someten a dietas bajas en grasa tienen hambre todo el tiempo y por lo mismo muchas dietas fracasan. Al consumir menos grasa por estar a dieta, se tarda más en sentirse satisfecho al comer, por lo que se come más. También da hambre más pronto después de una comida sin grasa que después de una comida con un poco de grasa. Consumir un poco de este inhibidor natural del apetito en cada comida deja satisfecho por más tiempo.

La grasa agrega sabor. El sabor —más bien la falta de sabor— es otra de las razones principales por las que la gente abandona las dietas. "Una comida con un contenido moderado de grasa y en porciones medidas no sólo sabe mejor sino que también aumenta la probabilidad de que persevere con el programa para bajar de peso", indica la Dra. Flynn.

REJUVENEZCA

Consumir un poco de grasa —del tipo que sea— es bueno para la salud y puede ayudar a retardar el proceso de envejecimiento. Al fin y al cabo, todas las células del cuerpo necesitan grasa para funcionar correctamente. Además, al acompañar las verduras con un poco de grasa se le ayuda al cuerpo a absorber las importantísimas vitaminas y fitoquímicos solubles en grasa, los cuales protegen contra los radicales libres que causan cáncer y dañan las arterias.

Los problemas surgen cuando se consume en exceso cierto tipo de grasa, o sea, la saturada, los ácidos grasos omega-6 y las transgrasas. Entonces es cuando empieza a elevarse el riesgo de padecer enfermedades cardíacas y otros males crónicos. No obstante, diversos estudios científicos demuestran que es posible prolongar la época sana y activa de la vida si estas grasas se reducen al mínimo y se aumentan las dosis diarias de grasas monoinsaturadas y de ácidos grasos omega-3. He aquí la forma en que estas grasas saludables le ayudan.

AVANCE HACIA EL OBJETIVO

¿Y cómo va a aumentar su consumo de grasas monoinsaturadas y de ácidos grasos omega-3 sin exagerar las calorías? La respuesta consta de tres palabras: control de porciones. Propóngase comer de una a tres raciones diarias de estas grasas que le ayudan al cuerpo. Una ración equivale más o menos a 1 cucharada de aceite de oliva o aliño para ensalada, o bien a 2 cucharadas de crema de cacahuate (maní).

La Dra. Flynn también hizo más recomendaciones acerca de cómo llenarse de estas grasas saludables y mantenerse joven.

Póngase a pescar. Coma pescado, de preferencia las variedades de agua fría como el salmón o el hipogloso (*halibut*), por lo menos dos veces a la semana. Al sustituir el pollo o la carne de res por estos sabrosos manjares de las profundidades del océano no sólo aumentará sus ácidos grasos omega-3, sino que también reducirá su dosis diaria de grasa saturada. Dé la preferencia a los pescados de carne rosada. Entre más rosada la carne del pescado, más ácidos grasos omega-3 contiene, los cuales son saludables para el cerebro.

Borre lo blanco. Entre menos blanco vea en un trozo de carne roja, menos grasa contiene. Los mejores cortes de carne roja llevan las palabras *loin* o

Las grasas saludables

BENEFICIOS	MONOINSATURADAS	OMEGA-3	ALIMENTO ANALIZADO
Tenga un corazón joven			
Baja el colesterol total	X		Aceite de oliva, almendras
Baja los triglicéridos	X		Aceite de oliva
Baja el colesterol malo (LDL)	X		Aceite de oliva, nueces, almendras
Aumenta el colesterol bueno (HDL)	X		Aceite de oliva
Baja el riesgo de un ataque cardíaco	X	X	Salmón, aceite de oliva, crema de cacahuate (maní)
Tenga una larga vida			
Previene las úlceras estomacales		X	Aceites de oliva, pescado y girasol
Previene el cáncer de mama	X		Aceites de *canola*, nuez y oliva
Tenga un cerebro feliz			
Reduce la depresión		X	Aceite de pescado

round en su nombre. Además de contener menos grasa en total, también tienen menos gramos de grasa saturada.

Sacuda la situación. La mayoría de los aliños embotellados para ensalada contienen el archienemigo del corazón: las grasas poliinsaturadas. Búsquelos en la lista de ingredientes. Mejor aún, prepare su propio aliño para ensaladas mezclando aceite de oliva con su vinagre favorito, hierbas o bien un sobre de especias para ensalada. Además de eliminar las grasas poliinsaturadas, aumentará su dosis diaria de grasa monoinsaturada.

Disfrute los frutos secos. Agregue nueces, semilla de lino (linaza, *flaxseed*) o coquitos del Brasil (castañas de Pará) (que brindan ácidos grasos omega-3) o bien pistachos, pacanas *(pecans)* o almendras (que contienen grasas monoinsaturadas) a su avena, panqueques *(hot cakes)*, cereal para desayunar, yogur, salsas para pasta, ensaladas o platos fritos y revueltos al estilo asiático. No obstante, evite los frutos secos fritos en grasas hidrogenadas, porque contienen una gran cantidad de los ácidos transgrasos que no debe consumir.

Goce la grasa entera. ¿Cuál es la verdad acerca de los alimentos de grasa reducida? La mayoría son menos sabrosos y cargan con la misma cantidad de calorías que sus primos de grasa entera, así que da lo mismo elegir el producto original. Una excepción a esta regla son los productos lácteos bajos en grasa. Compre lácteos como yogur o leche semidescremados al 1 por ciento (*low-fat milk*) o descremados (*fat-free milk* o *nonfat milk*), así como queso bajo en grasa. Le proporcionarán un poco de grasa para ayudarle a quedar satisfecho, pero su contenido en grasas saturadas es menor que el de los productos lácteos ordinarios.

Busque la bandera blanca. La mayoría de los alimentos contienen una combinación de grasas saturadas e insaturadas. ¿Cómo va a saber cuál es la que domina en su comida? Las grasas saturadas son sólidas y blancas a temperatura ambiente, mientras que las grasas monoinsaturadas y poliinsaturadas conservan su estado líquido. Por eso una taza de jugo de res, hasta los topes de grasa saturada, se endurece al dejarse sobre la encimera (mueble de cocina), pero una vinagreta casera, hecha principalmente de grasa insaturada, permanece líquida. Este truco también le ayudará a evitar las grasas parcialmente hidrogenadas y los ácidos transgrasos que estas contienen.

Opte por el horno. Al comer fuera elija una papa al horno o arroz en lugar de papas a la francesa. La mayoría de los restaurantes preparan las papas a la francesa con manteca hidrogenada o un aceite vegetal lleno de ácidos transgrasos. Además, no es posible controlar la cantidad de grasa que penetra en los alimentos fritos, lo cual es otra razón para evitarlos.

Aférrese a la fruta. He aquí una razón más para evitar las máquinas expendedoras. Al arrojar unas monedas a la ranura de estos tragamonedas dietéticos se saca el gordo casi todas las veces. . . pero de ácidos transgrasos. Casi todo lo que ofrecen —incluyendo las barras para merienda (refrigerio, tentempié) *Nutri-Grain* y las galletas rellenas de pasta de higo *Fig Newtons*— los contiene. Pero ¿qué va a hacer si su azúcar en sangre (glucosa) baja más bruscamente que Evel Knievel al saltar unas fuentes en Las Vegas? Opte por la fruta. Téngala a la mano, para que no se vea obligado a recurrir a la máquina expendedora.

Rocíe el sabor. Compre un rociador para aceite, llénelo de aceite de oliva extra virgen y rocíe sus verduras. Explore diversas posibilidades culinarias probando aceites con sabor a fruto seco como el de sésamo (ajonjolí), cacahuate (maní) o nuez. O bien agregue unas ramitas de su hierba favorita al aceite de oliva, como romero *(rosemary)*, tomillo o albahaca, o mezcle el aceite de sésamo con jengibre y salsa de soya. Todos estos ingredientes agregarán el sabor de otras culturas a sus alimentos, sin muchas calorías.

Selecciónelo por el sabor. A pesar de que la mayoría de los estudios científicos que subrayan los beneficios del aceite de oliva utilizan el extra virgen, no tiene sentido comprar una botella de este líquido verdoso si no disfruta su fuerte sabor. Encontrará una dosis saludable de grasas monoinsaturadas —mucho menos intensas— en el aceite de oliva ordinario o sazonado o bien en el aceite de *canola*.

Aléjese de los ácidos transgrasos. A menos que haya vivido encerrado sin televisión por cable durante los últimos 20 años, lo más probable es que se haya enterado ya de que tanto la mantequilla como la margarina pueden ser fuentes poco saludables de grasa. Sin embargo, enfrentemos la realidad: a veces al preparar una comida o un postre hay que elegir alguna de ellas. ¿Cuál será mejor?

La mantequilla y las margarinas libres de ácidos transgrasos, recomienda la Dra. Flynn. La margarina ordinaria básicamente es una barra de transgrasas. No obstante, sería aún mejor sazonar el pan con una rociada de aceite de oliva virgen en lugar de mantequilla.

Agarre el aguacate. En los años 70 había encimeras y teléfonos color aguacate (palta). Aunque ya hayan desaparecido, el aguacate sigue siendo una forma sabrosa de agregar grasa monoinsaturada a la alimentación. Sustituya la mayonesa por una cucharada de aguacate machacado en su próximo sándwich (emparedado) de pavo (chompipe). Perderá varios gramos de grasa saturada y ganará mucho sabor afrutado.

Aproveche la leche. La próxima vez que se caliente con una taza de chocolate, escoja uno que deba mezclarse con leche. Es más probable que haya ácidos transgrasos en los preparados que se mezclan con agua.

Integre lo integral. Elija pan de trigo integral en lugar del blanco. Además de aumentar su consumo de fibra eliminará una de las principales fuentes de ácidos transgrasos de su alimentación.

Nútrase con lo natural. Pruebe la crema de cacahuate natural. Dos cucharadas proporcionan una ración saludable de ácidos grasos omega-3, buenos para el cerebro, y de grasas monoinsaturadas, que protegen el corazón. Sin embargo, a diferencia de sus similares procesados, la crema de cacahuate natural no contiene ácidos transgrasos.

Séptima semana

Tome el control de su vida

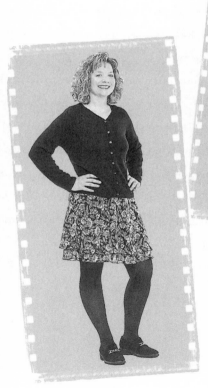

Antes

UN BENEFICIO INESPERADO
DEL PROGRAMA ES QUE ME HA
ALIVIADO EL ESTRÉS.

—*Ana Reeser*

Después

Seguramente recuerda que el estrés es un estímulo nefando que puede frustrar los esfuerzos para bajar de peso al hacer que uno se salte el ejercicio o bien despertar el antojo por azúcar y comidas reconfortantes. También puede hacerlo envejecer de manera prematura. En la cuarta semana del programa usted aprendió a combatir los estímulos que inducen a comer y también cómo combatir las emociones negativas por medio de reacciones saludables: el ejercicio, por ejemplo. Esta semana adquirirá las técnicas fundamentales para suprimir el estrés de raíz.

Descubra cómo recuperar el control de su vida y hacer desaparecer el estrés mediante el empleo del humor, técnicas de relajación y estrategias de administración del tiempo. Si tiene la impresión de que el tiempo no le alcanza para nada, podrá "encontrarlo" haciendo ejercicio mientras realiza los quehaceres de la casa. Revise la lista de tareas cotidianas y analice cuáles queman más calorías y favorecen más su buena forma física. Además, aprenderá a satisfacer su apetito consumiendo varias pequeñas comidas a lo largo del día, en lugar de las tres normales.

`Desestrésese´

Un grupo de investigadores de Oakland, California, comparó a unas mujeres que habían bajado de peso sin volverlo a subir con otras que habían bajado de peso pero lo volvieron a subir. De estas últimas, el 70 por ciento afirmó comer sin darse cuenta en respuesta al estrés y diversas emociones.

El estrés es el motivo número uno de las recaídas. El estrés y otras emociones son las principales causas de que se coma de más", afirma John P. Foreyt, Ph.D., director del Centro de Investigaciones en Medicina de la Conducta del Colegio de Medicina Baylor en Houston y coautor de un libro acerca de cómo evitar las dietas.

¿Por qué el estrés es el máximo obstáculo para la pérdida de peso? Trátese de una reacción innata o aprendida, el estrés impulsa a muchas personas a refugiarse en los brazos de la comida. Los alimentos sirven para sobrellevar la situación: tranquilizan, calman y reducen la tensión.

Por cierto, todo mundo recurre a la comida de vez en cuando para relajarse en las situaciones de mucho estrés. No obstante, tal reacción se convierte en un problema cuando comer se vuelve un santuario constante frente al estrés de la vida cotidiana, según opina Cynthia G. Last, Ph.D., profesora de Psicología de la Universidad Nova Southeastern en Fort Lauderdale y autora de un libro sobre lo que motiva a comer de más.

Por ejemplo, de acuerdo con diversos estudios, la gente que constantemente vive situaciones de mucho estrés, como los bomberos y las personas que cuidan a pacientes con la enfermedad de Alzheimer, suben más de peso que el común de las personas.

El estrés también arrasa con la juventud. En términos físicos, el estrés crónico hace envejecer el corazón, los vasos sanguíneos y el cerebro. Obliga al cuerpo a producir más radicales libres, es decir, las moléculas inestables que provocan los signos del envejecimiento, como las cataratas, el cabello cano, la piel reseca y las arrugas. De más está decir que el estrés constante destruye la vitalidad y la energía para vivir.

En los ajetreados tiempos que vivimos actualmente, ¿qué se puede hacer contra el estrés? Mucho. Obviamente no será posible eliminarlo por completo, a menos que se saque la lotería y se mude a una hermosa isla tropical. (Pero incluso entonces tendría que preocuparse por problemas como los impuestos, los huracanes y las quemaduras solares. Y ni hablar de todos los amigos y parientes que previamente ni conocía que aparecerán de repente pidiendo préstamos).

El estrés constante destruye la vitalidad y la energía para vivir.

Lo que sí puede hacer es reducir el estrés así como los estragos que causa en su vida y peso. Esto le ayudará a seguir controlando su peso, aumentará su autoestima y preservará su energía para vivir. En el capítulo "Identifique el estímulo. . . y modifíquelo" (página 239), aprendió a reaccionar de inmediato y de manera saludable ante el estrés y las emociones negativas. Ahora llegará un paso más lejos. Verá cómo aprovechar la risa, la relajación y la organización para liberar su vida del estrés lo máximo posible.

El valor del humor

Una buena carcajada atenúa las situaciones estresantes y de hecho hace que disminuyan las hormonas del estrés. Por fuera rompe con la tensión e introduce un momento de ligereza. Además, reírse también acaba con el estrés dentro del cuerpo.

"El buen humor y la risa se mueven dentro de la neurobiología de acuerdo con sus propias reglas. Cuando algo lo hace reír, su biología se modifica de manera sustancial", explica Lee S. Berk, Dr.P.H., director adjunto del Centro para Neuroinmunología en la Escuela de Medicina de la Universidad Loma Linda en California.

Desde el punto de vista neuroinmunológico, la risa y el estrés son exactamente lo contrario, lo cual significa que el buen humor y el estrés no pueden coexistir. "El buen humor es un contraestresante", indica el Dr. Berk. Al igual que las carcajadas grabadas de una comedia de la televisión, la risa se impone a la respuesta del estrés.

Los estudios confirman el papel de la risa y el buen humor como armas contra el estrés. En un estudio llevado a cabo por la Universidad Western Carolina en Cullowhee, Carolina del Norte, 131 estudiantes de Psicología evaluaron sus niveles de estrés y buen humor. Los que dijeron disfrutar de poco buen humor en sus vidas también afirmaron vivir un alto nivel de estrés y ansiedad e indicaron que experimentaban síntomas físicos relacionados con el estrés.

El buen humor también reduce el estrés de otro modo: cambia la perspectiva sobre las cosas. Piense, por ejemplo, en las reuniones (juntas) de trabajo a las que todo mundo parece tenerles tanto pavor. Tal vez usted también se preocupe al pensar qué tragedia de la compañía le caerá encima en esta ocasión y de qué forma su jefe lo humillará esta vez. (Quizá sea muy creativo en este sentido). En tal caso, puede rendirse ante el estrés o verlo desde el punto de vista de la persona que inventó la siguiente perla humorística de sabiduría laboral: Las reuniones de trabajo son importantes. Demuestran de cuántas personas puede prescindir la empresa en sus operaciones.

Ahora verá la reuniones de un modo totalmente nuevo. "Si podemos reírnos de algo, lo vemos de manera más objetiva. Nos recuerda el panorama más amplio de la vida", afirma el psicólogo Steve Sultanoff, Ph.D., profesor adjunto de Psicología en la Universidad Pepperdine de Malibú, California, y presidente de la Asociación Estadounidense del Humor Terapéutico. Ese es el efecto que tiene el buen humor: nos lleva a comprender el hecho de que muchas de las cosas por las que nos preocupamos no son de vida o muerte.

Olvídese del dicho: "Algún día nos reiremos de esto al recordarlo". No hay ningún motivo para esperar. Ríase *ahora*. Se sentirá mejor. También se verá más joven, indica el Dr. Sultanoff. Un buen sentido del humor mantiene joven el espíritu y hace que uno se vea y se sienta más joven de lo que indica su edad cronológica.

Lo mejor de la risa en cuanto instrumento para aliviar el estrés es que es económica, fácil de obtener y muy, muy divertida. Rodéese de buen humor y verá que el estrés desaparece, lo cual le facilitará

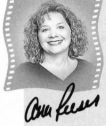

P R U E B A
viviente

Adiós al estrés

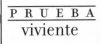

El programa me ha beneficiado inesperadamente al aliviar el estrés en mi vida. Los ejercicios no sólo me han ayudado a quemar muchas calorías, sino también a eliminar mucha tensión acumulada.

John, mi esposo, también me ha ayudado mucho. Sale con nuestro hijo, Sam, a hacer algo durante una o dos horas, para que yo pueda desentenderme de todo e ir a correr a la pista de atletismo o a nadar en la piscina (alberca). El simple hecho de desentenderme y de tener un poco de tiempo a solas ayuda mucho a aliviar mi estrés.

seguir adelante con sus esfuerzos por bajar de peso. Ahora le diremos cómo lograrlo.

Apréndase un buen chiste. Todo mundo debe conocer por lo menos un chiste. Busque un chiste que le parezca perfecto en libros o en Internet.

Vuelva a la infancia. En algún momento se le metió la idea de que debía portarse como adulto. Sin embargo, nadie ha dicho que portarse como adulto signifique renunciar al sentido del humor o a las ganas de jugar. Júntese con niños, sugiere el Dr. Sultanoff. Los niños no han perdido la capacidad de reír ni la de tener un espíritu despreocupado. Practique juegos de tablero, organice combates de globos con agua, corra por el jardín. Estará riendo en menos de lo que canta un gallo.

Póngase anteojos de Groucho. A ver, trate de enojarse con una persona que lleva anteojos (espejuelos) de Groucho Marx. No es posible, ¿verdad? Bueno, tal vez sí sea posible, pero realmente hay que esforzarse mucho. Los accesorios graciosos, como las narices de payaso o unas orejas ridículas, de manera natural provocan risa y una sensación general de ligereza, afirma el Dr. Sultanoff. El solo hecho de verse en el espejo hará que se ría. Póngaselos cuando a usted o a las personas de su alrededor les haga falta reírse con ganas.

Juegue con juguetes. Los juguetes no son nada más para los niños. Llene su casa u oficina con aros de baloncesto, juguetes de cuerda, muñecos ridículos de acción o cualquier cosa que le llame la atención y lo haga reír, recomienda el Dr. Sultanoff.

Apúntelo. Si lleva un diario para la alimentación y las actividades adondequiera que vaya, le resultará fácil seguir el ejemplo del Dr. Sultanoff: en el cuaderno de espiral que siempre anda cargando, este experto apunta todo lo chistoso que ve, escucha o piensa. Cuando le hace falta reírse un poco, lee algunos pasajes de su cuaderno.

Conserve ese pensamiento chistoso. Todos tenemos un recuerdo —ya sea de una película, una canción, un libro o la vez que puso un cojín ruidoso en la silla de la maestra de tercer grado (año)— que nos hace reír histéricamente hasta las lágrimas con tan sólo recordarlo. Encuentre ese pensamiento y guárdelo en su mente, dice el Dr. Sultanoff. De este modo, cuando enfrente una situación muy estresante podrá echar mano de él.

Convierta su casa en un centro de comedia. Tuvo un día muy difícil y el helado lo llama. A gritos. Olvídese del supermercado y vaya directo a la tienda de videos, donde encontrará cientos de alternativas humorísticas a comer de más. Pierda las preocupaciones del día riéndose, sugiere el Dr. Sultanoff. Tal vez no borre el día que tuvo, pero se sentirá mejor sin necesidad de comer.

Cómo relajarse

La reacción nos ha quedado de tiempos prehistóricos: al enfrentar una situación estresante, el cuerpo entra en la modalidad natural de "pelear o huir". Los músculos se tensan, la respiración se vuelve superficial, el corazón se acelera y la presión arterial empieza a aumentar. De un momento al otro el estrés se apodera de la situación. Al sentirse indefensos frente a esta sensación abrumadora, muchas personas buscan consolarse con comida, afirma la Dra. Last.

Sin embargo, usted tiene el poder de impedir que el estrés lo abrume. No necesita comprar nada ni ir a ninguna parte. Sólo tiene que aprender a dominar unas cuantas técnicas sencillas de relajación.

Los ejercicios de relajación sirven como entrenamiento para permanecer calmado frente a la ansiedad. "La gente puede elegir. Al identificar el estrés puede optar por hacer algo al respecto, ya sea cambiando la situación o cambiando su actitud hacia esta", explica Patricia Liehr, R.N., Ph.D., profesora adjunta de Sistemas y Tecnología en la Escuela de Enfermería de la Universidad de Texas en Houston. Al modificar cualquiera de las dos cosas, controlará el estrés y aumentará sus posibilidades de perseverar en el camino hacia la pérdida de peso. Estas técnicas deben aplicarse de tres maneras.

Como ejercicio diario. Si practica las técnicas de relajación regularmente, las sabrá aplicar mejor y surtirán más efecto, indica Stephan Bodian, ex redactor de una revista de yoga y autor de una guía de meditación. Al relajarse diariamente permanecerá calmado durante todo el día, lo cual le permitirá manejar o evitar el estrés. Programe de 5 a 10 minutos de tiempo de relajación por la mañana y otros 5 a 10 minutos antes de dormirse.

Un solo minuto de algún método de relajación calma la mente.

Como fuerza calmante durante todo el día. Al intercalar técnicas de relajación breves y sencillas en sus actividades y en torno a ellas logrará mantener la calma. Estas pequeñas "afinaciones" le permitirán mantenerse estable incluso cuando la presión empiece a crecer. Diseñe su propio sistema: aplíquelas cada hora, al sonar el teléfono o durante su descanso para tomar café. O bien convierta ciertas actividades cotidianas en momentos para relajarse. Por ejemplo, Bodian recomienda meditar al realizar tareas familiares como lavar la ropa, trabajar en la computadora, ver la televisión o hacer ejercicio.

Como una reacción inmediata al estrés. En ese momento crítico en que sienta ganas de comerse toda una caja de chocolates o de cancelar el ejercicio, las técnicas de relajación pueden salvarlo de sí mismo. Aplicar algún método de relajación aunque sea durante un solo minuto calma la mente de tal forma que es posible pensar antes de actuar.

Lo bueno de las técnicas de relajación es que no hay reglas, sólo pautas generales. No deben ser difíciles, sino un divertido oasis personal frente al estrés. Si un método no le funciona inténtelo con otro, indica Kolleen Biel, directora de programas en el Centro New Albany para la Salud y el Bienestar de New Albany, Ohio. Utilice las siguientes técnicas para diseñar un método que le funcione y luego recuéstese, relájese y disfrute la vida.

Respire profundamente. Cuando uno está estresado, la respiración se vuelve superficial y rápida de manera natural. Si bien se trata de una reacción al estrés, a su vez acaba por acrecentarlo. Al utilizar el diafragma para respirar profundamente, afirma la Dra. Last, podrá calmar su respiración y también relajarse.

Ahora le diremos cómo: Coloque una mano encima de su estómago debajo de su cintura. Inhale de manera profunda y lenta. Sabrá que está respirando correctamente si su estómago sobresale al inhalar. Aguante la respiración durante 3 segundos y luego exhale lentamente. Al exhalar repita una palabra o frase como "relájate" o "estoy calmado". Repita el ejercicio 10 veces o todas las que quiera, recomienda la Dra. Last.

Medite. ¿Qué es la meditación? Tal como lo indica Bodian en su libro: "Sólo siéntese, esté tranquilo, dirija su atención hacia su interior y concentre su mente. Eso es todo". Meditar obliga a concentrarse en el momento actual, no en las preocupaciones sobre el futuro ni en los arrepentimientos del pasado. Provoca lo que Bodian llama la "liberación espontánea": se sueltan los pensamientos y los sentimientos perturbadores. Además, se llegan a comprender las situaciones, lo cual posiblemente permita eliminar las causas del estrés.

Existen muchas formas y métodos de meditación, pero la técnica elemental que Bodian propone es la siguiente: siéntese cómodamente con la espalda derecha en un lugar tranquilo. Respire hondo varias veces y relájese. Elija una palabra o frase que tenga algún significado especial o espiritual para usted. Durante 5 minutos o más, respire por la nariz y repita la palabra o frase con calma. Si sus pensamientos empiezan a divagar, simplemente vuelva a la repetición.

Relájese de manera progresiva. Esta técnica implica tensar los músculos y a continuación relajarlos de manera consciente. Acuéstese o siéntese. Respire hondo varias veces. Empezando desde los pies y las pantorrillas, tense los músculos lentamente. Manténgalos así durante varios segundos y luego vuelva a soltarlos. Vaya subiendo por su cuerpo, tensando y relajando cada grupo de músculos conforme llegue a él: de los muslos, las asentaderas, el abdomen, los brazos, los hombros y el cuello. Al final se sentirá más ligero y calmado.

Esta técnica también sirve como instrumento de aprendizaje. En vista de que algunas personas siempre se encuentran en un estado de estrés, no saben diferenciar entre estar relajados o tensos. El relajamiento progresivo le enseñará a identificar la tensión muscular. Al cobrar mayor conciencia de ello empezará a darse cuenta cuando se tensa, indica la Dra. Last, lo cual le ayudará a contrarrestar esta reacción al estrés en el momento en que se dé.

La opción de la organización

Organizarse libera tiempo y energía que podrá dedicar a cosas realmente importantes. No colocar los anteojos (espejuelos) siempre en el mismo lugar, no darse suficiente tiempo para llegar de un lugar a otro, no rechazar otro proyecto adicional: todas estas minucias suman una enorme cantidad de estrés.

Al cambiar su perspectiva de "no puedo controlar mi vida y me encuentro bajo estrés" a "puedo manejar mi vida y mi estrés", obtendrá fuerza suficiente para hacer modificaciones, explica Jeanie Marshall, una asesora de empoderamiento de Marshall House, una organización de Santa Mónica, California, que se propone ayudar a las personas y las empresas a funcionar de manera más eficaz.

Pruebe las siguientes sugerencias sencillas para organizarse, las cuales reducirán de manera considerable la ansiedad en su vida.

Póngase metas semanales y diarias. Los domingos por la noche, siéntese con su agenda y pregúntese: "¿Qué debo terminar esta semana?". Haga de eso la meta de la semana. Todo lo demás pasará a segundo plano. Cuando no se establecen prioridades, se empieza a caminar en círculos y prácticamente no se termina nada.

"Dejamos que las urgencias del día se impongan a nuestras prioridades. Al perder estas de vista, caemos en el patrón de reaccionar nada más", indica Henry Marsh de Salt Lake City, un asesor en productividad con la Franklin Covey Company y autor de un libro sobre la productividad personal y profesional.

Para llevar este sistema un paso más allá, establezca prioridades para cada día, agrega Marsh. Todas las mañanas revise lo que tiene que hacer y lo que le gustaría hacer, teniendo presente la meta de la semana. Empiece por lo que necesita hacer y luego ocúpese del resto, si le da tiempo. De este modo terminará más y estará menos estresado.

Aprenda a decir que no. El simple hecho de que alguien le pida hacer algo no significa que tenga la obligación de hacerlo. De hecho, la frase: "Lo siento, no puedo", es uno de los instrumentos más poderosos cuando se trata de reducir el estrés.

"Pienso que no estamos atentos a muchas de las cosas que aceptamos. Cuando nos detenemos a ver, ya asumimos el doble de compromisos. No conozco a nadie a quien esto lo calme", afirma la Dra. Liehr. Si no puede — o no quiere— aceptar una petición, recházela de buen modo.

Si necesita dar una explicación, diga algo como lo siguiente: "Lamento no poder hacerlo. Estoy muy ocupado y no podría dedicarle la atención que requiere".

Sea realista. ¿Se da usted 5 minutos para trasladarse de un extremo de la ciudad al otro? De ser así, su nivel de estrés se disparará hasta las nubes mientras maneje a exceso de velocidad y maldiga los semáforos en rojo con los que se encuentre en el camino. Calcule racionalmente el tiempo que necesitará para terminar todas sus obligaciones... y luego agregue otro poco.

"Habrá emergencias: fallas en los sistemas de computación, embotellamientos (tranques, tapones)", afirma Carol Goldberg, Ph.D., psicóloga clínica y presidenta de Getting Ahead Programs, una empresa neoyorquina que realiza talleres sobre cómo manejar el estrés, la salud y el bienestar. Si usted programa tiempo adicional, los sucesos inesperados no resultarán catastróficos.

Ponga cada cosa en su lugar. Usted está calmado, preparado y listo para entrar en acción, pero entonces va a buscar las llaves del carro, los anteojos o unos papeles importantes. De un momento al otro se encuentra con los nervios de punta, revolviendo el lugar.

"Es una pérdida de tiempo tremenda tener que buscar las cosas", señala la Dra. Goldberg. Guarde cada objeto en un sitio especial: los anteojos sobre una mesa específica, las llaves en un cajón especial. Archive los papeles importantes. De esta forma no perderá tiempo ni saldrá corriendo en busca de alimentos chatarra con muchas calorías.

La vida activa

En el fondo, el ejercicio realmente es una invención moderna. Hace 50 años la gente estaba demasiado ocupada fregando pisos, lavando ventanas y trabajando en la huerta como para pensar en correr alrededor de la manzana. ¿Y sabe qué? Eran mucho más delgados.

La tecnología nos ha facilitado la vida, pero también nos ha quitado mucho, sobre todo en lo que se refiere a la salud y la buena forma física —afirma Joyce A. Hanna, directora adjunta del programa para mejorar la salud de la Universidad de Stanford y fisióloga especializada en el ejercicio de Palo Alto, California—. A causa de comodidades modernas como la comida rápida, los cajeros automáticos, los aparatos de control remoto, las compras a domicilio e Internet, quemamos en promedio 800 calorías menos al día que hace tan sólo 25 años".

Es discutible, pues, que todas esas novedades signifiquen un auténtico progreso, sobre todo si tomamos en cuenta que 800 calorías adicionales al día equivalen a 1 libra (450 g) adicional cada 4½ días. "Por eso nuestras cinturas siguen ensanchándose a pesar de todo lo que predicamos acerca del ejercicio", indica Hanna.

Existe una solución sencilla para esta locura moderna: retroceda un paso en el tiempo y empiece a hacer las cosas usted mismo. "Se sorprenderá al comprobar que unas cuantas tareas sencillas, como preparar la cena o lavar el carro a la usanza tradicional, no sólo se disfrutan sino también pueden ayudarle a sentirse más joven, más sano y con mejor forma física", comenta la experta.

Si agrega una cantidad suficiente de estas tareas cotidianas a su vida diaria, de hecho su salud y forma física se beneficiarán de la misma manera, en muchos aspectos, que si con regularidad tomara una clase de aeróbicos o hiciera ejercicio con la máquina escaladora *(stair climber)*. Un estudio de 2 años de duración realizado por un grupo de investigadores del Instituto Cooper para la Investigación de los Aeróbicos en Dallas, el cual se basó en casi 200 personas sedentarias con sobrepeso, llegó a la conclusión de que quienes incrementaron su actividad física diaria a por lo menos 30 minutos diarios —por ejemplo, subiendo por la escalera en la oficina, caminando alrededor de la cancha de fútbol durante los entrenamientos de sus hijos o trabajando en el jardín— mostraban más o menos las mismas mejorías en cuanto a forma física, presión arterial y grasa corporal que otro grupo de personas que llevaron a cabo programas estructurados de ejercicio en un gimnasio de 20 a 60 minutos 5 días a la semana. Un estudio realizado por la Universidad Johns Hopkins de Baltimore de hecho encontró que las mujeres que aumentaban su actividad física diaria tenían mayor éxito al evitar subir de peso de nuevo que quienes hacían ejercicio de acuerdo con programas estructurados.

Que el jardín crezca y el abdomen se encoja

Cavar, fertilizar, plantar. . . trabajar en la huerta familiar es una de las actividades favoritas de los estadounidenses. Y todo ese esfuerzo físico rinde toneladas de beneficios aparte de las frutas y verduras frescas. "Trabajar en el jardín puede servir como un saludable ejercicio físico —afirma el Dr. James Rippe, profesor adjunto de Medicina en la Escuela de Medicina de la Universidad de Tufts en Boston, director del Centro para Investigaciones Clínicas y de Estilo de Vida en Shrewsbury, Massachusetts, y autor de un libro sobre la buena forma física después de los 40 años—. No obstante, es mucho más que eso. Plantar semillas y observar cómo crecen produce bienestar espiritual. Nos devuelve el asombro ante la vida que sentíamos de jóvenes. He conocido a gente que lleva vidas largas y saludables, un hecho que en gran parte atribuyo a su amor a la jardinería".

Además, si trabaja lo suficiente en la huerta tendrá el placer de disfrutar los frutos de su labor a la vez que su cintura se encoge. Considere lo siguiente: los menonitas, que dedican la mayor parte del día a trabajar la

20 formas de quemar 150 calorías... ¡o más!

Incluso las actividades más elementales pueden quemar mucho peso, siempre y cuando las haga de manera regular. A continuación le presentamos una lista de actividades y el número de calorías que queman por hora (tratándose de una persona que pesa 150 libras/68 kg).

ACTIVIDAD	CALORÍAS QUEMADAS POR HORA
Mover muebles	408
Palear la nieve	408
Podar el césped (pasto) (con una podadora de motor sin asiento)	306
Pintar paredes	306
Lavar el carro	306
Pescar	272
Sembrar plantas de semillero	272
Rastrillar las hojas	272
Barrer la acera (banqueta)	272
Comprar comestibles	238
Jugar a los bolos (al boliche)	204
Hacer trabajos de carpintería	204
Cocinar	170
Jugar croquet	170
Jugar con niños	170
Empujar una carreola (cochecito)	170
Coser a máquina	170
Pasar la aspiradora	170
Ir de compras al centro comercial	157
Planchar	156

tierra, consumen más o menos 500 calorías más al día —incluyendo más grasa— que la mayoría de las personas radicadas en los Estados Unidos, pero son más delgados y tienen la presión arterial y el índice de colesterol más bajos.

¿Las verduras no lo apasionan? Inténtelo con flores, setos ornamentales o incluso un arriate para hierbas culinarias. A continuación le revelaremos algunas formas de ejercitar todo su cuerpo a la vez que disfrute el aroma de las rosas.

Entierre el estrés del trabajo. A fin de maximizar los beneficios para su forma física (y su huerta), planee trabajarla por lo menos tres veces a la semana durante 30 minutos a 1 hora cada vez. "Trate de convertir la visita a su jardín en un rito para después de trabajar —sugiere la entrenadora personal e instructora sobre temas de salud Michelle Edwards del Instituto Cooper—. ¿Qué mejor forma pudiera haber para relajarse que dejarlo todo, ponerse ropa mugrosa y salir a entretenerse al jardín?" Esta hora nocturna de trabajar en el jardín no sólo quemará el estrés del día sino también unas 340 calorías.

Camine, admire y haga calentamiento. Cubrir la tierra con mantillo y cavar pueden ser trabajos duros. A fin de evitar una distensión muscular por desyerbar, primero camine alrededor de su terreno y jardín durante unos 10 minutos, a manera de calentamiento. Antes de poner manos a la obra, dedique un rato a admirar su trabajo y mentalmente tome nota de lo que tiene que hacer, sugiere Edwards.

Pase la azada y el rastrillo y desyerbe. La actividad de trabajar en el jardín ocupa todo el cuerpo. A fin de proporcionarles un ejercicio saludable a sus brazos, hombros y los músculos superiores de su espalda, junte las hojas con el rastrillo, afloje la tierra alrededor de las plantas con la azada, desyerbe o voltee su abono orgánico. Con el tiempo es probable que note cómo sus brazos se ponen más firmes y fuertes por levantar y cargar cubetas de tierra, herramientas y frutas y verduras a su huerta y de regreso, comenta Edwards.

Cave para fortalecer los muslos. ¿Quiere unas piernas torneadas? Ahonde ese arriate de flores un poco. Cavar con la pala trabaja y tonifica las asentaderas y la parte superior de las piernas. Equilibre el ejercicio alternando pies al trabajar con la pala. Durante un tiempo, utilice el pie derecho para introducir la pala en la tierra y el izquierdo para equilibrarse y apoyarse. Luego cambie de pierna. Siempre mantenga las rodillas ligeramente dobladas para mejorar su estabilidad y no cansarse de la espalda, recomienda Edwards.

Proteja la espalda y enderece su postura. Todas las veces que se incline, levante algo o se estire en su jardín pueden desarrollar los músculos de su espalda y servirle para adoptar una postura más joven y fuerte, afirma Edwards. No obstante, también es importante mantener la postura correcta al trabajar en el jardín. A continuación le pasamos algunas recomendaciones del Consejo Estadounidense para el Ejercicio.

■ Al cavar con la pala, no tuerza la espalda. En cambio, levante el pie de adelante, apúntelo hacia donde quiere pasar la tierra y voltee todo el cuerpo.

■ Concéntrese en su respiración. No la aguante y asegúrese de exhalar al hacer fuerza. Por ejemplo, exhale al alzar una carga pesada e inhale al bajarla.

■ Al levantar macetas o carretillas pesadas, asegúrese de doblar las rodillas y alzar el peso con las piernas, no la espalda.

Pode las libras. La hierba recién cortada es el mantillo perfecto para sofocar las malas hierbas del jardín, y podar el pasto es una forma excelente de quemar la grasa corporal. Aunque utilice una podadora de motor (de las que se empujan, no de asiento), una persona de 150 libras (68 kg) quema más de 300 calorías por hora, afirma Edwards.

Estírese en el sol. Trabajar en el jardín es una labor que se realiza con amor, así que resulta fácil exagerar sin darse cuenta. "Al trabajar en el jardín, también se tiende a repetir los mismos movimientos muchas veces, como ponerse en cuclillas y jalar. Es buena idea darse descansos breves, ponerse de pie y estirar los músculos", señala Edwards. También debe darse unos minutos para estirar los brazos, las piernas y la espalda al terminar.

Una casa limpia y caderas delgadas

Lo admitimos. El trabajo doméstico no es la actividad más sexy ni la más divertida del mundo. No obstante, barrer las telarañas tal vez termine por despejar su mente y adelgazar su cuerpo.

"Si suma todas las pequeñas tareas rutinarias que quiere realizar en la casa, le darán un programa excelente de ejercicio —afirma Amy Goldwater, especialista y asesora en buena forma física para el Club TOPS (siglas en inglés de "Baje de Peso de Manera Sensata") en Milwaukee—. También es una buena oportunidad para desfogar las frustraciones y dedicar un poco de tiempo a meditar las cosas que estén sucediendo en su vida. Además, al terminar sentirá que ha logrado mucho. . . y su casa se verá increíble".

Divídalo por bloques. Muchas mujeres están tan ocupadas con la cocina, la limpieza y manejando por aquí y por allá que aparentemente no les queda tiempo para hacer ejercicio, indica Michael Bourque, un entrenador personal y coordinador de entrenamiento personal en el Centro para la Salud y el Bienestar de la YMCA (*Young Men's Christian Association*, una cadena de gimnasios públicos en los EE. UU.) de la Florida Central en Oviedo. "No obstante, si planean sus labores domésticas correctamente podrán hacer ejercicio de manera igual de eficaz en la casa que en el gimnasio".

A fin de quemar el mayor número posible de calorías, apunte todas las tareas domésticas que quiera acabar en el día y realícelas de corrido, sin parar. Procure terminar una sesión de 45 minutos, sugiere Bourque. "Luego deténgase, evalúe su avance y continúe con otro bloque". Una mañana dedicada a limpiar la casa no sólo le dejará la casa limpia. Después de hacer tareas domésticas durante varias horas, una persona de 150 libras (68 kg) también habrá quemado más de 500 calorías.

En una mañana de limpiar la casa se queman más de 500 calorías.

Trabaje en todos los pisos. La gente con frecuencia divide el trabajo doméstico según los pisos de la casa y limpian uno a la vez. No obstante, cuando se trata de hacer más ejercicio sí se nota la ventaja de subir y bajar las escaleras constantemente. "Al alternar las tareas del piso superior con las del inferior hay que subir las escaleras varias veces, ejercicio que se agrega al total del día —indica Goldwater—. Con el tiempo se va sumando".

Maneje la "maniobra Hoover". Algunos días tendrá más energía que otros. Cuando sienta muchas ganas de trabajar y sus tareas domésticas normales no obliguen a su cuerpo a esforzarse todo lo que usted quisiera, integre movimientos extraídos del levantamiento de pesas en su rutina de limpieza, recomienda Lynne Brick, dueña de los gimnasios Brick Bodies Health Clubs en Baltimore y experta internacional en cómo lograr una buena forma física a través del estilo de vida. "Un ejemplo clásico es lo que llamo la 'maniobra Hoover' —indica la experta—. Dé unos pasos gigantes al pasar la aspiradora. Doble la rodilla de adelante para hacer un arco y párese derecha otra vez al jalar la aspiradora hacia usted".

Desde luego no podrá recorrer toda la casa de esta forma, pero de seis a ocho pasos gigantes con cada pierna bastarán para que sus caderas, muslos y asentaderas hagan mucho ejercicio saludable. "Puede hacer cosas semejantes al sacudir el polvo o simplemente ordenar las habitaciones —indica Brick—. Tome un objeto que pese entre 5 y 10 libras (2 y 5 kg) y realice 10 *curls* con cada brazo. Asegúrese de tensar los músculos abdominales y de mantener la espalda erguida. Podrá hacer este ejercicio sentada en una silla o bien parada, con las rodillas ligeramente dobladas".

Póngase un proyecto. Enfrentémoslo: en muchas ocasiones no queremos hacer la limpieza de la casa, independientemente de que nos haga bien. "Se lavan los platos (trastes) y a los 2 minutos aparecen otros sucios en el fregadero (lavaplatos). Eso puede volverse pesado", opina Brick. Los días en que no tenga la energía suficiente como para encargarse de las tareas cotidianas, escoja algún proyecto predilecto y póngase a trabajar en él. "Reacomodar la sala es un ejercicio excelente y muy divertido —afirma la experta—. Además, hacerle pequeños cambios y mejorías a su entorno lo mantendrá fresco y lleno de energía".

Multiplique sus actividades y mejore su salud

Además de que nos hemos vuelto más sedentarios debido a todas las tecnologías que nos ahorran tiempo y trabajo, también solemos adoptar pasatiempos sedentarios, como ver la televisión o navegar por Internet, indica Hanna. "Todos estos diminutos cambios no parecen importantes cuando se toman por separado, pero cuando se suman se observa una enorme diferencia entre las calorías que consumimos diariamente y las que quemamos".

A lo largo del tiempo, incluso los movimientos más pequeños llegan a surtir efectos espectaculares. En un estudio efectuado por un grupo de investigadores de la Clínica Mayo en Rochester, Minnesota, se agregaron 1,000 calorías diarias a la alimentación de un grupo de hombres y mujeres de peso normal. Al cabo de 8 semanas, algunas personas habían subido 3 libras (1.4 kg) a causa de estas calorías adicionales. Otros subieron 16 libras (7 kg). ¿A qué se debió la gran diferencia?

Al movimiento. La gente quema calorías aunque no hagan ejercicio, siempre y cuando muevan sus cuerpos. Por lo tanto, en lugar de quedarse sentado tranquilamente (como de niños se nos dijo que lo hiciéramos), anímese a portarse otra vez como niño. Cambie de posición. Balancee las piernas. Suba y baje los pies. Cada movimiento quema calorías, explica Hanna.

Desde luego no es preciso que se vuelva crónicamente inquieto a fin de acelerar su metabolismo. Sólo tiene que hallar motivos para moverse un poco más.

Adopte un pasatiempo. Los pasatiempos *(hobbies)* activos son un recurso excelente para agregar un poco de movimiento a su vida. "Pescar, hacer trabajos de carpintería, coser, armar rompecabezas e incluso jugar cartas no son actividades extenuantes precisamente, pero sí formas agradables de tener un cuerpo y una mente jóvenes y activos", opina Hanna.

Párese. Es posible integrar un poco más de movimiento a actividades que normalmente son sedentarias, indica Brick. "Al hablar por teléfono, párese y camine —sugiere—. Al leer el periódico mueva el pie rítmicamente. Al ver la televisión levántese durante cada pausa para comerciales, ya sea para echar una carga de ropa a la lavadora o simplemente para pararse y estirarse. Si tiene presente la necesidad de moverse, encontrará literalmente cientos de oportunidades todos los días".

Cocine más. La mayoría de las personas consumen menos calorías en casa que al comer fuera. También queman más calorías al ocuparse de la cocina. "Comprar, picar y preparar los ingredientes, en lugar de simplemente meter algo al horno de microondas, es otra forma de quemar calorías", afirma Hanna.

Practique posturas activas. La regla de oro para quemar más calorías todos los días mediante un esfuerzo mínimo es adoptando posturas activas. Al cambiar de posición se modifican la presión arterial y el ritmo cardíaco, por ejemplo, así que siéntese en lugar de permanecer acostado. Párese en lugar de estar sentado, lo cual contraerá los músculos de sus piernas. Camine en lugar de permanecer quieto en un lugar. Todo ello requiere de energía, lo cual quema más calorías, dice Brick.

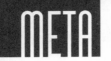

Coma menos con mayor frecuencia

IMAGÍNESE QUE PUDIERA QUEMAR MÁS CALORÍAS DESDE *ANTES* DE EMPEZAR A HACER EJERCICIO SIQUIERA. PUES ES POSIBLE. SÓLO TIENE QUE COMER CINCO O SEIS COMIDAS MÁS PEQUEÑAS DURANTE EL DÍA, EN LUGAR DE LAS TRES TRADICIONALES.

Lo que sucede es que el metabolismo del cuerpo asimila los alimentos de manera más eficiente cuando se come poco a intervalos de unas cuantas horas. De hecho, los beneficios no se agotan ahí. Al proporcionar un flujo constante de energía, las comidas más pequeñas llenan de energía a lo largo de todo el día, sin momentos de aceleración excesiva ni bajones soñolientos. En efecto, pueden reducir o incluso prevenir la baja en la energía que suele darse a media tarde y que impulsa a tomar una siesta. De ahí se deduce que comer con mayor frecuencia no necesariamente es malo.

ADELGACE

¿Cómo se supone que va a aguantar sin comer hasta la cena si la cabeza le late debido a un bajo índice de azúcar en sangre (glucosa) y un *Snickers* está a sólo unas cuantas monedas de distancia? Cuando el hambre nos asalta, con frecuencia asume el control. En un dos por tres nos empuja a alimentar la máquina expendedora con monedas y a devorar el *Snickers*. Esto ayuda a explicar por qué el hambre es una de las principales razones por las que las personas que se ponen a dieta vuelven a subir el peso que bajaron.

"El mayor beneficio de comer minicomidas con regularidad es que uno se adelanta al hambre", opina Karen Miller-Kovach, R.D., una dietista y científica en jefe con Weight Watchers International en Woodbury, Nueva York. Estas pequeñas comidas llenan al primer indicio de hambre —un estómago vacío— y mucho antes de que por culpa de los antojos uno se convierta en un Monstruo Comegalletas.

Muchas personas optan por la estrategia contraria al tratar de bajar de peso: comen una sola comida al día, o sea que por lo común se saltan el desayuno y el almuerzo. Al llegar la hora de la cena se están muriendo de hambre. Devoran el primer plato de comida y vuelven a servirse una y luego dos veces, antes de que su estómago tenga oportunidad de mandarles la señal de que está lleno.

Para empeorar las cosas, las investigaciones indican que en este caso por lo general se exagera el consumo de alimentos altos en grasa y en calorías. De acuerdo con Miller-Kovach, las minicomidas previenen que se coma de más a la hora de la cena, de la misma forma en que impiden que se coman demasiadas meriendas (refrigerios, tentempiés): permiten controlar el hambre antes de que esta lo controle a uno. Por lo tanto, al finalizar el día de hecho se habrá comido menos.

Las comidas más pequeñas también sirven para acelerar el metabolismo, lo cual por lo menos a las mujeres mayores puede servirles para quemar el mismo número de calorías que sus homólogas más jóvenes, según los resultados de un estudio efectuado por la Universidad Tufts en Boston. Al consumir comidas de entre 250 y 500 calorías, las mujeres mayores (de 72 años en promedio) queman el mismo número de calorías que las mujeres más jóvenes (de 25 años en promedio).

Por otra parte, al pasar a comidas de 1,000 calorías, las mujeres mayores queman 60 calorías menos que las más jóvenes. Si bien esto no parece mucho —equivale a una sola barra de higo al día—, consumir estas 60 calorías adicionales puede hacer subir 6 libras (3 kg) de peso en 1 año, lo cual ayuda a explicar por qué muchas personas aumentan de peso al envejecer.

Rejuvenezca

Un estudio realizado en los años 60 con base en un grupo de obreros fabriles de Praga llegó a la conclusión de que quienes tomaban comidas pequeñas por lo menos seis veces al día vivían por más tiempo que quienes comían tres comidas grandes.

Es posible que investigaciones más recientes llevadas a cabo con diabéticos hayan descubierto la causa de este fenómeno. "Las personas que comen pequeñas meriendas cada hora tienen índices más bajos de colesterol LDL (el colesterol lipoproteínico "malo" de baja densidad), glucosa y ácido úrico que quienes consumen los mismos alimentos repartidos en tres comidas a lo largo del día", indica el Dr. David Jenkins, Ph.D., investigador en jefe de este estudio y profesor de Nutrición y Medicina en la Universidad de Toronto en Canadá. Contar con altos índices de estas tres sustancias aumenta el riesgo de padecer enfermedades cardíacas, derrame cerebral y diabetes.

El exceso de ácido úrico también causa gota, un tipo de artritis que por lo general ataca la articulación del dedo gordo del pie. Por lo tanto, es posible que bajar el nivel de ácido úrico ingiriendo comidas más pequeñas ayude a conservar la energía juvenil de sus pasos y a alejar el dolor.

Oriéntese hacia el objetivo

Comer cinco o seis minicomidas —o bien tres comidas más pequeñas además de dos meriendas saludables— es una forma excelente de controlar el hambre y bajar de peso, siempre y cuando observe unas cuantas pautas sencillas.

Planee, planee, planee. Seguramente ya le quedó muy claro que una de las claves para bajar de peso con éxito es la planeación. Ahora le daremos otro motivo para planear. A fin de evitar comer de más, debe decidir por lo menos con un día de anticipación qué, cuánto y a qué horas comerá. Prepare porciones medidas de meriendas saludables, como plátano amarillo (guineo, banana), tres tazas de palomitas (rositas) de maíz (cotufo) hechas a presión o un yogur de limón. Coma en cuanto empiece a sentir un poco de hambre pero todavía no esté famélico, o sea, más o menos cada 2 a 4 horas, según indica Miller-Kovach.

Extienda sus tres comidas. Podría preparar seis comidas diferentes al día, pero en realidad no necesita trabajar tanto. En cambio, divida las comidas normales a la mitad o guarde los alimentos de un grupo alimenticio para después, sugiere Miller-Kovach. Por ejemplo:

■ Desayuno: medio sándwich (emparedado) de crema de cacahuate (maní) con pan de trigo integral

■ A media mañana: la otra mitad del sándwich y un plátano amarillo

■ Almuerzo: ½ taza de uvas y medio sándwich de pavo (chompipe) con pan de trigo integral, lechuga y tomate (jitomate)

■ A media tarde: seis zanahorias cambray *(baby carrots)* y una taza de sopa o bien la otra mitad del sándwich

*L*as minicomidas son una forma excelente de controlar el hambre y bajar de peso.

■ Cena: un trozo de pescado asado al horno y una ensalada con 2 cucharadas de vinagreta

■ Noche: una naranja (china) y unos *pretzels* de trigo integral o bien un tazón (recipiente) pequeño de palomitas (rositas) de maíz (cotufo)

Redefina la palabra "merienda". Al pensar en meriendas, muchas personas se las imaginan como algo salido del pasillo de los dulces y las hojuelas. No obstante, existen muchas alternativas saludables que adelgazan, entre ellas el yogur, las frutas y las verduras o bien las sobras de alguna comida. A fin de evitar los alimentos más altos en grasa de las máquinas expendedoras, guarde meriendas saludables en su carro y oficina, recomienda Janis Jibrin, R.D., una dietista de Washington, D. C., y autora de una guía para ponerse a dieta sin correr riesgos.

Únase al club del desayuno. A fin de ahorrar calorías, las personas con frecuencia se saltan el desayuno, pero eso no funciona. Lo que pasa en realidad, según Jibrin, es que entonces exageramos a la hora del almuerzo o la cena para compensar el desayuno omitido. Si no tiene apetito por la mañana, tome un batido (licuado) de fruta y yogur para despertar su paladar y luego una merienda ligera a media mañana, como la mitad de su sándwich del almuerzo.

Para asegurarse de que tendrá ganas de desayunar, evite comer meriendas a altas horas de la noche. Muchas personas se sienten satisfechas por la mañana si comieron menos de 2 horas antes de acostarse la noche anterior.

Combine cereales, proteínas y grasa. Un vaso de jugo de naranja por sí solo no satisface tanto como otros desayunos. Se trata de un líquido compuesto por azúcares simples que se absorbe rápidamente. Si bien es sabroso, no basta para llenar el estómago y mantener la energía. De acuerdo con Jibrin, hay que combinar carbohidratos complejos, proteínas magras (bajas en grasa) y grasa a fin de que los alimentos se absorban más lentamente desde el intestino. De esta manera se obtiene un flujo constante de energía y nutrientes que durará varias horas, en lugar de un aumento repentino que termina por dar sueño una hora más tarde. No tome sólo un vaso de jugo de naranja, por ejemplo, sino combínelo con un huevo, dos rebanadas de pan tostado de trigo integral y alguna fruta.

Personalice su plan. Si usted tiende a sentir más hambre a ciertas horas del día, como por la noche, guárdese sus meriendas (refrigerios, tentempiés) para esa hora. Por ejemplo, Miller-Kovach recomienda comer dos meriendas por la noche en lugar de una. Coma una minicena a las 5:30 P.M. y luego una merienda a las 7:00 P.M. y otra a las 9:00 P.M.

Lleve una hielera. ¿Tiene que andar fuera de casa por motivos de trabajo o saldrá de viaje para visitar a su familia? Lleve comidas y meriendas para no tener que detenerse en restaurantes de comida rápida. "Invierta en una minihielera", recomienda Jibrin. Mida y empaque la comida por porciones —como zanahorias y queso de grasa reducida picado en cubitos— y manténgala fría en su hielera. Póngala sobre el asiento trasero, para que siempre tenga acceso a meriendas saludables en el camino.

Consuma carbohidratos. Según lo que sugiere un estudio llevado a cabo por la Universidad de Leeds en Inglaterra, cuando el hambre ataca se suele comer en exceso comidas altas en grasa, no en carbohidratos. Los participantes en el estudio, a quienes se les permitió comer todo lo que quisieran de una comida alta en carbohidratos o bien alta en grasa, consumieron casi el doble de calorías cuando les tocó la comida alta en grasa: 1,336 en lugar de 677.

Y no es que quienes comieron la comida alta en grasa hayan consumido más alimento. Ambos grupos comieron aproximadamente la misma cantidad. ¿Entonces qué pasó? Cada gramo de grasa contiene el doble de calorías que un gramo de carbohidratos. Por lo tanto, al elegir carbohidratos para su merienda, usted podrá comer la misma cantidad de comida y ahorrarse la mitad de las calorías.

Sólo recurra a los alimentos altos en grasa si se está muriendo de hambre y no hay otra cosa a la mano, indica Jibrin. Es mejor comer unas hojuelas que estar de 5 a 7 horas con el estómago vacío. Privarse de comida incluso durante tal período de tiempo basta para que el cuerpo envíe la señal de que se está muriendo de hambre. El resultado es que el metabolismo se vuelve más lento, el azúcar en sangre (glucosa) cae en picada y se termina de mal humor o cansado.

En estos casos, cuando finalmente tenga la oportunidad de comer bien, restablezca su energía con muchos carbohidratos complejos, como frijoles (habichuelas), pasta o un *bagel* integral.

Test

Favorezca sus favoritos

De acuerdo con los expertos, si la alimentación es equilibrada no habrá antojos. No obstante, trate de convencer de eso a su paladar cuando se le empiece a hacer agua la boca al pensar en una barra de chocolate.

Enfrentémoslo. Hay alimentos que usted tal vez no extrañaría si desaparecieran de su alimentación. . . y otros manjares a los que simplemente no quiere renunciar. La buena noticia es que no es necesario sacrificar sus alimentos preferidos, siempre y cuando logre integrarlos a una alimentación equilibrada, afirma Roxanne Moore, R.D., una dietista, coordinadora de Educación sobre la Nutrición en la Universidad de Towson en Baltimore y portavoz para la Asociación Dietética de los Estados Unidos.

Haga el siguiente *test* para averiguar cómo seguir comiendo sus alimentos preferidos y bajar de peso al mismo tiempo.

Marque una respuesta por pregunta.

1. ¿Cuál es su desayuno preferido?

   a. Panqueques (*hotcakes*) con chispitas (pedacitos) de chocolate

   b. Salchichas para desayunar, tocino y huevos

   c. Tortitas fritas de papa y cebolla (*hash browns*) y pan tostado

   d. Cereal integral con leche semidescremada al 1 por ciento (*low-fat milk*) y fresas frescas

2. ¿Qué se lleva de casa para almorzar?

   a. Siempre algo dulce: una magdalena (mantecada, panquecito, *cupcake*), galletitas (*cookies*) o una bolsa de M&Ms

   b. Jamón, pavo (chompipe) o salami

   c. Un sándwich (emparedado), fruta y papitas fritas

   d. Una gran ensalada

3. Si no tuviera que preocuparse por su salud ni el ancho de sus caderas, ¿qué cenaría hoy?

   a. Un helado bañado con *fudge* caliente con cacahuates (maníes), crema batida y una cereza encima

b. Una pizza, caliente y jugosa

c. Un sustancioso y cremoso plato de *fettuccine* Alfredo

d. Un abundante plato de verduras fritas y revueltas al estilo asiático con arroz

4. La mayoría de las noches, ¿qué papel desempeña la carne en su mesa?

a. Un pequeño trozo sobre mi plato

b. La atracción principal de la comida

c. La como 2 ó 3 días a la semana

d. No como carne

5. Cuando se le antoja una merienda (refrigerio, tentempié) después de cenar, ¿qué es lo que busca automáticamente?

a. Una barra de confitura

b. Una pieza de pollo que haya sobrado de la cena

c. Galletas (*crackers*) y papitas fritas

d. Alguna fruta

6. De los platos que prepara su mamá, ¿cuál es su favorito?

a. Un postre, como flan, tres leches, tembleque o romeritos

b. Una gruesa rebanada de carne asada

c. Un plato de arroz con frijoles (habichuelas)

d. Una ensalada de habichuelas verdes (tiernas) o de nopalitos

7. ¿Qué opina del postre?

a. La cena no está completa sin él

b. Lo como de vez en cuando

c. Me siento culpable si como postre, así que me lleno con otras meriendas, como galletas

d. La fruta es el mejor postre

8. ¿Qué opina de las verduras?

a. Unas cuantas raciones a la semana es mi límite

b. Son excelentes como guarnición

c. Me gustan como ingrediente de una pizza o de un plato con pasta

d. Componen la mayor parte de mis comidas

(continúa)

Test

(c o n t i n u a c i ó n)

9. ¿Cuál es su comida rápida favorita?

   a. Un pastel de manzana

   b. Una hamburguesa

   c. Unas papas a la francesa

   d. Una sopa y una ensalada

Conozca sus resultados

SI USTED MARCÓ. . .

Principalmente la *a*

No puede imaginarse la vida sin el chocolate y otros dulces, así que no los abandone totalmente. Si completa sus comidas y meriendas equilibradas con pequeñas porciones de su postre favorito una o dos veces a la semana, su alimentación será saludable y satisfactoria, afirma Moore.

Redondee sus comidas lo más posible con ensaladas verdes, zanahorias al vapor y otras guarniciones de verduras; pollo sin el pellejo, carne molida de pavo (chompipe) y cortes magros (bajos en grasa) de carne de res o de cerdo, como lomo (*loin*) o *round*; y piña (ananá), plátano amarillo (guineo, banana) y otras frutas como merienda o postre.

Tiene que comprender que el postre no puede representar una parte importante de sus comidas. Si exagera le faltarán nutrientes y le sobrarán calorías y gramos de grasa. La clave para bajar de peso a la vez que se dé sus gustos está en limitar sus porciones de alimentos con azúcar.

Principalmente la *b*

Lo más probable es que la carne ocupe el centro de atención en su mesa, así que asegúrese de comprar los cortes más magros que pueda, como pollo sin pellejo, pechuga de pavo molida y cortes de carne de res y cerdo como lomo (*loin*) o *round*. También vigile el tamaño de sus porciones.

Una ración de carne tiene el tamaño de una baraja. (Encontrará más información sobre las raciones en "Meta: Controle el tamaño de las raciones" en la página 137). Si come más de 6 onzas (168 g) de proteínas al día puede terminar consumiendo un exceso de calorías, colesterol y grasa, sobre todo de grasa saturada, indica Moore.

Y si bien es posible que le dé igual comer verduras o no, trate de convertirlas en la atracción principal de la cena con mayor frecuencia. Llene tres cuartos de su plato con camotes (batatas dulces, *sweet potatoes*) y una ensalada, y que la pechuga de pollo ocupe el cuarto restante.

Debe cuidarse de no visitar los restaurantes de comida rápida con frecuencia para comer carne. Le irá mucho mejor si la cocina en casa, donde puede controlar la cantidad de grasa que consume. Compare media pechuga de pollo asada (8 g de grasa) con un sándwich (emparedado) de pollo de Burger King (43 g de grasa). Cuando vaya a la comida rápida, elija un sándwich de pollo asado al horno con una papa al horno y una verdura de guarnición.

Principalmente la *c*

Usted siente una necesidad urgente de carbohidratos, ya sea de un gran pedazo de pan crujiente, pasta o papas. Si realmente no puede controlar sus antojos es posible que sus comidas y meriendas no estén equilibradas, advierte Moore. A fin de reducir sus carbohidratos sin dejar de sentirse satisfecho, asegúrese de consumir proteínas suficientes, como 8 onzas (224 g) de yogur descremado a la hora del desayuno, de 2 a 3 onzas (56 a 84 g) de atún o pavo a la hora del almuerzo y dos o tres albóndigas magras del tamaño de pelotas de golf junto con la pasta a la hora de la cena.

También puede convertir su alimento favorito en un aliado para combatir la grasa al elegir alimentos altos en fibra, como pan de trigo integral, pasta de trigo integral y arroz integral.

Reduzca muchísimo o elimine de su alimentación las salsas cremosas altas en grasa o las papas a la francesa preparadas en freidora. En cambio, acompañe su pasta con salsa de tomate (jitomate), sazone el puré de papas con caldo de pollo y ajo, utilice un queso *Cheddar* bajo en grasa y leche descremada (*fat-free milk* o *nonfat milk*) para los macarrones con queso y esparza un poco de aceite de oliva sobre sus papas a la francesa anchas (*steak fries*) hechas al horno.

Principalmente la *d*

¡Felicidades! No puede vivir sin los alimentos que más benefician a su salud: las frutas y verduras. Consérvelas como protagonistas de sus comidas, pero asegúrese de prepararlas de manera saludable. Cuando prepare el *zucchini* (calabacita), el brócoli y el maíz (elote, choclo) al vapor, usted ahorrará calorías y ayudará a preservar

(continúa)

Test

(c o n t i n u a c i ó n)

los nutrientes de las verduras, según explica Moore. Para sus platos fritos y revueltos al estilo asiático, utilice vinos para cocinar o caldo en lugar de aceite.

Equilibre sus comidas con arroz integral, frijoles (habichuelas) y pan de trigo integral y asegúrese de obtener proteínas suficientes a través de carnes magras. Si es vegetariano, opte por *tofu*, *tempeh* y legumbres.

Lo único que realmente necesita cuidar es que no vaya a preparar sus verduras nadando en mantequilla, aceite, queso o salsas cremosas altas en grasa.

Octava semana

Vea la diferencia

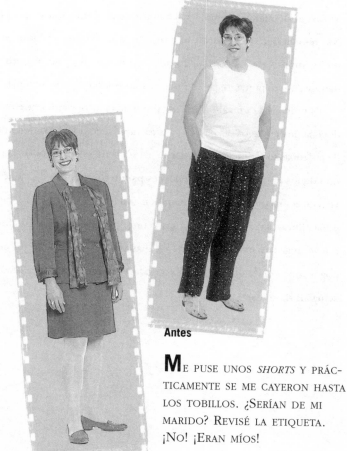

Antes

Después

ME PUSE UNOS *SHORTS* Y PRÁC-
TICAMENTE SE ME CAYERON HASTA
LOS TOBILLOS. ¿SERÍAN DE MI
MARIDO? REVISÉ LA ETIQUETA.
¡NO! ¡ERAN MÍOS!

—*Deb Gordon*

Desde hace 7 semanas ha luchado por reducir la grasa de todo su cuerpo. Al ajustar de manera gradual sus hábitos de alimentación y hacer ejercicio con regularidad, ha adelgazado y se ve más joven. No obstante, si algunos tercos puntos problemáticos lo tienen preocupado y se resisten a sus esfuerzos, necesitará agregar estrategias más poderosas a su arsenal.

Durante esta octava semana del programa podrá elegir entre más de una docena de ejercicios diseñados para esculpir su abdomen y asentaderas, dos de las zonas más difíciles del cuerpo. Descubrirá por qué tomar más agua es uno de los instrumentos más eficaces para bajar de peso y de qué forma la visualización puede ayudarle también. Además, ahora que ha perdido algunas libras, tal vez quiera comprar unas prendas fundamentales para su nuevo guardarropa. Le daremos algunas sugerencias que le permitirán escoger ropa con la que se sienta cómodo y lleno de confianza durante estas semanas de transición.

Técnicas de visualización que funcionan

SI LO PUEDE PENSAR, LO PUEDE HACER.

¿ACASO SUENA DEMASIADO SIMPLISTA?

NO LO ES.

Al visualizar una acción se utiliza el 80 por ciento de las conexiones neurales que se emplean para realizarla efectivamente", afirma Howard J. Rankin, Ph.D., asesor psicológico del club TOPS (siglas en inglés de "Baje de Peso de Manera Sensata") y autor de un libro acerca de cómo alcanzar el bienestar físico y emocional. Con tan sólo imaginar que es más delgado o representarse mentalmente cómo hace ejercicio y come mejor, habrá recorrido el 80 por ciento del camino hacia su meta.

Considere este ejemplo clásico de una visualización: imagínese que está chupando un limón. En un dos por tres sus glándulas salivales empezarán a funcionar como si realmente tuviera un limón en la boca. La mente convence al cuerpo de que está probando un limón y el cuerpo responde de acuerdo a eso, según explica el Dr. Emmett Miller, director médico del Centro para el Apoyo y la Educación sobre el Cáncer en Menlo Park, California; creador de una cinta de audio de relajación y visualización para adelgazar y autor de un libro sobre las capacidades de autocuración de la mente y el cuerpo.

Aproveche este fenómeno en beneficio suyo. A través de la visualización, la mente convence al cuerpo de que es más delgado, más fuerte, más rápido y más joven, lo cual lo impulsará a usted a actuar de una manera que le permita ser más delgado, fuerte, rápido y joven.

"La imagen que se produce en un estado de relajación profunda tiene un poderoso efecto de autosugestión —indica el Dr. Miller—. La mente y el sistema nervioso tienden de manera muy concreta a hacer todas las cosas conducentes a producir esa imagen en la realidad".

El arte de visualizar para bajar de peso

Al visualizar usted se imagina como una realidad el resultado final positivo de sus esfuerzos, lo que quiere lograr. La técnica le proporciona una meta clara y definida y el camino que conduce hasta ahí. De modo que si aún no está viendo los resultados que desea en el espejo, asómese otra vez. . . pero con su imaginación.

"La gente tiende a concentrarse en lo que no les gusta y en lo que no están haciendo, en lugar de hacerse una imagen clara de lo que quieren", afirma el Dr. Miller.

Existen tres estilos de visualización que podrán ayudarle a alcanzar sus metas en lo que se refiere a bajar de peso: visualizar para motivar, visualizar como técnica para resolver los problemas y visualizar para aliviar el estrés. Independientemente del estilo que aplique, tenga presentes los tres principios básicos necesarios para que la visualización realmente contribuya a sus esfuerzos por bajar de peso.

Échese a lo hondo. Para que la visualización realmente sirva para bajar de peso es recomendable estar relajado, calmado y sin pensar, sobre todo al principio. "La relajación profunda evita los pensamientos que distraen. Si no se relaja, la gente tiende a cultivar pensamientos negativos. Por el contrario, al estar relajado el mensaje tiene un efecto más poderoso", explica el Dr. Miller.

Antes de hacer un ejercicio de visualización, pruebe el siguiente proceso de relajación. Encuentre un lugar cómodo y tranquilo para sentarse. Cierre los ojos y relaje todos sus músculos, empezando desde los pies y subiendo hasta la cara, indica el Dr. Miller. Inhale por la nariz. Cada vez que exhale, pronuncie la palabra *uno* o cualquier otra que lo relaje.

Defina, defina, defina los detalles. No se visualice simplemente con un cuerpo delgado. Imagínese la definición y la forma de sus músculos bien tonificados. Hágase una imagen mental de los colores, las texturas y el estampado del conjunto favorito que quiere ponerse. Entre más realista sea su visión, más real resultará, afirma el Dr. Miller.

Viva su visión con todos los sentidos. No se trata de jugar a ser otra persona. Al visualizar usted debe ser capaz de *sentir* lo que significa ser más delgado y más joven. Huela, escuche, toque y saboree su visión. "Entre más sentidos logre involucrar, mejor", opina el Dr. Miller.

Imagínese más delgado y motivado

Una esquiadora olímpica cierra los ojos y observa cómo maniobra y domina la pista. Mentalmente se representa cada giro, cada subida, cada protuberancia en la montaña. Cuando de hecho sale a esquiar ya ha efectuado el recorrido mil veces en la mente. Luego viene lo divertido: se visualiza a sí misma aceptando la medalla de oro en el podio y escuchando el himno nacional, gozando los frutos de su éxito.

Usted también puede aprovechar la visualización de la misma forma en que lo hacen los atletas elite. Al imaginarse con un cuerpo más delgado, imprime en su mente la idea de lo que quiere y la acción que debe realizar para lograrlo. "Al imaginarse con un cuerpo delgado se dará cuenta de que tiene menos apetito y más ganas de hacer ejercicio. Empezará a llevar a cabo las cosas que harán realidad su imagen", afirma el Dr. Miller.

Además, la imagen le servirá de motivación. Verá y sentirá cómo es ser más delgado y más joven. Saborear ese éxito —aunque sólo sea por medio de una imagen mental— lo animará a perseverar, incluso en los momentos difíciles. "Al cerebro le gusta que le muestren un objetivo", agrega el experto.

Para obtener apoyo y motivación debe visualizar una o dos veces al día, indica el Dr. Miller. Al comienzo tardará de 10 a 15 minutos cada vez. Conforme progrese podrá aplicar las técnicas de visualización por 5 minutos siempre que le haga falta.

Antes de empezar encuentre una foto —quizá un viejo retrato de sí mismo o una imagen recortada de una revista— que represente cómo se quiere ver. Escoja una que sea realista. "Es bueno contar con una imagen del cuerpo que quiere", afirma el experto.

Para comenzar, entre en un estado de relajación profunda y luego utilice las siguientes indicaciones como guía para la visualización. Si le cuesta trabajo aplicar la técnica en un estado de relajación profunda, grabe una cinta de audio que le sirva de guía o compre una cinta de imaginería dirigida, sugiere el Dr. Miller.

Su cuerpo. Imagínese el aspecto que quiere que su cuerpo tenga. Fíjese en la definición de sus músculos. También concéntrese en partes específicas de su cuerpo: la cintura más delgada, la barbilla tonificada, las piernas más torneadas y firmes. ***Su ropa.*** Visualícese vestido con un conjunto en particular que siempre haya querido ponerse. Vea su cuerpo más delgado, ligero y fuerte ataviado con este conjunto. Sienta el contacto de la tela con su piel y la forma en que la ropa se pega a su cuerpo. Imagínese cada detalle: el color, el estilo, el corte y el estampado. ***Su imagen.*** ¿Cuál es su nueva imagen? Imagínese con un corte de cabello nuevo, maquillaje nuevo, accesorios nuevos. Observe cómo sale a comprar ropa nueva y elige estilos que tal vez no se hubiera puesto antes. ***Sus acciones.*** ¿Qué quiere hacer con este cuerpo nuevo? Vea cómo camina más lejos y más rápido o se dedica a actividades nuevas, como correr, andar en bicicleta o esquiar en el agua. ***Las reacciones.*** Escuche los cumplidos que le lloverán: "¡Se ve fabuloso!" "¡Ha bajado de peso!" "¿Cómo le hizo?" Vea las caras de la gente al admirar su nueva imagen. Vea su propia cara al sonreír encantado.

Resuelva los obstáculos

De la misma forma en que los atletas de primer nivel visualizan su camino hacia el éxito y sus triunfos, también se imaginan los obstáculos que puedan surgir. Piensan en lo que pudiera cerrarles el camino y luego visualizan cómo superar el obstáculo.

Usted puede aprovechar la visualización de la misma forma para bajar de peso. Imagínese algo que normalmente lo desviaría de su camino y luego véase a sí mismo superando el problema.

La visualización sirve básicamente como simulacro de incendio, dice el Dr. Miller. "Ahora todo mundo conoce las salidas. Usted estará mucho mejor preparado para enfrentar una situación cuando le suceda. Se habrá programado de antemano con la reacción correcta".

A fin de utilizar la visualización como una técnica para resolver sus problemas, entre en un estado de relajación profunda. Luego piense en la situación paso por paso, visualizando hasta los detalles más nimios. Píntesela lo más real posible, lo cual aumentará la posibilidad de que al enfrentar el obstáculo reaccione tal como se lo había imaginado, indica el Dr. Miller.

Tal vez exista alguna dificultad personal que quiera visualizar, pero hay varias que casi todas las personas que están tratando de bajar de peso quieren superar. A continuación le pasamos las sugerencias del Dr. Miller para evitar las tentaciones.

El bufé. Vea cómo se acerca a la mesa del bufé. Imagínese lo que se sirve: un trozo de pechuga de pollo sin pellejo; una guarnición de brócoli; un panecillo de trigo integral; una ensalada de lechuga, tomate (jitomate), cebolla y pimiento (ají, pimiento morrón) cubierta con una vinagreta ligera y quizá unas fresas como postre. Observe cómo deja la cuchara después de haberse servido porciones pequeñas y razonables. Pase por alto los camotes (batatas dulces, *sweet potatoes*) confitados, la salsa cremosa, los postres. Aléjese del bufé en cuanto tenga lo que quiere. Imagínese lo satisfecho y feliz que está con la comida que seleccionó y lo bien que se siente al terminar de comer. Saboree la sensación de sentirse satisfecho, pero no a reventar.

La saboteadora. Una amiga le ofrece unas galletas *chocolate chip*. Usted dice: "No, gracias". Pero ella insiste y pone a prueba su voluntad al decir algo como: "Por una vez no te pasará nada", o bien: "Vamos, no eches a perder la diversión". Mírela directamente a los ojos e indique: "Estoy aprendiendo a escoger mi comida con cuidado y te agradecería que para apoyarme en eso no me ofrecieras ni dieras comida ni me sugirieras que coma". Sonría porque sabe que derrotó una tentación. E imagínese lo bien que se siente en lo físico, por no comer las galletitas *(cookies)*, y en lo emocional, por no haber cedido a las demandas de alguien.

El devorador. Imagínese que se sienta a la mesa. Observe su plato con mucha atención. Disfrute los colores: el amarillo dorado del maíz (elote, choclo), el verde oscuro de los espárragos, el rojo vivo del tomate (jitomate). Examine cada grano de arroz, fijándose en su forma y textura. Inhale el aroma de los alimentos y dése un momento para gozar el perfume característico de cada uno.

Por último, tome su tenedor y recoja una pequeña cantidad de comida. Al acercársela a la boca, vuelva a olerla. Métasela a la boca, pero no mastique. Deje que el alimento permanezca sobre su lengua por un momento. Luego empiece a masticar y pase la comida por su boca y lengua, de manera que toque todas sus papilas gustativas. Mastique por lo menos 25 veces, disfrutando cada segundo de sabor. Después de habérsela pasado, dése otro momento para disfrutar lo que acaba de comer antes de tomar otro bocado. Tome un sorbo de agua. Reanude el proceso.

El saltaejercicio. Represéntese mentalmente cómo se pone los tenis, pensando con gusto en su caminata diaria como una oportunidad para relajarse y divertirse. Imagínese su entorno al caminar y cómo se siente el aire fresco sobre su rostro. Se vuelve más fuerte y delgado con cada paso que da. Visualice que sus pulmones reciben el aire y lo exhalan de nuevo sin esfuerzo alguno. Imagínese lo lejos que puede caminar y lo bien que se siente después.

Tome unas vacaciones mentales

Un estudio tras otro ha demostrado que el estrés es la principal razón por la que la gente vuelve a subir de peso después de haberlo bajado. Al enfrentar el estrés, el cuerpo con frecuencia quiere rechazar todo lo que sirve para bajar de peso, de modo que se termina por comer mal y saltarse el ejercicio.

La visualización permite evitar esta reacción sin poner en peligro el avance logrado. "Al utilizar la imaginería se desarrolla un sentido del dominio y del control sobre las circunstancias", afirma Stephan Bodian, ex redactor de una revista de yoga y autor de una guía de meditación. Al visualizar para liberar el estrés, se estimula al cuerpo para reaccionar como si estuviera de vacaciones: la tensión se desvanece, la respiración se vuelve lenta y relajada y la mente suelta todas las distracciones.

Pruebe una o todas las técnicas de visualización descritas abajo a fin de aliviar la tensión y reducir el estrés.

■ Imagine que se está dando una ducha (regaderazo) caliente, indica Bodian. Perciba cómo el agua que cae a su alrededor se lleva todas sus preocupaciones, problemas e inquietudes.

■ Imagínese que miel caliente se derrite sobre su cabeza, dice Bodian. Le cubre el cuerpo lentamente, bajando hasta envolverlo por completo. Permita que el líquido espeso y tibio absorba toda su tensión y estrés.

■ Hágase una imagen mental de su refugio favorito: la playa, el bosque, las montañas. Visualice todos los aspectos de la experiencia, recomienda Kolleen Biel, directora de programas en el Centro New Albany para la Salud y el Bienestar de New Albany, Ohio. Por ejemplo, si el lugar donde más quisiera estar es la playa, imagínese el vuelo de las gaviotas sobre su cabeza, huela el aire salado, escuche el suave romper de las olas, sienta cómo los dedos de sus pies se hunden en la arena fresca.

■ Piense en algo que le encante hacer: trabajar en el jardín, bordar, leer un libro, ver su programa de televisión favorito, sentarse en su sillón preferido de cojines comodísimos, dice Biel.

■ Cuando esté bajo estrés, dése un segundo para decirse: "Tengo la mente clara y relajada. Mis músculos están sueltos y relajados". El simple poder de la sugestión basta para aliviar el estrés y la tensión, afirma Biel.

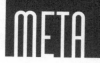

Un abdomen tan plano como una tabla de planchar

LA PANZA ES EL PRINCIPAL PUNTO PROBLEMÁTICO DEL CUERPO DE LOS ESTADOUNIDENSES. DE ACUERDO CON UNA ENCUESTA REALIZADA POR LA REVISTA *PREVENTION/NBC TODAY WEEKEND EDITION*, EL 52 POR CIENTO DE LA POBLACIÓN QUIERE REDUCIR SU PANZA. TAN SÓLO ENTRE LAS MUJERES, MÁS DEL 65 POR CIENTO SEÑALA LA PANZA COMO LA ZONA MÁS DIFÍCIL DE SU CUERPO.

¿Por qué tanto alboroto por la zona abdominal? Por el simple hecho de que ahí es donde se deposita la grasa. A pesar de que las mujeres tienden a acumular el peso debajo de la cintura cuando son jóvenes, lo cual da la clásica forma de pera, al llegar a la menopausia y después de esta empiezan a almacenarla en la parte abdominal, igual que los hombres. Ahí causa todo tipo de problemas. Echa a perder el perfil de la cintura y los pantalones empiezan a apretar. Aumenta el riesgo de sufrir una enfermedad cardíaca y el estrés que sufre la espalda y hace que las mujeres se vean y se sientan más viejas de lo que debería ser.

"La grasa abdominal realmente puede pesar, tanto en el sentido físico como en el mental —indica el Dr. John Yetter, director médico de la clínica de medicina deportiva SSM Rehab Sports Medicine en St. Louis—. No sólo es poco saludable para el corazón y la baja espalda. Para muchas personas se convierte en el primer indicio de que están perdiendo su forma física. Es posible pasar por alto un pequeño aumento de peso de vez en cuando. No obstante, cuando los pantalones ya no cierran resulta claro que hay que hacer algo".

Desde luego lo contrario también es verdad, agrega. "Cuando la gente pierde unas pulgadas de su cintura y puede volver a meter la camisa al pantalón, se sienten más vigorosos y vitales".

Cómo adelgazar el abdomen

A pesar de que la grasa de la panza es tenaz, un poco de esfuerzo adicional le permitirá reducir su cintura, afirma Ann Marie Miller, fisióloga especializada en el ejercicio y directora de entrenamiento físico en los Clubes Deportivos de Nueva York en la ciudad de Nueva York. "A veces se tarda un poco más en reducir la región abdominal porque ahí es donde se guarda el exceso de grasa. Por lo tanto, si se tiene algo de sobrepeso hay que ser un poco más paciente para notar los resultados".

La receta para lograr unos músculos abdominales fuertes y planos consiste en mezclar las actividades diarias que queman calorías con ejercicios de tonificación que apunten de manera específica a desarrollar músculos sólidos y duros. "Esta parte del cuerpo se fortalece fácilmente mediante unos cuantos ejercicios sencillos", indica Miller. No obstante, para realmente desarrollar un abdomen plano y bien definido usted también debe aumentar sus actividades aeróbicas diarias, lo cual le permitirá eliminar el relleno adicional de grasa y revelar los músculos.

De hecho, si realiza alguna actividad aeróbica con regularidad es menos probable que deposite grasa en su abdomen para empezar. Un grupo de investigadores de Atlanta encontró que las mujeres que hacen ejercicio, sobre todo caminar o aeróbicos, tienen menos probabilidades de acumular peso en la cintura que las mujeres que no lo hacen. Las mujeres que hacen algún ejercicio vigoroso durante 30 minutos al día obtienen los mejores resultados: un 17 por ciento menos de grasa abdominal que quienes hacen menos ejercicio. Por lo tanto, usted tendrá que dedicar por lo menos ½ hora a alguna actividad aeróbica unos 5 días a la semana, además de hacer los ejercicios de fortalecimiento que se describen a continuación.

Cómo desarrollar el abdomen

Hay cuatro músculos abdominales en la parte de la cintura. El más evidente es el recto mayor del abdomen, que atraviesa desde la caja torácica hasta el hueso pubiano. Está dividido en secciones, las cuales se encargan de darle ese aspecto característico de lavadero cuando está bien definido. A pesar de que el recto mayor del abdomen es un solo músculo, ejercicios específicos permiten trabajar por separado las mitades superior e inferior del mismo.

Otros músculos abdominales son los oblicuos menor y mayor, que se extienden de las costillas a las caderas y a lo largo del frente y los costados del torso. El cuarto músculo abdominal, el más profundo, es el transverso del abdomen. Da la vuelta al torso de forma horizontal, como los anillos de un árbol. A fin de adelgazar la cintura y aplanar el estómago, necesita trabajar estos cuatro músculos.

La técnica correcta. . . ¡que funciona!

La contracción abdominal y todas sus variantes son la mejor manera de tonificar unos músculos abdominales que no estén en forma. Por otra parte es fácil hacer estos ejercicios de manera incorrecta, lo cual puede producir dolor de cuello y resultados deficientes. A continuación algunas sugerencias en cuanto a la técnica por parte del Consejo Estadounidense para el Ejercicio.

- No jale de su cuello durante el movimiento. Mantenga un puño de distancia entre la barbilla y el pecho.
- Entrelace las manos detrás de la cabeza. Si le resulta demasiado difícil al comienzo, cruce los brazos sobre el pecho.
- No "aviente" ni impulse el cuerpo bruscamente para completar el movimiento, que debe ser lento y controlado.
- Para sostener la presión sobre los músculos abdominales, imagínese que oprime el ombligo contra el piso. Esto le ayudará a mantener la espalda plana.
- Siempre exhale al contraer los músculos e inhale al soltarlos.

Levántese del piso

Las contracciones abdominales son excelentes para tonificar los músculos de esta parte del cuerpo. Sin embargo, no tiene que pasársela tendido en el piso para lograr una panza plana. Cualquier ejercicio aeróbico que involucre tanto la mitad superior como la inferior del cuerpo le ayudará a desarrollar músculos abdominales y oblicuos fuertes. Algunos de los mejores son los siguientes:

- Remar
- Tenis
- Esquí a campo traviesa (de fondo)
- *Cardio kickboxing*
- *Racquetball*

Para obtener los mejores resultados deberá hacer ejercicios abdominales dos o tres veces a la semana. "Empiece con dos series de 8 a 12 repeticiones por ejercicio. Luego aumente poco a poco hasta llegar a tres series de 10 a 15 repeticiones", recomienda Miller. Siempre trabaje los músculos lentamente y de manera controlada: cuente 3 segundos para levantar el torso, sostenga la posición durante 1 segundo y cuente 3 segundos para bajar el torso.

Los siguientes ejercicios son los mejores para trabajar toda la zona abdominal, opina Miller. Pruébelos todos y luego escoja los tres que le funcionen mejor. Asegúrese de incluir ejercicios que trabajen el recto mayor superior e inferior (lo cual automáticamente involucra al músculo transverso del abdomen), además de los oblicuos.

Contracciones clásicas

"Todo mundo recomienda las contracciones abdominales, y con buena razón. La contracción abdominal básica es una de las formas más fáciles y eficaces de trabajar los músculos abdominales —explica Miller—. El truco para que funcionen está en mantener la forma correcta y en realizarlas de manera lenta y controlada".

Acuéstese boca arriba sobre un tapete para ejercicios o el piso alfombrado, con las plantas de los pies apoyadas en el piso y las rodillas dobladas. Entrelace las manos detrás de la cabeza sin apretarlas, con los codos salidos hacia los lados. In-

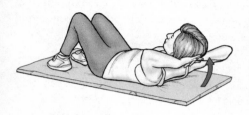

cline la pelvis ligeramente para pegar la espalda al piso. Separe los hombros del piso lentamente hasta un ángulo de unos 30 grados. No jale de su cuello. Sostenga esta posición durante 1 segundo y vuelva a bajar los hombros. Repita.

Los músculos que se trabajan: el recto mayor superior

Contracciones con giro

A fin de trabajar los oblicuos sólo necesita agregar un giro a la contracción básica, indica Amy Goldwater, especialista en buena forma física y asesora de buena forma física para el Club TOPS (siglas en inglés de "Baje de Peso de Manera Sensata") en Milwaukee.

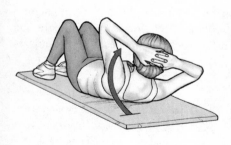

Acuéstese boca arriba con las plantas de los pies apoyadas en el piso y las rodillas dobladas en un ángulo de aproximadamente 90 grados. Entrelace las manos detrás de la cabeza sin apretarlas, con los codos salidos hacia los lados. Incline la pelvis ligeramente para pegar la espalda al piso. Separe la cabeza y los hombros del piso lentamente, haciendo girar el hombro izquierdo hacia la rodilla derecha al levantar el torso. Sostenga esta posición durante un segundo y vuelva a bajar a la posición inicial. Repita el movimiento hacia el otro lado.

Los músculos que se trabajan: los oblicuos

Contracciones con silla

"A fin de realmente aislar los músculos abdominales al hacer la contracción, suba los pies a una silla", sugiere Goldwater. Esta posición minimiza el uso de los músculos de la cadera, de modo que los del abdomen tienen que trabajar más fuerte para realizar el ejercicio.

Acuéstese boca arriba con los pies subidos en una silla y las rodillas dobladas más o menos en un ángulo de 90 grados. Entrelace las manos detrás de la cabeza sin apretarlas, con los codos salidos hacia los lados. Incline la pelvis ligeramente

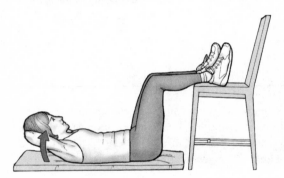

para pegar la espalda al piso. Apriete los talones contra la silla y separe los hombros del piso lentamente hasta un ángulo de unos 30 grados. Sostenga la posición por un momento y vuelva a bajarlos. Repita.

Los músculos que se trabajan: el recto mayor superior

Contracciones con levantamiento de pierna

Esta variante de la contracción exige levantar una pierna al mismo tiempo que los hombros. Es importante concentrarse en la forma correcta para que al realizar el ejercicio se utilicen los músculos abdominales y no las caderas u otros músculos.

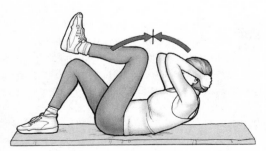

Acuéstese boca arriba con las plantas de los pies apoyadas en el piso y las rodillas dobladas en un ángulo de más o menos 90 grados. Entrelace las manos detrás de la cabeza sin apretarlas, con los codos salidos hacia los lados. Incline la pelvis ligeramente para pegar la espalda al piso. Contraiga los rectos mayores superior e inferior y de manera simultánea levante la rodilla izquierda, la cabeza y los hombros, acercando los codos a la rodilla. Sostenga esta posición por un momento y baje despacio. Repita con la pierna derecha.

Los músculos que se trabajan: el recto mayor superior e inferior

Contracciones con levantamiento de ambas piernas

"Es posible agregar dificultad a las contracciones ordinarias si se levantan las piernas —afirma Miller—. Sólo asegúrese de mantener la espalda pegada al piso durante todo el ejercicio".

Acuéstese boca arriba con las manos entrelazadas detrás de la cabeza, sin apretarlas, y los codos salidos hacia los lados. Levante las piernas de modo que sus muslos queden en posición perpendicular a su cuerpo y sus pantorrillas en posición paralela al piso. Cruce los tobillos y mantenga las rodillas abiertas. Pegue la espalda al piso. Acerque la pelvis a la caja torácica levantando despacio, de manera simultánea, la cabeza, los hombros y el coxis. Sostenga esta posición por un momento y baje. Repita.

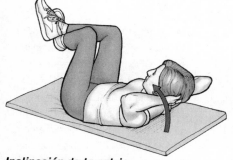

Nota: Para trabajar los oblicuos con este ejercicio, rote un hombro hacia la rodilla opuesta y luego el otro, como para la contracción con giro.

Los músculos que se trabajan: el recto mayor superior (los oblicuos, si agrega el giro)

Inclinación de la pelvis

"Al hacer inclinaciones de la pelvis no se hace mucho en apariencia, pero los músculos abdominales se trabajan bastante. Un beneficio adicional es que involucran los músculos del piso pélvico, lo cual puede ayudar a prevenir los problemas de incontinencia urinaria que las mujeres a veces padecen al envejecer", según indica la instructora en buena forma física Kelly Bridgman, directora de bienestar en el Centro para el Bienestar Peggy y Philip B. Crosby de la YMCA (*Young Men's Christian Association*, una cadena de gimnasios públicos en los EE. UU.) en Winter Park, Florida.

Acuéstese boca arriba con las plantas de los pies apoyadas en el piso y las rodillas dobladas. Entrelace las manos detrás de la cabeza sin apretarlas, con los codos salidos hacia los lados. Tense los músculos abdominales y levante la pelvis despacio,

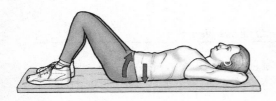

inclinándola hacia su caja torácica. De manera simultánea oprima la baja espalda contra el piso. Sostenga esta posición por un segundo y vuelva a bajar la pelvis lentamente. Repita.

Los músculos que se trabajan: el recto mayor inferior

Contracciones invertidas

"Uno de los mejores ejercicios para trabajar la parte inferior de los músculos abdominales es la contracción invertida, la cual utiliza los músculos abdominales para separar las caderas del piso, en lugar de los hombros", indica Bridgman.

Acuéstese boca arriba con las manos entrelazadas detrás de la cabeza, sin apre-

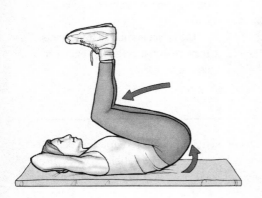

tarlas, y los codos salidos hacia los lados. Levante las piernas de modo que sus muslos queden en posición perpendicular a su cuerpo y sus pantorrillas en posición paralela al piso. Incline la pelvis ligeramente para pegar la espalda al piso. De manera lenta y controlada levante las caderas hacia la caja torácica, de modo que sus rodillas bajen hacia su frente. Sostenga esta posición por 1 segundo y luego baje las caderas despacio. Repita.

Los músculos que se trabajan: el recto mayor inferior

Contracciones con pelota

Los fisiobalones (pelotas de estabilidad), esos grandes balones inflados sobre los que es posible sentarse y estirarse, son excelentes para fortalecer los músculos abdominales. "Al hacer contracciones abdominales ordinarias sobre un balón, el ejercicio se aprovecha mejor porque la espalda se extiende más y los músculos abdominales tienen que esforzarse más a fin de levantar el torso. Además, se está más separado del piso, de modo que hay que hacer más fuerza en contra de la gravedad", indica Bridgman.

Para empezar, siéntese sobre el balón con los pies separados a la misma distancia que el ancho de sus hombros y las plantas de los pies apoyadas en el piso. Mantenga su peso centrado y equilibrado al dar pasos lentamente hacia el frente y recostarse hacia atrás, hasta que el balón quede debajo de su baja espalda. Entrelace las manos detrás de la cabeza sin apretarlas, con los codos salidos hacia los lados, en la misma posición que para una contracción ordinaria. Lentamente levante la cabeza y los hombros un poco. Sostenga la posición por un momento y baje el cuerpo lentamente. Repita.

Los músculos que se trabajan: el recto mayor superior

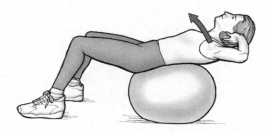

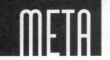

Unas asentaderas firmes

LA PODEROSA AFRODITA —O VENUS, TAL COMO SE CONOCÍA EN
ROMA— TENÍA UNAS ASENTADERAS TAN BELLAS QUE ALGUNAS
PERSONAS SE REFERÍAN A ELLA COMO VENUS *CALLIPIGE*, LO CUAL
SIGNIFICA "LA QUE TIENE NALGAS HERMOSAS" EN GRIEGO.
PODEMOS ESTAR SEGUROS DE QUE LA DIOSA DEL AMOR Y LA
BELLEZA NO PASABA MUCHO TIEMPO SENTADA
SOBRE ESE PRECIOSO TRASERO.

Estar sentado es un verdadero pro-
blema en este país —afirma Majid Ali, un instructor en buena forma física de
Los Ángeles—. Nos sentamos detrás del escritorio. Nos sentamos tras el vo-
lante. Nos sentamos frente a la computadora y la televisión. Y luego nos pre-
guntamos por qué nuestras asentaderas no están tan firmes como antes.
Simplemente se adaptan al eterno estar sentado".

Cuando las asentaderas se ablandan y se cuelgan, la mayoría de la gente le echa la culpa al envejecimiento, pero tiene más que ver con la forma
en que las usamos, según Ali. "Claro, con el tiempo la gravedad afecta el
cuerpo. No obstante, el hecho simple es que las asentaderas son músculos
—un músculo grande— y si no las usamos para escalar, caminar, trabajar y
jugar, que para eso se diseñaron, perderán tono muscular y empezarán a colgarse. Si quiere el trasero redondo y firme que tuvo de más joven, tendrá
que ponerse de pie y moverse".

Tonifique su trasero a la carrera

Por mucho que trabaje los músculos de las asentaderas, no se notará a menos que también queme un poco de sobrepeso. A continuación le proporcionamos una lista de ejercicios aeróbicos divertidos que realmente queman las calorías a la vez que le exigen un esfuerzo adicional a su trasero.

- Andar en bicicleta
- Patinar de navaja (*in-line skating*)
- Patinar sobre hielo
- Usar la máquina escaladora (*stair climber*)
- Caminar por senderos naturales
- Esquiar a campo traviesa (de fondo)
- Hacer aeróbicos con banca (*step*)
- *Cardio kickboxing*
- Caminar con raquetas de nieve
- Usar la máquina de remos

Cosa de mujeres

Es justo advertirle que si bien no es difícil tonificar y reafirmar las asentaderas con los ejercicios correctos, eliminar el exceso de grasa de estas regiones posteriores del cuerpo puede tardar un poco más. Antes de llegar a la menopausia, de manera natural la mayoría de las mujeres depositan grasa en las caderas, las asentaderas y los muslos. Esta grasa a veces es terca y con frecuencia, la última en desaparecer del cuerpo. No obstante, usted notará la diferencia si se dedica regularmente a alguna actividad que queme calorías, como caminar o ejercicios de fortalecimiento que trabajen estas áreas en particular.

"Es importante fijarse metas realistas al tratar de adelgazar los puntos problemáticos —afirma la instructora en buena forma física Kelly Bridgman del Centro para el Bienestar Peggy y Philip B. Crosby—. No es posible elegir a discreción la parte del cuerpo que debe bajar de peso primero. Y con frecuencia, en el caso de las mujeres, la mitad inferior del cuerpo es la última en mostrar resultados. No obstante, sea paciente y persevere. Y no olvide reconocerse el mérito de haber logrado otras mejorías en el camino".

La forma y el perfil

Tendemos a pensar en las asentaderas como un solo músculo grande. Y de cierta forma es correcto. El glúteo mayor es el músculo más voluminoso del cuerpo y compone la parte más redonda y abultada de las asentaderas. No obstante, tiene como vecinos al glúteo mediano y al glúteo menor. En conjunto estos músculos forman los glúteos.

Varios músculos no son parte de las asentaderas, estrictamente hablando, pero cumplen con una tarea de apoyo. Nos referimos a los ligamentos de las corvas, que arrancan justo debajo de las asentaderas y recorren la cara posterior de los muslos, y los músculos lumbares, que se encuentran justo arriba de las asentaderas. Tonificar estos músculos a la vez que los glúteos propiamente dichos contribuirá a darle curvas firmes y bien moduladas.

Muchos ejercicios trabajan varios de estos grupos musculares al mismo tiempo. Para asegurar la mejor tonificación en general, fíjese en que los ejercicios que elija desarrollen todo el conjunto de los glúteos, los ligamentos de las corvas y la baja espalda.

Logrará los mejores resultados si hace ejercicios para los glúteos dos o tres veces a la semana, en opinión de Ann Marie Miller, fisióloga especializada en el ejercicio de los Clubes Deportivos de Nueva York. "Empiece con dos series de 8 a 12 repeticiones y aumente poco a poco hasta llegar a tres series de 10 a 15 repeticiones por ejercicio". Siempre efectúe los ejercicios despacio y de manera controlada.

Los siguientes ejercicios son los mejores para tonificar los glúteos y los músculos que los rodean, afirma Ali. Pruébelos todos y luego escoja los tres que le funcionen mejor (asegúrese de incluir ejercicios para trabajar todas las partes descritas de las asentaderas).

Extensiones

"Estos ejercicios funcionan mejor que la mayoría para desarrollar unos glúteos realmente fuertes", indica Ali.

Póngase a gatas. Extienda los brazos delante de usted con las palmas apoyadas en el piso, la espalda recta y la cabeza alineada con la espalda.

Mantenga la espalda recta y la pierna doblada al levantar lentamente el pie izquierdo hacia el techo, hasta que su muslo quede en posición paralela al piso.

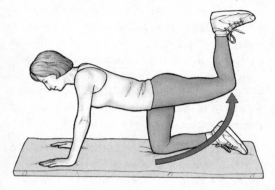

Sostenga esta posición por 1 segundo y luego vuelva a la inicial. Termine una serie completa y repita con la pierna derecha.

Los músculos que se trabajan: los ligamentos de las corvas (cara posterior de los muslos) y los glúteos

Sentadillas (cuclillas) bajas

"Las sentadillas ordinarias son buenas para los músculos de las asentaderas, pero si realmente quiere que trabajen agárrese del respaldo de una silla sólida y baje las asentaderas mucho", recomienda Amy Goldwater, especialista en buena forma física del Club TOPS (siglas en inglés de "Baje de Peso de Manera Sensata").

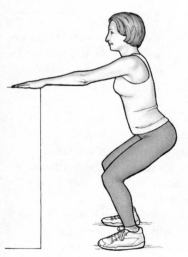

Apóyese con ambas manos en una encimera (mueble de cocina) o en el respaldo de un mueble pesado. Separe los pies más o menos a la misma distancia que el ancho de sus caderas.

Doble las rodillas y siéntese hacia atrás, con la espalda y los brazos rectos, hasta que sus muslos queden casi en posición paralela al piso. Empuje contra el piso con los talones para incorporarse a medias. Vuelva a bajar las asentaderas y repita.

Los músculos que se trabajan: el glúteo mayor y el cuádriceps (cara anterior de los muslos)

Pasos laterales con resistencia

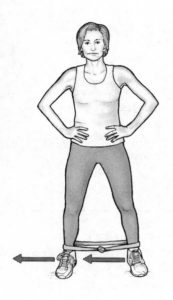

"Necesita una liga de resistencia para hacer estos ejercicios, pero trabajan los músculos externos de los glúteos como ningún otro. ¡Le garantizo que sus asentaderas realmente sentirán el esfuerzo!", afirma la entrenadora personal Jana Angelakis, fundadora del gimnasio para entrenamiento personal PEx Personalized Exercise en la ciudad de Nueva York.

Párese con las piernas separadas más o menos a la misma distancia que el ancho de sus caderas. Anude una liga para ejercicios alrededor de los tobillos, sin apretarla mucho.

Dé 20 pasos laterales grandes hacia la derecha, con las rodillas ligeramente dobladas. Luego dé 20 pasos laterales grandes hacia la izquierda. Asegúrese de dirigir el movimiento con el talón, no con la punta del pie.

Los músculos que se trabajan: los glúteos mediano y menor

Levantamientos rumanos

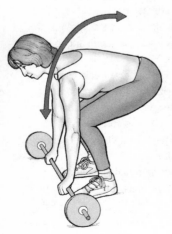

Este ejercicio es excelente para las asentaderas, la baja espalda y los ligamentos de las corvas, indica Ali. "Sólo realícelo con cuidado, ya que puede implicar estrés para la baja espalda".

Sostenga una barra para pesas ligera delante de usted. Doble las rodillas un poco, de modo que sus manos queden más o menos a la mitad de sus muslos. Debe tener las palmas vueltas hacia usted y las manos separadas a una distancia mayor que el ancho de sus hombros.

Mantenga la espalda recta y doble las rodillas un poco al inclinar el cuerpo hacia el frente y bajar la barra para pesas hacia el piso lo más que pueda de manera cómoda (sus rodillas se doblarán automáticamente). Vuelva a la posición inicial despacio, con la espalda recta y las rodillas ligeramente dobladas a lo largo de todo el movimiento. Repita.

Los músculos que se trabajan: el glúteo mayor, los músculos de la baja espalda, los ligamentos de las corvas (cara posterior de los muslos) y el cuádriceps (cara anterior de los muslos)

Puentes

"Los puentes son ejercicios fáciles sin pesas que se pueden hacer en cualquier parte —afirma Bridgman—. Y realmente trabajan los glúteos".

Acuéstese boca arriba con las plantas de los pies apoyadas en el piso y los talones a una distancia de 12 pulgadas (30 cm) de las asentaderas. Coloque los brazos a sus costados con las palmas de las manos hacia abajo. Apoye su peso en el talón

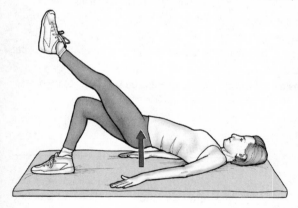

derecho y levante la pierna izquierda verticalmente hacia arriba, con el pie flexionado y la rodilla ligeramente doblada.

Contraiga las asentaderas al levantar la pelvis hacia el techo. Eleve la pelvis hasta que su cuerpo forme una línea recta desde la rodilla doblada hasta sus hombros. No arquee la

espalda. Sostenga esta posición por 1 segundo y luego baje el cuerpo. Termine toda una serie y luego repita con la otra pierna.

Los músculos que se trabajan: los glúteos y los ligamentos de las corvas (cara posterior de los muslos)

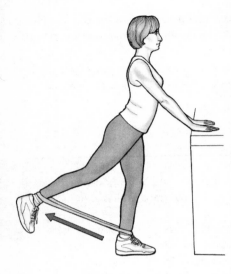

Extensiones de las caderas

"Otro ejercicio muy sencillo que trabaja todos los músculos clave de la zona de las asentaderas es la extensión de las caderas —afirma Miller—. Puede hacerlo con polainas para los tobillos o zapatos pesados, si eso es lo que tiene. Pero funciona mejor con una liga de resistencia".

Párese frente a una mesa o encimera sólida y apoye las manos suavemente sobre su superficie. Inclínese un poco al frente, con la espalda recta y las rodillas ligeramente dobladas para equilibrarse. Con polainas para los tobillos o una liga de resistencia anudada sin apretar alrededor de sus tobillos, extienda la pierna derecha hacia atrás hasta que su pantorrilla quede más o menos en posición paralela al piso. Sostenga la posición y luego vuelva lentamente a la inicial. Termine una serie completa y repita con la pierna izquierda.

Los músculos que se trabajan: los glúteos y los ligamentos de las corvas (cara posterior de los muslos)

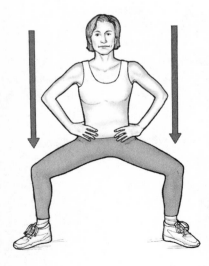

Grand-pliés

"Para los *grand-pliés* los pies se abren más que el ancho de las caderas, de modo que se aíslan los glúteos al bajar y subir el peso del cuerpo", afirma Angelakis.

Párese con los pies separados a una distancia mayor que el ancho de sus caderas. Apunte los dedos de los pies un poco hacia fuera y apoye las manos en las caderas.

Doble las rodillas y baje el torso hasta que sus muslos queden en posición paralela al piso. No doble las rodillas a más de 90 grados

(no deben rebasar los dedos de sus pies). Sostenga esta posición, incorpórese y repita.
Los músculos que se trabajan: los glúteos mediano y menor

Curls de pierna

"Los *curls* de pierna desarrollan unos ligamentos de las corvas firmes y redondeados —indica Goldwater—. Esto ayuda a darle una atractiva apariencia tonificada a la parte inferior de las asentaderas".

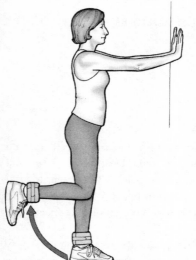

Póngase zapatos pesados o polainas para los tobillos para hacer resistencia. Párese más o menos a la distancia de un brazo extendido de la pared y apóyese en esta para equilibrarse. Mantenga la espalda recta y la cabeza de frente hacia la pared.

Doble la rodilla derecha lentamente al levantar el talón derecho hacia sus asentaderas, hasta que su pantorrilla quede en posición paralela al piso. Sostenga esta posición y luego vuelva a bajar la pierna. Termine una serie completa y repita con la pierna izquierda.

Los músculos que se trabajan: los ligamentos de las corvas (cara posterior de los muslos)

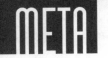

Beba más agua

Cuando el Dr. Donald Robertson, especialista en la pérdida de peso, quiere convencer a algún paciente que duda de la capacidad del agua común y corriente para quemar la grasa, dice lo siguiente: "Déle 1 semana y bajará de peso".

Parece mentira, pero sí, efectivamente puede lograr resultados rápidos por medio del agua. Después de 1 semana de aumentar su consumo de agua a 3 cuartos de galón (3 l) al día, los pacientes del Dr. Robertson con frecuencia pierden hasta 5 libras (2 kg). No obstante, no se trata de un truco sino más bien de un elemento esencial para bajar de peso.

"A pesar de que la mayoría de nosotros no la sabemos valorar, es muy posible que el agua sea el catalizador más importante para bajar de peso y no volverlo a subir", afirma el Dr. Robertson, director médico del Centro de Nutrición Bariátrica del Sudoeste en Scottsdale, Arizona.

Entre la mitad y las cuatro quintas partes del cuerpo consisten en agua, según la cantidad de masa corporal no adiposa que se tenga. Es decir, si usted pesa 150 libras (68 kg), probablemente ande cargando alrededor de 100 libras (45 kg) de agua.

En el curso de un día, el teleadicto común pierde entre 2 y 3 cuartos de galón (2 y 3 l) de agua, según el clima, afirma el Dr. Robertson. La meta es reemplazar el líquido que se pierde tomando entre 8 y 10 vasos (de 8 onzas/240 ml cada uno) de agua al día. Aumente la cantidad cuando realice alguna actividad física, haga calor o viaje por avión. Por cada caloría adicional que queme le hará falta un mililitro adicional de agua, o sea, aproximadamente 1 taza por cada 240 calorías que queme. Y si tiene sobrepeso, las necesidades metabólicas del cuerpo son mayores, así que tome un vaso adicional por cada 25 libras (11 kg) de peso adicional.

Ahora le diremos de qué forma el agua puede ayudar a adelgazar y a permanecer joven.

ADELGACE

Además de contener cero calorías, ¿por qué el agua es la bebida más importante para bajar de peso? Para empezar, inhibe el apetito de manera natural al llenar el estómago, por lo que se come menos. También le ayuda al metabolismo del cuerpo a asimilar la grasa almacenada y a eliminar los desechos del organismo, explica el Dr. Robertson.

Ahora le diremos por qué: los riñones dependen del agua para realizar su trabajo de filtrar los productos de desecho del cuerpo. Cuando se da una escasez de este líquido necesitan algún respaldo, así que recurren a la ayuda del hígado. El hígado es el encargado de convertir la grasa almacenada en energía. Pero si tiene que ayudarles a los riñones con su trabajo no puede funcionar a toda su capacidad.

Por lo tanto, el metabolismo asimila menos grasa a través del hígado. Esto significa que una mayor cantidad de grasa permanece en el cuerpo y se pierde menos peso, advierte el Dr. Robertson.

Incluso una deshidratación leve, sobre todo la que producen los diuréticos, puede provocar una disminución de entre el 2 y el 3 por ciento en el índice metabólico en estado de descanso, afirma Wayne Askew, Ph.D., director de la división de Alimentos y Nutrición en la Universidad de Utah en Salt Lake City. En vista de que el índice metabólico en estado de descanso —el número de calorías que se queman al no hacer nada— se encarga de quemar la mayoría de las calorías que se utilizan diariamente, incluso una pequeña disminución llega a tener un efecto significativo a largo plazo.

En resumidas cuentas, cuando el cuerpo obtiene el agua que necesita para funcionar de manera óptima:

- El cuerpo quema más grasa.
- Se retienen menos líquidos.
- Se siente menos hambre.

El secreto más sencillo del mundo para bajar de peso

Es tan sencillo y requiere tan poco esfuerzo que en realidad parece imposible. Sin embargo, es verdad: beber agua helada puede ayudar a quemar más calorías.

Ahora le diremos por qué: el agua helada se absorbe más rápido que cuando está a temperatura ambiente, explica el Dr. Donald Robertson del Centro de Nutrición Bariátrica del Sudoeste. Cuando se toma agua a 40°F (4.4°C) o menos, el cuerpo tiene que igualar la temperatura del líquido con la propia. Al calentar el agua quema un poco menos de 1 caloría por cada onza (30 ml) de agua. Por lo tanto, si toma 8 vasos de agua fría al día quemará unas 62 calorías. Esto suma 430 calorías a la semana o una cantidad equivalente a unas 6½ libras (3 kg) al año.

Rejuvenezca

Es posible que al cumplir con la cuota diaria de agua uno se sienta con más energía y más alerta que un niño que ha tomado cafeína, de acuerdo con Susan Kleiner, R.D., Ph.D., profesora adjunta asociada de Nutrición en la Universidad de Washington en Seattle y coautora de un libro acerca de cómo comer para desarrollar los músculos, disfrutar más energía y eliminar grasa.

El agua es el compuesto que existe con mayor abundancia en el cuerpo humano. Llena prácticamente todos los espacios al interior de las células y entre ellas. Todos los órganos y las funciones corporales dependen de ella. Cuando no se toma la suficiente las células empiezan a resecarse. A fin de saciar su sed empiezan a extraer líquido del torrente sanguíneo, lo cual espesa la sangre, como aceite de oliva que se deja en el refrigerador. En consecuencia, el corazón tiene que bombear con más fuerza para moverla y el cuerpo se cansa.

No hay que perder mucho líquido para deshidratarse un poco. La pérdida de una cantidad de agua equivalente a tan sólo el 1 o el 2 por ciento del peso corporal puede afectar el rendimiento. No recibir la dosis diaria de este nutriente olvidado, si bien esencial, también aumenta el riesgo de contraer todo desde un resfriado (catarro) común hasta ciertos tipos de cáncer.

Para ver si está consumiendo el líquido suficiente para mantener su cuerpo en excelentes condiciones, fíjese en su orina. Debe ser del color de la paja, indica la Dra. Kleiner. Si es de color amarillo oscuro o despide un olor, necesita beber más agua.

Oriéntese hacia el objetivo

¿Qué tan difícil puede ser beber la cantidad apropiada de agua? Bueno, en vista de que un número tan grande de personas no lo hacen evidentemente es más difícil de lo que parece. Ahora le diremos cómo facilitarse las cosas.

Anote el agua en su agenda. Tome medidas que le ayuden a recordar que debe beber, sugiere la Dra. Kleiner. Para cuando le dé sed su cuerpo ya habrá perdido el 2 por ciento de sus líquidos, así que es importante beber antes de sentirla.

"Necesita contar con un programa para tomar agua, de la misma forma en que tiene uno para la alimentación", indica la experta. Tome un par de tazas al levantarse por la mañana y repita la dosis a lo largo del día. Evite beber por la noche, para que no tenga que levantarse al baño.

Asegúrese de beber agua con cada comida. Guarde una jarra con agua fría en el refrigerador y ponga otra sobre su escritorio en el trabajo, para que sienta menos tentación de tomar café. "En vista de que el mecanismo de la sed no sirve para mantenerse hidratado, me gusta usar estímulos visuales, mantener algo a la vista que me lo recuerde", agrega.

Mídala. Llene una botella o jarra con su cuota diaria de agua y póngala en el escritorio del trabajo o en la mesa de la cocina de su casa. "Habrá alcanzado su meta cuando la jarra esté vacía", indica Elizabeth Somer, R.D., dietista y autora de un libro acerca de cómo defender el cuerpo contra el envejecimiento.

Déle sabor. A algunas personas simplemente no les gusta el sabor del agua, sobre todo la que sale de la llave (grifo, canilla, pila). Trate de agregar una rodajita de limón o de limón verde (lima), mézclela con un poco de jugo de frutas o compre uno de los sistemas de filtración que no sólo mejoran el sabor sino también extraen los contaminantes. O bien compre agua embotellada. "Lo importante es que encuentre un agua que le guste", afirma la Dra. Kleiner.

Sacie su hambre. "Muchas personas no distinguen entre la sed y el hambre", comenta la Dra. Kleiner. Ella les recomienda a sus pacientes que si despiertan por la noche con hambre se tomen primero un vaso con agua y luego esperen 10 minutos para ver si siguen con hambre. Antes de cumplirse el plazo ya han vuelto a las almohadas.

Tome dos vasos con agua antes de cada comida. Además de mantenerlo hidratado, de acuerdo con el Dr. Robertson tomar dos vasos de agua puede diminuir la sensación de hambre y posiblemente reducir el consumo de alimentos, lo cual contribuiría a la pérdida de peso.

Un guardarropa
en transición

TAL VEZ LA PREGUNTA SEA TAN ANTIGUA COMO LA DE LA GALLINA Y
EL HUEVO. ¿QUÉ ES PRIMERO: BAJAR DE PESO O COMPRAR UN
NUEVO GUARDARROPA? MUCHAS MUJERES PREFIEREN BAJAR DE PESO
ANTES DE COMPRARSE ROPA, PERO ES POSIBLE QUE ESTÉN DETE-
NIENDO SU PROGRESO AL DEJAR SU VIDA EN SUSPENSO.

Ya que ha avanzado con el programa
y bajado algunas libras, quizá sea un buen momento para comprar ropa
nueva, aunque todavía quiera perder más peso. Le ayudará a lucir sus logros
en cuanto a adelgazamiento y le servirá para mantener un paso firme hacia
su objetivo.

"Sentirse muy bien acerca de cómo se ve ayuda a bajar de peso", afirma
Diana Kilgour, una asesora independiente en guardarropa e imagen de Vancouver, Canadá. Todas las mujeres, sin importar cuánto pesen, deben contar
con ropa con la que se sientan a gusto y seguras de sí mismas.

Si no recuerda la última vez que compró un conjunto favorecedor es hora
de que salga de compras. Si sabe qué esperar en cuanto a su pérdida de
peso y puede agregar algunas piezas clave a su clóset, estará bien encami-
nado a armar un nuevo guardarropa.

Fíjese en su cintura. Por lo general bajamos una talla cada vez que

Haga una auditoría de su clóset

Al recorrer un almacén (tienda de departamentos) o visitar las *boutiques* de diferentes diseñadores, fíjese en cómo la ropa hecha con telas y colores que combinan por lo general se coloca sobre los mismos percheros. Así se facilita armar un conjunto. . . y gastarse el dinero. No obstante, puede ser difícil sincronizar la ropa del propio clóset. Tal vez la solución sea reorganizarlo.

"La mayoría de la gente sigue la regla del 20 por 80 —afirma la asesora en imagen Georgette Braadt—. Usan el 20 por ciento de su ropa el 80 por ciento del tiempo. Tienen muchas cosas en el clóset, pero nada que ponerse".

Si esto le suena familiar, regale la ropa que no se pone y abra el espacio para un guardarropa más delgado y joven. "No es posible crear un nuevo cuadro sin un lienzo en blanco", indica la experta.

Organice lo que quede de acuerdo con cápsulas, es decir, conjuntos de ropa cuyos colores y telas combinan. Cada cápsula debe armarse basándose en dos colores neutros combinados con uno o dos tonos que acentúen los primeros y complementen el tono de la piel.

Alguien con un tono de piel frío puede armar una cápsula en torno a una chaqueta (chamarra) y un pantalón negros acompañados de un *top* rojo, uno blanco y un pañuelo con un estampado en rojo, negro y blanco. Alguien con un tono de piel cálido quizá empiece con una chaqueta y una falda color verde olivo, a las que puede agregar una chaqueta de *tweed* color olivo o marrón, pantalones color marrón que la complementen y un suéter beige.

Puede seguir expandiendo cada cápsula o empezar cápsulas nuevas con otros colores. Asegúrese de que las telas y los colores se complementen. Recuerde que el propósito de una cápsula es aumentar la flexibilidad del guardarropa.

Una vez que haya cumplido con su meta en cuanto a pérdida de peso, expanda su guardarropa y cree otras dos o tres cápsulas.

perdemos entre 10 y 15 libras (5 y 7 kg). No obstante, el sitio preciso donde perdemos las pulgadas es lo que afecta el guardarropa.

Si pierde las primeras 5 a 7 libras (2 a 3 kg) de la cintura, es posible que baje una talla en sus pantalones de mezclilla (mahones, pitusa, *jeans*) o faldas pero que siga necesitando las mismas camisas y chaquetas (chamarras) hasta perder otras 15 a 20 libras (7 a 9 kg) o hasta que cambie la medida de sus hombros, explica Kilgour.

Seleccione estilos sencillos. Si compra ropa que le quede ahora pero que sea sencilla, le resultará más fácil arreglarla después de haber bajado de peso. Esto significa evitar las chaquetas con muchas costuras así como los pantalones con bolsas, pinzas y trabillas, advierte Kilgour. Entre más complicado el estilo, más difícil será arreglarlo.

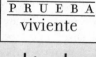

P R U E B A
viviente

Cambio de cuerpo

Tuve 3 hijos en 9 años y mi cuerpo temblaba en lugares donde simplemente no debe temblar. De la misma forma en que había renunciado a la idea de dormir toda la noche sin interrupción, también me olvidé de la curiosa noción de meter la camisa al pantalón, ponerme vestidos entallados de la cintura o ceñirme la cintura con un cinturón (correa).

No obstante, sólo hicieron falta 2 meses de alimentos altos en fibra, caminatas nocturnas con mi vecina y menos copas de vino a la hora de la cena para que sucediera lo increíble. Además de meter una camisa en unos pantalones de mezclilla (mahones, pitusa, *jeans*), abstenerme de taparme con la camisa suelta de siempre y ponerme un cinturón, ¡salí en público vestida de esta forma!

Había cometido este error anteriormente, por cierto, sólo para sentirme realmente asqueada al ver mis caderas y panza en el espejo más tarde.

No en esta ocasión. No me veía superdelgada, pero tampoco tan mal.

Luego llegó la noche en que me puse unos *shorts* y prácticamente se me cayeron hasta los tobillos. ¿Serían de mi marido? Revisé la etiqueta. ¡No! ¡Eran míos!

El siguiente paso va a ser salir a comprar ropa. . . en una talla más pequeña.

En cambio, compre faldas rectas y chaquetas sencillas. Podrá reducirlas por lo menos en una talla después de haber perdido más peso. Tenga en cuenta, sin embargo, que nunca podrá reducir unos pantalones en una talla completa, así que no compre muchos antes de llegar a su meta.

También evite los vestidos que no sean sencillos. Si el sastre tiene que quitar cierres (cremalleras) y bolsas para arreglar la ropa, el trabajo saldrá demasiado caro para lo que vale, opina Kilgour.

Abróchese conforme adelgace. Compre un *blazer* que le quede un poco ajustado al principio y llévelo suelto y abierto, sugiere Jan Larkey, autora de un libro acerca de cómo vestir cualquier figura de manera atractiva.

Una vez que su estómago y caderas se hayan reducido, abróchelo. Si baja de peso más todavía, siempre puede llevarlo un poco holgado, dice Debbie Ann Gioello, profesora de Diseño de Modas en el Instituto de Tecnología de la Moda en la ciudad de Nueva York y autora de libros sobre los tipos de figura y las tallas así como el manejo de las telas.

Combine para duplicar sus conjuntos. . . y la diversión. ¿Qué opinaría de poder duplicar su guardarropa comprando sólo seis prendas nuevas? Así sucede cuando se compra una cápsula, es decir, un conjunto de prendas hechas de telas y colores complementarios que le otorguen flexibilidad al guardarropa.

Ahora le diremos cómo lograrlo: compre dos faldas, un pantalón, dos blusas y un *blazer,* sugiere Gioello. Siempre y cuando la ropa sea de colores lisos que se complementen entre sí, podrá combinar las prendas y tener ropa suficiente para casi 2 semanas. Su guardarropa crecerá aún más si acentúa los colores lisos con pañuelos (mascadas) con estampados florales o geométricos así como accesorios.

"Si combina una sola cápsula no le hará falta mucha ropa durante esta etapa de transición", afirma Georgette Braadt, una asesora en imagen y comunicaciones de Allentown, Pensilvania.

Una vez que haya alcanzado su meta en cuanto a pérdida de peso, agregue más cápsulas en su talla nueva. En el camino hacia esta meta, prémiese con artículos nuevos conforme vaya alcanzando metas más pequeñas. En un dos por tres le resultará facilísimo vestirse para parecer más delgada y joven.

Novena semana

La magia de remozar

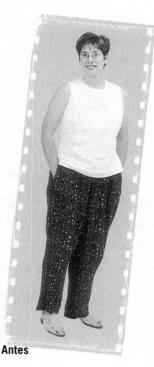

Antes

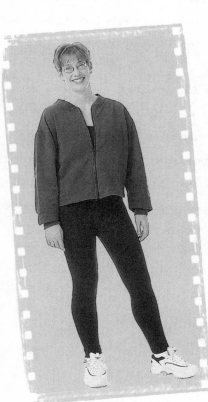

Después

AHORA MI REFRIGERADOR ESTÁ REPLETO DE COLORES, DESDE LA LECHUGA ROMANA (OREJONA) COLOR VERDE OSCURO HASTA EL *SQUASH* ANARANJADO, LOS TOMATES (JITOMATES) ROJOS Y LOS PIMIENTOS (AJÍES, PIMIENTOS MORRONES) AMARILLOS.

—*Deb Gordon*

Tal como lo ha leído a lo largo del Plan Adelgace y Rejuvenezca, si realiza pequeños cambios en su estilo de vida podrá crear hábitos más saludables que resultarán más fáciles de conservar. Durante cada una de las pasadas 8 semanas ha agregado un objetivo del programa de alimentación a su estrategia diaria. Ahora que los ha asimilado todos, ¿cómo debe hacerle para sumar estos conocimientos y apoyar su nuevo estilo de vida más saludable a la hora de salir a comprar comestibles?

Esta semana remozará su refrigerador para que lo apoye en sus hábitos alimenticios propios de una persona más delgada y joven y recibirá algunos consejos para que pueda evitar las trampas altas en grasa cuando recorra los pasillos del supermercado. En lo que se refiere al ejercicio, podrá escoger entre más de una docena de ellos para otorgar firmeza a unos brazos fofos y tonificar sus muslos: remozamientos menores que le otorgarán un cuerpo moldeado, más fuerte y de aspecto más joven.

Unos muslos más delgados

El Consejo Estadounidense para el Ejercicio recibe unas 400 llamadas a la semana por parte de personas que quieren mejorar la apariencia de sus cuerpos. La mayoría de estas personas son mujeres. La mayoría de estas mujeres se preocupan por sus muslos.

¿Cómo puedo deshacerme de mis muslos gordos?" probablemente sea la pregunta que los entrenadores escuchan con mayor frecuencia, según indica Ann Marie Miller, fisióloga especializada en el ejercicio, entrenadora personal y directora de entrenamiento físico en los Clubes Deportivos de Nueva York en la ciudad de Nueva York. Debido a la forma en que las mujeres almacenan la grasa, la pregunta es muy razonable.

Antes de la menopausia, el estrógeno hace que las mujeres depositen grasa en las caderas y los muslos a fin de permitir la maternidad. La Naturaleza quiere que cuenten con esta fuente adicional de energía. Por lo tanto, la grasa de los muslos tiende a ser más terca que la de otras partes del cuerpo y responde menos a los cambios en la alimentación y el ejercicio.

"Debe reducir la grasa en general de su cuerpo mediante la alimentación y el ejercicio aeróbico", afirma Miller. Además, tiene que hacer algunos ejercicios de fortalecimiento específicos para las zonas donde quiere desarrollar un hermoso tono muscular. Estos músculos se revelarán una vez que la grasa haya desaparecido. "En realidad no es posible hacer una cosa sin la otra

Ocho ejercicios excelentes de tonificación para los muslos

Para tener unos muslos realmente fabulosos es necesario combinar el ejercicio aeróbico con el de fortalecimiento. No obstante, en el ajetreado mundo de hoy a veces es difícil hallar tiempo para ambas actividades. Cuando ande apretado de tiempo, haga ejercicios aeróbicos que también sirvan para tonificar los muslos. Los siguientes ocho son unas opciones excelentes.

1. Subir y bajar cerros
2. Andar en bicicleta
3. Andar en bicicleta reclinada
4. Hacer aeróbicos con banca *(step)*
5. Usar la máquina escaladora *(stair climber)*
6. Caminar
7. Patinaje de navaja (en línea)
8. *Racquetball*

—agrega la experta—. No quemará la grasa de sus muslos ni con mil levantamientos de pierna. Sólo se cansará de las piernas".

Se requiere de esfuerzo para tonificar los muslos, pero se recompensa con un aspecto más delgado y joven. También se sentirá más joven. "Tener las piernas gruesas puede pesar y incluso dificultarle caminar —advierte Miller—. Si pierde peso caminará con mucha más energía".

Trabaje todos los ángulos

Al empezar a tonificar las piernas, es importante recordar que la parte a la que solemos referirnos como el muslo se compone de cuatro grupos musculares diferentes: el cuádriceps (cara anterior de los muslos), los ligamentos de las corvas (cara posterior de los muslos), los vastos externos (cara externa de los muslos) y los aductores (cara interna de los muslos). Tendrá que escoger ejercicios que en conjunto trabajen todos estos grupos musculares.

Para obtener los mejores resultados, Miller recomienda hacer ejercicios con las piernas dos o tres veces a la semana. Empiece con dos series de 8 a 12 repeticiones de cada ejercicio. Después de un tiempo aumente poco a poco hasta llegar a tres series de 10 a 15 repeticiones por ejercicio. Realice cada ejercicio de manera lenta y controlada. Las pesas (cuando se utilizan) deben ser lo bastante pesadas como para que las últimas cuatro repeticiones sean relativamente difíciles.

Los siguientes son los mejores ejercicios para trabajar y tonificar los muslos, afirma Majid Ali, un instructor en buena forma física de Los Ángeles. Pruébelos todos y luego escoja los tres que mejor le funcionen (asegúrese de incluir ejercicios que cubran todas las partes del muslo). Para los ejercicios con pesas, puede utilizar pelotas de gimnasia *(medicine balls)* o mancuernas (pesas de mano).

Arcos laterales

"Los arcos laterales son excelentes para fortalecer la cara externa de los muslos, una parte a la que muchas mujeres quieren darle firmeza", opina Amy Goldwater, especialista en buena forma física y asesora de buena forma física para el Club TOPS (siglas en inglés de "Baje de Peso de Manera Sensata") en Milwaukee.

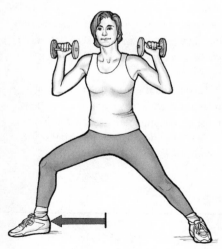

Párese con los pies separados más o menos a la misma distancia que el ancho de sus hombros y los dedos de los pies apuntados ligeramente hacia fuera. Sostenga una pesa con cada mano y levante los brazos de modo que sus manos queden a la altura de sus hombros. Mantenga la espalda recta y apriete los músculos abdominales al dar un paso hacia la derecha, aterrizando primero con el talón y luego con los dedos. Baje las caderas hasta que su muslo derecho quede en posición paralela al piso y su pierna izquierda esté extendida. Los dedos de su pie derecho deben apuntar hacia la derecha; y los del pie izquierdo, hacia el frente. Sostenga la posición por 1 segundo. Luego impúlsese lentamente con la pierna derecha para volver a la posición inicial. Realice una serie completa con la pierna derecha y luego haga otra con la izquierda.

Los músculos que se trabajan: los aductores (cara interna de los muslos), los vastos externos (cara externa de los muslos), los ligamentos de las corvas (cara posterior de los muslos) y los glúteos (asentaderas)

Arcos hacia atrás

"Los arcos hacia atrás son excelentes para trabajar los ligamentos de las corvas y el cuádriceps —indica Miller—. Y sirven para agregar algo de variedad a su rutina".

Párese con los pies separados a la misma distancia que el ancho de sus caderas.

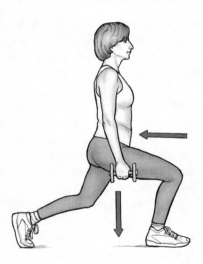

Sostenga una pesa con cada mano y deje colgar los brazos a sus costados. Dé un paso muy grande hacia atrás con la pierna izquierda. Apoye bien el pie izquierdo y lentamente baje la rodilla al piso. Su muslo derecho debe quedar en posición paralela al piso. Cuídese de no permitir que su rodilla derecha rebase los dedos de su pie derecho. Luego impúlsese con el pie izquierdo y vuelva a la posición inicial. Repita con la pierna derecha.

Los músculos que se trabajan: los ligamentos de las corvas (cara posterior de los muslos), el cuádriceps (cara anterior de los muslos), los músculos de las caderas y los glúteos (asentaderas)

Escalones

Este ejercicio es más difícil de lo que parece. No sólo sirve para fortalecer y tonificar los músculos de las piernas sino también para mejorar la coordinación durante las actividades cotidianas, explica Ali.

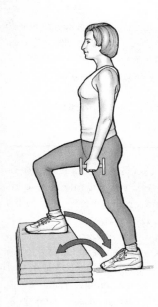

Párese a más o menos un pie (30 cm) de un escalón o una caja sólida de entre 12 y 18 pulgadas (30 y 46 cm) de alto. Sostenga una pesa con cada mano y deje colgar los brazos a sus costados. (Si está usando pelotas de gimnasia puede sostener una sola pelota delante de usted a la altura del pecho). Mantenga el torso recto, dé un paso al frente con el pie derecho y colóquelo sobre el escalón. A continuación ponga el pie izquierdo al lado del derecho. Regrese al punto de partida con el pie derecho y luego con el izquierdo. Repita, empezando con el pie izquierdo.

Los músculos que se trabajan: los ligamentos de las corvas (cara posterior de los muslos), el cuádriceps (cara anterior de los muslos), los aductores (cara interna de los muslos), los músculos de las caderas y los glúteos (asentaderas)

Levantamiento de pierna en posición sentada

"Es fácil trabajar las piernas con este ejercicio sencillo que puede hacerse en casa —dice la instructora en buena forma física Kelly Bridgman, directora de bienestar en el Centro para el Bienestar Peggy y Philip B. Crosby de la YMCA (*Young Men's Christian Association*, una cadena de gimnasios públicos en los EE. UU.) en Winter Park, Florida—. Puede hacerlo sin pesas para empezar. Aumente su esfuerzo poco a poco hasta que lo esté haciendo con polainas para los tobillos para incrementar la resistencia".

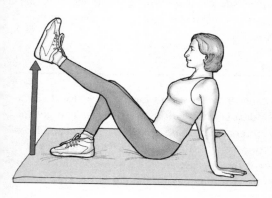

Siéntese en el piso con las piernas extendidas al frente y las manos apoyadas en el piso a sus espaldas para sostener el torso. Doble la pierna derecha de modo que su talón derecho quede a unas 12 pulgadas de su cuerpo. Mantenga la pierna izquierda extendida y el pie flexionado. Con la rodilla izquierda doblada ligeramente y el pie flexionado, levante la pierna izquierda lentamente hasta que su rodilla iguale la altura de la rodilla de la pierna doblada. Luego baje la pierna lentamente hasta la posición inicial. Realice una serie con la pierna izquierda y luego haga una con la derecha.

Los músculos que se trabajan: el cuádriceps (cara anterior de los muslos)

Sentadillas (cuclillas) de pared

"Las sentadillas son unos ejercicios generales excelentes para la mitad inferior del cuerpo, pero sobre todo para el cuádriceps y los ligamentos de las corvas", afirma Bridgman. A fin de realmente concentrar el esfuerzo en los músculos de los muslos, hágalas apoyándose en la pared.

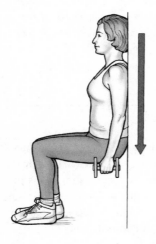

Párese con la espalda apoyada en una pared. Debe tener los pies separados más o menos a la misma distancia que el ancho de sus hombros y un poco separados de la pared. Sostenga pesas ya sea con los brazos colgados a sus costados o a la altura de los hombros. Mantenga la espalda recta y tense los músculos abdominales al deslizarse lentamente hacia abajo, como si se estuviera sentando, hasta que sus muslos queden en posición paralela al piso. No permita que sus rodillas rebasen la punta de los dedos de sus pies. Vuelva lentamente a la posición inicial. Repita.

Los músculos que se trabajan: el cuádriceps (cara anterior de los muslos), los ligamentos de las corvas (cara posterior de los muslos) y los glúteos (asentaderas)

Levantamientos de pierna recta

Este ejercicio es fabuloso para fortalecer y tonificar los músculos de la cara externa del muslo, según indica la entrenadora personal Jana Angelakis, fundadora del gimnasio para entrenamiento personal PEx Personalized Exercise en la ciudad de Nueva York. "Cuando pueda hacer varias series de 15 repeticiones sin mucho esfuerzo, agregue una liga de resistencia anudada alrededor de sus piernas arriba de la rodilla para aumentar la resistencia".

Acuéstese sobre su costado izquierdo con las piernas juntas y la de abajo doblada ligeramente. Doble el codo izquierdo y apoye la cabeza cómodamente sobre el brazo. Coloque la mano derecha en el piso delante de usted para equilibrarse. Mantenga la pierna de arriba doblada ligeramente al levantarla despacio lo más posible sin forzarla. Puede hacer punta con el pie o flexionarlo. No debe mecer la pierna ni impulsarla. Sosténgala arriba y bájela. Realice una serie, dése la vuelta y haga una serie con la otra pierna. Cuando el ejercicio le resulte demasiado fácil, agregue una liga de resistencia alrededor de los tobillos para aumentar la resistencia.

Los músculos que se trabajan: los vastos externos (cara externa de los muslos) y los glúteos (asentaderas)

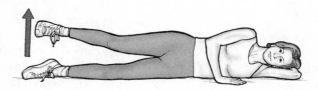

Sentadillas con pliés

Este ejercicio trabaja los músculos de la cara interna del muslo, que a veces resulta difícil incluir en otros movimientos, dice Ali.

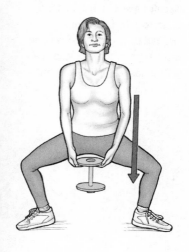

Párese con las piernas separadas a una distancia mayor que el ancho de sus hombros, con los dedos de los pies apuntados hacia fuera. Sostenga una pesa con ambas manos y deje colgar los brazos delante de usted. Mantenga la espalda recta y tense los músculos abdominales al bajar el cuerpo hasta que sus muslos queden en posición paralela al piso. Mantenga toda la planta del pie en contacto con el piso al subir lentamente otra vez hasta la posición inicial. Repita.

Los músculos que se trabajan: los aductores (cara interna de los muslos), el cuádriceps (cara anterior de los muslos) y los glúteos (asentaderas)

Arcos con caminata

"Los arcos con caminata son uno de los mejores ejercicios para los muslos —afirma Ali—. Aumentan el ritmo cardíaco, de modo que brindan algunos beneficios cardiovasculares, y fortalecen los músculos que utilizamos para sentarnos, pararnos y subir escaleras, de modo que son muy útiles".

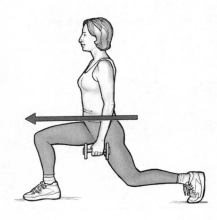

Párese con los pies separados a la misma distancia que el ancho de sus caderas. Sostenga una pesa con cada mano y deje colgar los brazos a sus costados. Dé un paso muy grande al frente con la pierna derecha, aterrizando primero con el talón y luego con los dedos. Baje el muslo derecho hasta que quede en posición paralela al piso; su rodilla izquierda casi debe tocar el piso. Sostenga esta posición por un segundo. Luego impúlsese al frente con la pierna derecha al enderezarla, adelante la pierna izquierda y eleve el cuerpo hasta incorporarse completamente. Repita con la pierna izquierda. Siga alternando hasta atravesar la habitación.

Los músculos que se trabajan: los ligamentos de las corvas (cara posterior de los muslos), el cuádriceps (cara anterior de los muslos), los músculos de las caderas, los glúteos (asentaderas) y los músculos de las pantorrillas

Unos brazos firmes

La panza, las asentaderas y los muslos. Cuando se les pregunta a la mayoría de las mujeres qué partes de su cuerpo quieren adelgazar y moldear, probablemente mencionen estas tres. Es comprensible, en vista de que las mujeres tienden a acumular grasa en estos puntos problemáticos.

No obstante, si dedica todo su tiempo y energía a la mitad inferior de su cuerpo, estará pasando por alto una parte del mismo que responde rápidamente a unos cuantos ejercicios y que puede hacer que se vea más delgada y garbosa en cuestión de semanas.

"El brazo es un lugar donde las mujeres tienden a almacenar grasa, por lo que en muchos casos el cuerpo parece estar temblando —afirma Amy Goldwater, asesora de buena forma física para el Club TOPS (siglas en inglés de "Baje de Peso de Manera Sensata")—. No obstante, proporcionalmente los brazos responden de manera más rápida al ejercicio, ya que contienen menos grasa que las piernas, y se obtienen resultados más pronto. Ver un par de brazos torneados en el espejo les ayuda a muchas mujeres a sentirse mucho más seguras de sí mismas. Se ven mejor formadas y fuertes".

En caso de que tenga esa duda, levantar pesas no le dará los brazos de un hombre, según Wayne Westcott, Ph.D., investigador en materia de levantamiento de pesas y asesor en preparación física para la Asociación Estadounidense de Buena Forma Física para Adultos Mayores ubicada en New Smyrna Beach, Florida. "Las mujeres simplemente no tienen las hormonas que hacen falta para desarrollar unos músculos voluminosos. Tendrían

Seis cosas que podrá hacer mejor con un par de brazos fuertes

Es agradable verse bien con camisas de manga corta, pero no piense en sus brazos como meros accesorios de moda. Mantenerlos fuertes le ofrece cientos de beneficios todos los días. Por ejemplo, podrá:

1. Quitar las tapas de los frascos difíciles
2. Subir las cosas a las repisas más altas de la cocina
3. Pararse cuando está sentado en un sillón o una silla baja
4. Abrazar a sus seres queridos
5. Cargar las bolsas de compras
6. Cargar a niños o a sus nietos

que pasar horas en el gimnasio todos los días para acumular el volumen que se les ve a las fisicoculturistas".

Lo que logrará, señala, son unos brazos firmes y tonificados que se verán fabulosos en camisas de manga corta.

El desequilibrio muscular

Parece sorprendente que los brazos se distingan por el peligro de acumular grasa. Al fin y al cabo, las mujeres los utilizan con muchísima frecuencia para cargar a niños, bolsas de compras y maletines. No obstante, la mayoría de esos movimientos involucran el bíceps, es decir, los músculos de la cara anterior del brazo, pero casi no ocupan el tríceps, que es la parte problemática de atrás.

"A menos que levante pesas o se dedique a deportes como el tenis, que utilizan estos músculos con frecuencia, el tríceps puede mostrar un desarrollo deficiente y temblar aunque realice otras actividades físicas", advierte Goldwater.

Para lograr los mejores resultados, trate de hacer dos o tres ejercicios que trabajen los brazos de manera intensa dos o tres veces a la semana, recomienda Ann Marie Miller, fisióloga especializada en el ejercicio de los

Clubes Deportivos de Nueva York. "Aumente poco a poco hasta llegar a dos series de entre 8 y 12 repeticiones por cada ejercicio", indica. Asegúrese de realizar sus ejercicios para el brazo de manera lenta y controlada. La pesa (cuando la utilice) debe ser lo bastante pesada para que las últimas cuatro repeticiones le resulten relativamente difíciles.

A continuación le presentamos los mejores ejercicios para desarrollar unos bíceps y tríceps fuertes y torneados, afirma el Dr. Westcott. Pruébelos todos y luego escoja los tres que le funcionen mejor. Si es constante obtendrá resultados en sólo 2 a 4 semanas. Puede utilizar pelotas de gimnasia *(medicine balls)* o mancuernas (pesas de mano) para los ejercicios con pesas.

Pres de hombro

El pres de hombro hará algo más que tonificar su tríceps. También le dará unos hombros redondos y bien formados. "Debido a que fortalece los hombros y la parte superior de la espalda, el pres también mejora la postura", explica Goldwater.

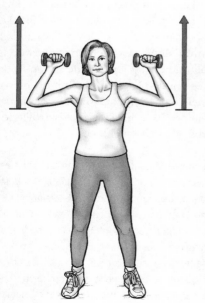

Párese con las rodillas dobladas ligeramente y los pies separados a la misma distancia que el ancho de sus hombros. Sostenga las pesas a la altura de los hombros. Empújelas hacia arriba de manera lenta hasta extender los brazos casi por completo. No arquee la espalda. Sostenga esta posición por 1 segundo y luego baje las pesas a la inicial. Repita. Si el ejercicio se le dificulta, puede realizarlo sentado en lugar de parado.

Los músculos que se trabajan: los músculos de los hombros, el tríceps (cara posterior del brazo) y los músculos de la parte superior de la espalda y del cuello

Curl *alternado de bíceps*

"Nada le da unos bíceps tan bonitos y torneados como el *curl* de bíceps", afirma Goldwater.

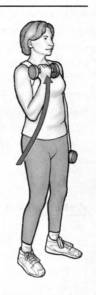

Empiece parándose con los pies separados a la misma distancia que el ancho de los hombros y sostenga las pesas con los brazos colgados a sus costados y las palmas de las manos vueltas hacia su cuerpo. Suba la pesa de la derecha lentamente hacia la clavícula. Al levantarla, rote la palma de la mano de modo que el meñique termine cerca de su cuerpo y la palma esté vuelta ligeramente hacia fuera. Regrese a la posición inical y repita con la mano izquierda. "Agregar el giro de la mano al hacer el levantamiento les dará una definición más bonita a sus brazos".

Los músculos que se trabajan: el bíceps (cara anterior del brazo)

Planchas (lagartijas) ajustables

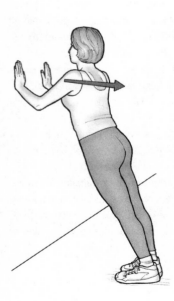

La plancha ha adquirido la mala reputación de ser un ejercicio militar de castigo. De hecho no hay nada más lejos de la realidad. Existen un sinnúmero de variaciones de la plancha que cualquiera puede hacer. "Y lo mejor es que la plancha le ofrece los mayores beneficios —comenta Miller—. No necesita equipo para hacerla y desarrolla los hombros, el pecho y el tríceps".

Si apenas está comenzando, trate de hacer las planchas contra la pared, recomienda el Dr. Westcott. Con los pies juntos, párese a la distancia de un brazo extendido de una pared. Coloque las manos sobre la pared a la altura del pecho, separadas más o menos por unas 6 pulgadas (15 cm). Mantenga el cuerpo recto al doblar los codos de modo que permanezcan cerca de su cuerpo y apunten hacia abajo (en lugar de hacia fuera). Baje el pecho hacia la pared. Empuje y vuelva a la posición inicial. Repita. Cuando el ejercicio ya le resulte fácil, haga planchas sobre una mesa sólida en lugar de la pared. Luego prosiga haciéndolas en el piso.

Para hacer la plancha en el piso, coloque las manos sobre este separándolas a la misma distancia que el ancho de los hombros. Puede empezar por apoyar su peso en las rodillas, manteniendo la espalda recta al bajar y levantar el cuerpo. Luego impóngase el reto de apoyarse sobre las puntas de los pies. No tiene que bajar el pecho hasta el piso. Sólo baje el cuerpo hasta que sus hombros queden a la misma altura que sus codos.

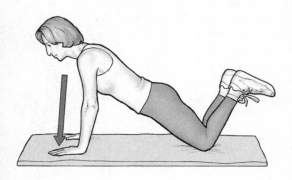

Los músculos que se trabajan: los músculos del hombro y del pecho y el tríceps (cara posterior del brazo)

Extensión del tríceps

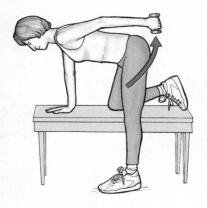

Esta extensión es otro ejercicio que aísla y tonifica el tríceps, afirma Ali. "Es un poco duro, ¡pero funciona!"

Sostenga una pesa con la mano izquierda. Inclínese y coloque la mano y la rodilla derechas sobre una silla o banca a manera de apoyo. Mantenga el pie izquierdo en el piso y la espalda recta, en posición paralela al piso. Doble el brazo izquierdo con el codo apuntando hacia el techo y la pesa cerca del muslo. Enderece el brazo izquierdo detrás del cuerpo, de modo que todo su brazo quede en posición paralela al piso. Luego doble el brazo otra vez para volver a la posición inicial. Realice una serie completa y repita del otro lado.

Los músculos que se trabajan: el tríceps (cara posterior del brazo)

Extensión por encima de la cabeza

Este ejercicio se concentra totalmente en el tríceps, indica Miller.

Sostenga una pesa con la mano derecha. Levántela despacio por encima de su cabeza hasta llegar a la posición vertical, manteniendo el brazo cerca de la oreja. Doble el brazo derecho y baje la pesa detrás de su cabeza, como si fuera a rascarse la espalda. Luego súbala otra vez encima de su cabeza. Realice una serie completa con el brazo derecho y luego otra con el izquierdo.

Los músculos que se trabajan: el tríceps (cara posterior del brazo)

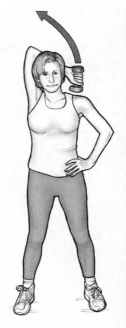

Extensión del tríceps en posición supina

Al igual que las extensiones por encima de la cabeza, la extensión del tríceps en posición supina realmente hace trabajar esta parte posterior poco desarrollada de los brazos, afirma Bridgman.

Acuéstese boca arriba sobre un piso alfombrado o un tapete para ejercicio y sostenga una pesa con cada mano, con las palmas vueltas hacia adentro. (Si está usando pelotas de gimnasia/*medicine balls* puede sostener una sola pelota con ambas manos). Extienda los brazos verticalmente hacia arriba y luego bájelos hacia atrás, de modo que queden inclinados a un ángulo de más o menos 30 grados con respecto a su cabeza. Doble los codos y baje las pesas lentamente a ambos lados de la cabeza. Mantenga firmes los brazos al levantar las pesas otra vez despacio. Repita.

Los músculos que se trabajan: el tríceps (cara posterior del brazo)

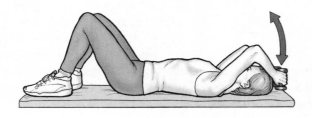

Curl de muñeca

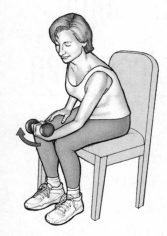

A veces las muñecas y los antebrazos de las mujeres no son lo bastante fuertes para aprovechar al máximo los ejercicios para el bíceps y el tríceps, según indica Majid Ali, un instructor en buena forma física. Si usted tiene la sensación de que sus antebrazos se cansan antes de tener la oportunidad de agotar sus brazos, agregue este *curl* de muñeca a su rutina.

Siéntese en una silla y sostenga una pesa con la mano izquierda, con la palma vuelta hacia arriba. Apoye la mano derecha sobre el muslo derecho. Apoye el antebrazo izquierdo sobre el muslo izquierdo. El dorso de su muñeca izquierda apenas debe rebasar su rodilla. Permita que el peso doble su muñeca izquierda naturalmente hacia atrás. Utilice la muñeca para subir la pesa lo más posible. Sostenga esta posición y vuelva a la inicial. Realice una serie completa con la mano izquierda y luego otra con la derecha.

Los músculos que se trabajan: los músculos del antebrazo

Los secretos del súper para lucir y sentirse bien

YOGUR Y CEBOLLA VERDE. QUESO *CHEDDAR* Y HIERBAS.
MIEL Y MOSTAZA *DIJON*. ESTOS SON SÓLO
UNOS CUANTOS DE LOS SABORES QUE
LAS PAPITAS FRITAS TIENEN ACTUALMENTE.

Antes, las opciones se limitaban a *barbecue* y simples. Las selecciones del supermercado se han multiplicado en años recientes, y no sólo en el caso de las papitas fritas. El surtido de una tienda de comestibles actual llega a sumar hasta 30,000 artículos, lo cual corresponde a 10 veces la cantidad de comida que los estantes contenían en los años 50.

"La libertad de comprar lo que uno quiera en las cantidades que quiera y sin nadie que lo vigile puede significar todo un reto", opina Mary Anne Cohen, directora del Centro para Trastornos Alimenticios de Nueva York en Brooklyn y autora de un libro sobre el fenómeno de comer por razones emocionales.

En vista de la abrumadora oferta de opciones tentadoras, no sorprende que a veces cueste trabajo observar un programa de alimentación saludable.

De una manera muy real, el éxito que se tenga en el propósito de bajar de peso empieza en el supermercado.

A continuación le daremos algunas sugerencias para asegurar que sus idas a comprar comestibles apoyen su nuevo estilo de vida en lugar de sabotearlo.

Reduzca sus idas al mínimo. Entre más oportunidades se dé de comprar bolsas de galletitas *(cookies)* u hojuelas, más probabilidades hay de que lo haga. La solución es sólo ir de compras una vez a la semana, afirma Linda Antinoro, R.D., nutrióloga sénior del servicio de asesoría sobre nutrición del Hospital Brigham and Women's de Boston.

Camine. Si de todos modos le hace falta comprar algunos artículos adicionales más adelante en la semana y hay una tienda cerca de donde vive, vaya caminando. Hará un poco de ejercicio y habrá muchas menos posibilidades de que compre 5 galones (19 l) de helado si se los tiene que llevar cargando a casa, indica Antinoro.

Adopte una tienda. ¿Realmente quiere reducir sus compras compulsivas al mínimo? Los expertos dicen que debe ir a la misma tienda todas las semanas. Cuando sabe dónde están las cosas hay menos probabilidad de que de paso se lleve los dulces que están en oferta, afirma Antinoro.

Evite las multitudes. Es menos probable que llene su carrito de chocolates cuando tenga controlado el estrés. Por lo tanto, probablemente no sea buena idea salir de compras por la tarde o noche, sobre todo los jueves, viernes y sábados, que son los días de más movimiento en las tiendas. Fíjese en el horario en que su tienda favorita esté menos ajetreada y vaya a esa hora.

Coma una merienda (refrigerio, tentempié). Lo ha escuchado antes y lo volverá a escuchar: coma algo antes de salir de compras. Ir a la tienda con el estómago vacío sólo hace más apetecible la comida, afirma Cohen. Por lo menos coma alguna fruta o una rebanada de pan tostado antes de salir.

Lea su lista. La lista de compras es el mapa que lo llevará al destino de comer de manera saludable, así que asegúrese de tenerla en frente para no perderse en la sección de panadería. De esta forma se concentrará en lo esencial y una vez más minimizará las compras compulsivas. Tal vez incluso reduzca a la mitad el tiempo que pase en la tienda, indica Antinoro.

Si le cuesta trabajo recordar la lista, guárdela con su dinero o vales (cupones), sugiere Wendy Davis, R.D., una dietista del Centro Médico Mercy de Baltimore.

Haga ejercicio. Si piensa que la ida al supermercado es agotadora no está

Las sumas del supermercado

¿Quiere comparar sus hábitos de compras con las del resto del país? Échele un ojo a lo siguiente.

■ La mayoría de la gente sale a comprar comestibles dos veces a la semana, gastando el 8.8 por ciento de sus ingresos semanales.

■ En el supermercado, el día más ajetreado es el sábado. Le siguen el jueves y el viernes.

■ Las mujeres gastan en promedio $33 semanales en satisfacer sus propios gustos en la tienda de comestibles, mientras que los hombres gastan $38.

■ La familia común gasta $87 semanales en comestibles.

■ La gente con niños de hasta 17 años compran más de lo siguiente que quienes no tienen niños: ensaladas preparadas en bolsa, platos fuertes y guarniciones congeladas, carnes o carnes de ave ya cortadas y sazonadas, sándwiches (emparedados) o pizza para llevar, platos de carne y otros platos fuertes ya cocinados, pollo rostizado o frito y comidas calientes.

■ El 56 por ciento de las familias con niños dicen planear las comidas con relativa frecuencia, mientras que el 41 por ciento llega a comer sobras.

■ El 54 por ciento de las mujeres casadas se encargan de comprar los comestibles, en comparación con sólo el 9 por ciento de los hombres casados.

■ El 37 por ciento de las parejas casadas comparten por igual la tarea de comprar comestibles.

muy lejos de la verdad. De hecho sirve como un buen ejercicio. Después de empujar su carrito durante 45 minutos y de permanecer formado en la caja por otros 15 habrá quemado 213 calorías, unas 3 menos que si hubiera usado una máquina escaladora *(stair climber)* durante 30 minutos.

Además, debido a que el supermercado típico mide más de 40,000 pies cuadrados (3,600 metros cuadrados), aprovechará este ejercicio al máximo si cuando dispone de un poco de tiempo adicional recorre todos los pasillos de ida y de vuelta.

Paséese por el perímetro. A pesar de que puede ir adondequiera en la tienda, la mayor parte de lo que compre debe seleccionarlo en el perímetro del supermercado. Ahí es donde normalmente hallará más alimentos sin procesar, como frutas, verduras, pan integral, lácteos, pescado y carne de ave y de res magra (baja en grasa), afirma Antinoro.

Las galletitas *(cookies)*, las galletas *(crackers)* y un sinnúmero de otros alimentos procesados, que por lo común contienen más sodio, grasa y conservadores, suelen encontrarse en los pasillos centrales.

Cuide la comodidad. Cocinar en casa puede ayudarle a reducir sus calorías, así que compre cebolla picada, lechuga romana (orejona) y germinados para ensalada *(baby greens)*, para que pueda preparar la cena de manera más fácil y rápida, recomienda Davis. Si lo que busca es una merienda crujiente pruebe las hojuelas de zanahoria *(carrot chips)*, unas zanahorias cortadas a la manera de hojuelas onduladas que puede comer con un *dip*.

Busque en la barra. Escoger lechuga, tomate (jitomate), brócoli y garbanzos de la barra de ensaladas es una de las formas más fáciles de conseguir los ingredientes para la ensalada del día sin tener que prepararlos usted mismo. Sin embargo, en vista de que es imposible saber qué tan frescos sean, cómaselos pronto, advierte Davis. Tal vez no duren lo mismo que las demás frutas y verduras.

Maneje lo magro. Al pasar por la sección de carnes elija *flank steak*, lomo *(tenderloin)* o *top round*. En lo que se refiere a la carne de cerdo, opte por lomo *(loin* y *tenderloin)* o chuletas del lomo *(loin chops)*. En cuanto al pollo, quédese con la carne blanca, la cual contiene menos grasa que la oscura, según Davis.

Ojo con las ofertas. Si algún alimento saludable que no incluyó en su lista está en oferta, ¿debe hacerse de una buena provisión? Depende de qué se trate, afirma Antinoro. Si las galletas *(crackers)* están en oferta y se abastece para todo el mes, tal vez termine por comer de más. Por el contrario, si hay una oferta de zanahorias congeladas o de algún otro alimento ultrasaludable, pues no faltaba más: cómprelo.

Evite las promesas falsas. Si quiere conocer la verdad acerca de los alimentos que prometen ser bajos en grasa, dé la vuelta al envase y lea la etiqueta de nutrición. Es posible que termine alimentándose de manera más saludable. Un estudio llevado a cabo por la Asociación Dietética de los Estados Unidos encontró que el 30 por ciento de las calorías de las personas que leen las etiquetas de nutrición corresponden a grasa, lo cual es más saludable, mientras que quienes no leen las etiquetas consumen en promedio un 35 por ciento de grasa.

Al leer una etiqueta fíjese en por lo menos tres datos: el tamaño de la ración, el número de calorías y el número de gramos de grasa, recomienda

Davis. Si sólo se entera de que sus sándwiches (emparedados) de galletas (*crackers*) con queso tienen 80 calorías y 5 gramos de grasa se quedará muy tranquilo, sin darse cuenta de que una ración equivale a sólo seis galletas. Aunque sólo coma dos puñados probablemente sumará unas 160 calorías y 10 gramos de grasa.

A fin de reducir su consumo de grasa, trate de no comprar alimentos que cuenten con más de 5 gramos de grasa por una ración razonable o bien 20 gramos de grasa por una comida completa, sugiere Davis.

Piense antes de comprar un producto preparado. En vista de que las tiendas tienen la obligación de mencionar sólo los ingredientes de los alimentos preparados que venden, como el pollo rostizado, tendrá que hacerla de detective para averiguar si el producto es bajo en grasa.

Fíjese si el pollo es de carne blanca en lugar de oscura y si se le quitó el pellejo, indica Davis. Luego pregúntele al *chef* cómo lo condimentaron. Haga preguntas semejantes acerca de cualquier otro alimento preparado.

Penetre en territorios "prohibidos". Recuerde que no existen los alimentos "malos". Y evitar un pasillo "malo" de la tienda de comestibles, como la sección de papitas fritas, casi es garantía de que más tarde terminará devorando de manera compulsiva grandes cantidades del alimento en cuestión, advierte Cohen. Debido a que los frutos prohibidos siempre son los más dulces, adelante, visite el pasillo. Si quiere unas papitas fritas, simplemente compre una bolsa individual.

Termine con la tentación. Si llevar a sus hijos a la tienda normalmente significa que llega a casa con más alimentos tentadores de lo que tenía planeado, establezca unas reglas básicas antes de ir, sugiere Jyl Steinback, una entrenadora personal de Scottsdale, Arizona, autora de una colección de recetarios de comida baja en grasa. Esta experta tiene una regla inamovible: sólo compra una cosa que no aparece en su lista, siempre y cuando sea saludable. De esta manera evita contar con muchas meriendas (refrigerios, tentempiés) apetecibles en casa.

Insista en raciones "infantiles". Si sus hijos le están dando lata para que compre una bolsa de hojuelas, ¿por qué no lo hace? De la misma forma en que usted mismo se compraría una ración individual, haga lo propio para sus hijos, recomienda Cohen. De esta manera les dará gusto además de ayudarles a medir las cantidades que comen.

Pida hablar con el gerente. Si la tienda no ofrece un alimento saludable que quiere, simplemente pídaselo al gerente y probablemente le cumpla su deseo, indica Steinback. Cuando ella no encuentra un alimento específico de su agrado, como un aliño (aderezo) sin grasa para ensalada, se lo solicita al gerente de su tienda local y aparece en los estantes antes de cumplirse el mes.

Construya una pirámide en su carrito. Antes de llegar a la caja asegúrese de que los alimentos que se lleve a casa correspondan a las pautas dietéticas de la Pirámide de Alimentos del Departamento de Agricultura de los Estados Unidos, sugiere Dominique Adair, R.D., una dietista de la ciudad de Nueva York.

Debe tener el carrito lleno de cereales integrales,.como pan, pasta y arroz integrales y un cereal rico en fibra; frutas y verduras; un poco de leche, yogur, queso, carne, pescado y huevo; y cuando mucho unos cuantos artículos llenos de grasa y azúcar.

El remozamiento máximo del refrigerador

PARA ALGUNAS PERSONAS, REMOZAR EL REFRIGERADOR SIGNIFICA QUITAR LAS OBRAS DE ARTE DE SU HIJO DE 3 AÑOS DE LA PUERTA Y TIRAR LA COMIDA VIEJA QUE YA SE CUBRIÓ DE UNA GAMA DE COLORES DIGNA DE UN CUADRO DE PICASSO.

No obstante, si quiere que el refrigerador lo apoye por el resto de su vida en sus hábitos de alimentación para lograr un cuerpo más delgado y joven, hágale un remozamiento adicional: tire los alimentos poco saludables y mantenga las repisas llenas de comida sana.

"Cuando al abrir el refrigerador vemos pastel (pay, tarta, *pie*), comeremos pastel", explica Melanie Polk, R.D., directora del programa de educación sobre la nutrición del Instituto Estadounidense para la Investigación del Cáncer en Washington, D.C.

Cambiar ese pastel y otros manjares altos en grasa por comida más saludable le ayudará a perder el peso que quiera sin subirlo de nuevo. Ahora le diremos cómo.

Tire las tentaciones. No lo pensaría dos veces para deshacerse de las sobras cubiertas de moho azul. Debería actuar de la misma forma con respecto a alimentos más atractivos como el *dip* de queso, unas lonjas de tocino, el pastel (bizcocho, torta, *cake*) de *fudge* y las otras cosas de las que sepa que suman libras (o kilos). Para decirlo en términos sencillos, es más probable que coma de más si tiene comida alta en grasa a la mano, afirma Polk.

Concéntrese en sus recetas favoritas. Ahora que cuenta con un poco de espacio, piense en las comidas saludables que prepara a menudo. Asegúrese de surtir su refrigerador —y despensa (alacena, gabinete)— de los ingredientes necesarios, sugiere Polk. Si le gustan las verduras al vapor con pasta, por ejemplo, tenga a la mano espaguetis, brócoli congelado, tomates (jitomates) frescos, garbanzos, ajo, aceite de oliva y queso parmesano. De esta forma nunca tardará más que unos minutos en preparar una comida saludable.

Recuerde sus metas. En vista de que comerá muchas frutas y verduras debe asegurarse de dejarles mucho espacio a estos alimentos. Un promedio de 9 raciones al día equivale a 63 raciones por semana.

Acuérdese de que una ración corresponde a una fruta de tamaño mediano, 1 taza de verduras crudas de hoja o ½ taza de frutas o verduras crudas o cocidas.

Agréguele color. Un refrigerador remozado de acuerdo con la última moda contiene muchos colores (aun después de que deseche esa mayonesa mohosa).

Para ello debe abastecerse de muchas frutas y verduras, como por ejemplo manzanas y uvas rojas, espinaca y lechuga verde oscura y zanahorias y albaricoques (chabacanos, damascos) de un vivo color anaranjado, afirma Katherine Tucker, Ph.D., profesora adjunta de Nutrición en la Universidad Tufts de Boston.

Ponga la comida saludable en su lugar. Si usted es de las personas que se comen lo que tengan enfrente, coloque un saludable tazón de uvas, manzanas y naranjas (chinas) ya lavadas o bien una ensalada verde fresca en la repisa superior del refrigerador. Si esconde las frutas y verduras en un cajón resulta fácil olvidar que están ahí, comenta Polk. Expóngalas y así ayudará a asegurarse de que las agarra primero.

Oculte la grasa. Si simplemente no puede evitar poner un pastel de *fudge* o alguna otra golosina tentadora y alta en grasa en el refrigerador, déjela al fondo de la repisa de abajo o bien en un cajón. Si la coloca donde no la vea es posible que evite devorarla completa en una sola sentada, opina Polk.

Ponga el refrigerador a dieta

A continuación le damos una lista de algunos de los mejores alimentos para

La aventura del remozamiento

A la mayoría de la gente no se le ocurriría ir al pasillo de las frutas y verduras en busca de aventuras. Pero si mira más allá de productos tan conocidos como el plátano amarillo (guineo, banana) y el brócoli, es posible que se encuentre con un nuevo mundo lleno de frutas y verduras misteriosas.

Su guía para el viaje, Katherine Tucker, Ph.D., profesora adjunta de Nutrición en la Universidad Tufts de Boston, le presentará 10 frutas y verduras que combaten la grasa y que posiblemente nunca haya pensado en comprar.

Bok choy. Si le gustan los platos fritos y revueltos al estilo asiático, la próxima vez que cocine unas cebollas, pimientos (ajíes, pimientos morrones) y hongos, agregue un poco de *bok choy* a la mezcla, sugiere la Dra. Tucker. Una taza de esta verdura rallada sólo cuenta con 20 calorías y brinda 2.7 gramos de fibra, el 73 por ciento de la Cantidad Diaria Recomendada (o *DV* por sus siglas en inglés) de vitamina C, el 88 por ciento de la DV de vitamina A y el 16 por ciento de la DV de calcio.

Caqui. Una vez que se entere de que un solo caqui, que suma 118 calorías por pieza, contiene la impresionante cantidad de 6 gramos de fibra (el 20 por ciento de su meta de 30 gramos), la suave pulpa le sabrá aún más dulce. Además, ofrece el beneficio adicional de que un solo caqui le proporciona el 73 por ciento de la DV de vitamina A. Cuando está maduro se pone muy blando, así que déjelo a temperatura ambiente durante más o menos una semana después de comprarlo. Luego pártalo y cómase la pulpa con una cuchara.

Carambola. Esta fruta con forma de estrella es perfecta para una merienda (refrigerio, tentempié) o ensalada de frutas, o bien para adornar un plato de pollo, carne de cerdo o pescado. Simplemente rebánela y sírvala, indica la Dra. Tucker. Esta delicia con sabor a limón, piña (ananá) y ciruela le da el 32 por ciento de la DV de la vitamina C y sólo 30 calorías.

Chayote. El chayote (*chayote squash*), un cruce entre un *zucchini* (calabacita) y

que su refrigerador deje de producir grasa y se convierta en un buen compañero en su viaje hacia la pérdida de peso y un cuerpo esbelto y atractivo.

Comidas congeladas

Saque el *Häagen-Dazs* y los *Snickers* del congelador y sustitúyalos por los siguientes artículos.

una pera que se caracteriza por cierta acidez cítrica, puede prepararse al vapor, en puré o sofrito (salteado) con caldo, afirma la experta. En vista de que cuenta con 4.5 gramos de fibra y 38 calorías por taza, es perfecto para combatir la grasa.

Granada. Escondidas al interior de la granada —105 calorías por pieza— hay cientos de semillas pequeñas y ligeramente ácidas. Agréguelas a una ensalada de lechuga mixta y cebolla morada aliñada con aceite y vinagre, sugiere la experta.

Granadilla. Cómase la pulpa y las semillas de la granadilla, de origen brasileño, con una cuchara. Disfrutará un manjar agridulce que sólo brinda 17 calorías y casi 2 gramos de fibra. También puede comérsela acompañada de yogur congelado o bien a manera de mermelada.

Jícama. Este tubérculo alto en fibra de origen mexicano, que en su aspecto se parece a la papa, puede comerse crudo o bien frito y revuelto al estilo asiático; en este último caso, su consistencia se parecerá a la de las castañas de agua. Una taza de jícama sólo contiene 49 calorías, aparte de 6.4 gramos de fibra y el 43 por ciento de la DV de vitamina C.

Naranjita china. Si realmente le gusta lo ácido pruebe las naranjitas chinas. Su cáscara comestible es dulce, mientras que la pulpa es sumamente ácida. Si al probarla arruga demasiado la cara, agréguela a sus confituras o mermeladas; sumará sólo 12 calorías y 1.3 gramos de fibra por pieza.

Puerro. Esta cebolla de sabor suave puede agregarse a las sopas o quiches a cambio de sólo 16 calorías por ½ taza. También puede partirlo a la mitad, adobarlo (marinarlo) con aceite y vinagre y prepararlo a la parrilla, recomienda la Dra. Tucker.

Tomatillo. Por último una atracción especial para todos los amantes del tomate (jitomate): este pariente mexicano del mismo puede picarse para preparar una salsa tipo mexicano verde o bien agregarse al guacamole o las ensaladas; también es posible cocinarlo para obtener una salsa caliente que acompañe los tamales o el pollo, sugiere la experta. Media taza de tomatillo sólo contiene 21 calorías, así que le conviene agregarlo a su alimentación.

- Burritos de frijoles bajos en grasa congelados
- Carne roja magra (baja en grasa), como *flank steak* o bistec de rueda molido *(ground round)*
- Filetes de pescado, como salmón o hipogloso *(halibut)*
- Frutas congeladas, como fresas, arándanos, frambuesas y melocotones
- Hamburguesas vegetarianas

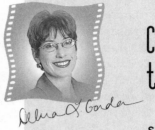

Comida excelente todo el tiempo

Siempre he tenido comida buena y saludable en casa, pero a mi cocina le faltaba un arma importante en la lucha contra la grasa: la fibra. Sabía que si realmente quería facilitarme la tarea de bajar de peso, tendría que realizar algunos cambios pequeños pero esenciales.

Por lo tanto, me he esforzado conscientemente por comprar más verduras, y ahora mi refrigerador está repleto de colores, desde la lechuga romana (orejona) color verde oscuro hasta el *squash* anaranjado, los tomates (jitomates) rojos y los pimientos (ajíes, pimientos morrones) amarillos. Preparo *spaghetti squash*, *ratatouille* y lasaña vegetariana.

Mis despensas (alacenas, gabinetes) también se ven mejores. Están llenas de cuscús y pasta de trigo integral. Sólo utilizo arroz integral y como el cereal *Fiber One* en lugar de *Cheerios*.

También me he abastecido de garbanzos, habas (frijoles, habichuelas, alubias), frijoles (habichuelas) negros y frijoles refritos sin grasa. Agrego garbanzos a todas mis ensaladas y una lata de habas a la salsa para espaguetis.

Ya nunca me faltan los ingredientes para una comida alta en fibra.

- Pan para pizza (de preferencia integral)
- Pechuga de pavo molida
- Pollo sin pellejo
- Verduras congeladas como maíz (elote, choclo), zanahorias, brócoli, coles (repollitos) de Bruselas, espinacas picadas y mezclas de verduras para preparar fritas y revueltas al estilo asiático o bien para guisos (estofados)
- Yogur congelado de vainilla

Condimentos

En vista de que la puerta del refrigerador contiene los sabores que condimentan sus comidas, escoja los condimentos correctos para que sus alimentos sean sabrosos y bajos en grasa.

- Adobo (escabeche, marinado) bajo en grasa embotellado (indio, chino, *cajun* y otros)
- Ajo (unas cabezas de ajo fresco o un frasco de ajo picado)
- Aliño (aderezo) *light* para ensalada
- *Catsup (ketchup)*
- Grageas con sabor a mantequilla
- Jugo de limón
- Mayonesa sin grasa o *light*
- Mostaza (si le gusta experimentar, pruebe todas las mostazas condimentadas y de sabores)
- Pimientos (desde un chile de Anaheim no muy fuerte hasta un habanero sumamente picante o algo intermedio, como un jalapeño)
- Queso parmesano bajo en grasa
- Salsa *barbecue*
- Salsa china para sazonar
- Salsa de soya de sodio reducido
- Salsa picante
- Salsa tipo mexicano

Mantequilla

El plato de mantequilla puede apoyar o arruinar un estilo de vida saludable. Por otra parte, los ácidos transgrasos se han relacionado con las enfermedades cardíacas y otros problemas cardiovasculares, así que limítese a margarinas que no los contengan.

Si opta por comprar mantequilla, úsela con moderación. Cada libra (450 g) contiene 3,252 calorías.

Bebidas

Es posible que su bebida preferida sea el refresco (soda) normal o de dieta, pero simplemente no se compara con las siguientes bebidas saludables que puede colocar sobre sus repisas.

- Agua en una garrafa de un galón (4 l), ya sea comprada en la tienda o de la llave (grifo, canilla, pila)

- Jugo de naranja (china) o jugos de otras frutas
- Jugo de verduras, como el *V8*
- Leche descremada (*fat-free milk* o *nonfat milk*)
- Leche de soya o de arroz

Productos lácteos

El queso crema, la crema ácida normal y unos trozos enormes de queso no acompañan a nadie en su viaje hacia la Tierra de la Pérdida de Peso. Sin embargo, esto no significa que no pueda disfrutar sus homólogos más esbeltos.

- Crema ácida baja en grasa
- *Dip* vegetal sin grasa
- Queso bajo en grasa rallado o en trozo
- Rebanadas de queso bajo en grasa
- Yogur bajo en grasa

Carnes frías (tipo fiambre)

Si el cajón de carnes de su refrigerador contiene salchicha de Bolonia (*bologna*), salchichas y *hot dogs* de carne de res, cámbielos por lonjas (lascas) de pavo o por jamón magro (bajo en grasa).

Frutas

A menos que tenga un refrigerador tamaño súper, probablemente no comprará al mismo tiempo todas las frutas que mencionaremos a continuación, así que elija algunas de sus preferidas y cambie la selección todas las semanas.

- Cantaloup (melón chino)
- Ciruelas
- Fresas, arándanos y frambuesas
- Kiwis
- Manzanas
- Melón tipo *honeydew*
- Melocotones (duraznos)
- Naranjas (chinas) y mandarinas
- Peras
- Piña (ananá)
- Plátanos amarillos (guineos, bananas) y nectarinas
- Sandía
- Toronjas (pomelos)
- Uvas

Verduras

De nuevo, estas verduras probablemente no quepan en su refrigerador todas al mismo tiempo, pero escoja unas cuantas de la lista todas las semanas, según su preferencia personal, la temporada y lo que esté en oferta.

- Apio
- Berenjena
- Brócoli
- Camote (batata dulce, *sweet potato*)
- Cebolla
- Cebollín (cebolla de cambray)
- Champiñones
- Col rizada
- Espinaca
- Habichuelas verdes (ejotes, habichuelas tiernas, *string beans*)

- Lechuga romana (orejona) tipo *Boston* o *Bibb*
- Mazorcas de maíz (elote, choclo)
- Papa blanca
- Pepino
- Pimientos (ajíes, pimientos morrones) rojos, verdes y amarillos
- Repollo (col)
- *Squash* amarillo
- Tomate (jitomate)
- Zanahorias cambray (*baby carrots*)
- *Zucchini* (calabacita)

Décima semana

Ponga el acento en lo positivo

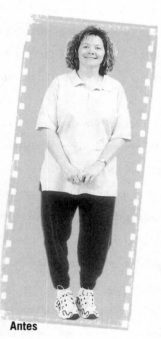

Antes

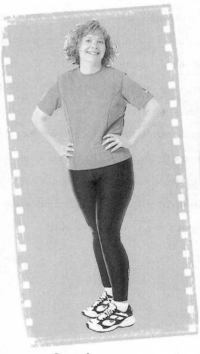

Después

DONDE REALMENTE HE NOTADO EL CAMBIO ES EN MIS CAMISAS. NUNCA ME PONÍA BLUSAS SIN MANGA. AHORA SÍ.

—Ana Reeser

Usted ya terminó la mayor parte del Plan Adelgace y Rejuvenezca y está notando los resultados positivos de todos los esfuerzos que ha realizado hasta ahora. Ha descubierto que puede bajar de peso sin modificar de golpe toda su vida. Gradualmente ha incorporado muchas de las estrategias del plan en su estilo de vida. Esta semana se encontrará con unas cuantas sugerencias más acerca de cómo lucir mejor sus esfuerzos.

¿Puede usted creer que algo tan fácil como pararse derecho lo hará verse más delgado y joven al instante? Incluso es posible que levante su estado de ánimo. Esta semana conocerá ejercicios para mejorar su postura y estrategias para desarrollar huesos fuertes, para que pueda pararse derecho durante muchos años más. Y aunque aún no haya alcanzado el peso que se propuso como objetivo, debería agregar algunas prendas a su guardarropa. Si su ropa está demasiado holgada, nadie se fijará en su transformación. Por último, para complementar el remozamiento de su refrigerador que inició la semana pasada, le daremos las pautas básicas para abastecer su despensa (alacena, gabinete) de manera que apoye su nuevo estilo de vida.

Una postura perfecta

Todo mundo quiere bajar de peso rápidamente. Por eso las dietas que prometen hacerle bajar 5 libras (2 kg) en 5 días son tan seductoras, aunque sepamos que no funcionan. No obstante, aunque usted sea demasiado inteligente para creer que estas tretas para bajar de peso de manera rápida realmente den resultado, no significa que no pueda aparentar haber bajado 5 libras de peso en sólo 5 días. . . o incluso 5 segundos. Lo único que tiene que hacer es pararse derecho.

La postura es uno de los aspectos de nuestra apariencia al que menos caso le hacemos y con todo uno de los más importantes —opina el Dr. Scott Krupkin, un psiquiatra de University Hospitals de Cleveland—. Encorvarse al estar de pie o sentado no sólo lo hace lucir más pesado, al acortar la cintura y hundir el pecho, sino también sentirse más pesado mental y físicamente. La espalda le duele, el cuello le duele y se ve y se siente menos feliz y vigoroso y con menos confianza en sí mismo que alguien que se para y se sienta derecho".

No es que las personas no sepan cómo pararse y sentarse derechos, afirma el Dr. Julio Kuperman, profesor clínico adjunto de Neurología en la Escuela de Medicina de la Universidad de Pensilvania en Filadelfia, experimentado instructor de yoga y entrenador de instructores de yoga. Simplemente es algo que olvidamos.

"La mala postura es un hábito que desarrollamos a lo largo del tiempo al

Estar consciente es clave

Cuando se dé cuenta de que necesita mejorar su postura prácticamente ya habrá ganado la guerra en lo que se refiere a pararse más derecho y parecer más delgado, según afirma el Dr. Scott Krupkin de University Hospitals de Cleveland. "Una vez que esté consciente de su postura es más probable que la mejore". El truco está en permanecer consciente de ella. "Puede corregir la postura de alguien y ver cómo esta se pierde unos 5 minutos más tarde", agrega el experto. Los siguientes recordatorios diarios le servirán.

■ Cuelgue un pequeño espejo al lado de su escritorio, en el que no pueda ver reflejada su imagen hasta que se encorve al adoptar una mala postura. Cada vez que se vea se enderezará.

■ Pegue una hojitas autoadherentes para recados de colores vivos a la altura donde debe tener los ojos al sentarse derecho.

■ Póngase una liga elástica suelta alrededor de la muñeca por varios días. Cada vez que repare en ella revise su postura. Se trata de un truco viejo, pero funciona. Con el tiempo ya no le hará falta este recordatorio para revisar su postura de vez en cuando.

■ Cuando esté viendo la televisión revise su postura cada vez que aparezca un comercial. Esto le ayudará a evitar repatingarse mientras disfrute sus programas favoritos.

■ Cada vez que se ponga de pie imagínese que está apilando todas las partes de su cuerpo unas encima de otras, como para construir una torre. Todas las vértebras de su columna deben quedar apiladas en línea recta, con las orejas, los hombros, las caderas, las rodillas y los tobillos alineados.

permanecer inclinados frente a nuestros escritorios y computadoras —explica el Dr. Kuperman—. Aunque ocasionalmente esté bien inclinarse al frente cuando haga falta, esto puede convertirse en un hábito y terminamos pasando todo el tiempo encorvando los hombros y la espalda y sacando la barbilla. No es la postura más eficiente para la vida cotidiana y terminamos con desequilibrios musculares que causan fatiga, así como molestias y dolores que a la larga nos dejan con menos energía y reducen la productividad".

Afortunadamente la mala postura es un hábito negativo fácil de superar.

Unos cuantos ejercicios harán que en un dos por tres luzca y se sienta más joven y delgado. Y esta es una promesa en la que puede confiar.

Cómo sentarse —y pararse— bien

Antes de empezar a trabajar en una buena postura, debe saber qué es. "Se dará cuenta de que su postura es eficiente si su centro de gravedad se encuentra equilibrado a todo lo largo de su cuerpo y se siente alto y relajado", indica el Dr. Kuperman. No debe sentirse como si su cabeza se estuviera jalando al frente, como al encorvarse, ni hacia atrás, como al repatingarse. Su espalda debe estar recta, con la cabeza levantada. ¿No identifica la postura perfecta? Es posible que las siguientes sugerencias del Dr. Kuperman le ayuden.

Al sentarse

■ Mantenga los pies en contacto con el piso. Su silla debe tener una altura que le permita plantar los pies firmemente en el suelo. El asiento de la silla no debe ser más largo que sus muslos, lo cual lo induciría a repatingarse. Y sus rodillas deben permanecer dobladas más o menos en un ángulo de 90 grados.

■ Empuje las asentaderas hacia atrás. Deben permanecer en contacto con el respaldo de la silla; y sus caderas, doblarse de modo que su baja espalda y muslos formen un ángulo de por lo menos 90 grados. Debe levantar el esternón y sentir una ligera curva en la baja espalda. Evite sacar la caja torácica, lo cual puede producir espasmos musculares y dolor.

■ Levante la barbilla. Debe separar la barbilla del esternón sin sacarla al frente. Suba el monitor de la computadora (o lo que sea que esté viendo) a una altura que no lo obligue a bajar la barbilla al pecho para observarlo. Debe tener la barbilla levantada y la parte de atrás de la cabeza lo más alineada posible con la espalda.

Al pararse

■ Plante los talones. El peso de su cuerpo debe apoyarse sobre sus talones cuando se encuentra de pie, como si arrastrara una gran cola de Godzilla o de novia, afirma el Dr. Kuperman.

■ Eche los hombros hacia atrás. No es necesario que imite a los cadetes de una academia militar, pero sus hombros deben estar atrás, en su posición natural, y su pecho al frente y levantado. Una vez más, evite sacar la caja torácica.

Hecho y derecho

Los ejercicios correctos pueden ayudarle a enderezarse más rápido de lo que pueda decir: "¡Firmes!". La clave está en fortalecer los músculos débiles por años de usarse poco y en estirar y alargar los que se han acortado por mantener una postura encorvada. Trate de realizar los siguientes ejercicios dos o tres veces a la semana. (Las posturas y los estiramientos de yoga pueden hacerse diariamente). En cuanto a los ejercicios de fortalecimiento, trate de realizar una o dos series de 10 a 15 repeticiones. Sostenga las posturas y los estiramientos de yoga durante 20 a 30 segundos. Asegúrese de respirar tranquilamente por la nariz al hacerlos. Si no puede respirar con calma, necesita reducir el esfuerzo, ya sea que sostenga la postura por menos tiempo o que haga menos repeticiones.

Giros en posición sentada

"Ya que pasa tantas horas al día sentado con los brazos hacia delante y el pecho hundido, es importante abrir el cuerpo y estirar los músculos, para que no permanezcan acortados todo el tiempo", indica el Dr. Kuperman. Este estiramiento, que se hace en posición sentada, también alivia la tensión de la espina y las caderas.

Siéntese en el piso con las piernas extendidas al frente y los brazos a sus costados. Enderécese separando las costillas de la pelvis. Luego extienda el brazo izquierdo hacia sus pies mientras gira el torso un poco y estira el brazo derecho hacia atrás. Sostenga la posición durante cinco inhalaciones y exhalaciones y repita del otro lado. Asegúrese de no dirigir el movimiento con la barbilla ni con los hombros.

Los músculos que se trabajan: los músculos del pecho y de la espalda

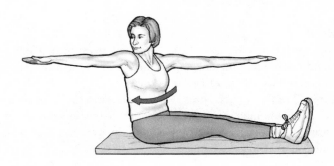

La postura de la montaña

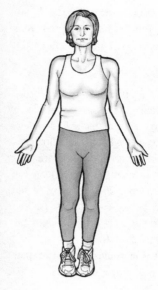

"A veces lo más difícil es simplemente pararse derecho sobre ambas piernas, sobre todo cuando se tiende a una mala postura debido a la falta de equilibrio —indica el Dr. Kuperman—. Esta postura sencilla de yoga restablece el equilibrio".

Párese derecho con toda la planta de los pies en contacto con el suelo y los pies juntos, de modo que se toquen sus dedos gordos. Extienda las rodillas por completo y apriete los músculos de los muslos ligeramente, a la vez que respira con normalidad. Con la espalda recta, tense los músculos de las asentaderas y del estómago. Levante la caja torácica y arquee la espalda un poco a la vez que jala los hombros hacia atrás. Separe los brazos de su cuerpo, extendiéndolos hacia abajo. Sostenga esta postura durante 30 a 40 segundos. Conforme practique esta postura, logrará más equilibrio y se balanceará menos al estar de pie.

Levantamientos de brazo y pierna

"Los músculos de la baja espalda apoyan al cuerpo y lo mantienen erguido, de modo que deben estar fuertes para que pueda pararse derecho", indica el Dr. Krupkin.

Acuéstese boca abajo en el piso, con los brazos extendidos por encima de la cabeza. De manera simultánea separe el brazo derecho y la pierna izquierda del piso hasta donde le resulte cómodo hacerlo. Sostenga esta posición de 2 a 3 segundos. Baje y repita con el brazo y la pierna opuestos.

Los músculos que se trabajan: los músculos de la baja espalda

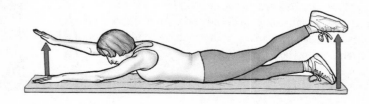

Contracciones clásicas

Unos músculos abdominales fuertes y duros sirven para todo, desde subir el cierre (cremallera) de sus pantalones más ceñidos hasta pararse más derecho. Y la contracción clásica es el mejor ejercicio para esta parte del cuerpo.

Acuéstese boca arriba sobre un tapete para ejercicio o un piso alfombrado, con las rodillas dobladas y toda la planta de los pies en contacto con el piso, separando los pies más o menos a la misma distancia que el ancho de sus caderas. Entrelace las manos detrás de la cabeza sin apretarlas y apunte los codos hacia fuera. Incline la pelvis ligeramente para poner toda la espalda en contacto con el piso. Separe los

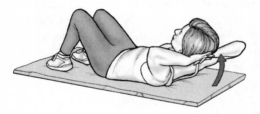

hombros del piso lentamente hasta unos 30 grados. No se jale del cuello. Sostenga esta posición por un segundo y luego baje despacio. Repita.

Los músculos que se trabajan: el recto mayor superior

El caballo

"Esta posición se usa mucho para mejorar el equilibrio —indica el Dr. Kuperman—. También sirve para fortalecer algunos músculos que ayudan a mantener el equilibrio".

Párese con los pies a 2 ó 3 pies (60 ó 90 cm) de distancia el uno del otro. Doble las rodillas de modo que queden justo encima de los dedos de sus pies (pero sin rebasarlos). Apoye su peso en los talones. Poco a poco cargue el peso de su cuerpo sobre el pie izquierdo, manteniendo la planta del derecho en contacto con el piso y la espina dorsal recta. Luego cambie el peso del cuerpo al pie derecho. Repita esta alternancia despacio durante todo el tiempo que sostenga la posición.

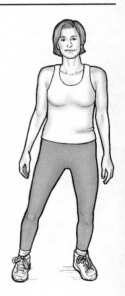

Extensión en posición supina

Cualquier ejercicio que fortalezca los hombros y la parte superior de la espalda sirve para mejorar la postura al ayudarle a pararse derecho, con las costillas levantadas y los hombros hacia atrás, indica el Dr. Krupkin. Este ejercicio involucra los hombros, la espalda, el pecho y el tríceps (cara posterior del brazo) en un solo movimiento sencillo.

Acuéstese boca arriba sobre una banca (o el piso), con las plantas de los pies en contacto con el suelo y la pelvis ligeramente inclinada, de modo que su espalda esté plana. Sujete una pesa de 5 a 10 libras (2 a 5 kg) con ambas manos y sosténgala encima del pecho. Con los brazos extendidos, baje la pesa despacio por encima de la cabeza hacia el piso. Detenga el movimiento cuando sus brazos queden junto a sus orejas. Sostenga esta posición y luego vuelva a la inicial. Repita.

Los músculos que se trabajan: los músculos de los hombros, la espalda y el pecho así como el tríceps (cara posterior del brazo)

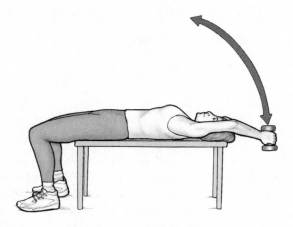

Cómo fortalecer los huesos

PARA LOS NIÑOS, EL HECHO DE QUE LA RAYA SOBRE EL MARCO DE LA PUERTA QUE INDICA SU ESTATURA VAYA SUBIENDO ES UNA ORGULLOSA SEÑAL DE QUE ESTÁN CRECIENDO. PARA LOS ADULTOS, DESAFORTUNADAMENTE LAS COSAS PARECEN FUNCIONAR AL REVÉS. MUCHAS MUJERES Y UN BUEN NÚMERO DE HOMBRES ADULTOS SE ENCOGEN AL PASO DE LOS AÑOS. SE TRATA DE UN INDICIO DE QUE SUS HUESOS SE ESTÁN HACIENDO MÁS VIEJOS. . . Y DÉBILES.

Los huesos se componen de tejidos vivos, al igual que los músculos. Crecen o se encogen según lo mucho o lo poco que se usen. Cada vez que usted camina, sube corriendo las escaleras, golpea una pelota de tenis o levanta una pesa, su cuerpo envía a unos mensajeros químicos para pedir que se agregue más masa ósea a sus brazos, caderas, piernas y espina dorsal. Con el tiempo el proceso da por resultado huesos más densos y fuertes que le ayudan a pararse más derecho y con la energía de una persona más joven.

Por el contrario, si sólo expone su esqueleto a un estrés mínimo —digamos al no hacer más que caminar por la casa o la oficina—, su cuerpo recibe el mensaje de que no es necesario mantener huesos fuertes.

Desafortunadamente es posible que no se dé cuenta de que sus huesos se están debilitando hasta que sus pantalones de repente le queden largos o comience a encorvarse. Estas son las señales de la osteoporosis, una enfermedad del esqueleto. Debilita los huesos a tal grado que de hecho comienzan a comprimirse. En algunos casos se fracturan o incluso se desmoronan.

El ejercicio no es el único elemento clave para mantener los huesos jóvenes y fuertes. La alimentación reviste igual importancia. Lo que el cuerpo más necesita es el calcio. Cuando no consume lo suficiente a través de la alimentación, el cuerpo no puede desarrollar una mayor cantidad de masa ósea. Y hay algo peor: empieza a extraer de la masa ósea existente el calcio que requiere —por ejemplo, para que el corazón pueda latir con regularidad—, lo cual da por resultado huesos débiles y porosos.

"El cuerpo se dedica constantemente a producir masa ósea y a utilizarla. Este proceso se dificulta conforme envejecemos, porque el cuerpo no produce la masa ósea con la misma facilidad que cuando éramos jóvenes y estábamos creciendo, además de que el hueso se descompone más rápido. Por eso necesitamos hacer todo lo posible para conservar y mantener fuertes los huesos que tenemos —afirma el Dr. Dickey Jones, cofundador de la clínica ortopédica Orthopedic Specialists en Dallas—. No es posible controlarlo todo al envejecer, pero sí se puede controlar si los huesos se debilitan o no y si los hombros se van a encorvar".

Nutra sus huesos

En vista de que el calcio es crucial para desarrollar la fuerza de los huesos, necesita asegurarse de obtener una cantidad suficiente de este mineral esencial, indica el Dr. Jones. Algunas personas requieren suplementos de calcio, pero también puede obtener mucho a través de la alimentación.

Tome mucha leche. Los huesos se componen principalmente de calcio. No obstante, la mujer común radicada en los Estados Unidos sólo consume entre 550 y 600 miligramos de calcio al día. Se trata de menos de la mitad de los 1,500 miligramos que los Institutos Nacionales para la Salud recomiendan a las personas de 50 años o más. (La cantidad recomendada para los menores de 50 años es 1,000 miligramos).

Para resolver este déficit de calcio hay que consumir más lácteos. "Los productos lácteos son las mejores fuentes de calcio que hay —opina Michele Trankina, Ph.D., profesora de la Universidad St. Mary's de San Antonio en

El mejor análisis de los huesos

Nos medimos la presión arterial a fin de tener un corazón joven y fuerte. Nos revisamos el índice de colesterol a fin de mantener despejadas y libres las arterias. No obstante, son muy pocos los que se hacen analizar los huesos para asegurarse de que estos no envejezcan más rápido que el resto de su cuerpo.

Esta negligencia tiene su razón de ser. El mejor análisis óseo para la osteoporosis, la absorciometría con doble haz de rayos X (o *DEXA* por sus siglas en inglés), implica hacerse unas radiografías de dosis baja de las caderas y la espina dorsal. El precio varía entre $100 y $300 y muchas instalaciones médicas no la realizan. No obstante, actualmente hay unos "minianálisis" de los huesos que se llaman *accuDEXA*, *PIXI* o *p-DEXA*. Miden los huesos periféricos de los dedos de las manos, el antebrazo y el talón. Se trata de análisis de revisión temprana capaces de detectar el problema del adelgazamiento de los huesos, y sólo cuestan unos $35.

"Les recomendaría a todas las mujeres, sobre todo si corren riesgo de padecer osteoporosis o son menopáusicas, que se hagan una prueba de la densidad ósea. Definitivamente deben hacerse una DEXA completa al iniciar la menopausia —afirma Theresa Galsworthy, R.N., directora del Centro para la Osteoporosis en el Hospital para Cirugía Especial—. Podemos hacer mucho contra esta enfermedad si la detectamos temprano. Unos cuantos cambios en la alimentación y el ejercicio pueden influir muchísimo. Y contamos con algunos medicamentos muy eficaces, como la hormona estrógeno o el raloxifeno (*Evista*), así como medicamentos no hormonales, como el alendronato (*Fosamax*), que pueden ayudar a suspender la descomposición ósea".

Texas y asesora en nutrición—. Alimentos como la leche descremada *(fat-free milk* o *nonfat milk)*, el queso bajo en grasa y el yogur bajo en grasa son los mejores para construir masa ósea, porque además de ser ricos en calcio la mayoría también contienen vitamina D, la cual le ayuda al cuerpo a absorber el calcio. Algunas verduras de hojas verdes, como la espinaca, también tienen calcio, pero asimismo cuentan con fibras enlazantes que le dificultan al cuerpo absorberlo".

¿Cuántos lácteos necesita consumir al día para obtener por lo menos 1,000 miligramos de calcio? Tan sólo tres vasos de leche descremada enriquecida con calcio (que contiene más o menos 350 miligramos por vaso) se encargarán de cubrir esta cuota. Otras fuentes excelentes son el queso (½ taza de queso *ricotta* bajo en grasa proporciona 337 miligramos) y el yogur (1 taza contiene 414 miligramos).

Un beneficio adicional es que al aumentar el consumo de calcio es posible que además de fortalecer sus huesos usted *adelgace*. Un estudio de 2 años de duración llevado a cabo por la Universidad Purdue de West Lafayette, Indiana, observó que las mujeres que consumían por lo menos 1,000 miligramos de calcio al día, además de observar una dieta que no sumara más de 1,900 calorías diarias, tenían menos grasa corporal y perdieron más peso (de 6 a 7 libras/2.7 a 3.2 kg) que las mujeres que consumían menos calcio. La investigadora en jefe, Dorothy Teegarden, Ph.D., piensa que posiblemente se hayan dado estos resultados positivos debido a que un alto nivel de calcio suprime ciertas hormonas que intervienen en disminuir la producción de grasa y en aumentar su descomposición. "Otra razón buena para tomar leche", opina.

Ponga su piel al sol. La vitamina D es casi tan importante como el calcio. Si no se recibe una cantidad suficiente de la "vitamina solar" se absorbe muy poco calcio, que a su vez hace falta para construir la masa ósea. Si su principal fuente de calcio son los lácteos no necesita preocuparse demasiado por la vitamina D, ya que estos productos por lo general vienen enriquecidos con este nutriente, indica la Dra. Trankina. No obstante, si obtiene su calcio de otras fuentes, como el jugo de naranja (china) enriquecido, debe consumir por lo menos 400 unidades internacionales (UI) de vitamina D al día. El salmón y otros pescados grasos son buenas fuentes de vitamina D, al igual que el sol. El cuerpo produce vitamina D cuando el sol toca la piel, así que se debe exponer las manos y la cara al sol durante unos 15 minutos al día.

Disfrute las frutas y verduras. Un grupo de investigadores de Boston encontró que los hombres y las mujeres participantes en el renombrado Estudio Framingham del Corazón que a lo largo de los 4 años de duración de un estudio comieron más frutas y verduras —sobre todo alimentos ricos en potasio como el plátano amarillo (guineo, banana) y la papa y alimentos altos en magnesio como la espinaca— tenían una mayor densidad ósea que quienes habían consumido estos alimentos en cantidades menores.

Los investigadores creen que las frutas y las verduras protegen los huesos al servir de barrera durante el proceso de digestión. La digestión normal produce ácido en el cuerpo, y minerales como el potasio y el magnesio ayudan a neutralizar este ácido. Aunque no reciba una cantidad suficiente de potasio y magnesio a través de la alimentación, el cuerpo de todos modos tiene que

Ladrones de huesos

Usted ya sabe que cuando el estilo de vida se basa en buenos hábitos puede ayudar a almacenar más calcio en los huesos. Por el contrario, cuando el estilo de vida se basa en hábitos no tan buenos puede robarles este valioso mineral a los huesos. Ahora le diremos cómo detener a los ladrones del calcio.

Olvide el humo. Las mujeres que fuman pierden masa ósea dos veces más rápido que quienes no lo hacen, afirma el Dr. Dickey Jones de la clínica ortopédica Orthopedic Specialists en Dallas. "Existen muchos medicamentos buenos que facilitan dejar de fumar. Pídale ayuda a su médico".

Gánele al gas. "Las bebidas gaseosas, que son altas en fósforo, pueden provocar una excreción excesiva de calcio y tener como consecuencia una pérdida neta del calcio de los huesos. Los refrescos (sodas) de cola son particularmente perjudiciales —afirma Theresa Galsworthy, R.N., del Centro para la Osteoporosis en el Hospital para Cirugía Especial—. Trate de beber no más de dos bebidas gaseosas al día".

Beba con moderación. "El alcohol puede interferir con la forma en que el cuerpo activa la vitamina D desde el hígado —indica Galsworthy—. Sin la vitamina D no podemos absorber el calcio". En términos generales limítese a una copa al día.

Coma menos carne. Comer proteínas animales en exceso induce al cuerpo a excretar calcio, afirma Galsworthy. "Limítese a entre 3 y 4 onzas (84 y 112 g) de proteínas animales al día. Esto corresponde a un corte más o menos del tamaño de una baraja. Y trate de obtener más proteínas de fuentes vegetales como el *tofu* y los frijoles (habichuelas)".

---

neutralizar el ácido. Lo hace extrayendo dichos minerales de los huesos, lo cual los debilita. Por lo tanto, ya cuenta usted con otra excelente razón para comer 9 raciones de frutas y verduras al día, tal como lo recomiendan los nutriólogos.

Un seguro diario para el banco óseo

Antes de que el té, el refresco (soda) y los jugos embotellados empezaran a dominar las mesas a la hora de la cena en los Estados Unidos, muchas personas solían acompañar todas sus comidas con leche, afirma Theresa Galsworthy, R.N., directora del Centro para la Osteoporosis en el Hospital para Cirugía Especial de la ciudad de Nueva York. "Ahora que hemos olvidado esta práctica nos cuesta trabajo recibir todo el calcio que necesitamos". Un problema adicional es que nuestra cultura de la comida rápida nos dificulta obtener otros nutrientes que los huesos necesitan, como la vitamina D y el magnesio.

Todo mundo debe tratar de obtener sus nutrientes a través de la fruta, las verduras, los cereales integrales y los lácteos, pero los suplementos de calcio sirven como un buen seguro para los huesos, opina la Dra. Trankina.

■ La mayoría de los suplementos de calcio que se venden sin receta son buenos, pero lo mejor es tomar uno que contenga citrato de calcio, lactato de calcio o gluconato de calcio, afirma la Dra. Trankina. "El citrato de calcio se absorbe mucho mejor con el estómago vacío que otros compuestos, como el carbonato de calcio".

■ Calcule cuánto calcio consume a través de la alimentación y agregue un suplemento de 500 a 1,000 miligramos para asegurarse de recibir los 1,000 a 1,500 miligramos diarios que se recomiendan. No obstante, evite tomar más de 500 miligramos a la vez, ya que al cuerpo le resulta difícil absorber una cantidad mayor en una sola toma.

■ A pesar de que el cuerpo produce vitamina D a partir de la luz solar y muchos lácteos vienen enriquecidos con este nutriente, los seres humanos sintetizamos y absorbemos esta vitamina en menores cantidades conforme envejecemos. Probablemente sea buena idea tomarla en forma de suplementos. "Puede comprar suplementos de calcio que incluyan vitamina D —afirma el Dr. Jones—. O bien puede obtenerla a través de un multivitamínico. Lo importante es que la tome".

En un estudio de 3 años de duración que abarcó a casi 400 hombres y mujeres de 65 años o más, un grupo de investigadores de la Universidad de Tufts en Boston encontró que quienes toman 500 miligramos de calcio y 700 UI de vitamina D al día pierden mucho menos hueso que quienes no consumen estos suplementos. Es más, quienes no toman suplementos sufren el doble de fracturas que quienes ingieren suplementos de calcio y de vitamina D. La Cantidad Diaria Recomendada (o *DV* por sus siglas en inglés) de vitamina D son 400 UI.

■ El calcio y la vitamina D no son los únicos nutrientes que ayudan a formar masa ósea. También se necesita magnesio, cinc y cobre, para mencionar sólo unos cuantos. "Puede cubrir todas las bases tomando un suplemento multivitamínico al día para asegurarse de obtener el 100 por ciento de la DV de todos los nutrientes esenciales", indica el Dr. Jones.

Cómo fortalecer los huesos a través del ejercicio

Al igual que el tejido muscular, el hueso funciona de acuerdo con el lema "lo usa o lo pierde". Entre más les exija a sus huesos, más fuertes se volverán. Entre menos les exija, más débiles serán. Un estudio de 6 meses de duración llevado a cabo por la Universidad de Carolina del Norte en Chapel Hill comparó a dos grupos de mujeres entre los 40 y los 50 años de edad. Las mujeres de un grupo hicieron ejercicios de fortalecimiento, mientras que las del otro llevaban una vida sedentaria. Los investigadores observaron que en las mujeres que levantaban pesas 3 días a la semana la densidad ósea de la espina dorsal aumentó en un 1 por ciento. Las del grupo sedentario de hecho perdieron masa ósea durante el mismo período.

A fin de lograr el mayor beneficio para la salud de los huesos, los expertos recomiendan dos tipos de ejercicio: ejercicio de resistencia al peso y levantamiento de pesas. "Los ejercicios de resistencia al peso son actividades como correr, caminar y bailar —explica Galsworthy—. Son importantes porque los huesos responden mejor cuando deben hacer fuerza en contra de la de la gravedad. Por lo tanto, el impacto del peso corporal contra el piso los estimula para fortalecerse.

"Sin embargo, el ejercicio de resistencia al peso no basta por sí mismo. También se necesitan ejercicios generales de fortalecimiento, como levantar pesas, para aumentar la masa muscular y la fuerza —agrega—. Esto resulta particularmente importante para la parte superior del cuerpo, en la que las mujeres corren un alto riesgo de perder masa ósea". Entre más tejido muscular tenga, más tensión sus músculos les exigirán a sus huesos. Así los huesos se estimularán para fortalecerse.

En vista de que las mujeres son propensas a perder fuerza ósea en las caderas, la espina dorsal, las piernas y las muñecas, el entrenamiento múltiple es la mejor forma de mantener fuerte todo el esqueleto, agrega Galsworthy. "Hacer una actividad de resistencia al peso en combinación con ejercicios de fortalecimiento en general tan sólo tres veces a la semana puede influir muchísimo, aunque desde luego sería aún mejor que hiciera más".

Formas de fortalecerlos

Cualquier ejercicio es bueno, pero para fortalecer los huesos tiene que someterlos a más estrés del que reciben durante sus actividades cotidianas, afirma Galsworthy. Las actividades de alto impacto, como brincar la cuerda (suiza, cuica) son ideales, pero no todos soportan este tipo de golpeteo en las articulaciones. Las siguientes alternativas también son buenas para construir masa ósea. Trate de hacer una o varias de estas actividades 3 días a la semana durante 20 a 30 minutos cada vez.

Caminar. Se trata de caminar rápidamente dando pasos cortos y marcados. El peso del cuerpo debe desplazarse del talón a los dedos del pie con cada paso y hay que doblar los brazos y moverlos con fuerza a los costados. Este movimiento les impone tensión suficiente a las piernas, las caderas y la espina dorsal para mantener o desarrollar masa ósea. Sin embargo, no expone las articulaciones al mismo golpeteo que cuando se corre.

Correr en estera mecánica (caminadora, *treadmill*). Correr en estera mecánica es menos pesado para las articulaciones que hacerlo sobre el pavimento, afirma Galsworthy. Es posible que una actividad vigorosa como correr en la estera mecánica, hecha con regularidad, reduzca la pérdida de masa ósea hasta en un 50 por ciento en las mujeres después de la menopausia.

Hacer aeróbicos de bajo impacto. Esta actividad trata las articulaciones con suavidad y es excelente para los huesos, ya que los somete a más fuerza que usualmente al caminar. Y todos los pasos sobre la banca (*step*) realmente tonifican las asentaderas.

Remar. Ya sea que lo haga en una máquina o en un *kayak* o canoa de verdad, remar es una actividad excelente para fortalecer la espina dorsal. Le ayudará a mantener la espalda derecha y juvenil. Las mujeres preocupadas porque les vaya a salir una joroba, ese encorvamiento en la parte superior de la espalda que posiblemente se deba a la osteoporosis, realmente pueden beneficiarse de incluir esta actividad en sus rutinas.

Jugar tenis. Si no puede remar, tal vez pueda golpear. Jugar tenis somete las vértebras de la columna a una tensión saludable. Además, construye huesos superfuertes en el brazo que maneja la raqueta. "Un beneficio adicional es que jugar tenis u otros deportes con regularidad mantiene en su punto el sentido de la coordinación y las reacciones conjuntas de la mente y el cuerpo", indica Galsworthy.

Ejercicios para su esqueleto

Los músculos fuertes dan huesos fuertes. El Consejo Estadounidense para el Ejercicio recomienda los siguientes ejercicios para fortalecer el esqueleto de la cabeza hasta los pies. Para obtener los mejores resultados hágalos de fortalecimiento 3 días a la semana. Programe realizar de una a tres series de cada ejercicio y entre 6 y 12 repeticiones por serie. Para los ejercicios con pesas puede utilizar pelotas de gimnasia o bien mancuernas (pesas de mano).

Medias sentadillas (cuclillas)

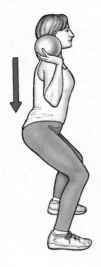

Párese dando la espalda a una silla (sin brazos). Mantenga la planta de los pies en contacto con el piso y separe los pies a un poco más que el ancho de sus hombros. Sostenga una pesa con cada mano a la altura de los hombros, con las palmas hacia arriba. Mantenga la cabeza alineada con el torso y vuelta al frente.

Doble las rodillas y las caderas despacio con la espalda recta, como si quisiera sentarse. No permita que sus rodillas rebasen los dedos de sus pies. Deténgase justo antes de sentarse en la silla. Sostenga esta posición por un segundo y luego vuelva a la inicial. Repita.

Los músculos que se trabajan: los músculos de las caderas, el cuádriceps (cara anterior de los muslos), los tendones de las corvas (cara posterior de los muslos), los glúteos (asentaderas) y los músculos de la baja espalda

Arcos

Párese con los pies separados a la misma distancia que el ancho de sus hombros. Dé un gran paso al frente con la pierna derecha, acercando la rodilla izquierda al piso. Asegúrese de mantener la rodilla derecha centrada sobre el tobillo. Empújese para volver a la posición inicial y repita con la otra pierna.

Los músculos que se trabajan: el cuádriceps (cara anterior de los muslos) y los glúteos (asentaderas)

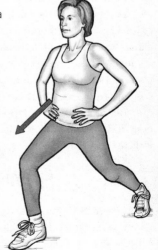

Arcos laterales

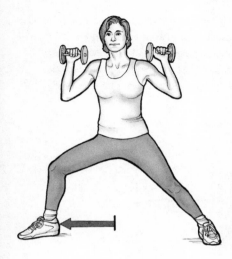

Párese con los pies separados más o menos a la misma distancia que el ancho de sus hombros y los dedos de los pies apuntados un poco hacia fuera. Sostenga una pesa con cada mano y levante los brazos de modo que sus manos queden a la altura de sus hombros. Mantenga la espalda recta y los músculos abdominales tensos al dar un paso hacia la derecha, aterrizando primero con el talón. Baje las caderas hasta que su muslo derecho quede en posición paralela al piso y su pierna izquierda esté extendida. Los dedos del pie derecho deben apuntar hacia ese lado, mientras que los del pie izquierdo deben señalar al frente. Sostenga esta posición por 1 segundo. Luego empújese despacio con la pierna derecha y regrese a la posición inicial. Termine una serie completa con la pierna derecha y luego haga otra con la izquierda.

Los músculos que se trabajan: los aductores (cara interna de los muslos), el vasto externo (cara exterior de los muslos), los ligamentos de las corvas (cara posterior de los muslos) y los glúteos (asentaderas)

Punta y talón

Póngase de puntitas, déjese caer hacia atrás sobre los talones y vuelva a elevarse. Repita. Puede sostenerse del respaldo de una silla para no perder el equilibrio.

Los músculos que se trabajan: los músculos de las pantorrillas.

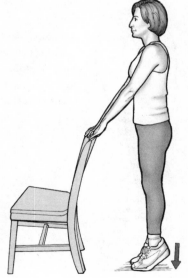

Inclinación de la pelvis

Acuéstese boca arriba con las plantas de los pies apoyadas en el piso y las rodillas dobladas. Entrelace las manos detrás de la cabeza sin apretarlas, con los codos salidos hacia los lados. Tense los músculos abdominales y levante la pelvis despacio, inclinándola hacia la caja torácica. De manera simultánea oprima la baja espalda contra el piso. Sostenga esta posición por un segundo y vuelva a bajar la pelvis lentamente. Repita.

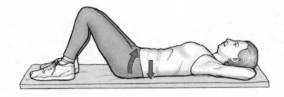

Curl *de bíceps*

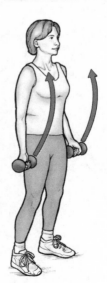

Párese con las rodillas ligeramente dobladas y los pies separados más o menos a la misma distancia que el ancho de sus hombros. Sostenga una pesa con cada mano a sus costados, con las palmas hacia arriba. Mantenga los codos pegados a los costados mientras levanta las pesas lentamente hacia la clavícula. No arquee la espalda. Sostenga esta posición por un segundo y luego baje las pesas despacio a la inicial. Repita.

Los músculos que se trabajan: el bíceps (cara anterior del brazo)

Extensión del tríceps

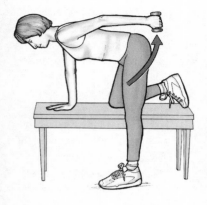

Sostenga una pesa con la mano izquierda. Inclínese y coloque la mano y la rodilla derechas sobre una silla o banca a manera de apoyo. Mantenga el pie izquierdo en el piso y la espalda recta, en posición paralela al suelo. Doble el brazo izquierdo con el codo apuntando hacia el techo y la pesa cerca de su muslo. Enderece el brazo izquierdo detrás de su cuerpo, de modo que todo el brazo quede en posición paralela al piso. Luego doble el brazo otra vez para volver a la posición inicial. Realice una serie completa y repita del otro lado.

Los músculos que se trabajan: el tríceps (cara posterior del brazo)

Levantamiento lateral

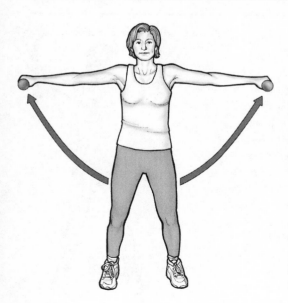

Párese con las rodillas ligeramente dobladas y los pies separados a la misma distancia que el ancho de sus hombros. Sostenga una pesa con cada mano, con los brazos colgados a los costados y las palmas vueltas hacia su cuerpo. Levante las pesas hacia los lados hasta casi la altura de los hombros. Luego bájelas lentamente otra vez. Repita.

Los músculos que se trabajan: los músculos de los hombros

Pres de pecho

Acuéstese boca arriba con las rodillas dobladas y las plantas de los pies apoyadas en el piso, con los pies separados más o menos a la misma distancia que el ancho de sus caderas. Sostenga una pesa con cada mano y extienda los brazos encima del pecho, con las palmas vueltas hacia el techo. Debe tener los pulgares el uno frente al otro.

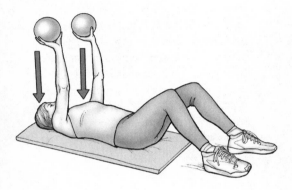

Doble los codos y baje las pesas lentamente. Deténgase cuando queden más o menos a la altura de sus hombros. (Si está acostado en el piso, sus brazos descansarán en este). Vuelva despacio a la posición inicial. Repita.

Los músculos que se trabajan: los músculos del pecho y los hombros y el tríceps (cara posterior del brazo)

Vuelo lateral

Necesitará una liga de resistencia para este ejercicio. Párese con los pies separados a la misma distancia que el ancho de sus hombros. Sostenga la liga de resistencia con ambas manos por los extremos, con los brazos extendidos encima y un poco hacia el frente de la cabeza. Mantenga los codos rectos sin extenderlos por completo y baje la liga frente a su cuerpo más o menos hasta la altura del pecho. Vuelva a levantar los brazos, pero no los hombros. Repita.

Los músculos que se trabajan: los músculos de la parte superior, media y baja de la espalda

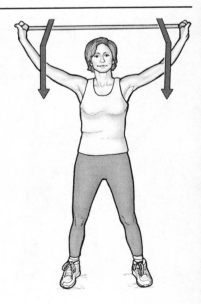

Cómo tener una despensa delgada

Su refrigerador ya es un modelo de todo lo que hace falta para tener éxito en el propósito de bajar de peso: cajones y repisas llenos a reventar de frutas y verduras de todos los colores, compartimentos provistos de un bien ordenado surtido de productos lácteos bajos en grasa, pilas de carne magra (baja en grasa) en el congelador.
Qué maravilla. ¿Y cómo anda su despensa?

En épocas pasadas —aquellos días de rellenos cremosos, quesos de lata y chuparse los dedos—, la despensa (alacena, gabinete) era el lugar perfecto para ocultar tortitas dulces, hojuelas fritas de maíz (elote, choclo) y otros alimentos poco saludables.

No obstante, si usted quiere mantener su cuerpo en forma y en condiciones juveniles, debe asegurarse de que la despensa lo apoye en la cocina como un socio más que se dedica a brindarle salud, al igual que el refrigerador, comenta Melanie Polk, R.D., directora del programa de educación sobre la nutrición del Instituto Estadounidense para la Investigación del Cáncer en Washington, D.C. Ahora le diremos cómo lograrlo.

Motívese. ¿Necesita un poco de inspiración para limpiar su despensa? Cuelgue una imagen que lo motive en la puerta de la misma, como una foto de usted en traje de baño de su época universitaria o bien un retrato de alguien que pesa lo que usted quiere pesar, sugiere Laura Molseed, R.D., coordinadora de nutrición para pacientes externos en el Centro Médico de la Universidad de Pittsburgh.

Límpiela. En vista de que necesita deshacerse de las tentaciones para disfrutar con mayor facilidad alimentos saludables que le sirvan para combatir las enfermedades, ha llegado la hora de realizar un trabajo de limpieza en serio. Esto significa regalar todas las golosinas dulces, incluyendo los dulces y las galletitas *(cookies)* para abrirles espacio a alternativas más saludables, como pasas, orejones de albaricoque (chabacano, damasco) y cereales.

Refuércela contra la grasa. Después de haber despejado la despensa, súrtala de muchas meriendas (refrigerios, tentempiés) altas en fibra que sacien el hambre y atrapen la grasa.

Por ejemplo, cambie las galletas *(crackers)* (menos de 1 gramo de fibra) por manzanas orgánicas secas (4 gramos de fibra); los *Twizzlers* (menos de 1 gramo de fibra) por arándanos agrios *(cranberries)* secos (4 gramos de fibra); y las magdalenas (mantecadas, panquecitos, *cupcakes*) (1.8 gramos de fibra) por galletas de barquillo de centeno (5.7 gramos de fibra).

Suba lo superfluo. Si su familia insiste en guardar galletitas y otras golosinas en la despensa, asígneles un lugar especial, como por ejemplo una repisa demasiado alta para que las vea o un compartimento que por lo común no abra. Si no las ve hay menos probabilidad de que se las coma, indica Polk.

Tenga los alimentos saludables a la mano. De la misma forma en que coloca un tazón de uvas hasta adelante y al centro del refrigerador, ponga los *pretzels*, las galletas de trigo integral y los cereales altos en fibra en un lugar muy visible hasta adelante en la despensa para que los encuentre con facilidad, recomienda Polk.

Mida las meriendas. Separe porciones de *pretzels*, palomitas (rositas) de maíz (cotufo) y otras meriendas y guárdelas en bolsitas de plástico para sándwich (emparedado). De esta forma contará con cantidades razonables para sus meriendas, las cuales estarán listas para llevárselas a la oficina o de viaje, opina Polk.

Prepárese para emergencias. Abastézcase de una cantidad suficiente de pasta, salsa para espaguetis y sopa de verduras para no tener que recurrir a la comida para llevar las semanas en que por algún motivo se atrase su salida a comprar comestibles.

Comidas clave con que debe contar

A continuación le proporcionamos una lista de los artículos esenciales que necesita para tener la despensa llena de alimentos nutritivos y bajos en grasa que satisfagan el hambre.

Lo básico

Siempre tenga los siguientes alimentos básicos a la mano.

- Aceite de *canola*
- Aceite de oliva extra virgen
- Azúcar blanca
- Azúcar morena (mascabado)
- Bicarbonato de sodio
- Cacao (en lugar de chispitas/pedacitos de chocolate)
- Cereales altos en fibra, como hojuelas de salvado, *shredded wheat*, avena, *Grape-Nuts* o *Kashi*
- Cereales integrales, como cebada, trigo *bulgur* y quinua
- Especias como chile en polvo, canela, comino, ajo en polvo, jengibre, nuez moscada, clavo, mezclas de especias, sal y pimienta
- Germen de trigo o semilla de lino (linaza, *flaxseed*)
- Harina integral
- Harina de maíz
- Harina multiuso
- Hierbas culinarias como orégano, albahaca, tomillo, perejil y romero (*rosemary*)
- Leche descremada evaporada
- Maicena
- Mezclas comerciales para panqueques (*hot cakes*) y *waffles* integrales
- Pan árabe (pan de *pita*) de trigo integral
- Pan integral
- Pan molido
- Pasas u otras frutas secas
- Polvo de hornear
- Sirope de arce (*maple*)
- Té verde, negro o herbario (en lugar de chocolate)

■ Vinagre de manzana
■ Vinagre de vino tinto

Las latas

En lugar de alimentos como queso para nachos, latas de atún bañado en aceite y frutas que nadan en un espeso almíbar (sirope), siempre piense en alternativas más saludables.

■ Atún en agua
■ Brotes de bambú
■ Castañas de agua
■ Consomé de pollo bajo en sodio
■ Crema de cacahuate (maní) natural (se conserva mejor en el refrigerador)
■ Frijoles (habichuelas), como pintos, colorados, blancos, negros y garbanzos
■ Frijoles refritos sin grasa
■ Fruta de lata, como piña (ananá), albaricoque (chabacano, damasco) y melocotón (durazno) en su jugo
■ Pimiento (ají, pimiento morrón) rojo asado
■ Salsa baja en grasa para espaguetis
■ Sopas de sodio reducido y bajas en grasa, como de verduras, minestrón y de lentejas
■ Verdura de lata, como maíz (elote, choclo), habichuelas verdes (ejotes, *green beans*), espárragos, remolacha (betabel), habas blancas *(lima beans)*, chícharo (guisante, arveja), frijol de carita (carete, *black-eyed peas*), zanahoria, hongos rebanados, verduras de hoja verde, papas y tomate (jitomate)

Meriendas (refrigerios, tentempiés)

Surta su despensa de estas opciones sabrosas que llenan el estómago.

■ Barras de *granola* bajas en grasa
■ Galletas *(crackers)* de trigo integral
■ Nueces y almendras
■ Palomitas (rositas) de maíz (cotufo)
■ *Pretzels*
■ Semillas de girasol
■ Tortillas de trigo integral
■ Totopos (tostaditas, nachos) preparados al horno

La ropa que resalta su nueva figura

UNA CLIENTA DE LA ASESORA EN IMAGEN ANNA WILDERMUTH

BAJÓ 30 LIBRAS (14 KG) HACE POCO.

EL PROBLEMA ES QUE NO SE LE NOTA.

Quiere bajar otras 30 libras más, de modo que se niega a comprar ropa nueva y a mandar arreglar sus prendas viejas hasta no alcanzar su objetivo. Debido a que su guardarropa no ha experimentado la misma transformación que su cuerpo, nadie se fija en que está más delgada.

"Es posible que usted se ponga su ropa vieja y la sienta holgada, pero que no sea lo suficiente como para que otras personas noten mucha diferencia. Cuando alguien lo vea con su ropa vieja no va a exclamar: '¡Caray! ¡Estás bajando de peso y te ves fabulosa!' —afirma Wildermuth, dueña de la empresa Personal Images en Elmhurst, Illinois—. Ha trabajado muy arduamente para lograr este gran cambio, pero la gente no se dará cuenta hasta que realice los cambios pequeños que lo resalten".

Cuando tomó la decisión de bajar de peso, dio un paso enorme hacia el objetivo de verse y sentirse fabulosa. Y después de todo el trabajo arduo y los logros que ha tenido realmente puede empezar a divertirse ahora. Puede crear una nueva imagen.

PRUEBA
viviente

Luciendo ropa que queda...
y resalta

Estoy más consciente ahora de lo que me pongo. Antes todo lo que usaba me quedaba suelto y hacía todo lo posible por ocultar mi cuerpo. Ahora con gusto me pongo cosas más ajustadas que se moldean a mi cuerpo. De hecho al salir de compras realmente busco cosas así. En lugar de una playera (camiseta) extra-extragrande, compro una de talla mediana que me quede de verdad.

Además, mis piernas ya no me dan tanta pena como antes. Si quiero puedo ponerme *shorts* y faldas que me lleguen a la mitad del muslo en lugar de la rodilla.

Donde realmente he notado el cambio es en mis camisas. Nunca me ponía blusas sin manga. Ahora sí. Antes mis brazos me daban mucha pena porque tenía la impresión de que se veían un poco fofos, así que los tapaba.

No obstante, conforme he realizado el programa, bajado de peso y hecho algo de pesas, mis músculos han adquirido más firmeza y me permiten lucir los brazos un poco.

"Bajar de peso la hace verse más joven y saludable. Resáltelo con una imagen que acentúe su nueva figura", sugiere Princess Jenkins, una asesora en imagen de Majestic Images International en la ciudad de Nueva York.

¿Por qué necesita una imagen nueva? Tal vez ni siquiera lo haya pensado, pero es probable que cuente con un aspecto particular, afirma Jenkins. Los viejos pantalones de mezclilla (mahones, pitusa, *jeans*), la misma cola de caballo que lleva desde hace años, el delineador azul para los ojos con el que pinta sus párpados desde que tiene memoria. Lo conserva todo porque es fácil, cómodo y rápido.

No obstante, con el tiempo usted, "la persona", desapareció y "la imagen" comenzó a dominar. Ya sea de manera consciente o no, las personas en realidad ya no se fijan en usted. Desde su punto de vista, usted *es* su imagen.

Por lo tanto, incluso después de haber bajado de peso, si no modifica esos elementos básicos de su imagen, sus amigos y familiares no se darán cuenta. "La gente está acostumbrada a verla de esta forma —indica Jenkins. Tiene que ayudarles a mirar más allá. Todo en usted es nuevo y ahora necesita un nuevo guardarropa y la imagen adecuada para lucirlo".

Vístase como una estrella

Ya sea que se pusiera unos pantalones capri informales o el sofisticado vestidito negro de *Desayuno en Tiffany's*, Audrey Hepburn siempre se veía alta, esbelta y elegante. Su secreto estuvo en saber encontrar la ropa que complementara su cuerpo menudo.

Hepburn usaba ropa muy sencilla, explica Diana Kilgour, una asesora independiente en guardarropa e imagen de Vancouver, Canadá. No la complicaba con muchos detalles.

Ya sea que su figura tienda hacia la complexión delgada de Hepburn, las formas atléticas naturales de Loretta Swit o las voluptuosas curvas de Oprah Winfrey, ha llegado el momento de lucir el hecho de haberse liberado de todas esas libras adicionales. Ahora averiguará cómo hacerle para que se vea tan delgada y joven como se siente, por medio de tallas más pequeñas y estilos favorecedores.

Reconozca sus mejores rasgos. Hepburn se veía bien porque sabía qué acentuar. Sin embargo, si usted acaba de bajar de peso lo más probable es que tenga más experiencia ocultando su cuerpo que exhibiéndolo. Podrá reproducir el estilo elegante y esbelto de la actriz si toma en cuenta cuáles son los mejores rasgos de su propio cuerpo.

"La gente tiende a concentrarse en sus limitaciones", afirma Georgette Braadt, una asesora en imagen y comunicaciones de Allentown, Pensilvania. Muchas mujeres saben lo que no les gusta de sí mismas, pero no se fijan en el hecho de que tienen un cutis hermoso o piernas fabulosas o bien que caminan con elegancia.

Dé un paso hacia atrás y observe su cuerpo con actitud positiva. Si necesita ayuda, pídale su consejo a una amistad y fíjese cuando le hagan un cumplido.

Haga alarde. Una vez que sepa qué lucir, no sea tímida. "Si tiene unas piernas hermosas, póngase faldas un poco más cortas", sugiere Braadt.

Compre más ropa del color y el estilo por los que recibe más cumplidos. En catálogos y revistas busque fotografías de mujeres cuya figura y rasgos se parezcan a los suyos y antes de salir de compras imagínese a sí misma con la ropa que ellas traen puesta.

Para obtener una opinión fresca acerca de su imagen, llévese a una amiga a la tienda. "Pídaselo a alguien capaz de ayudarle a salir de territorios conocidos", indica Braadt. De esta forma se medirá estilos diferentes.

Acompañe su cuerpo más delgado con telas más delgadas. ¿Recuerda esas playeras (camisetas) holgadas de algodón y poliéster que escondían los bultos y las protuberancias de su estómago y caderas? Tírelas. Ha llegado la hora de ponerse telas más delgadas que se peguen a su cuerpo, opina Debbie Ann Gioello, profesora de Diseño de Modas en el Instituto de Tecnología de la Moda en la ciudad de Nueva York y autora de libros sobre los tipos de figura y las tallas así como el manejo de las telas.

> *P*ara parecer aún más alta y esbelta, pruébese unos trajes pantalón de saco largo.

Póngase tejidos de punto hechos con mezclas de nilón o acrílico, indica. O bien use ropa de *Lycra* o *spandex*, como mallones y playeras que se peguen al cuerpo, porque acentuarán su nueva figura. Las telas transparentes, como el chiffón, encima de una blusa de tirantes *(tank top)* también pondrán énfasis en su cuerpo.

Haga como Hepburn. Apréndale algunas cosas a la estrella. Tenía el talle muy alargado y se ponía ropa que la hiciera verse aún más alta: altísima, indica Irene Mak, profesora en la Escuela Parsons de Diseño de la ciudad de Nueva York y directora de diseño técnico de American Eagle Outfitters.

Si quiere parecer aún más larga y esbelta, pruébese unos trajes pantalón de saco largo. Póngaselos con zapatos que tengan un tacón de 1½ a 2 pulgadas (4 a 5 cm), sugiere Claudia Kaneb, jefa de vestuario en el programa *Today* de la NBC. En conjunto se verá más alta y delgada.

Luzca las piernas con pantalones capri. He aquí otro estilo juvenil que puede robar del clóset de Hepburn. "Los pantalones capri muestran la definición de las piernas", afirma Mak. Si sus pantorrillas son más bien gruesas, escoja un largo que las cubra en parte. Si las tiene más delgadas, escoja un largo que quede arriba de sus pantorrillas.

Adorne los clásicos. La ropa clásica está bien diseñada y emplea telas de calidad que pueden utilizarse durante todo el año, como algodón, lino, seda y lana. "A pesar de que la ropa clásica es elemental para el guardarropa de trabajo, sin accesorios puede parecer aburrida", comenta Braadt. Armar su guardarropa en torno a piezas fundamentales cuyos colores, telas y siluetas estén coordinados entre sí ayudará a aumentar la flexibilidad de su vestuario, además de que sacará el mayor provecho de su inversión.

Los estilos clásicos son los que no resienten la influencia de las tendencias del momento y que por lo tanto podrá usar durante años sin meter la pata. La mayor parte de su guardarropa debe consistir en clásicos, afirma, como pantalones, faldas, jerseys y *blazers*. Si le quedan bien la gente se fijará en su figura, no en la ropa.

Vístase para no subir de peso. Es posible que acentuar su pérdida de peso hasta le ayude a mantenerse delgada. "He escuchado a muchas mujeres comentar que cuando les gusta su apariencia simplemente les resulta más fácil permanecer alejadas del refrigerador", dice Kilgour.

Así que arréglese. Al cambiar su forma de vestir modificará su porte y manera de moverse. Del mismo modo en que camina de modo diferente al calzar zapatos distintos, es posible que con un guardarropa nuevo se conduzca de otro modo.

Undécima semana

Los secretos para la recta final

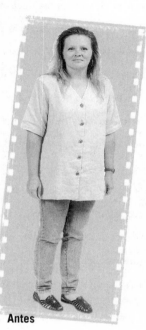

Antes

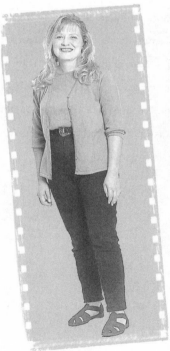

Después

QUERÍA MEJORAR MI SALUD Y BAJAR DE PESO, DE MODO QUE CAMBIÉ MI ESTILO DE VIDA, LO CUAL SIGNIFICÓ QUE TUVE QUE RENUNCIAR A MI HÁBITO DE COMER QUARTER POUNDERS.

—Pat Mast

Se está acercando el final del Plan Adelgace y Rejuvenezca. Usted ha realizado muchos pequeños cambios a lo largo de las últimas semanas, los cuales ha incorporado a un estilo de vida centrado en crear un cuerpo más sano y esbelto. Y al mismo tiempo ha aprendido algunos métodos para mantenerse motivado. Ha llegado la hora de ponerle los toques finales a su nueva vida.

Esta semana recibirá muchos consejos más. Ya lleva varias semanas probando recetas bajas en grasa. Ahora conocerá algunos secretos profesionales de la cocina baja en grasa. Es muy posible que descubra varias indicaciones que le ayuden a cocinar y a adaptar sus recetas favoritas con facilidad. Además, aprenderá a hacer elecciones saludables en los restaurantes de comida rápida. Por último, su nueva imagen seguramente ha provocado reacciones tanto positivas como negativas. Averiguará cómo manejarlas para evitar recaer en sus viejos hábitos.

Reafirme su busto

¿QUIERE PERDER 10 LIBRAS (5 KG) Y 10 AÑOS?

ES MÁS FÁCIL DE LO QUE CREE.

LO ÚNICO QUE NECESITA ES EL SOSTÉN (BRASIER) CORRECTO.

Cuando un sostén no ajusta adecuadamente, los senos cuelgan muy abajo o bien se salen por arriba y los lados. Ambos problemas pueden agregar unas 10 libras y 10 años a la apariencia de una mujer —indica Berna Goldstein, vicepresidenta de comercialización de Bali Company, un fabricante de sostenes de la ciudad de Nueva York—. Y el problema es común. En las encuestas que hemos hecho descubrimos que entre el 70 y el 85 por ciento de las mujeres usan la talla incorrecta de sostén o bien un estilo que no es el adecuado para su figura".

Un sostén que no ajusta correctamente es común sobre todo entre las mujeres de busto más grande, quienes pueden beneficiarse más de la impresión de mayor delgadez que el apoyo apropiado para el busto produce, señala Goldstein. "Muchas mujeres de figuras llenitas usan sostenes que dejan colgar sus senos hasta la cintura. Se ven mucho más viejas, pesadas y de talle más corto que las mujeres que se ponen sostenes que les quedan correctamente y que levantan sus senos adonde deben estar".

Además, ponerse un sostén que proporciona el apoyo apropiado, sobre todo al hacer ejercicio, puede ayudar a reducir el estrés sobre los ligamentos y evitar que los senos se cuelguen para empezar.

Con toda certeza, el error más grande que las mujeres cometen es comprar sostenes que no les quedan, afirma Goldstein. "Hay muchos cortes y

estilos diferentes de sostén. De la misma forma en que no todos los pantalones talla 12 que se mida le van a quedar, tampoco puede esperar que
todos los sostenes talla 36C ajusten como deberían". A continuación le
daremos algunas indicaciones útiles para que le saque jugo a su ropa interior.

Mídase. Un número sorprendente de mujeres nunca se ha medido la talla
del sostén, afirma Goldstein. "Simplemente se compran el mismo de
siempre, que puede o no corresponder a la talla y el estilo correctos".

La mejor idea es ir a una tienda especializada en ropa interior y pedirle
a una vendedora que le saque sus medidas. No obstante, también lo puede
hacer usted sola. Primero determine la talla de la banda. Mídase la caja torácica en pulgadas justo debajo de los senos y súmele 5 a este número. Por
ejemplo, si la medida le da 29, agréguele 5: su talla de banda es 34. Si el resultado es un número non, como 35, por ejemplo, puede probarse una talla
más grande o más chica, lo cual en este ejemplo equivaldría a 34 ó 36.

Después averigüe el tamaño de su copa. Empiece por medir la circun-
ferencia de su torso desde la espalda, debajo de los brazos y sobre el pecho
(encima de los senos) en el punto más voluminoso del busto. Luego reste
su talla de banda de esta medida. Utilice el número que resulte de la operación
y la tabla de abajo para determinar el tamaño de su copa. Se trata de una guía
general, ya que los tamaños llegan a variar según la marca.

Cómo calcular el tamaño de la copa

DIFERENCIA ENTRE LA MEDIDA DEL BUSTO Y LA TALLA DE LA BANDA	TAMAÑO DE LA COPA
Menos de 1 pulgada	AA
1 pulgada	A
2 pulgadas	B
3 pulgadas	C
4 pulgadas	D
Más de 4 pulgadas	DD o más grande

Llénelo sin salirse. Cuando se ponga un sostén (brasier), la copa debe
contener el seno por completo.

"Si la copa se arruga o se cuelga de alguna parte, es demasiado grande
—afirma Goldstein. Si el seno se sale por arriba o por los lados, la talla o
el estilo no están bien para usted—. Si el sostén le queda bien y se siente

cómoda en términos generales, pero con todo se sale un poco, pruebe otro estilo que tenga una copa de corte más amplio, para acomodar formas más llenitas de la misma talla".

Baje la espalda. Entre más abajo quede el tirante en la espalda, más apoyo brinda. "Si lleva el tirante del sostén muy alto en la espalda los senos se le colgarán mucho y se verá sin gracia, por no mencionar que se sentirá muy incómoda", explica Goldstein. El borde inferior de la banda debe cruzar el cuerpo en línea recta. Si el sostén se sube en la parte de atrás, es posible que las copas sean demasiado pequeñas, los tirantes estén demasiado apretados o la banda del sostén le quede grande. Debe sentir los tirantes cómodos, sin que se le claven en los hombros.

Ajuste los tirantes. Para lograr la figura más esbelta y juvenil posible, el sostén debe mantener los pezones a unas 2½ pulgadas (6 cm) por debajo de la línea imaginaria que conecta los pliegues de las axilas. Ajuste los tirantes de tal modo que sus senos queden a esta altura, con el tirante de atrás ligeramente más abajo que el del frente. "Los tirantes no deben clavársele en los hombros en ningún momento —advierte Goldstein—. Si esto pasa y por lo demás el sostén le queda, mídase uno de tirantes más anchos y acolchados".

Pruebe la banda. El centro del sostén debe hacer contacto con su esternón. La banda tiene que quedar ajustada, pero también debe ser posible introducir un dedo debajo de ella a todo alrededor del cuerpo. "Las mujeres más corpulentas con frecuencia cometen el error de comprar un sostén superceñido, porque piensan que les hace falta como apoyo —indica Goldstein—. Terminan con un sostén que se les clava por todas partes, lo cual resulta en un perfil de aspecto pesado y muy poco favorecedor cuando sus senos se salen alrededor de la prenda. Pruebe tirantes y bandas más grandes y anchas en lugar de un sostén más ceñido. La apoyará mejor y también hará que se vea más delgada".

Escoja algo bonito. ¿Cuándo fue la última vez que se compró un sostén bonito? Si no se acuerda ya es hora, opina Goldstein. "Las mujeres muchas veces dejan de comprarse ropa interior bonita después de casarse o si suben de peso. Es una lástima porque la ropa interior bonita hace que una se sienta joven y bonita".

¿La preocupa que los sostenes bonitos no sean funcionales? No hay motivo para ello. "La tecnología de los sostenes ha evolucionado mucho. Incluso las tallas más grandes y que más apoyo brindan se ofrecen en colores, estampados y telas hermosos", agrega la experta.

Alternativas de apoyo

Un sostén (brasier) de calidad que la apoye bien es la primera condición para conservar un busto juvenil. La segunda es desarrollar los músculos que están debajo de los senos.

"Para dar firmeza a la zona del pecho hay que desarrollar los músculos pectorales que se encuentran justo debajo de los senos —indica Amy Goldwater, especialista en buena forma física y asesora de buena forma física para el Club TOPS en Milwaukee—. Al agregar volumen a estos músculos toda la zona se rellena y el busto se eleva un poco".

Pres de pecho. Acuéstese boca arriba con las rodillas dobladas y las plantas de los pies en contacto con el piso, con los pies separados más o menos a la misma distancia que el ancho de sus hombros. Sostenga una bola con cada mano y extienda los brazos arriba del pecho, con las palmas vueltas hacia arriba. Los pulgares deben quedar el uno frente al otro.

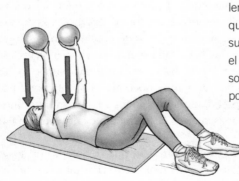

Doble los codos y baje las bola lentamente. Deténgase cuando queden más o menos a la altura de sus hombros. (Si está acostada en el piso, sus brazos descansarán sobre este). Regrese despacio a la posición inicial. Repita.

Cómo reducir el rebote

Antes de 1977, las mujeres que tenían la esperanza de hacer ejercicio sin que sus senos rebotaran debían arreglárselas solas. De hecho el primer sostén deportivo consistió en dos suspensorios que un par de atletas ingeniosas unieron antes de hacerse célebres como las creadoras del *Jogbra*.

La experta recomienda los siguientes dos ejercicios. Hágalos dos o tres veces a la semana con un mínimo de 24 horas entre una sesión y otra. Asegúrese de realizar los movimientos de manera lenta y controlada. Cuente 3 segundos al levantar la pesa, sostenga la posición por 1 segundo y cuente 3 segundos al volver a bajarla. Las pesas deben ser lo bastante pesadas para que las últimas cuatro repeticiones le resulten relativamente difíciles.

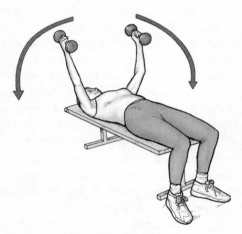

Cristos (vuelos) de pecho. Acuéstese boca arriba sobre una banca o el piso, con las rodillas dobladas y la planta de los pies en contacto con el suelo. Sostenga una pesa con cada mano y extienda los brazos arriba del pecho, con los codos ligeramente doblados y las palmas de las manos una frente a la otra.

Doble los codos ligeramente hacia fuera, de modo que sus brazos parezcan alas, y baje las pesas despacio hacia los lados hasta que queden más o menos a la altura de sus hombros. Sostenga la posición por 1 segundo y súbalas otra vez a la posición inicial. Repita.

No obstante, incluso cuando los fabricantes empezaron a producir comercialmente sostenes especiales para hacer ejercicio, hasta los años 90 no hubo nada para las mujeres de senos grandes.

Actualmente hay sostenes deportivos para mujeres de todas formas y tamaños. Sin embargo, no todos les sirven igual de bien a todo mundo. El Consejo Estadounidense para el Ejercicio informa de que la gran mayoría de las mujeres aún sienten molestias en los senos al hacer ejercicio. Además de que así el ejercicio se vuelve desagradable, al busto no le conviene rebotar demasiado.

"Muchas mujeres de senos grandes se ponen dos sostenes deportivos para evitar estos problemas —indica Susan Verscheure, quien ha realizado investigaciones sobre los sostenes deportivos en el departamento de Ejercicio y Ciencias del Movimiento de la Universidad de Oregón en Eugene—. No obstante, si cuentan con el sostén indicado la mayoría de las mujeres pueden obtener el apoyo que necesitan de uno solo".

Fíjese en las siguientes características.

Complete la copa. Esencialmente hay dos estilos de sostén deportivo. Para las mujeres que usan una copa C o mayor, la copa completa es lo indicado, afirma Verscheure. El sostén de copa completa (en inglés, *encapsulation bra* o *isolation bra)* contiene cada seno por separado en su copa individual de apoyo. El otro estilo, el sostén con compresión *(compression bra),* aplasta los senos contra el pecho y los mantiene ahí.

"Encontramos que un sostén de copa completa funciona mejor que dos sostenes con compresión, además de ser más cómodo", agrega.

No se deje engañar por su apariencia al buscar uno. Muchos sostenes de copa completa cuentan con ganchos y copas entalladas con costuras, como los sostenes normales, de modo que no tienen el aspecto que se esperaría.

"No es el tipo de sostén deportivo que la mayoría de las mujeres se pondrían sin playera (camiseta)", comenta Verscheure. Sin embargo, su rendimiento mejorado compensa esta falta de atractivo visual.

Una espalda ancha. Los sostenes deportivos se venden con tirantes en "T", tirantes cruzados (los tirantes apuntan hacia el centro de la espalda) o espalda baja (los tirantes cruzan los hombros verticalmente).

Los sostenes con tirantes en "T" o cruzados elevan todo el busto, por lo que son buenos para controlar los rebotes. No obstante, llegan a clavarse en los músculos del trapecio (la parte superior de la espalda) de las mujeres con senos más grandes. "La regla general para los sostenes con tirantes en 'T' es que entre más grande la pieza de la espalda, más cómodo va a ser", opina Missy Park, fundadora de Title IX, una compañía distribuidora de artículos deportivos para mujeres ubicada en Berkeley, California. O bien puede optar por un sostén de espalda baja y muy ancha, siempre y cuando los tirantes también sean anchos y brinden mucho apoyo.

Tirantes anchos. Cualquier sostén para mujeres de senos más grandes debe contar con tirantes más anchos que el sostén deportivo común, afirma

Park. "Los tirantes angostos se le clavarán en los hombros y resultarán incómodos. En cambio, busque tirantes anchos y acolchados en la parte de los hombros".

Poder de permanencia. Nunca compre un sostén deportivo sin medírselo, recomienda Park. "Entre al probador y brinque un poco. Sus senos deben permanecer más o menos en el mismo lugar, con un mínimo de rebotes. Si no es así, quíteselo y mídase otro hasta que encuentre una marca y un modelo que resulte cómodo y le brinde apoyo".

Pasos para unas piernas bien torneadas

CUANDO LAS CHICAS IMPUSIERON SUS GANAS DE VIVIR EN LOS AÑOS 20, LOS TALLES DE LOS VESTIDOS BAJARON Y LOS DOBLADILLOS SUBIERON, Y POR FIN LAS MUJERES PUDIERON PERMITIRSE ALGO POR LO QUE HABÍAN LUCHADO CON AHÍNCO: MOSTRAR LAS PIERNAS. DESDE ENTONCES LAS MUJERES SE HAN LIBERADO CON LA MINIFALDA, LOS VESTIDOS DE LÍNEA A, LOS *SHORTS* MUY CORTOS Y DESDE LUEGO EL BIKINI. NO OBSTANTE, SIGUE HABIENDO MUCHAS A QUIENES NO LES IMPORTARÍA VOLVER A OCULTAR LAS PIERNAS.

En muchos casos no quieren taparse las piernas porque estén fuera de forma. Lo hacen para esconder las venas varicosas (várices) dilatadas y azules o bien las marañas moradas de las arañas vasculares por las que incluso las piernas más espléndidas llegan a verse (y sentirse) no tan espléndidas.

Más o menos el 15 por ciento de los adultos tienen problemas con las venas, afirma el Dr. Luis Navarro, fundador y director del Centro para el Tratamiento de las Venas en la ciudad de Nueva York. Y este tipo de problema es mucho más común en las mujeres que en los hombres.

Prepare las pantorrillas

Unas pantorrillas torneadas y fuertes sirven para algo más que sólo llamar la atención. También fortalecen el "segundo corazón", el sistema de músculos y vasos sanguíneos de las piernas que impulsa la sangre de regreso hacia el corazón.

Un segundo corazón fuerte también ayuda a que las piernas conserven su belleza al prevenir las arañas vasculares y las venas varicosas (várices). Caminar a paso ligero y otros ejercicios aeróbicos pueden ayudar a tonificar las pantorrillas, pero también es buena idea desarrollar los músculos de esta parte.

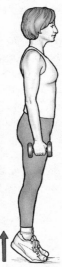

"Es probable que los levantamientos de pantorrilla sean el mejor ejercicio para estos músculos —opina el Dr. Luis Navarro del Centro para el Tratamiento de las Venas—. Son rápidos y sencillos. Y sólo los tiene que hacer un par de veces a la semana para beneficiarse". Ahora le diremos cómo.

Párese con las piernas separadas más o menos a la misma distancia que el ancho de sus caderas y sostenga una pesa (mancuerna/pesa de mano o pelota de gimnasia/*medicine ball*) en cada mano a sus costados. Separe los talones del piso lentamente, pasando el peso de su cuerpo a los dedos de los pies. Mantenga las rodillas estiradas y el torso erguido. Sostenga esta posición y vuelva a bajar. Repita de 10 a 15 veces.

Empiece con una sola serie y después de 2 semanas aumente a dos series de 10 a 15 repeticiones dos veces a la semana. Este ejercicio sólo debe hacerse cada dos días.

Es probable que no se haya tenido que preocupar por venas varicosas durante sus quinces, pero tampoco es sólo un problema de ancianas. Estas venas afectan a un número sorprendente de mujeres jóvenes y a más de la mitad de las mujeres mayores de 40 años. La píldora anticonceptiva y el embarazo pueden aumentar la susceptibilidad al problema. Además, es un mal hereditario.

Y si tiene sobrepeso es más probable que sufra estas molestias. "Andar cargando un exceso de peso somete las venas a mayor presión, sobre todo durante el embarazo en la zona pélvica, donde con frecuencia empiezan las venas varicosas", indica el Dr. Navarro.

Afortunadamente las medidas de prevención correctas —y los tratamientos indicados— pueden conservar la hermosura de sus piernas y permitirle mostrarlas sin importar su edad.

Venas visibles

Tanto las arañas vasculares como las venas varicosas (várices) se deben a problemas de circulación. Existen unas válvulas al interior de las venas que impulsan la sangre de regreso hacia el corazón. Cuando estas válvulas dejan de abrir y cerrar correctamente, la sangre se acumula dentro de las venas, lo cual las estira y dilata.

Cuando esto sucede con las venas pequeñas o vasos capilares, lo que aparece es una pequeña malla de arañas vasculares rojas, azules o moradas, parecida a una red. Cuando le pasa a una vena más grande, el resultado es una abultada y azulosa vena varicosa. Estas venas tienen un aspecto desagradable y no sólo hacen que sus piernas se vean más viejas de lo que son, sino también que se sientan más viejas, ya que provocan una sensación de pesadez, calambres nocturnos y —cuando son muy grandes— un molesto latido y dilatación.

"La herencia genética es lo que más influye en si va a ser propensa o no a estos problemas de las venas —afirma el Dr. Navarro—, pero muchos factores externos contribuyen a fomentarlos".

Las hormonas femeninas son una causa común, indica, porque el estrógeno puede debilitar las paredes de las venas y hacerlas más propensas a dilatarse. El embarazo en particular aumenta esta disposición, porque el aumento del peso sobre las venas pélvicas, la sangre adicional que circula por el cuerpo y el exceso de hormonas femeninas hace más vulnerables las venas.

Si bien no hay mucho que pueda hacer con respecto a sus genes, hormonas o lo que suceda durante el embarazo, es posible tomar algunas medidas preventivas para reducir al mínimo los problemas con las venas. Los expertos recomiendan las siguientes.

Fortalezca su "segundo corazón". El sistema de venas, válvulas y músculos que existe en los pies y las pantorrillas se llama el "segundo corazón" porque regresa la sangre de las piernas al corazón, explica el Dr. Navarro. "Al igual que ocurre con el corazón que lleva en el pecho, necesita hacer ejercicio para fortalecer el segundo corazón y lograr que funcione correctamente. Tan sólo caminar de 20 a 30 minutos todos los días puede ayudar. Sin embargo, es importante que se levante y se mueva siempre que pueda".

Mueva los pies. Aunque su segundo corazón sea relativamente fuerte, a menos que le dé la oportunidad de trabajar usted corre el riesgo de desarrollar problemas con las venas. Por eso permanecer sentada o bien parada durante mucho tiempo aumenta el peligro de tener venas varicosas y arañas vasculares, explica la Dra. Arielle Kauvar, directora adjunta del Centro para Cirugía Láser y de la Piel de Nueva York en Manhattan.

"Cuando debe estar parada durante mucho tiempo o permanecer sentada durante lapsos muy grandes de tiempo, las pantorrillas no tienen la oportunidad de impulsar la sangre de regreso y es más probable que con el tiempo esta se acumule —indica la experta—. La mejor defensa contra ello es tomar un descanso y caminar todas las veces que pueda".

Sin embargo, si eso no es posible, por lo menos balancéese sobre los pies y flexione y luego estire los músculos de las pantorrillas al menos una o dos veces por hora.

Fíjese en la fibra. Los médicos han observado que las personas que llenan su cuota diaria de fibra (de 25 a 30 gramos) son menos propensas a tener venas varicosas, señala el Dr. Navarro. "No estamos del todo seguros de cuál es la asociación, pero probablemente tenga que ver con el estreñimiento. La gente que no consume suficiente de fibra tiende a estreñirse. Cuando hace esfuerzos en el baño somete sus venas a presión adicional".

Una forma fácil de consumir la mitad de la fibra que necesita diariamente es con un desayuno de ½ taza de algún cereal alto en fibra, como *Fiber One* (14 gramos).

Concéntrese en la compresión. Las mujeres con antecedentes de problemas con las venas pueden beneficiarse de llevar pantimedias con compresión, afirma la Dra. Kauvar. Estas pantimedias se consiguen con las compañías distribuidoras de artículos médicos o en algunas farmacias. Se ciñen a los tobillos y se van aflojando cada vez más en la medida en que suben hasta los muslos.

"Debido a que son ajustadas alrededor de las pantorrillas, ayudan a evitar que la sangre se acumule en las venas inferiores. Además, oprimen las venas, de modo que ayudan a impulsar la sangre de regreso hacia arriba, hasta el corazón", comenta la experta.

Afloje los pantalones de mezclilla (mahones, pitusa, *jeans*). La ropa muy apretada de la ingle puede ejercer presión sobre las venas de las piernas, lo cual dificulta que la sangre circule otra vez hacia el corazón e induce a las venas a estirarse y dilatarse. "Las pantimedias normales llegan a ser problemáticas porque van ceñidas a los muslos", indica el Dr. Navarro. Lo mismo se aplica a los pantalones de mezclilla muy ajustados. Hágales un favor a sus venas y muslos y aflójelos un poco.

Suba los pies. La gravedad no es su amiga en la lucha contra los problemas con las venas. En vista de que la batalla cotidiana de las piernas literalmente se libra cuesta arriba, hágales un favor y elévelas cuando se acueste a descansar, sugiere el Dr. Navarro. Coloque un cojín debajo de sus pies para elevar las piernas entre 6 y 12 pulgadas (15 y 30 cm) arriba de su corazón. De esta forma la sangre podrá fluir libremente desde sus piernas sin que sus venas se tengan que esforzar. "También se relaja uno de maravilla al subir los pies después de un largo día", comenta el experto.

> *El estrógeno puede debilitar las paredes de las venas y así aumentar el riesgo de tener problemas.*

Ponga los pies en la tierra. Tal vez se vea bonita y elegante cuando cruza las piernas, pero a la larga estas ya no serán tan bonitas. "Cuando las piernas se cruzan, el flujo de la sangre hacia arriba, hacia el corazón, se hace más lento y aumenta la presión dentro de las venas —explica la Dra. Kauvar—. Cuando esté sentada en el trabajo, trate de mantenerse erguida y de tener las plantas de ambos pies en contacto con el piso lo más posible".

Evite el exceso de estrógeno. El estrógeno puede debilitar las paredes de las venas y hacerlas más propensas a estirarse y dilatarse. Por lo tanto, si usted tiende a tener venas varicosas (várices) o arañas vasculares, probablemente no sea buena idea introducir más estrógeno a su organismo del que ya está ahí, opina el Dr. Navarro.

"Tanto la terapia de reposición hormonal como la píldora anticonceptiva pueden aumentar el riesgo de tener problemas con las venas. Si le resulta imposible evitar tomar hormonas, consulte a su médico acerca de anticonceptivos o una terapia hormonal de dosis baja", recomienda el experto.

Fortalézcalas con flavonoides. Los bioflavonoides son unas sustancias que forman parte de ciertas frutas, verduras y hierbas y que ayudan a fortalecer las paredes capilares y de las venas. A fin de obtener las dosis más beneficiosas de estos útiles compuestos, el Dr. Navarro sugiere que las personas propensas a tener problemas con las venas tomen suplementos herbarios ricos en flavonoides, como rusco (jusbarba, *butcher's broom*) o castaña de la India *(horse chestnut)*. Los encontrará en la tienda de productos naturales de su localidad. Tómelos según las indicaciones que aparezcan sobre el envase. La castaña de la India puede interferir con la acción de otros medicamentos, particularmente de anticoagulantes como el *warfarin (Coumadin)*, y también llega a irritar el tracto gastrointestinal. No debe tomarse durante el embarazo.

Bórrelas del mapa

Aunque todo lo haga bien, es posible que de cualquier forma se le dilate una vena —o dos— en algún momento, sobre todo si tiene embarazos múltiples, toma hormonas durante mucho tiempo o registra claros antecedentes familiares de problemas con las venas.

"Si usted tiene una fuerte tendencia genética hacia las venas varicosas será muy difícil prevenirlas al 100 por ciento —advierte la Dra. Kauvar—. Puede minimizarlas, pero posiblemente no logre evitarlas por completo".

Por fortuna en la actualidad se ha vuelto más fácil que nunca tratar las venas varicosas. Unas cuantas intervenciones prácticamente indoloras le permitirán liberar sus piernas de ellas en muy poco tiempo. "Los nuevos tratamientos químicos y con láser para eliminar las venas son tan refinados que podemos erradicar incluso las venas varicosas azules muy grandes con unos cuantos tratamientos", afirma la Dra. Kauvar.

Cuando se trata de hacer desaparecer las venas, puede elegir entre dos opciones: la escleroterapia o la cirugía láser. Ambas funcionan al eliminar la vena estirada y desviar la sangre hacia vasos sanos. El método que el médico elija depende principalmente del tamaño de la vena así como de su preferencia personal.

La escleroterapia. Este procedimiento implica inyectar una solución química en la vena afectada, lo cual hace que se inflame y con el tiempo se colapse. Durante las semanas siguientes el cuerpo descompone y vuelve a absorber la vena muerta.

"Podemos usar la escleroterapia para todo, desde pequeñas arañas vasculares hasta venas varicosas grandes —afirma la Dra. Kauvar—. Las agujas que usamos son muy pequeñas y finas, de modo que no resultan demasiado molestas. Asimismo, aunque las soluciones más viejas solían arder bastante y llegaban a irritar mucho la piel, hay otras nuevas que no duelen, además de tratar la piel con mucha más suavidad".

Si la vena que ha de tratarse es grande, es posible que requiera más de un tratamiento.

Cirugía láser. Hasta hace poco, el láser sólo servía para tratar las arañas vasculares más pequeñas, indica la Dra. Kauvar. "No obstante, durante los últimos 5 años la tecnología láser ha progresado, de modo que podemos aplicarla incluso a venas más grandes".

El efecto del láser se debe a que calienta la vena con energía de luz, lo cual en esencia la "cuece". Durante las semanas siguientes, el cuerpo absorbe la vena que ya no usa. Al igual que en el caso de la escleroterapia, si la vena es muy grande tal vez haga falta repetir el tratamiento. No obstante, en la medida en que ha mejorado la tecnología láser el número de visitas necesario para eliminar las venas se ha reducido, afirma la Dra. Kauvar. "Las técnicas más recientes permiten eliminar las arañas vasculares y las venas varicosas más pequeñas en entre dos y cuatro tratamientos".

Cualquiera de las dos terapias normalmente le permite reanudar sus actividades cotidianas de inmediato, si bien es posible que deba esperar entre varios días y una semana para hacer ejercicios más agotadores.

Cómo cocinar con salud y sazón

Ha planeado una gran comida, compró ingredientes super-frescos y está listo para cocinar. La circunstancia de que resulte una delicia o un desastre tal vez dependa de la técnica con que la prepare.

Aunque tenga años de experiencia en la cocina y siempre le hayan llovido los cumplidos, los expertos le podrán enseñar algo en lo que se refiere a la cocina baja en grasa. He aquí cómo evitar los cinco escollos más comunes.

Compre cacerolas antiadherentes

En lugar de usar ollas normales, elabore sus platos y productos panificados bajos en grasa en sartenes, cacerolas y moldes para hornear antiadherentes. La mayoría de las personas tienden a agregarle aceite a un plato si la comida empieza a pegarse mientras está cocinando. Y unos cuantos chorritos imprudentes de aceite fácilmente pueden aumentar al doble la cantidad de grasa de una receta.

"Compre por lo menos una sartén antiadherente de 10 pulgadas (25 cm) de diámetro, de preferencia con tapa", sugiere Tom Ney, autor de un recetario de platos saludables de mariscos y director de la cocina de prueba de la revista *Prevention* en Emmaus, Pensilvania.

Este tipo de sartén demostrará enseguida que se puede utilizar de varias formas. Sirve para sofreír (saltear) con agua, es decir, para dorar la carne sin agregar grasa, así como para crear platos de carne dorada en su jugo y con otros líquidos.

Si no le queda otra opción menos una sartén normal, primero recúbrala muy bien con aceite antiadherente en aerosol, recomienda Barbara Gollman, R.D., dietista y autora de un libro de cocina vegetariana.

"Debe hacerlo así aunque piense agregar un poco de aceite o mantequilla al plato", indica Gollman. Si la comida llega a pegarse, añada un poco de caldo, jugo o agua simple a la sartén. Utilice el líquido para suavizar y desprender los trocitos dorados del fondo de la sartén. Le darán sabor al plato.

Reduzca la grasa, no la elimine

Un poco de grasa mejora muchísimo el sabor y la textura de un plato. Por lo tanto, si está cuidando los tamaños de sus porciones y en términos generales se alimenta de manera saludable, no hay razón para no incluir un poco de grasa en un plato, particularmente si se trata de una grasa monoinsaturada saludable para el corazón, afirma Gollman.

En el caso de algunos alimentos hay mucha diferencia entre la versión baja en grasa y la que no contiene grasa. Los quesos y la crema ácida bajos en grasa, por ejemplo, se funden y se mezclan mucho mejor que sus homólogos sin grasa, las cuales con frecuencia contienen gomas pegajosas.

Los quesos bajos en grasa se manejan aún mejor si los ralla muy finamente enseguida de sacarlos del refrigerador, mientras aún estén fríos. Se funden mejor si se calientan por más tiempo a una temperatura más baja. O bien, si va a usar el horno de microondas, programe una potencia menor, tape la comida con una envoltura autoadherente de plástico o tapa adecuadas para usarse en el horno de microondas, asegúrese de que la comida gire y revuélvala con frecuencia. Los quesos bajos en grasa saben mejor cuando acompañan platos que contienen alguna otra fuente de humedad, como la lasaña, por ejemplo.

Por otra parte, aunque la crema ácida sin grasa tal vez esté bien para rematar una papa al horno, las gomas y los espesantes que se hallan en este producto dificultan incorporarlo de manera homogénea a una salsa, masa o pasta, advierte Ney. En este caso la crema baja en grasa es una mejor opción. También puede utilizar diversas combinaciones de productos sin grasa, bajos en grasa y de grasa entera para crear sus propias versiones saludables y sabrosas de diversos platos.

Aunque su alimentación sea baja en grasa, es razonable agregar hasta 1 cucharada de aceite a un plato para cuatro a seis personas, afirma Gollman. A fin de extraer el máximo sabor de esa cucharada, use aceite de oliva extra virgen o bien un rico aceite de nuez o de sésamo (ajonjolí).

Si va a preparar un producto panificado, por lo común puede restarle más o menos la cuarta parte a la cantidad de grasa que indica la receta y sustituir aproximadamente la mitad de la mantequilla o margarina por aceite de *canola*, a fin de reducir la cantidad total de grasa saturada o de ácidos transgrasos.

Cuente con los condimentos

Un hecho desafortunado de la comida es que la grasa resalta los sabores. Por lo tanto, si va a usar menos grasa tendrá que recurrir a otros métodos para agregar más sabor.

"No sea tímido a la hora de agregar más hierbas y especias", indica Gollman. En lugar de ¼ o ½ cucharadita de una hierba seca, pruebe una cucharadita completa —o incluso dos— con una receta concebida para entre cuatro y seis personas. O bien utilice 1 cucharada o más de hierbas frescas, como albahaca, romero o eneldo, las cuales se obtienen durante todo el año en la mayoría de los supermercados grandes.

Agregue las hierbas frescas hacia el final del tiempo de cocción a fin de evitar que el calor destruya sus delicados sabores. (Extraerá el máximo sabor de las hierbas frescas si utiliza una cantidad tres veces mayor que de las secas).

Imagínese que está agregando capas de sabor a su comida, sugiere Gollman. Al gusto que aportan las hierbas súmele una capa dulce con el jugo de alguna fruta, frutas secas como arándanos agrios *(cranberries)*, vinagre de sabor o la peladura llena de colorido de la naranja (china), el limón o el limón verde (lima). Puede agregar jugo de albaricoque (chabacano, damasco) a un plato de pechuga de pollo en rebanadas; jugo de limón verde a las vieiras (escalopes, *sea scallops*) asadas al horno; cerezas secas a la carne de res molida para pan de carne *(meat loaf)* o bien un chorrito de jerez para cocinar a la vinagreta, afirma Gollman. (Muchos vinos son de-

Un pastel perfecto bajo en grasa

Es posible comer pastel (bizcocho, torta, *cake*) y bajar de peso. O también galletitas (*cookies*) y *muffins*. El secreto está en utilizar las técnicas con las que los *chefs* profesionales reducen la grasa de estos alimentos. Lo logran de la siguiente manera.

Si la receta es un viejo clásico —por ejemplo anterior a 1990 de *Betty Crocker*— es muy posible que sin ningún problema tolere una reducción en más o menos una cuarta parte tanto de la grasa como del azúcar.

■ Para reducir la mantequilla o la manteca vegetal, sustitúyala por la misma cantidad de puré de fruta. Para las masas o pastas blancas, use compota de manzana (*applesauce*); para las de chocolate, use puré de ciruela seca. En la mayoría de las recetas se puede sustituir hasta la mitad de la grasa por puré sin notar la diferencia.

■ Sustituya hasta la mitad del huevo entero que pida la receta por clara de huevo o bien utilice ¼ de taza de *tofu* blando (*silken tofu*) batido en licuadora (batidora) por cada huevo.

■ Por cada onza (28 g) de chocolate fundido sin edulcorantes que indique la receta, utilice 3 cucharadas de cocoa en polvo disuelta en 2 cucharadas de agua y mezclada con 1 cucharada de puré de ciruela seca.

■ Reduzca la cantidad de grasa saturada de una receta de pastel o *muffins* cambiando la mitad de la mantequilla o manteca vegetal por aceite de *canola*. En el caso de las galletitas, probablemente resulte mejor eliminar sólo la cuarta parte de la mantequilla o manteca vegetal.

■ En lugar de untar el pastel con crema pastelera (betún), espolvoréelo con azúcar glas (en polvo) o bien con una mezcla de azúcar glas y cocoa. También puede servirlo rematado con unas cuantas rodajas de fruta y una crema batida sin grasa.

masiado secos como para añadir un toque dulce a los platos, pero el jugo de uva funciona perfectamente).

"Los sabores profundos y complejos que distinguen a un plato tardan en desarrollarse", advierte Ney. En vista de que un gran número de personas no disponemos de mucho tiempo actualmente, usted puede comprar ingredientes que ya hayan adquirido sabor a través del cocimiento. Los pimientos (ajíes, pimientos morrones) rojos asados, el ajo asado, los caldos y las salsas de tomate (jitomate) reúnen estas condiciones.

También puede aprovechar los sazonadores que ya contengan una mezcla de condimentos, como la salsa *teriyaki*, la salsa de cacahuate (maní), el *pesto*, los *chutneys*, el *relish*, la salsa picante verde, la mostaza con estragón, el rábano picante (raíz fuerte, *horseradish*) y las pastas de *curry*, recomienda Ney. Las etiquetas de la mayoría de los productos incluyen sugerencias para su uso.

*L*os alimentos bajos en grasa tienden a resecarse cuando se cocinan.

Tostar las semillas y los frutos secos antes de agregarlos a un plato intensificará su sabor, indica Ney. Simplemente échelos en una sartén seca a fuego mediano-alto y tuéstelos hasta que se doren. (Asegúrese de revolverlos con frecuencia para que no se quemen). Haga el experimento con semillas crudas de sésamo (ajonjolí), semillas de girasol, piñones, nueces, almendras. . . con cualquier semilla o fruto seco que sea de su agrado.

Y no olvide el ajo. Unte una pasta cremosa y libre de grasa de ajo en un pan italiano tostado o póngaselo a un plato al comenzar a prepararlo, a fin de darle un sabor suave. Si lo que desea es conservar su sabor fresco e intenso, también puede pasarlo por un triturador y agregarlo al plato poco antes de que termine de cocinarse.

Cuídese de recocer

La grasa no se evapora pero el agua sí, lo cual significa que los alimentos bajos en grasa tienden a resecarse cuando se cocinan. Además, quedan realmente desagradables al paladar si se recuecen aunque sea mínimamente. Por lo tanto reviste particular importancia vigilar los tiempos y la temperatura de cocción. Asimismo es posible que necesite adicionar un plato bajo en grasa con ingredientes que retengan la humedad, como fibra soluble o clara de huevo.

La vieja regla general para calcular el tiempo de cocción del pescado — 10 minutos por cada pulgada (2.5 cm) de grosor— era mala idea cuando se inventó y lo sigue siendo, opina Gollman. "Si lo va a preparar a la parrilla o sofrito (salteado), de 6 a 7 minutos son más que suficientes". Si lo va a hornear, es posible que requiera un poco más de tiempo.

Cocer el pescado a fuego lento le garantiza un producto final húmedo. Puede agregar un poco de limón o jugo de naranja al líquido de cocimiento para aumentar el sabor. Además, el jugo de limón ayuda a atenuar el olor a pescado.

Las carnes magras (bajas en grasa) quedan mejor cuando se cuecen lentamente en algún líquido, como en su jugo o en un guiso (estofado). Obtendrá un mejor sabor si dora la carne —las pechugas de pollo, la carne de res picada en cubitos o el lomo de cerdo *(pork loin)*— antes de agregar el líquido, trátese de caldo, vino o jugo. Luego cocine la carne a fuego lento. Hervirla sólo la endurece.

Si va a preparar la carne asada al horno, adóbela (remójela) primero y siga untándola con el adobo (escabeche, marinado) mientras la asa, para ayudar a retener la humedad. También puede rociarla con el mismo aceite antiadherente en aerosol que usa para las cacerolas o bien utilizar un rociador para recubrirla con una ligera capa de aceite de oliva, sugiere Gollman.

Cuando va a cocinar carne, séllela primero a fuego alto a fin de evitar que los jugos se escapen. No la corte para ver si está lista. En cambio, introdúzcale un termómetro de lectura instantánea. La temperatura debe alcanzar 160°F (71°C) en el centro del corte. Si va a cocinar pechugas de pollo, déjeles el pellejo para mejorar su sabor y evitar que se resequen, y cocínelas hasta que lleguen a 170°F (77°C). Quíteles el pellejo en la mesa.

Si la carne sale del horno o la quita de la parrilla y aún le falta un poco de cocción, Gollman sugiere simplemente meterla al horno de microondas por 30 segundos en *high*. "Ya tiene el sabor y el aspecto —indica—. Sólo le hace falta un poco más de cocción".

Los productos panificados bajos en grasa también se resecan rápidamente si se recuecen. Asegúrese de que la temperatura del horno sea la correcta. Confírmela con otro termómetro si sospecha que está mal.

Enséñese a entender las etiquetas

No es difícil dejarse engañar por ingredientes que aparentemente son bajos en grasa aunque en realidad no lo sean. Cuando se trata de calcular el contenido en grasa de un trozo de queso suizo (gruyere) o una lata de caldo de pollo, sólo hay que fijarse en la etiqueta para ver cuál es el total de gramos de grasa por ración. No obstante, cuando se trata de carne, sobre todo de carne molida, la situación es totalmente diferente y muchas veces se dificulta.

Algunas cadenas importantes de tiendas de comestibles les ponen etiquetas alimenticias a la carne de res molida. Sin embargo, este alimento aún no está sujeto a los mismos reglamentos de etiquetaje que otros y el Departamento de Agricultura de los Estados Unidos (o *USDA* por sus siglas en inglés) todavía no ha decidido cómo se debe de etiquetar.

Por lo tanto, cuando la carne lleva la indicación *"80 percent lean"* (magra en un 80 por ciento) significa que un 20 por ciento de su peso —y no de sus calorías— corresponde a grasa. Es decir, cada ración de 3.5 onzas (98 g) contiene 10 gramos de grasa, lo que quiere decir que el 70 por ciento de sus calorías provienen de la grasa. La carne marcada como *"90 percent lean"* (magra en un 90 por ciento) obtiene el 51 por ciento de sus calorías de la grasa. Y cuesta trabajo encontrar una carne extramagra que contenga 5 gramos de grasa por ración.

No vaya a pensar que al comprar carne de pollo o de pavo (chompipe) molida de manera automática recibirá un producto bajo en grasa, afirma Gollman.

"Si el pellejo se muele junto con la carne esta llega a ser bastante grasosa", indica. En este caso lo mejor es comprar pechugas de pollo o pavo (chompipe) molidas sin pellejo. Además, al comprar salchichas de pollo o de pavo, salchichas tipo Frankfurt (de Viena) o alguna otra carne procesada, fíjese en la etiqueta para asegurar que realmente esté ahorrando grasa.

Siempre puede comprar carne y pedir que le quiten la grasa y la muelan en ese momento.

Coma comida rápida sin culpa

MIENTRAS QUE CENAR EN UN BUEN RESTAURANTE ES
MOTIVO DE CELEBRACIÓN, DEVORAR UNA HAMBURGUESA EN
UN RESTAURANTE DE COMIDA RÁPIDA CON FRECUENCIA
NOS PRODUCE UN CARGO DE CONCIENCIA.

No tiene que ser así. En algún momento casi todos terminamos haciendo cola en el carril del autoexprés *(drive-through)* o llevamos a nuestros hijos para consguir los nuevos juguetes que acompañan ciertas comidas rápidas para niños. De hecho, en la actualidad el residente común de los Estados Unidos come fuera de casa un promedio de cuatro veces a la semana.

El problema, como todos sabemos, es que la mayor parte de esta comida rápida es alta en grasa y calorías y a veces contiene hasta 1,000 de estas. Sin embargo, no todo hace daño a la salud o engorda.

"Existen un millón de malas opciones y unas cuantas buenas —afirma Jayne Hurley, R.D., nutrióloga sénior del Centro para la Ciencia de Interés Público en Washington, D.C.—. Siempre y cuando sepa cuáles son estas buenas opciones, podrá salir del restaurante sin haber desperdiciado la mitad de su cuota de calorías y grasa del día en un solo emparedado".

Al igual que siempre cuando se trata de bajar de peso, planear y

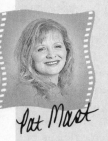

Pat Mast

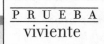

P R U E B A
viviente

Vuelta a lo habitual

Mi orden habitual en McDonald's solía ser una hamburguesa, una orden pequeña de papas a la francesa y un té helado. No obstante, cuando mis hijos crecieron y empezaron a pedir Quarter Pounders, órdenes grandes de papas a la francesa y refrescos (sodas) grandes, seguí su ejemplo. De repente me di cuenta de que estaba comiendo más en general, incluso sirviéndome dos veces en casa. Todas esas calorías adicionales se concentraron en mi cintura y subí 40 libras (18 kg) en 5 años.

Finalmente decidí dejar de comer de más. Quería mejorar mi salud y bajar de peso, de modo que cambié mi estilo de vida, lo cual significó que tuve que renunciar a mi hábito de comer Quarter Pounders.

No fue fácil. Tardé un poco en sentirme satisfecha otra vez con una hamburguesa y una orden pequeña de papas a la francesa, pero ahora me siento y me veo más sana. . . y tengo la cintura más breve.

prepararse un poco resulta muy útil. Definitivamente no sería buena idea comer papas a la francesa todos los días, pero si hace las elecciones correctas en la ventanilla del autoexprés su cintura no lo resentirá, indica Jeanne Goldberg, R.D., Ph.D., directora del centro para comunicación alimenticia en la Universidad Tufts de Boston. Ahora le diremos cómo lograrlo.

Instrúyase. Es posible que se le quiten las ganas de comer comida rápida al averiguar cuánta grasa y calorías hay en algunos productos. Los siguientes figuran entre los más peligrosos:

• Un Double Whopper con queso de Burger King: 1,010 calorías y 67 gramos de grasa

• Nachos Bellgrande de Taco Bell: 770 calorías y 39 gramos de grasa

• Una rebanada de pizza con el borde relleno de queso (*Stuffed Crust Pizza*) con salchichón (chorizo italiano, *pepperoni*) de Pizza Hut: 438 calorías y 19 gramos de grasa

Para enterarse de más malas noticias —y algunas buenas—, pida una guía alimenticia *(nutrition guide)* en la caja. Aprenderá qué cosas evitar y cuáles puede comer, como un taco suave de pollo a la parrilla *(Grilled Chicken Soft Taco)* en Taco Bell, el cual sólo contiene 200 calorías y la cantidad relativamente reducida de 7 gramos de grasa.

Guarde la guía en su coche a fin de hacer su selección de antemano, sugiere Tammy Baker, R.D., una dietista de Cave Creek, Arizona, y portavoz para la Asociación Dietética de los Estados Unidos. O bien entre a Internet antes de ir al restaurante. Muchas de las cadenas de comida rápida utilizan su página *web* para publicar la información alimenticia acerca de sus productos.

Investigue. No necesita recibir su comida a través de la ventanilla de un autoexprés para que sea rápida. Busque otras opciones de comida que cumplan con sus necesidades alimenticias, como las tiendas pequeñas de comestibles o bien los supermercados, recomienda Olivia Bennett Wood, R.D., profesora adjunta de Alimentos y Nutrición en la Universidad Purdue de West Lafayette, Indiana.

Muchas tiendas ofrecen ensaladas frescas, fruta, alimentos de salchichonería *(delicatessen)*, verduras fritas y revueltas al estilo asiático e incluso *sushi*. Explorar las opciones le ayudará a diversificar y equilibrar su alimentación.

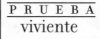

P R U E B A
viviente

"Yo Quiero Taco Bell"

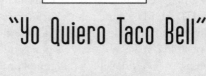

No puedo renunciar a Taco Bell. Es pan comido para mí pasar por alto los dulces y el helado, pero cuando se me antoja una tostada me la como. Lo que sí puedo hacer es comérmela con menos frecuencia. Ahora, en lugar de que la comida rápida sea un rito semanal, mi esposo, John, y yo, vamos a almorzar a Taco Bell una vez al mes y compensamos las calorías adicionales que consumimos con una cena ligera.

Sume nutrientes. Adondequiera que vaya, aproveche al máximo las opciones para alimentarse de manera saludable. Por ejemplo, dos rodajas de tomate sólo le agregan 5 calorías a un emparedado, pero le brindan un poco de vitamina C, licopeno y potasio. Pida lechuga y tomate adicional; escoja una carne magra (baja en grasa), como pavo (chompipe), rosbif o pollo asado a la parrilla; y pídalo todo con pan integral, sugiere Baker. Habrá conseguido una comida llena de proteínas y fibra con una cantidad mínima de grasa.

Olvídese de las ofertas. Tal vez le caiga bien a su billetera (cartera) obtener más comida por menos dinero, pero con toda certeza hará que acumule las libras. Una orden pequeña de papas a la francesa contiene 210 calorías y 10 gramos de grasa, mientras que la grande cuenta con 540 calorías y 26 gramos de grasa. "Tienen valor en lo que se refiere al dinero, pero no necesariamente en cuanto a la nutrición", afirma Wood con respecto a las ofertas.

Lo mismo es cierto en lo que se refiere a los emparedados grandes, indica Hurley. Un Quarter Pounder con queso de McDonald's tiene 530 calorías y 30 gramos de grasa, mientras que la hamburguesa sencilla del mismo restaurante suma 270 calorías y 9 gramos de grasa.

Evite las calorías adicionales. Un emparedado de pollo es bueno para la salud, ¿verdad? No si se unta con 1½ cucharadas de mayonesa, la cual por sí sola le agrega la impresionante cantidad de 160 calorías y 17 gramos de grasa. Si realmente quiere mayonesa, pida una versión *light* (40 calorías y 4 gramos de grasa) y que se la pongan aparte, para que pueda controlar cuánta come.

También puede recortar la grasa pidiendo un emparedado de pollo a la parrilla, el cual sólo contiene 9 gramos de grasa, en lugar de uno de pollo frito, que suma 16 gramos de grasa. Olvídese del queso, que agrega 90 calorías y 8 gramos de grasa, así como del tocino, que añade otras 40 calorías y 3 gramos de grasa.

Bote las burbujas. Además de la comida, un refresco (soda) normal de 22 onzas (660 ml) agrega 280 calorías a su menú. Mejor pida agua o leche descremada *(fat-free milk* o *nonfat milk).*

Renunciar al hábito de la comida rápida alta en grasa no será fácil. No obstante, cuando encuentre la forma de convertirla en una parte saludable de su alimentación podrá dejar de sentirse culpable.

Las reacciones. . .
y cómo manejarlas

Un día Tammy Hansen manejaba por una calle de su ciudad natal, Rockford, Michigan, cuando un hombre empezó a tocarle el claxon y a chiflarle. Lo primero que pensó fue que a lo mejor había vuelto a dejar la cartera (bolsa) sobre el cofre del carro. Sin embargo, entonces la maestra de ciencia de 33 años de edad cayó en la cuenta de lo que estaba pasando: le estaba tocando el claxon a *ella*.

No se trataba precisamente de la reacción que más anhelaba después de haber bajado 61 libras (28 kg) de peso, pero en vista de que antes de adelgazar no solía recibir este tipo de atenciones decidió tomarla como un cumplido.

De regreso en casa, la reacción de su marido también la sorprendió. Quiso premiar su pérdida de peso con unas pasas cubiertas de chocolate.

Si a usted le gustaría hacer de su pérdida de peso un logro personal y privado, olvídelo. Inevitablemente habrá reacciones ante su nueva apariencia. La pregunta es cómo manejar este tipo de situaciones, señala

---

P R U E B A
viviente

Opciones para presiones

En lugar de cancelar las citas a cenar por temor a comer de más, me sirvo raciones más pequeñas cuando voy a la casa de otra gente. De esta forma no dejo comida en mi plato y no tengo que escuchar comentarios acerca de lo mucho —o lo poco— que he comido.

No obstante, cuando en casa de mi prima rechacé el postre —una rebanada de pay recién hecho con melado— tuve que dar una explicación. En lugar de desmoronarme bajo la presión y comérmelo, les dije a mis anfitriones que prefiero comer fruta en lugar de postre. Incluso los convencí de acompañarme cuando salgo a caminar 30 minutos todos los días.

Estoy emocionada por el cambio en mi estilo de vida, y se nota. A pesar de que la gente hace comentarios sobre mi apariencia, recibo muchos más cumplidos por mi actitud positiva y energía, las cuales me mantienen motivada.

Howard J. Rankin, Ph.D., asesor psicológico del club TOPS (siglas en inglés de "Baje de Peso de Manera Sensata") y autor de un libro acerca de cómo alcanzar el bienestar físico y emocional.

Ahora le diremos cómo hacer frente a toda la atención que se prodigará sobre usted, tanto la agradable como la que no lo sea tanto.

Aprenda a aceptar un cumplido. Es perfectamente normal sentirse abrumado por los comentarios acerca del peso que ha perdido. No obstante, lo mejor es agradecerlos. Simplemente dé las gracias.

Si se siente particularmente incómodo, ponga fin a la conversación diciendo algo así como: "Ahora me siento mucho mejor". También puede decir: "Tengo mucha más energía", sugiere Joyce A. Hanna, directora adjunta del programa para mejorar la salud de la Universidad de Stanford y fisióloga especializada en el ejercicio de Palo Alto, California. Luego cambie de tema.

Pase por alto los comentarios negativos. Si bien la mayoría de los comentarios que escuche serán alentadores, con toda seguridad recibirá por lo menos uno de carácter negativo. Si alguien le dice: "Apuesto a que volverás a subir de peso", no le haga caso, recomienda el Dr. Rankin. Conserve una actitud mental positiva.

Comparta sus secretos. A fin de desviar los comentarios negativos, también puede revelar a sus amistades lo que hizo para cambiar de peso. La próxima vez que alguien lo moleste por disfrutar un postre, explíquele que bajó de peso por haber cambiado de estilo de vida, recomienda Stephanie

---

P R U E B A
viviente

Impresionó a sus amigos y familiares

No hubo ninguna reacción por parte de la gente que me ve todos los días, porque bajé de peso de manera gradual y progresiva. No obstante, cuando visité a mi familia y amigos en California, quienes no me habían visto en algún tiempo, la reacción fue: "¡*Wow*!".

Había vuelto al peso que tenía antes de dar a luz a mi hijo y de incrementarlo. Se sintió bonito que se fijaran en que había bajado de peso. Todos dijeron que me veía fantástica. Luego, en Navidad, la familia de mi esposo tuvo la misma reacción positiva. Me preguntaron cómo le había hecho para bajar de peso tanto. Quedaron bastante impresionados.

A mi marido, John, todo eso le gusta mucho. Piensa que es excelente para mí, porque los cumplidos que recibo de otras personas mejoran mi estado de ánimo y aumentan mi confianza en mí misma. Creo que todo el programa y las reacciones que he recibido desde que lo empecé nos han servido muchísimo. Contribuyeron a fortalecer aún más el vínculo de por sí fuerte entre nosotros.

Noll, una psicóloga clínica del Centro para Alimentación y Buena Forma Física en Durham, Carolina del Norte. Indíquele que se mantuvo firme en su propósito con la ayuda de un diario alimenticio y que descubrió ejercicios que le encantan, por lo que no importa que se dé el gusto de comer un postre de vez en cuando.

Alivie esas inseguridades. ¿Se ha fijado en la costumbre de algunos familiares y amigos de hacer pequeñas cosas para restarle confianza cuando se sienten inseguros? Trátese de su mejor amiga o de su cónyuge, cuando toda la atención que usted está recibiendo los haga sentirse inseguros, intentarán convencerlo de servirse un segundo plato a la hora de la cena o bien hacer que se sienta culpable por haber bajado de peso.

Lo más probable es que estén preocupados de que su relación con ellos vaya a cambiar. Por lo tanto, simplemente trate de tranquilizarlos asegurándoles que es la misma persona que era antes de bajar de peso, sugiere Hanna. Trátelos como siempre lo ha hecho, pero no acepte que lo obliguen a comer ni tampoco que lo hagan sentirse culpable.

Ponga límites. Si sospecha que realmente están tratando de sabotear su estilo de vida saludable, es hora de hacer un plan. La próxima vez que alguien le ofrezca una bola de helado con almendras o nueces y malvaviscos, dígale: "Qué amable de tu parte, pero he decidido no comer alimentos altos en grasa".

"Las cosas suceden tan rápido en la interacción con otras personas que muy probablemente termine por aceptar si no se prepara de antemano", advierte el Dr. Rankin. Entre más ensaye sus posibles respuestas antes de necesitarlas, más probable es que incluso en una situación estresante logre reproducirlas.

Llegue a acuerdos saludables con sus amigos. Si se da cuenta de que sus amigos han dejado de invitarlo a almorzar en la cafetería de la esquina por saber que quiere distanciarse de la comida alta en grasa, tal vez usted debería sugerirles una alternativa saludable. Invítelos a un restaurante que sirva platos fuertes saludables.

En lugar de quedar para ir al cine, invite a un amigo a salir a caminar o de excursión, sugiere Robert Abelson, Ph.D., instructor en cuestiones de salud y buena forma física para BSBM Abelson Enterprises en Redondo Beach, California. Abelson perdió más de 200 libras (91 kg).

Manténgase motivado. Será menos probable que las reacciones negativas de los demás afecten su propósito de bajar de peso si se concentra en sus objetivos. Para motivarse, el Dr. Abelson guarda un retrato suyo de cuando estaba más corpulento en la billetera (cartera).

Al igual que el Dr. Abelson, Hansen sigue concentrada en su objetivo. Siete años después de haber bajado aquellas 61 libras (28 kg), no ha vuelto a subir una sola. Y ahora su marido le regala un ramo de claveles de vivos colores en lugar de chocolates. Es su flor favorita.

Se trata de una reacción a su pérdida de peso que ella agradece.

Duodecima semana

Cómo hacer que dure

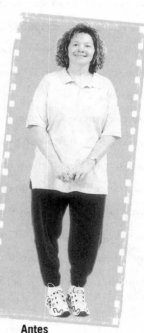

Antes

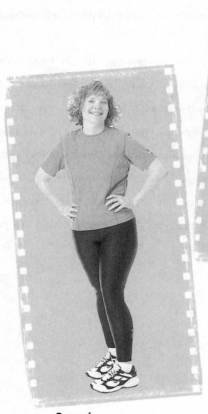

Después

Podíamos imaginarnos hacer esos cambios y seguir con ellos. No nos exigieron modificar nuestra vida diaria mucho.

—*Ana Reeser*

Ha llegado a la última semana del Plan Adelgace y Rejuvenezca. Sin embargo, en realidad no es el final sino el principio del estilo de vida que lo mantendrá más esbelto, joven y saludable. Los consejos de esta semana le permitirán seguir por el buen camino a la vez que podrá disfrutar las ocasiones especiales.

Si usted se parece a la mayoría de las personas que viven en los Estados Unidos, come fuera de casa un promedio de cuatro veces a la semana. Y tal vez piense que no puede influir mucho en lo que le sirvan. Sin embargo, le dará gusto descubrir que puede ejercer más control de lo que cree cuando come fuera de casa. En ocasiones especiales y durante las vacaciones existe la tentación natural de bajar la guardia. No obstante, las estrategias que aprenderá durante esta semana le ayudarán a evitar estos riesgos. Además, verá cómo diseñar un plan de acción para no volver a subir el peso que ya bajó.

Estrategias esbeltas para comer fuera

ANTIGUAMENTE SÓLO SE COMÍA FUERA

EN OCASIONES ESPECIALES.

AHORA YA SE TRATA DE UN MODO DE VIDA.

La persona común que radica en los Estados Unidos come fuera de casa cuatro veces a la semana. Comer fuera puede significar lo que sea, desde asistir al restaurante más elegante hasta devorar una hamburguesa en el coche. Con frecuencia es cuestión de comodidad o incluso de necesidad, un aspecto inevitable de nuestro ajetreado estilo de vida.

No obstante, enfrentemos los hechos: cualquier ocasión en que no se vea obligado a cocinar puede parecer un motivo de celebración. El problema es que la cintura se ensancha rápidamente si cada comida fuera de casa se convierte en un permiso para suspender la alimentación saludable. Y según parece eso es exactamente lo que hacemos.

"Existe una correlación directa entre el aumento en la obesidad y la tendencia a comer fuera de casa. La correlación es casi perfecta —afirma Paul Lachance, Ph.D., director ejecutivo del Instituto Nutraceuticals en la Universidad de Rutgers en New Brunswick, Nueva Jersey—. Entre más comemos fuera, más engordamos".

Así sucede porque entre más comemos fuera, más calorías consumimos.

En un estudio que abarcó a 129 mujeres, se observó que quienes comían fuera con mayor frecuencia —más de seis veces a la semana— consumían un promedio de 300 calorías más al día que quienes lo hacían con menos frecuencia.

Además, las calorías adicionales no aportaban más nutrientes, comenta Linda Eck Clemens, R.D., Ed.D., profesora de Nutrición Clínica en la Universidad de Memphis y directora del estudio. La fuente principal de esas calorías era la grasa.

Por lo tanto, la pregunta clave es la siguiente: ¿cómo se le hace para disfrutar la costumbre de salir a comer y con todo no desviarse del objetivo de bajar de peso? Incluso a los dietistas les cuesta trabajo calcular el contenido en grasa y calorías de los platos cuando leen la artificiosa redacción de un menú.

Afortunadamente es posible reducir bastante ese exceso de calorías y de grasa aun sin ser un experto.

Mantenga el control

No hace falta un estudio científico para saber que cuando comemos fuera es fácil exagerar. Simplemente hay que echarles un ojo a las porciones colosales que llenan los platos. Lo que usted quiere saber en realidad es cómo obtener una comida saludable y placentera que le quite el hambre, sin caer en el exceso en lo que a calorías se refiere.

Las primeras estrategias para adelgazar empiezan en casa. Antes de salir por la puerta controle su apetito un poco por medio de los siguientes trucos.

Eche a perder su apetito. Mamá estaba mal: a veces *sí* es buena idea comer entre comidas. "No debe entrar a un restaurante con hambre, de la misma forma en que no debe ir a la tienda de comestibles con hambre. ¿Por qué? Porque tomará malas decisiones", advierte Don Mauer, autor de un libro acerca de cómo disfrutar el estar delgado y de un manual para hombres sobre cómo comer bien.

Los expertos en la pérdida de peso sugieren comer una pequeña cantidad de algún alimento alto en fibra o de alguna proteína antes de dirigirse al restaurante. Para disminuir su hambre sólo un poco, coma una fruta, un yogur sin grasa, una ensalada o palomitas (rositas) de maíz (cotufo) hechas a presión, o bien tome alguna bebida saludable.

Póngase ropa entallada. Haga lo posible por evitar la ropa holgada o elástica cuando salga a comer, recomienda Julie Waltz Kembel, asesora de

El desayuno: un motivo para quedarse en casa

Un desayuno de restaurante fácilmente puede llenar la cuota de grasa de todo un día y también sumar 1,000 calorías, y todo ello antes de las 10:00 A.M.

Evidentemente usted ya está enterado de que los huevos contienen mucho colesterol y de que el tocino no es comida de dieta. Sin embargo, ¿quién hubiera pensado que unos panqueques (*hotcakes*) con mantequilla o margarina y salchichas contribuyan a tapar las arterias en la misma medida que un Quarter Pounder de McDonald's y una orden de papas a la francesa?

La verdad es que si pretende empezar el día con el pie derecho desde el punto de vista de la nutrición lo mejor es no salir a desayunar, opina la Dra. Linda Eck Clemens de la Universidad de Memphis.

Cuando un grupo de investigadores de esa universidad compararon la calidad alimenticia de las comidas caseras con las que se sirven en los restaurantes, el desayuno se reveló como el malo del cuento. La gente que desayuna fuera consume más grasa, más calorías y la mitad de la fibra tan importante para combatir la grasa que las personas que desayunan en casa.

Desde luego es posible conseguir desayunos saludables fuera de casa. Pida un cereal caliente o frío, fruta, jugo, pan tostado sin nada, un *muffin* inglés, un *bagel* pequeño o un poco de yogur sin grasa.

Además, muchos restaurantes ofrecen sustituto de huevo. En combinación con unas tortitas fritas de papa y cebolla y pan tostado sin nada se convierte en un desayuno bastante decente.

conducta en el *spa* Canyon Ranch de Tucson y autora de un libro acerca de cómo controlar el peso y lograr el bienestar.

Resulta que la sensación tan cómoda de la tela elástica libera los labios en la misma medida que las caderas. Por lo tanto, Kembel confía en que una cinturilla ceñida le recuerde discretamente que ya comió lo suficiente. "Ayuda a reforzar la decisión de comer menos", afirma.

Aléjese del alcohol. El alcohol reduce el control y estimula el apetito. Por lo tanto, tome esa copa de vino o esa cerveza junto con la comida, no antes, sugiere Kembel. En lugar de pedir un cóctel, indíquele al mesero que lleve un jarro de agua con hielos a la mesa.

Cómo controlar la carta

Ya sea que se dirija a una hamburguesería o que se dé el gusto de visitar un restaurante de cinco estrellas, cuando otra persona se encarga de cocinar el objetivo debe ser controlar la selección de alimentos. Para ello tiene que hacer cer preguntas, además de desarrollar su creatividad al elegir algo de la carta.

Al comer fuera es posible ejercer más control de lo que normalmente se cree.

"Al tratar de encontrar las opciones saludables, imagínese que anda en busca de un tesoro", sugiere Gayle Reichler, R.D., una dietista y asesora de la ciudad de Nueva York y autora de un libro acerca de cómo lograr el bienestar.

No se deje impresionar por descripciones rebuscadas como "hace agua la boca" *(mouthwatering)* o "suculento" *(luscious)*. En cambio, cuando revise el menú concéntrese en la comida misma. ¿Es saludable en términos generales? ¿O bien contiene mucha grasa? Combine las opciones de toda la carta a su gusto. Por ejemplo, si quiere empezar con fruta fresca pero esta aparece como postre, con toda confianza pídala de entremés.

Indíquele al mesero que quiere una comida baja en grasa y lo más probable es que la obtenga. Una encuesta llevada a cabo por la Asociación Nacional de Restaurantes encontró que más del 96 por ciento de los restaurantes están dispuestos a modificar sus métodos de cocción si el cliente se lo solicita.

"Al comer fuera es posible ejercer más control de lo que normalmente se cree —comenta Reichler, una antigua *chef* pastelera que ahora instruye a otros *chefs* acerca de cómo preparar comida saludable—. Usted es el cliente y en el negocio restaurantero el cliente siempre tiene la razón".

Si toma las decisiones correctas en esta fase del juego, el resto de la comida será fácil: simplemente espere a que llegue y disfrútela.

Conozca las claves. Por lo general le conviene más pedir platos preparados al horno, asados al horno, a la parrilla, al vapor, asados o hervidos. Pero aunque así se describa el plato, no dé por hecho que sabe cómo se preparó. Primero haga algunas preguntas.

Los *chefs* se dedican a crear comida deliciosa y una forma de lograrlo es agregando grasa para realzar el sabor.

"Los restaurantes tienen fama de ponerle mantequilla a la comida para que sea suave y jugosa", afirma Reichler. En una encuesta que hizo de 447 *chefs*, más de dos terceras partes respondieron correctamente a preguntas acerca de los nutrientes y la forma en que el proceso de cocción los afecta.

No obstante, fallaron en las preguntas acerca de la grasa y el colesterol y aproximadamente un tercio de las veces mostraron cierta tendencia a descuidar las técnicas de la cocina saludable.

Reichler les indica a sus clientes que no interroguen al mesero acerca del contenido alimenticio (grasa, carbohidratos, proteínas) de la comida sino sobre los ingredientes. En lugar de sólo pedir una comida baja en grasa, especifique el tipo de grasa de la que quiere menos: mantequilla, aceite, mayonesa o crema.

Reduzca el tamaño de la cena. Los restaurantes casi siempre sirven raciones dobles. Pida entremeses, guarniciones o la mitad de un plato alto en calorías.

"Miro al mesero directo a los ojos y le digo: 'Le pagaré la comida completa, pero tráigame la mitad'", indica Kembel. Se ahorrará mucho más que varios cientos de calorías. Significará que controla lo que come, en lugar de dejarle la decisión al desconocido que preparó la comida en la cocina.

"Así se desarrolla un sentido de la suficiencia y la confianza", agrega la experta.

Recórtelos a la mitad. Pídales a los restaurantes que utilicen sólo la mitad de la ración normal de ingredientes altos en grasa como el queso, el aceite, la salsa bearnesa o la *gravy*, recomienda Mauer, quien empezó a utilizar este truco a fin de bajarle la grasa a uno de sus platos favoritos, la pizza. "Obtendrá el mismo sabor y sólo la mitad de las calorías. Hasta el momento nadie me lo ha rechazado", indica.

Para reducir la grasa de la cocina asiática, combine el doble de la ración normal de arroz con la mitad del plato fuerte. O bien mezcle por partes iguales un plato fuerte preparado al vapor con uno frito y revuelto normal. Así recibirá la misma cantidad de comida y el mismo sabor y sólo la mitad de la grasa.

Comience por la sopa. Tome primero un plato de sopa. Así se llenará con menos calorías. "Las calorías se consumen más lentamente porque están más concentradas", explica James J. Kenney, R.D., Ph.D., especialista en la investigación de la nutrición en el Centro Pritikin para la Longevidad de Santa Mónica, California.

Un grupo de investigadores de la Universidad Johns Hopkins en Baltimore observó que quienes empiezan la comida con sopa de tomate (jitomate) consumen un 25 por ciento menos de calorías en total que quienes empiezan con galletas *(crackers)* y queso.

Y no hay motivo para limitarse a una simple sopa de tomate. La minestrón, el gazpacho, el caldo de almeja estilo Manhattan, el consomé o bien sopas como la de pollo con arroz, verduras o frijoles (habichuelas) lograrán el mismo efecto.

Pida verduras adicionales. Ya sea que las verduras formen parte de un emparedado (sándwich) o bien de un plato frito y revuelto al estilo asiático, pida que aumenten la cantidad de estas joyas bajas en calorías y altas en fibra y que quiten algo de carne, sugiere Melanie Polk, R.D., directora del programa de educación sobre la nutrición del Instituto Estadounidense para la Investigación del Cáncer en Washington, D.C.

La gente que come fuera tiende a consumir un 25 por ciento menos de frutas y verduras que quienes comen en casa. Tal vez se deba a que no siempre resulta fácil encontrar una buena ración de alimentos saludables en la carta típica que se presenta en este país. A veces lo más parecido a una verdura que se incluye en la carta son las ruedas de cebolla empanadas y fritas o bien los palitos de *zucchini* (calabacita) también empanados y fritos.

Así que no le dé pena pedir que sustituyan las papas a la francesa o las grasosas ruedas de cebolla por alguna verdura en particular. Muchos restaurantes con gusto cumplirán con solicitudes de guarniciones saludables que no aparecen en el menú, como brócoli al vapor o fruta fresca, indica Polk.

Adquiera el arte de aliñar. Los aliños (aderezos) contienen un promedio de 68 calorías por cucharada. Cuando el personal de la cocina termine de bañar con aliño su plato de ensalada fresca y saludable, le habrán sumado cientos de calorías.

La solución está en pedir que le pongan los aliños y las salsas para ensalada aparte. Moje los dientes del tenedor en el aliño o la salsa primero y luego pinche el alimento.

"Me sorprende lo bien que esto funciona —indica Mauer—. La mayoría de las veces no me acabo más que 2 cucharaditas de aliño con una ensalada grande".

Juegue un poco. Pida alimentos que le permitan "jugar" mucho, como almejas al vapor, pinzas de cangrejo, langosta en su caparazón, alcachofas, bandejas de guarniciones *(relish tray)* o platones de fruta, sugiere Kembel. Entre más ocupadas estén sus manos durante una comida prolongada, más fácil le resultará evitar comer de más.

Agregue sus propios condimentos. Pida sus sándwiches (emparedados) sin nada y luego unte el pan con alguna de las siguientes alternativas sabrosas y bajas en grasa: mostaza con miel, salsa picante, salsa para cóctel, rábano picante (raíz fuerte, *horseradish*), *chutney*, salsa de arándanos agrios *(cranberries)*, *catsup (ketchup)*, salsa *barbecue* o jalea de jalapeño.

"Estos artículos contienen un poco de azúcar y sal. Incluso es posible que algunos tengan un poco de grasa —afirma Kembel—. No obstante, en comparación con la mantequilla, la margarina, la mayonesa o el aceite, cualquiera de ellos es una buena opción".

Cuando no se pueda resistir

¿Significa esto que jamás debe pedir un postre? ¿O unas papas a la francesa? ¿O unas costillitas? De ningún modo. De vez en cuando deberá comer sus platos favoritos sin sentirse como un delincuente alimenticio. A continuación le pasaremos algunos trucos para que se dé este gusto. . . de manera prudente.

En cuestiones de grasa, piense a lo grande. Si realmente se le antoja algo frito, elija alimentos de gran tamaño: una pechuga de pollo en lugar de cinco o seis tiritas de pollo; siete u ocho papas a la francesa anchas *(steak fries)* en lugar de 20 o más papas a la francesa delgadas. En total, la superficie de los trozos más pequeños de comida es más grande, por lo que absorben más aceite y acumulan más grasa y calorías, explica Reichler.

Aprenda a compartir. Pida una sola porción de algún alimento favorito alto en grasa, como papas a la francesa o costillitas, y compártalo con todas las personas de su mesa, sugiere Kembel.

Disfrute un *donut*. A pesar de su reputación de contener mucha grasa, sumará menos calorías y menos grasa si pide un *donut* de levadura glaseado (170 calorías, 9 gramos de grasa) para acompañar el café en lugar de prácticamente cualquier tipo de *muffin*, incluyendo los de plátano amarillo (guineo, banana) y nuez (360 calorías, 15 gramos de grasa), *chocolate chip* (400 calorías, 17 gramos de grasa) y salvado (390 calorías, 12 gramos de grasa).

Pida un postre pequeño, pero rendidor. Tal vez le resulte más fácil de lo que cree saltarse las golosinas pegajosas, y más o menos el 80 por ciento de las personas lo hacemos al comer fuera de casa. Pero si realmente no puede resistirse a terminar la comida con algo dulce, Kembel recomienda pedir dos o tres mentas de chocolate para acompañar el café o el té.

Permítase unas vacaciones dos veces al mes. Darse permiso para disfrutar una comida "libre" de vez en cuando forma una parte tan importante del proceso de adelgazar como ese cereal alto en fibra que guarda en la despensa (alacena, gabinete).

"La expectativa de disfrutar algo especial da sabor a la vida de todo mundo", indica Kembel. Y tiene que haber lugar para un exceso ocasional en el estilo de vida de una persona más joven y esbelta.

En lugar de privarse del pastel de cumpleaños o de una romántica cena de aniversario, planee darse gusto realmente. Coma lo que quiera en las cantidades que quiera, pero limite estas ocasiones a dos al mes, dice Kembel.

Piense en este pequeño consejo contradictorio a todos los demás como una forma de dar con el justo medio entre el deseo de seguir una alimentación saludable baja en grasa y la necesidad de divertirse un poco.

Los días de fiesta

Los países latinoamericanos tienen una variedad deslumbrante de comidas que se sirven durante los días de fiesta: romeritos, lechón asado, pasteles, alcapurrias, gorditas de chicharrón, patacones, mantecadas, buñuelos, chulitos, puerco asado, pernil, pica pollo, chicharrones, pozole, guanimes, sancocho, asopao, chilaquiles, besitos de coco, flan, turrones, carne asada, moro de gandules con coco, mole, yuca con mojo... y eso es por mencionar unos pocos. A pesar de esta variedad, lo que tienen en común es muy sencillo: todas estas comidas, aparte de que son deliciosas, son altas en grasa y calorías.

La persona común que radica en los Estados Unidos sube entre 5 y 7 libras (2 y 3 kg) entre el Día de Acción de Gracias y el Año Nuevo", comenta Ross Andersen, Ph.D., profesor adjunto de Medicina en la Escuela de Medicina de la Universidad Johns Hopkins en Baltimore y uno de los más destacados investigadores del país sobre las actividades físicas integradas en el estilo de vida y la pérdida de peso. El Dr. Andersen basa su aseveración en estudios de norteamericanos, por supuesto, ya que no se han hecho estudios sobre cuánto peso suben los latinos durante los días de fiesta. Sin embargo, si utilizamos nuestros platos típicos como punto de partida, no hay que ser experto para suponer, lógicamente, que los latinos radicados en los EE. UU., Puerto Rico y el resto de Latinoamérica no se quedan muy atrás de sus homólogos norteamericanos en lo que se refiere a subir de peso durante los días de fiesta.

Sobrevivir a esta temporada de fiestas —y también disfrutar sus alimentos favoritos— requiere un plan especial. Lo único que tiene que hacer es desarrollar una estrategia alimenticia especial para la ocasión.

Desde luego los manjares que se sirven entre el Día de Acción de Gracias y en Nochebuena no son las únicas tentaciones que nos brinda el año. Están las cajas de chocolates y los otros dulces del Día de los Enamorados, Pascua y *Halloween*. Y las hamburguesas, los *hot dogs* y las parrilladas que abundan en *Memorial Day*, el Cuatro de Julio y el Día del Trabajo. (Después de todo, hay que reconocer que al vivir en los EE. UU. muchos latinos han asimilado estos días de fiestas. . . y sus comidas altas en grasa correspondientes).

Ya sea que el desafío particular que se le plantea a usted sea cómo cenar de manera saludable el Día de Acción de Gracias o bien cómo evitar las hamburguesas en la parrillada del Cuatro de Julio, de todas formas puede disfrutar la tradición de los días festivos. Una vez que logre pasar un día festivo —e incluso toda la temporada— sin subir de peso, se sentirá con mucha más confianza, promete el Dr. Andersen. Sobre todo cuando descubra que es posible divertirse y al mismo tiempo disfrutar las tradiciones importantes.

He aquí algunas estrategias para bajar de peso en las situaciones festivas más comunes.

Cómo divertirse más y llenarse menos en una fiesta de la temporada navideña

Aceptar una invitación a una fiesta navideña no equivale necesariamente a aceptar subir de peso. Ahora le diremos cómo divertirse y también bajar de peso.

Inaugure tradiciones nuevas. ¿Quién dice que todas las fiestas tienen que incluir pasteles o chilaquiles o unos bacalaítos para picar? Haga algo distinto. Organice una fiesta para decorar la casa, hacer coronas o envolver regalos. ¿Tiene ganas de salir al aire libre? Invite a sus amigos y familiares a cantar villancicos de casa en casa, andar en trineo, esquiar o construir muñecos de nieve, sugiere Marsha Hudnall, R.D., directora de los programas de nutrición de Green Mountain, un programa de pérdida de peso para mujeres de Ludlow, Vermont. Puede divertirse y quemar calorías en lugar de consumirlas.

Sea selectivo. Si le preocupa comer de más en las fiestas de fin de año, tal vez sea buena idea olvidarse de algunas de ellas, sugiere el Dr. Andersen. Sólo asista a las que sean muy importantes para usted.

Si decide asistir a más de una por semana, establezca algunas reglas básicas, como comer postre en una y tomar ponche en la otra, sugiere Laura Molseed, R.D., coordinadora de nutrición para pacientes externos en el Centro Médico de la Universidad de Pittsburgh.

Coma antes de ir. Comer una fruta o un poco de yogur antes de ir a la fiesta le ayudará a reducir el número de viajes que haga a la mesa del bufé sin interferir con su diversión, opina el Dr. Andersen.

Guarde unas calorías en su "banco" de alimentos. Si evita pasarse de calorías al principio de la fiesta le quedará espacio para disfrutar los manjares que se sirvan después. Piense en su cuerpo como una cuenta de ahorros, dice Molseed. Si pasa por alto los entremeses comunes y el pan no tendrá que preocuparse aunque coma un poco de flan.

Elija los entremeses de manera prudente. Evite las frituras típicas y opte por los alambres (pinchos) de camarones, que sólo contienen 10 calorías y nada de grasa. Otras opciones buenas son el *sushi*, con sólo 71 calorías y 1 gramo de grasa, y los alambres de pollo, que sólo brindan 74 calorías y 3 gramos de grasa, aunque les agregue un poco de salsa de cacahuate (maní).

Si este tipo de manjares no figuran en el menú de la fiesta, desde luego no le irá mal tampoco si opta por fresas, uvas, melón en rebanadas, zanahorias cambray *(baby carrots)* o cabezuelas de brócoli, opina Molseed. Pero olvídese del *dip*, a menos que sepa que es bajo en grasa.

Coopere con comida. Existe una forma de asegurar que habrá algo bueno y saludable de comer en la fiesta: prepárelo usted mismo. Dígale al anfitrión que aportará un plato, sugiere Joyce Nelsen, R.D., instructora de Nutrición en el Instituto Culinario de los Estados Unidos en Hyde Park, Nueva York, como una bandeja de minipizzas de pan delgado, que cuentan con 54 calorías y 2 gramos de grasa cada una.

Llegue tarde. Si tiende a desmoronarse bajo la presión de alcapurrias, chongos zamoranos o chicharrones (en dependencia de su gusto y su país natal, puede sustituir la delicia correspondiente si una de estas no le corresponden), llegue una hora tarde. Al fin y al cabo, la mesa del bufé no resultará tan apetitosa después de que los demás ya le hayan dado varias vueltas. Es posible que las servilletas sucias dejadas por ahí y la comida fría le ayuden a alejarse de la comida, dice Nelsen.

Llene su vaso. Con agua, por supuesto. En vista de que 12 onzas líquidas (0.35 l) de cerveza *light* suman unas 99 calorías, limítese a agua si no quiere exagerar las calorías. Una onza y media (45 ml) de ginebra, ron, vodka o *whisky* contienen aproximadamente 100 calorías, y 6 onzas (180 ml) de vino le costarán unas 120 calorías.

*R*eduzca las calorías del vino a la mitad pidiendo un *spritzer* de vino.

Si realmente tiene ganas de beber algo, pida un *spritzer* de vino. Al llenar la mitad de su vaso con agua tónica, la cual no tiene calorías, reducirá las calorías del vino a la mitad. Incluso puede alternar entre copas de alcohol y agua, limitando su consumo máximo de tragos a dos, sugiere Molseed.

Mantenga el control. Hay otra razón para mantenerse alejado del alcohol. En vista de que tiende a reducir las inhibiciones, beber podría afectar su plan de alimentación. El alcohol induce a bajar la guardia, comenta el Dr. Andersen, por lo que podría comer más de lo que tenía pensado.

Cómo disfrutar la comida en un día de fiesta

Unos cuantos entremeses no son nada en comparación con las tentaciones de un banquete festivo que se extiende sobre la mesa completa, con comidas como piononos, tortas, lechón, ensalada de aguacate, romeritos, tamales, pozole, guanimes, pasteles, alcapurrias, sancocho, arroz con habichuelas, moros, yuca con mojo, etc. Y ni hablar de la insistencia de los familiares a que llene su plato.

Póngase una meta. Todos conocemos las cenas festivas en las que se puede comer todo lo que uno quiera, pero obviamente no se trata de lo indicado cuando se pretende bajar de peso, afirma el Dr. Andersen.

"Para muchos la meta es sentarse y comer hasta que no les entre ni un bocado más —indica el experto—. Luego descansan y regresan a la mesa una hora más tarde para el postre". Comiendo así es posible subir 4 libras (2 kg) en un fin de semana largo de 4 días. Este año póngase otra meta: participar en la gran cena sin sufrir una sobredosis de comida.

Prepare un plan de juego. Si se está aproximando una comida festiva haga planes para todo el fin de semana, para causar el menor daño posible.

Levántese temprano la mañana del día en cuestión y dé un largo paseo a pie, sugiere el Dr. Andersen. Y aunque suene obvio, desayune y almuerce algo ligero antes de la gran cena. Durante el resto del fin de semana, tome comidas ligeras y haga ejercicio.

Imagínese el plato. Sus habilidades de visualización realmente le servirán durante la temporada de fiestas navideñas. Imagínese de antemano cómo se verá su plato a la hora de la cena y limítese a eso cuando realmente se siente a comer. ¿Se servirá una pierna o una rebanada de lechón? ¿Comerá yuca frita o una ensalada de habichuelas verdes (tiernas)? ¿Aceptará un trozo grande de natilla de chocolate o sólo un poco de flan? ¿Cuántas copas de vino tomará? Tome en cuenta todo y regístrelo por escrito para aumentar la probabilidad de que realmente cumpla con ello, indica el Dr. Andersen.

Disfrute su alimento favorito. Al pensar en lo que va a comer, deje un espacio para sus alimentos favoritos de la temporada. Elija el que le cause más placer e inclúyalo en su lista, recomienda el Dr. Andersen. Si los chilaquiles o las alcapurrias o la carne asada le ha encantado desde siempre, déles la preferencia, en lugar de comer algo que aparezca en su mesa una vez a la semana, como una ensalada de aguacate y pepinos. De esta forma no se levantará de la mesa de la cena con la sensación de no haber disfrutado la comida o la fiesta.

Deje mucho espacio. También puede evitar comer de más —y de paso mostrar un poco de aprecio por la loza de su mamá— si asegura que aún pueda ver su plato después de haberse servido los alimentos, indica el Dr. Andersen. Es una forma fácil de controlar el tamaño de las porciones sin contar las calorías.

Evite las sobras. Disfrutó el banquete y evitó consumir un exceso de calorías, así que no permita que las sobras le echen a perder ese trabajo tan arduo. Al fin y al cabo, ¿quién puede resistirse a un sándwich (emparedado) de lechón que sobró después de Nochebuena? La solución: niéguese a llevar sobras a casa, dice Nelsen. Si usted es el anfitrión de la cena, envuelva la comida para que sus invitados se la lleven a casa. Y si aún le quedan sobras, dónelas a un comedor de beneficencia.

Soluciones dulces

Al igual que las tarjetas de felicitación, los dulces han llegado a formar parte de casi todos los días festivos con sus envolturas de colores brillantes. Trátese del Día de los Enamorados, Pascua o *Halloween*, ahora averiguará cómo hacer caso omiso del centelleo de esas calorías envueltas. **Disfrute los rituales, pero acabe con el azúcar.** Diviértase en los días festivos con un mínimo de azúcar. Si sus hijos son demasiado pequeños para comerse todos los dulces de *Halloween* —y usted tiene miedo de comerse los que dejen— limite la cantidad de dulces que traigan a casa. Por ejemplo, si tiene dos hijos, mándelos de casa en casa en *Halloween* con una sola bolsa entre los dos, sugiere Nelsen. Reducirá a la mitad la cantidad de dulces que tenga en casa.

Sáquelo de su casa. Esta regla es buena: trátese de las barras de confitura que sobraron de *Halloween* o de la mitad de un conejo de chocolate, sáquelo de la casa. Lléveselo a la oficina. "Desaparecerá en 10 minutos", afirma Nelsen. O bien dónelo a un banco de alimentos.

Deje pasar la grasa. Si forzosamente debe tener dulces en la casa, que no contengan grasa. Dos salvavidas con sabor a frutas sólo tienen 20 calorías, pero un *Snickers* suma 190 calorías y 10 gramos de grasa.

Dé y pida obsequios que no se coman. Si normalmente celebra el Día de los Enamorados con un corazón lleno de chocolate, insista en hacer algo distinto: salga de excursión o bien a pasear durante la puesta del sol, sugiere Hudnall.

Sobreviva a la parrillada

Si elige los alimentos correctos, las comidas al aire libre en los días festivos del verano pueden convertirse en las ocasiones especiales más saludables para usted, sobre todo si recuerda aprovechar las posibilidades que ofrecen para consumir comida baja en grasa.

Mejore los manjares. Olvídese de los *hot dogs* y las hamburguesas típicas y encuentre alternativas más saludables. Mientras que un *hot dog* de carne de res tiene 180 calorías y 16 gramos de grasa, uno *light* sólo contiene 100 calorías y 7 gramos de grasa. Y una hamburguesa de 4 onzas (112 g) suma 328 calorías y 24 gramos de grasa, mientras que una hamburguesa vegetariana congelada sólo tiene 140 calorías y 2 gramos de grasa.

Si los *hot dogs* de pavo (chompipe) y hamburguesas vegetarianas no tientan su paladar, pruebe una pechuga de pollo de 4 onzas preparada a la parrilla sin el pellejo: consumirá 130 calorías y sólo 3 gramos de grasa.

Éntrele a una ensalada saludable. Ya sabe que la ensalada de aguacate (palta) es alta en grasa, así que este año pruebe una con hojas de lechuga romana (orejona) con tomate (jitomate), pimientos (ajíes, pimientos morrones), champiñones (setas), zanahorias y una cucharada de aliño (aderezo) de queso azul sin aceite, que sólo suman 75 calorías y 1 gramo de grasa.

Si una ensalada alta en grasa como la de papa no puede faltar en su parrillada, utilice menos mayonesa para hacerla más saludable, sugiere Hudnall.

Coma algo crujiente, pero bueno. ¿Sabía que una porción de 1 onza (28 g) de papitas fritas contiene 150 calorías y 10 gramos de grasa? Si de alimentos crujientes se trata, mejor opte por unos pimientos verdes, rojos y amarillos frescos. Además de ahorrar calorías y grasa obtendrá vitamina A y C.

Sírvase sandía. Una parrillada es una muy buena ocasión para el postre perfecto: una gran rebanada de sandía. Sólo contiene 50 calorías por taza, además de vitamina A.

Póngase a correr. Diviértase con diferentes actividades para quemar unas cuantas calorías y alejarse de la canasta de picnic. Juegue bádminton, vóleibol, *softball* o fútbol. Aviente un *Frisbee*, camine un poco u organice una guerra de globos con agua, sugiere Hudnall.

Refrésquese con agua. Después de lucirse con su servicio en el vóleibol tendrá que saciar su sed. Tenga mucha agua fresca a la mano, en lugar de refresco (soda), recomienda Hudnall.

Una solución para la celulitis

"DIANA DE INGLATERRA SE PONE
UN ABRIGO LARGO PARA ESCONDER LA CELULITIS".
ESTE TITULAR DIO LA VUELTA AL MUNDO EN 1996, CUANDO LOS
FOTÓGRAFOS DE LOS TABLOIDES BRITÁNICOS DE HECHO
ENCONTRARON SEÑALES DE CELULITIS EN LAS FAMOSAS PIERNAS DE
DIANA. SI BIEN A LA MAYORÍA DE LA GENTE LA FOTOGRAFÍA LES
PARECIÓ OFENSIVA, MUCHOS TAMBIÉN SINTIERON CIERTO ALIVIO
—Y UN POCO DE CULPABILIDAD POR ELLO— AL DESCUBRIR QUE NI
SIQUIERA LAS PRINCESAS TIENEN LAS PIERNAS PERFECTAS.

La simple verdad de la celulitis es esta: si usted es mujer, probablemente la tiene. Si no la tiene, probablemente la tendrá. "Más del 85 por ciento de las mujeres desarrollan por lo menos un poco de celulitis en alguna parte de su cuerpo de la cintura para abajo después de la adolescencia", afirma el Dr. Jeffrey Sklar, profesor adjunto de Dermatología en la Universidad de Columbia y director del Centro para Dermatología Estética en Woodbury, Nueva York.

Sin embargo, esto no significa que deba pasar el resto de su vida vistiendo faldas sarong o pareos largos en la playa. Si bien es posible que no logre eliminar la celulitis por completo, puede tomar algunas medidas para minimizar su apariencia y lograr unas piernas de aspecto más joven, esbelto y liso.

Otra forma de decir "grasa"

Si les pregunta a los expertos médicos, le dirán que la celulitis no existe. No es que piensen que esa piel llena de hoyuelos en la parte de atrás de sus muslos es un producto de su imaginación. Simplemente están convencidos de que esos frunces y bultos no son más que grasa ordinaria. "Celulitis", afirman, es una palabra inventada por la industria de la belleza con la intención de convertir esta grasa ordinaria en una molestia que las mujeres podrán "curar" si aplican los productos o tratamientos correctos.

Otros médicos creen que estos depósitos de grasa llenos de bultos son algo más que eso: opinan que la celulitis es una anomalía causada al combinarse una circulación deficiente con la hinchazón debida al drenaje insuficiente de los vasos linfáticos y al hecho de que uno de los efectos de las hormonas femeninas, como el estrógeno, es la acumulación de grasa.

"El hecho es que no sabemos con certeza qué produce estas zonas de grasa con hoyuelos a la que le decimos celulitis, por qué les da a las mujeres ni cómo eliminarla —explica el Dr. Sklar—. Lo que sí sabemos es que las hormonas intervienen y que subir de peso contribuye a ello. Por lo tanto, la verdad probablemente se encuentre en algún punto intermedio".

Aunque no nos guste cómo se ve, la grasa que se deposita de la cintura para abajo (donde con frecuencia aparece la celulitis) sirve para un propósito útil. Las mujeres almacenan grasa de manera natural en estas partes porque el cuerpo recurre a estas reservas de grasa para disponer de energía adicional durante el embarazo y la lactancia. A pesar de que las mujeres cuentan con un exceso de grasa en esta zona durante la mayor parte de su vida, no empiezan a decirle celulitis hasta que aparecen los hoyuelos, lo cual suele ocurrir al acercarse los 30 años de edad o poco después de esta fecha, indica el Dr. Alan Kling, profesor clínico adjunto en el Centro Médico Mount Sinai de la ciudad de Nueva York.

Unos pequeños bultos empiezan a aparecer en las caderas y los muslos antes lisos, principalmente debido al debilitamiento natural de la piel,

Olvide estas opciones

Algunas mujeres estarían dispuestas a pagar lo que fuera con tal de deshacerse de la celulitis. Y desafortunadamente muchas lo hacen, con poco o nada de resultados. Existe un sinnúmero de cremas, máquinas, suplementos y tratamientos que harán menguar su salario semanal sin ayudarles un ápice a sus piernas. Cuídese de los siguientes.

Las cremas. En teoría, las cremas para los muslos inhiben la enzima que estimula al cuerpo a almacenar y conservar la grasa. De hecho lo único que hacen es humectar, afirma el Dr. Jeffrey Sklar del Centro para Dermatología Estética. "Ninguna crema disponible actualmente penetra lo suficiente en la piel como para brindar beneficios verdaderos", explica. Para que una crema resulte eficaz debe tener la capacidad de permanecer en el cuerpo sin que el sistema circulatorio se la lleve. Es imposible exigirle algo así a un producto que se venda sin receta. "Guarde su dinero", agrega el dermatólogo.

Los suplementos. "No existe ninguna pastilla que se pueda tomar para deshacerse de la celulitis", afirma el Dr. Sklar. Un suplemento debe ser capaz de afectar las zonas celulíticas sin ser tóxico. Según los fabricantes de productos herbarios, sus suplementos fortalecen el tejido conjuntivo alrededor de la grasa, aumentan la circulación y eliminan los líquidos de la zona. "No hay pruebas que respalden estas afirmaciones —advierte el Dr. Sklar—. Y es posible que los productos sean peligrosos".

Las envolturas. Los fabricantes de envolturas contra la celulitis dicen que sirven para quemar grasa, pero en realidad sólo eliminan líquidos del cuerpo. Las pulgadas que se pierden sólo son de agua. Volverán en cuanto coma y beba normalmente, señala el Dr. Sklar.

La cirugía. La liposucción actualmente es una de las cirugías cosméticas más populares del país, pero no elimina la celulitis. De hecho puede empeorar su aspecto, opina el Dr. Alan Kling del Centro Médico Mount Sinai. "Nunca recomendaría una liposucción contra la celulitis. La piel puede tener aún más hoyuelos al terminar".

el cual permite que la grasa suba a la superficie, dice el Dr. Kling. Se ve más en las mujeres que en los hombres debido a las diferencias entre sus tejidos conjuntivos.

Todo el mundo tiene fibras de tejido conjuntivo que separan las células de la grasa en compartimentos y conectan el tejido de la grasa con la piel. En las mujeres, este tejido conjuntivo tiende a estar dispuesto en sentido vertical, lo cual permite que la grasa suba a la superficie y forme bultos. En los hombres sigue un patrón horizontal entrecruzado, el cual impide que la grasa sobresalga en la superficie. "Cuando la piel de las mujeres se debilita, el efecto es el mismo que se da en un colchón: la grasa sobresale como el relleno entre los amarres —afirma el Dr. Sklar—. El tejido conjuntivo horizontal de los hombres impide que suceda así. Además, tienen la piel más gruesa, de modo que la grasa debajo de ella es menos visible".

Alise sus curvas

Tener un poco de celulitis resulta completamente natural. Es poco probable que encuentre la forma de hacerla desaparecer por completo. No obstante, puede atenuar su apariencia y darle a su cuerpo un perfil más firme y más joven de la cintura para abajo. Los expertos recomiendan lo siguiente.

Queme grasa. Independientemente de los demás factores que tal vez intervengan, la celulitis en resumidas cuentas consiste en grasa, dice el Dr. Kling. "Cuando se tiene menos grasa, hay menos celulitis. Cuando se sube de peso, la celulitis se nota mucho más".

La mejor forma de quemar la grasa es por medio del ejercicio, afirma el Dr. Sklar. Hacer ejercicio 3 ó 4 días a la semana quema calorías, de modo que bajará de peso y reducirá esos depósitos de grasa. También hace que se desarrollen los músculos y que la piel se vea más firme con el tiempo. Las siguientes ocho actividades queman muchas calorías, lo cual le ayudará a reducir la celulitis más pronto. (El número de calorías quemadas que se indica para cada actividad se basa en una persona con un peso de 150 libras/68 kg).

ACTIVIDAD	CALORÍAS QUE SE QUEMAN POR HORA
Cardio kickboxing (como Tae-Bo)	680
Correr (a velocidad moderada)	612
Esquí a campo traviesa (de fondo)	544
Nadar (dar vueltas nadando de lado)	544
Bicicleta fija (a velocidad moderada)	476
Tenis	476
Marcha	442
Máquina escaladora (stairclimbing)	408

Tonifique sus "zonas". Probablemente ya sepa que es imposible bajar de peso nada más en un área específica del cuerpo. No obstante, vale la pena ponerles atención especial a sus áreas problemáticas. Haga ejercicio como siempre. Luego agregue unos ejercicios adicionales que se concentren en las zonas donde requiera más atención, sugiere Wayne Westcott, Ph.D., asesor en preparación física para la Asociación Estadounidense de Buena Forma Física para Adultos Mayores ubicada en New Smyrna Beach, Florida. Estos ejercicios de tonificación adicionales desarrollarán los músculos de sus zonas problemáticas además de quemar más calorías. La grasa se eliminará un poco más rápidamente y tendrá músculos torneados y tonificados.

Los siguientes dos ejercicios pueden ayudar a tonificar la cara externa de los muslos y las asentaderas, indica Amy Goldwater, especialista en buena forma física y asesora de buena forma física para el Club TOPS (siglas en inglés de "Baje de Peso de Manera Sensata") en Milwaukee. La experta recomienda realizar de una a tres series de cada ejercicio y de 10 a 15 repeticiones por serie.

Levantamiento de pierna

Acuéstese sobre el costado izquierdo, con las piernas juntas y la de abajo doblada ligeramente. Doble el codo izquierdo y descanse la cabeza cómodamente sobre el brazo. Apoye la mano derecha en el piso delante de usted para equilibrarse. Mantenga la pierna superior un poco doblada al levantarla despacio lo más que pueda de manera cómoda. Puede hacer punta o flexionar el pie. No mueva la pierna de un lado al otro ni la levante con impulso. Sostenga esta posición y vuelva a bajar la pierna. Al terminar una serie dése la vuelta y realice una serie con la otra pierna. Cuando el ejercicio le resulte demasiado fácil, engánchese los tobillos con una liga de resistencia para hacer más fuerza.

Los músculos que se trabajan: el vasto externo (la cara externa de los muslos) y los glúteos (las asentaderas)

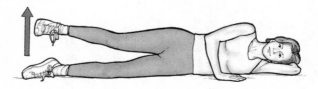

Extensión

Párese detrás de una silla sólida y apoye las manos en el respaldo. Inclínese al frente desde la cintura con la espalda recta. Doble la rodilla derecha de modo que la pantorrilla y el muslo formen un ángulo de 90 grados. Luego apriete los múscu-los de los glúteos (asentaderas) y levante el talón derecho hacia el techo, hasta

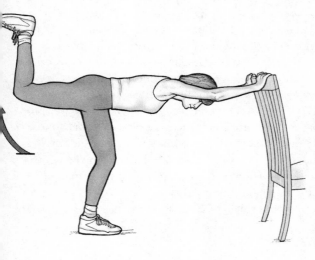

que su espalda y mus-lo queden alineados. Mantenga el ángulo de 90 grados entre la pantorrilla y el muslo. Sostenga la posición y vuelva a bajar la pier-na. Termine toda una serie con la pierna de-recha y luego haga otra con la izquierda.

Los músculos que se trabajan: los ligamen-tos de las corvas (la cara posterior de los muslos) y los glúteos (asentaderas)

Cambie de color. Si tiene la tez oscura por naturaleza, la celulitis no es un gran problema. Para empezar, las mujeres afrolatinas y otras de tez os-cura tienden a tener la piel más gruesa y les salen menos hoyuelos. Ade-más, la piel oscura camufla mejor la celulitis. Si bien los baños de sol son poco saludables y ya no están de moda, los bronceadores químicos tam-bién sirven para camuflar. Las mujeres de tez pálida que se preocupan mu-cho por la aparición de la celulitis pueden beneficiarse de oscurecer un poco el tono de su piel, indica el Dr. Kling.

"La celulitis con frecuencia posee un tono amarillento o anaranjado o bien es más pálida que la piel a su alrededor, por lo que se nota más —afirma—. Un poco de bronceado sirve para cubrir ese tono y difuminarlo". En lugar de tenderse a rostizar bajo los rayos dañinos del Sol, puede obtener el mismo efecto mediante un bronceador líquido.

Dése un buen masaje... tal vez. Si bien algunos expertos niegan la utilidad de las pociones o los aparatos para combatir la celulitis, es posible que su doctor hasta cierto punto apruebe un invento reciente diseñado para alisar los bultos en las caderas y los muslos. La máquina se llama *Endermologie*. Este aparato de masaje por succión que se desarrolló originalmente en Francia jala los tejidos afectados por la celulitis de manera suave hacia un par de bolas que giran y funcionan como rodillos. El fabricante afirma que *Endermologie* funciona al estirar las fibras conjuntivas que le dan su apariencia dispareja a la celulitis, además de aumentar la circulación de sangre y el drenaje linfático en la zona donde se aplica.

La Sociedad Estadounidense de Cirujanos Plásticos y de Reconstrucción no está de acuerdo. Esta asociación ha señalado que los informes acerca de los beneficios de *Endermologie* no cumplen con las normas científicas aceptadas. El organismo considerará esta técnica "de valor médico por probar" hasta que alguien presente pruebas clínicas de dichas afirmaciones.

El Dr. Sklar advierte que el efecto es temporal y no resuelve el problema por completo. Algunas pacientes han obtenido mejorías reales y otras no. "Es necesario hacerse tratamientos de seguimiento para mantener los resultados", indica. Cada tratamiento dura unos 45 minutos y se necesitan unas 15 sesiones para obtener resultados. El costo es de más o menos $100 por tratamiento.

Cómo evitar para siempre volver a subir

Tome una hoja de papel y una pluma.

Ahora mismo apunte lo más que está dispuesto a pesar.

Quizá unas 5 libras (2 kg) arriba de lo que pesa ahora.

Tal vez un poco más.

Sea práctico y dése *un poco* de espacio para respirar. Todos sabemos que el peso puede fluctuar en unas cuantas libras de una semana a otra.

Por ejemplo, digamos que cumplió con su objetivo de volver a pesar 140 libras (64 kg). Ahora toma la decisión de que su límite máximo serán 145 libras (66 kg). No quiere llegar a eso, pero es el límite.

Ahora ponga esa hoja de papel en algún lugar donde la vea constantemente. En el refrigerador, quizá. En su agenda. Cerca de la pesa (báscula) en el baño.

Ese número es su freno de emergencia. Es la cuerda que deberá jalar para detener su avance, el estímulo que debe provocar una reacción. El día en que suba a la pesa y observe cómo la aguja tiembla y se balancea hasta estabilizarse sobre los mismos dígitos que apuntó en el papel, sabrá que ha llegado la hora de ponerse a trabajar otra vez.

"Cuando llegue a ese punto es hora de pisar el freno. Tiene que decidir de antemano cuál será el estímulo que lo hará regresar con el programa", afirma el Dr. Ross Andersen, experto en pérdida de peso de la Escuela de Medicina de la Universidad Johns Hopkins.

Sería poco realista pensar que nunca volverá a subir unas cuantas libras. Al fin y al cabo hay que tomar en cuenta los días festivos, las menstruaciones, las semanas difíciles en la oficina y las vacaciones. Sin embargo, por lo común lo que sucede cuando la gente vuelve a subir de peso es que empiezan simplemente con 5 libras. No se preocupan mucho por ello, de modo que de manera lenta y furtiva acumulan 10 libras (5 kg). Presos de la frustración y la ira, piensan que no tiene sentido esforzarse. Y esas 10 libras se convierten en 20 (9 kg), luego en 30 (14 kg) y así sucesivamente.

No tiene que ser así, comenta el Dr. Andersen. En ningún lugar está escrito que volver a subir 5 libras anule todo el trabajo arduo que ya realizó. Considérelo una llamada de atención. Le indica que deje de hacer lo que esté haciendo antes de subir más de peso. Al fin y al cabo es mucho más fácil bajar 5 libras que 10, 20, 30 o incluso más. Por lo tanto, el primer paso que debe tomar para evitar para siempre subir de peso otra vez es fijar este número tan importante.

"Una vez que las personas han bajado cierta cantidad de peso, creo que necesitan hacerse una idea mental muy clara de cuál será su nuevo límite superior de tolerancia", afirma el Dr. Andersen.

Cuando alcance su límite

Ahora que ha fijado el número, también apunte lo que hará en el instante mismo en que ese número aparezca sobre la pesa. "¿Qué hará al llegar a ese peso? En eso radica el verdadero secreto para no volver a subir de peso. ¿Qué hará enseguida para detenerlo?", pregunta el Dr. Andersen.

No basta con decir que al alcanzar ese peso se pondrá a trabajar en serio otra vez. ¿Qué significa eso exactamente? Necesita establecer los detalles específicos. ¿Qué hará y cómo lo hará? Los detalles específicos le ayudaron a alcanzar su objetivo en cuanto a peso y los detalles específicos le permitirán lograrlo nuevamente.

Con base en lo que le funcionó al llevar a cabo el Plan Adelgace y Rejuvenezca, usted mismo es quien mejor sabe qué necesita hacer para bajar de peso. Piense en lo que le funcionó y en lo que disfrutó. Apúntelo. Eso mismo es lo que hará en cuanto vea ese número sobre la pesa. Si no se le ocurre nada, el Dr. Andersen le recomienda probar algunas de las siguientes ideas.

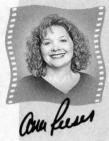

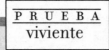

P R U E B A
viviente

Esta vez es distinto

Mi esposo, John, y yo ya habíamos tratado de bajar de peso en varias ocasiones anteriores, pero nunca logramos mantenerlo.

Siempre sucedía algo y volvíamos a nuestros antiguos hábitos. Simplemente no estábamos listos.

No obstante, esta vez ambos contábamos con la motivación de diferentes circunstancias. Yo entré a un trabajo nuevo y no quería ponerme la misma ropa grande y holgada. John se dio cuenta de que los resultados de las pruebas de forma física que le hace la Reserva Naval iban a la baja. Por lo tanto, ambos queríamos hacer algo.

¿En qué se diferenció esta vez de todos nuestros esfuerzos anteriores? En varias cosas. En primer lugar, contábamos con un programa. Siempre tuvimos la mira puesta en nuestros objetivos específicos de alimentación y ejercicio. No quiero decir que el programa haya sido demasiado rígido, sino que por lo menos nos proporcionaba algo por lo cual regirnos. Las veces anteriores simplemente habíamos dicho que comeríamos mejor o que haríamos más ejercicio. Todo fue siempre muy ambiguo.

En segundo lugar, el programa se basó en cambios saludables de nuestro estilo de vida, no en modificaciones extremas ni en tretas locas. Podíamos imaginarnos hacer esos cambios y seguir con ellos. No nos exigieron modificar nuestra vida diaria mucho.

Por último aprendimos algo de nuestros errores pasados. En las dietas anteriores, nuestra perdición fue salir corriendo a Taco Bell cuando estábamos muy cansados y ocupados, entre otras cosas. Ahora cuando me siento así simplemente pongo a hervir agua y le echo unos espaguetis. Hemos aprendido que es posible servir una comida de manera rápida y fácil sin salir corriendo a un restaurante de comida rápida.

Reviva su diario para bajar de peso. Para averiguar por qué está subiendo de peso, empiece otra vez a registrar todo en su diario. Qué come, a qué horas y por qué. Cuánta actividad física realiza.

Tal vez descubra algún cambio en su rutina por el que ha sumado libras.

Reflexione acerca de las siguientes preguntas: ¿Ha aumentado el tamaño de sus porciones? ¿Ha adquirido el hábito de comer una merienda (refrigerio, tentempié) por la tarde? ¿Ha caminado mucho menos últimamente? ¿Ha dejado de subir por las escaleras?

Háblele a un amigo. Quizá haya perdido el contacto con su compañero de caminatas o bien conozca a algún amigo o pariente que con toda certeza lo apoyará. Háblele, cuéntele a esa persona lo que sucedió y solicite su ayuda para encauzarlo nuevamente por el buen camino.

Salga a caminar. No se ponga a pensar en que debería realizar más actividad física. Simplemente hágalo. Es posible que la aparición de ese número en la pesa sea el impulso preciso que le hacía falta para ponerse en movimiento otra vez. Salir a caminar le ayudará a sentir que está actuando.

Fije nuevas metas. Mientras llevó a cabo el Plan Adelgace y Rejuvenezca, sus objetivos le sirvieron de inspiración y guía hacia el éxito. Ha llegado la hora de recuperarlos. Si no está haciendo suficiente ejercicio, póngase la meta de caminar 45 minutos cada dos días. Si no está consumiendo toda la fibra que debería, fíjese el objetivo de consumir 30 gramos diarios.

Los secretos del éxito

¿Qué tienen en común el ornitorrinco, el cóndor, el águila calva y las personas que han bajado de peso sin volver a subirlo? Que todas son especies raras. Y que un montón de expertos dedican mucho tiempo y dinero al intento de averiguar por qué son tan difíciles de encontrar.

Si bien muchas personas bajan de peso todos los años, muy pocos mantienen su nuevo peso. Diversos estudios de personas que han participado en programas para bajar de peso han puesto de manifiesto que la mayoría recuperan todo el peso perdido dentro de un plazo de 3 a 5 años. Es como si la tierra del adelgazamiento fuera un sitio para vacacionar en el que la gente pasa un poco de tiempo de calidad y luego se va, conservando sólo el eterno anhelo de volver algún día.

Algunos científicos y médicos examinan a quienes logran mantener su pérdida de peso a fin de averiguar la respuesta a una pregunta: ¿qué hacen ellos que los demás no?

Lo que han encontrado es que la gente que no vuelve a subir de peso tiende a observar los mismos principios básicos: hacen ejercicio con regularidad, están al pendiente de su peso, cuentan con el apoyo de terceros y comprenden que el cambio que han hecho es para toda la vida, en lugar de un programa a corto plazo, explica el Dr. Andersen. Si usted aplica estos principios ahora y por el resto de su vida, tal vez nunca tenga que recurrir a ese freno de emergencia.

Muévase

¿Cuál es el indicador más importante de que una persona no volverá a subir de peso? El hecho de que haga ejercicio con regularidad. Ninguna otra medida predice de manera tan precisa quién evitará subir de peso de nuevo y quién no.

"Sabemos que es posible bajar de peso sin hacer ejercicio —comenta el Dr. Andersen—. Pero también sabemos que no es posible mantener el nuevo peso si no se hace ejercicio".

En un estudio clave llevado a cabo por el Centro Regional Kaiser Permanente de Educación sobre la Salud ubicado en Oakland, California, los investigadores observaron que el 90 por ciento de las mujeres que se deshicieron de 20 libras (9 kg) y no las volvieron a subir hacían ejercicio por lo menos tres veces a la semana. Por el contrario, sólo el 34 por ciento de las personas que volvieron a subir de peso afirmaron hacer ejercicio de manera regular.

La revisión del Registro Nacional de Control del Peso —un estudio a largo plazo de personas que han bajado de peso sin volver a subir— revela que más de la mitad de quienes logran mantener su peso realizan actividades que los hacen sudar un mínimo de tres veces a la semana.

¿Por qué al hacer ejercicio se evita volver a subir de peso? La respuesta obvia es que se queman más calorías. No obstante, otros factores relacionados con el ejercicio también contribuyen a asegurar que se mantenga el mismo peso, indica el Dr. Andersen.

■ El ejercicio incrementa el índice metabólico en estado de descanso. Dicho de otra manera, se queman más calorías aunque no se esté realizando ninguna actividad física.

■ El ejercicio mejora la forma física en general, lo cual permite ser más activo en la vida diaria y quemar más calorías todavía.

■ El ejercicio mejora el estado de ánimo y el bienestar en general, por lo que la persona se siente mejor consigo misma y con respecto a sus esfuerzos por bajar de peso.

■ Se produce una actitud más centrada en la salud. Después de haber hecho ejercicio durante 1 hora es menos probable que alguien coma una barra de confitura. El simple hecho de haberse esforzado tanto lo hace pensar: "Después de todo el bien que el ejercicio me hizo hoy, ¿por qué lo voy a arruinar por un simple dulce?".

He aquí cómo lograr que el ejercicio siga formando parte de su vida aun después de haber bajado de peso.

Haga por lo menos 30 minutos. Trate de realizar cualquier actividad física todos los días durante 30 minutos. Puede caminar, nadar, usar la máquina escaladora *(stairclimber)*, correr: cualquier cosa que disfrute.

Convierta la actividad en un modo de vida. La mejor forma de incluir más ejercicio en su vida es repartiéndolo a lo largo del día por medio de actividades que formen parte de su estilo de vida normal, como estacionar el carro más lejos de la oficina o subir por las escaleras en lugar de tomar el elevador. Si la falta de tiempo es su enemigo mortal, los cambios en el estilo de vida son la mejor estrategia a seguir. Estas medidas aparentemente pequeñas se van sumando a lo largo del tiempo. "Busque las pequeñas maneras de quemar calorías", sugiere el Dr. Andersen.

Divídalo. Si un mal día no le permite interrumpir sus actividades durante 30 minutos para hacer ejercicio, divida este tiempo entre seis caminatas de 5 minutos a lo largo del día, recomienda el Dr. Andersen. Dé una vuelta a la oficina cada hora.

Haga lo que pueda. Aunque no tenga oportunidad de hacer todo el ejercicio que quisiera o que sepa debería estar haciendo, haga el que pueda. "Hemos visto que las personas que sólo hacen un 50 por ciento del ejercicio que deberían logran mantener su pérdida de peso. Es importante darse cuenta de que algo es mejor que nada", afirma el Dr. Andersen.

Aproveche la pesa (báscula)

A la hora de cumplir con el propósito de evitar subir de peso, la pesa es su amiga y no su enemiga. Más o menos el 75 por ciento de los participantes en el Registro Nacional de Control del Peso se pesaban por lo menos una vez a la semana, indica Mary Lou Klem, Ph.D., profesora adjunta de Psicología en la Escuela de Medicina de la Universidad de Pittsburgh.

Para no subir de peso tiene que saber cuánto pesa. Con demasiada frecuencia la gente evita la pesa por temor a que les indique algo que no quieren saber: que están subiendo de peso. No le hacen caso hasta que ya es demasiado tarde.

O bien andan tan campantes pensando: "Bueno, es posible que haya subido *unas cuantas* libras". Un buen día se encuentran de visita en la casa de un amigo, entran al baño y se les antoja subirse a la pesa. Y descubren con horror que "unas cuantas libras" en realidad ya equivalen a entre 10 y 20 (5 y 9 kg). Pesarse más o menos una vez a la semana evitará que un pequeño aumento de peso se transforme en uno grande, dice el Dr. Andersen.

Antes de que se eche a correr lanzando gritos desaforados por la simple idea de subirse a la pesa una vez a la semana, relájese. Si lo hace de la manera correcta no tiene que ser un acto de tortura. Considérelo una medida preventiva y no se altere si nota que subió de peso un poco. Interprételo como señal de que debe hacer algunos cambios para detenerlo ya.

Acuérdese: es mejor enfrentar un pequeño aumento de peso que uno grande. Según el Dr. Andersen, la mejor manera de hacerlo es la siguiente.

Conviértalo en una rutina. Escoja una noche a la semana para pesarse. Hágalo el mismo día a la misma hora todas las semanas. Apunte su peso y vigílelo.

Guarde la pesa. No se suba a la pesa diariamente. El peso corporal fluctúa de manera natural y sólo se volvería loco. Tenga presente que los ciclos mensuales de cambio de peso pueden hacer que el peso suba y vuelva a bajar. No se atormente por ello.

Lleve un diario. Otra forma de vigilarse es por medio del diario para bajar de peso. No lo tire a la basura en cuanto haya cumplido con su meta original. De acuerdo con el Dr. Andersen, la mayoría de las personas a las que ha tratado y que han perdido peso sin volverlo a subir han utilizado un diario para vigilarse.

Si bien no tiene que usarlo tan religiosamente como antes, es buena idea hacerlo de vez en cuando para averiguar cómo está manejando sus objetivos de ejercicio y alimentación. Si descubre que no está cumpliendo con sus metas, fije otras nuevas.

Ármese de apoyo

Sin duda ha escuchado relatos acerca de personas que llegaron a la cima del éxito sólo para olvidarse de todos aquellos que les ayudaron a alcanzar ese punto.

No haga lo mismo.

Necesitará la ayuda de sus amigos y familiares, al igual que cuando estaba bajando de peso. "Cuando se observa a las personas que tienen éxito, algo que todos tienen en común es el apoyo que reciben de otros", comenta el Dr. Andersen. Por lo tanto, mantenga a las tropas unidas a su alrededor. Ahora le diremos cómo lograrlo.

Sea fiel a su grupo de apoyo. No deje de asistir a las reuniones de su grupo de apoyo sólo porque cumplió con su objetivo. Estos compañeros del alma en el camino de la pérdida de peso pueden convertirse en una fuente de consuelo e inspiración cuando enfrente la tarea de mantener su nuevo peso. De la misma forma en que habló con ellos sobre las dificultades y los obstáculos de tratar de bajar de peso, y luego superó estas dificultades y obstáculos, también podrá compartir con ellos los secretos y los consejos que le permitirán evitar subir nuevamente de peso.

Respete sus citas para caminar. Usted y su compañero de ejercicio o de caminatas deben continuar al mismo paso y con el mismo horario que cuando usted estaba llevando a cabo el programa. Ya sea que se trate de bajar de peso o de mantenerlo, un compañero de ejercicio siempre facilita seguir con la rutina.

Explíquele a su familia que el asunto no ha terminado. Cuando empezó con el plan para adelgazar sostuvo una agradable charla con su familia. Les dijo lo que necesitaba, lo que no quería y lo que esperaba de ellos mientras estuviera bajando de peso. Ha llegado la hora de sostener otra plática semejante. Dígales que las cosas no volverán a ser como eran antes. Explíqueles con claridad lo que necesita que hagan ahora; también dígales que confía en que continuarán apoyándolo en el esfuerzo por no volver a subir de peso.

Manténgase motivado

Las personas que tienen éxito a largo plazo en el esfuerzo por bajar de peso saben una cosa importante: no se logra con un programa de cortos alcances.

"He aquí el desafío: debe ser para siempre —indica Cynthia G. Last, Ph.D., profesora de Psicología de la Universidad Nova Southeastern en Fort Lauderdale, Florida, y autora de un libro sobre qué motiva a la gente a comer de más—. No es algo que se haga y ya, como una dieta. Así es cómo vivirá su vida de aquí en adelante".

Por eso logrará el éxito con el Plan Adelgace y Rejuvenezca aunque otros le hayan fallado. Las dietas de moda y otras tretas lo pusieron a vivir de cierta forma mientras duraran los programas y al término de estos lo devolvieron a sus viejos hábitos. En un dos por tres las libras tan odiosas regresaron.

Por el contrario, los cambios sencillos en su estilo de vida que ha realizado con este programa no se irán a ninguna parte: han llegado para quedarse. Por lo tanto, la etapa de mantenimiento del peso no será muy distinta de la que le permitió bajar. Esta nueva actitud le ayudará a asegurarse de no volver a subir de peso.

Si mantener su peso por sí solo no lo motiva lo suficiente como para perseverar con sus nuevos hábitos más saludables, piense en los otros beneficios que su nuevo estilo de vida le brinda: más energía, mejor salud, un aspecto más juvenil y protección contra las enfermedades cardíacas y el cáncer.

Desde luego habrá momentos —como cuando un pastel (bizcocho, torta, *cake*) alemán de chocolate lo llame a gritos— cuando le haga falta más motivación. Si siente que su voluntad se está debilitando, pruebe lo siguiente para mantenerse firme.

Fije nuevos objetivos. Cuando estaba bajando de peso estableció metas e invirtió toda su energía en su cumplimiento. Sin embargo, ahora que las ha alcanzado tal vez tenga la impresión de que ya no tiene nada por qué esforzarse. Tonterías.

Sólo porque ha llegado al peso que se propuso como meta no significa que no pueda seguir impulsándose para lograr más, afirma el Dr. Andersen. He aquí algunos objetivos que sirven para mantener el peso: aumente el tiempo que dedica al ejercicio en 5 minutos por semana; al levantar pesas incremente sus esfuerzos en entre el 5 y el 10 por ciento; pruebe una nueva receta baja en grasa todas las semanas. Incluso mantener el mismo peso semana tras semana puede servir como propósito.

Prémiese. Para realmente mantenerse motivado necesita un sistema personal de recompensas. Por cada mes que se mantenga en el mismo peso, cómprese un disco compacto nuevo. O bien regálese un par de zapatos buenos para caminar una vez que haya alcanzado uno de sus objetivos de ejercicio. "Necesita darse sus palmaditas en la espalda por todo lo que haga bien", opina el Dr. Andersen.

Acepte los reveses. Dos hermanas perdieron 20 libras (9 kg) cada una. Ahora se reúnen en casa de su mamá en Nochebuena. En dependencia de su país de origen, la mesa podría desbordar de algunos de los siguientes platos: lechón asado, pasteles, chiles poblanos en nogada, calabacita en tacha, romeritos, alcapurrias, guanimes, congrí, patacones, quipes, chulitos, besitos de coco, flan, etc. (Disculpe si todo esto le haya dado hambre). Ante la abundancia de comida, ambas se atascan. Ambas quedan a punto de reventar. Y ambas se sienten culpables.

¿Por qué una de estas mujeres volverá a subir de peso y la otra no? Porque una de ellas se despierta el viernes por la mañana y dice: "Hice mal. Ahora da lo mismo que baje a acabarme las sobras del refrigerador".

La otra hermana se despierta y dice: "Hice mal. Necesito salir a caminar a paso ligero y voy a tener mucho cuidado en lo que coma hoy para compensar lo de ayer". La segunda hermana se da cuenta de que un solo día malo no anula los avances que ha logrado durante los últimos meses.

"El verdadero secreto está en lo que se haga al día siguiente. Los que regresan al programa enseguida son quienes no volverán a subir de peso", afirma el Dr. Andersen.

Glosario

Algunos de los términos usados en este libro no son muy comunes o se conocen bajo distintos nombres en distintas partes de América Latina. Por lo tanto, hemos preparado este glosario para ayudarle. Esperamos que le sea útil.

Aceite de *canola*. Este aceite viene de la semilla de colza y es bajo en grasas saturadas. Sinónimo: aceite de colza. En inglés: *canola oil*.

Ají. *Vea* **Pimiento.**

Albaricoque. Fruta originaria de la China cuyo color está entre un amarillo pálido y un naranja oscuro. Se parece al melocotón, pero es más pequeño. Sinónimos: chabacano, damasco. En inglés: *apricot*.

Aliño. Un tipo de salsa, muchas veces hecha a base de vinagre y algún tipo de aceite, que se les echa a las ensaladas para darles más sabor. Sinónimo: aderezo. En inglés: *salad dressing*.

Arándano agrio. Una baya roja de sabor agrio usada para elaborar postres y bebidas. Sinónimo: arándano rojo. En inglés: *cranberry*.

Arándano azul. Una baya azul pariente del arándano agrio. En inglés: *blueberry*.

Bagel. Panecillo en forma de rosca con un hueco en el centro. Se cocina en agua hirviendo, luego se hornea. Se puede preparar con una gran variedad de sabores y normalmente se sirve con queso crema.

Batatas dulces. Tubérculos cuyas cáscaras y pulpas tienen el mismo color amarillo-naranja. No se deben confundir con las batatas de Puerto Rico (llamadas "boniatos" en Cuba), que son tubérculos redondeados con una cáscara rosada y una pulpa blanca. Sinónimos de batata dulce: boniato, camote, moniato. En inglés: *sweet potatoes*.

Berza. Un tipo de repollo cuyas hojas no forman una cabeza. Son muy nutritivas y pueden aguantar tanto temperaturas muy altas como las muy bajas. Además de ser muy populares entre los latinos, las berzas son una parte integral de la cocina del sur de los EE. UU. Sinónimos: bretón, col, posarno, repollo, tallo. En inglés: *collard greens*.

Biscuit. Un tipo de panecillo muy popular en los EE. UU.

Bistec. Filete de carne de res sacado de la parte más gruesa del solomillo. Sinónimos: bife, churrasco, biftec. En inglés: *beefsteak* o *steak*.

Bok choy. Un tipo de repollo (vea la definición de este en la página 541) chino.

Brownie. Un pastel (vea la definición de éste en la página 540) cremoso de chocolate cortado en trozos cuadrados; a veces se rellena con frutos secos.

Cacahuate. Un tipo de fruto seco que proviene de una hierba leguminosa. Se come en varias formas, entre ellas crudas, tostadas o en forma de una mantequilla. Sinónimos: cacahuete, maní. En inglés: *peanut*.

Cacerola. Una comida horneada en un recipiente hondo tipo cacerola. Sinónimo: guiso. En inglés: *casserole*. También puede ser un recipiente metálico de forma cilíndrica que se usa para cocinar. Por lo general, no es muy hondo y tiene un mango o unas asas. Sinónimo: cazuela. En inglés: *saucepan*.

Cantidad Diaria Recomendada. Se trata de la cantidad recomendada de un nutriente, trátese de un mineral, una vitamina u otro elemento dietético. Las Cantidades Diarias Recomendadas, conocidas en inglés como *Daily Values* o por las siglas *DV*, fueron fijadas por el Departamento de Agricultura de los Estados Unidos y la Dirección de Alimentación y Fármacos de los Estados Unidos. Se encuentran en las etiquetas de la mayoría de los productos alimenticios envasados en los Estados Unidos y corresponden a las necesidades nutritivas de los adultos a partir de los 18 años. Si usted desea averiguar las necesidades específicas de los niños, consulte a su pediatra o a un nutriólogo.

Carnes frías (tipo fiambre). Carnes frías de varios tipos, entre ellos jamón, boloña, pavo, rosbif y *salami*, que normalmente se comen en sándwiches (emparedados) a la hora del almuerzo en los EE.UU. En inglés: *lunchmeat*.

Cebollín. Una variante de la familia de las cebollas. Tiene una base blanca que todavía no se ha convertido en bulbo y hojas verdes que son largas y rectas. Ambas partes con comestibles. Son parecidos a las cebolletas, y la diferencia está en que las cebolletas son más maduras y tienen el bulbo ya formado. Sinónimos: cebolla de rábano, escalonia, cebolla de cambray, cebollino. En inglés: *scallion.*

Cebollino. Hierba que es pariente de la cebolla y los puerros (poros). Tienen tallos verdes y brillantes con un sabor suave parecido al de la cebolla. Se consiguen frescos todo el año. Algunos hispanos le dicen "cebollín" al cebollino, por tanto debe consultar la definición de este que aparece arriba. Sinónimos: cebolletas, cebollines. En inglés: *chives.*

Chow mein. Un platillo chinoamericano que consiste en verduras guisadas (estofadas), carne y fideos fritos.

Champiñon. Vea **Hongo.**

Chícharos. Semillas verdes de una planta leguminosa eurasiática. Sinónimos: alverjas, arvejas, guisantes, *petit pois.* En inglés: *peas.*

Chile. *Vea* **Pimiento.**

Chirivía. Una planta de origen europeo con un tallo acanalado de 9 a 12 centímetros de alto, hojas parecidas a las del apio, flores pequeñas y amarillas; su raíz es fusiforme y blanca. Normalmente se hierve y se sirve untada con mantequilla. Sinónimo: chiriva, chiviría, pastinaca. En inglés: *parnsip.*

Curry. Una mezcla de especias hindúes. Se muelen en una piedra especial y las especias usadas para prepararlo dependen del gusto personal del cocinero, el platillo que se está preparando y la preferencia en una región dada de la India. Entre las especias que se usan para preparar *curry* están la cúrcuma (azafrán de las Indias), el comino, la semilla de cilantro, el fenogreco (alholva), la semilla de hinojo, el azafrán español, el cardamomo, la canela, la cebolla, el ajo y el tamarindo.

Cuscús. Un platillo del África del Norte que consiste en pasta de semolina (trigo sin germen ni salvado) que se cocina al vapor sobre la parte superior de una olla de dos partes.

Donut. Un pastelito en forma de rosca que se leuda con levadura o polvo de hornear. Se puede hornear pero normalmente se fríe. Hay muchas variedades del *donut;* algunas se cubren con una capa de chocolate y otras se rellenan.

Endibia. Vegetal que es pariente de la endivia. Hay tres variedades principales: endibia bélgica, que consiste de una cabeza compacta con forma de un puro y que tiene hojas muy agrupadas de color crema; endibia rizada, que tiene una cabeza con hojas más sueltas con bordes de color verde; la escarola, que tiene hojas anchas curvadas de color verde pálido. Sinónimo: lechuga escarola. En inglés: *endive.*

Embutidos. Cualquiera de las variedades de carnes molidas o picadas que se mezclan con especias y se moldean en una cubierta, la cual normalmente se hace del intestino del animal. Hay muchos tipos de embutidos, entre ellos salchicha, chorizo, perro caliente y salchicha de Frankfurt.

Feta. Un queso griego hecho de leche de cabra. Es blanco, salado y muy desmenuzable.

Frijoles. Una de las variedades de plantas con frutos en vaina del género *Phaselous.* Vienen en muchos colores: rojos, negros, blancos, etcétera. Sinónimos: alubia, arvejas, caraotas, fasoles, fríjoles, habas, habichuelas, judías, porotos, trijoles. En inglés: *beans.*

Frijoles de carita. Frijoles pequeños de color beige con una "carita" negra. Sinónimos: frijoles de carete, guandúes, judías de caritas. En inglés: *black-eyed peas.*

Fruto seco. Alimento común que generalmente consiste en una semilla comestible encerrada en una cáscara. Entre los ejemplos más comunes de este alimento están las almendras, las avellanas, los cacahuates (maníes), los pistachos y las nueces. Aunque muchas personas utilizan el termino "nueces" para referirse a los frutos secos en general, en realidad "nuez" significa un tipo común de fruto seco en particular.

Fudge. Un caramelo semiblando hecho de mantequilla, azúcar y varios aromatizantes, entre ellos chocolate, vanilla y arce *(maple).*

Galletas y galletitas. Tanto "galletas" como "galletitas" se usan en Latinoamérica para referirse a dos tipos de comidas. El primer tipo es un barquillo delgado no dulce (en muchos casos es salado) hecho de trigo que se come como merienda o que acompaña una sopa. El segundo tipo es un tipo de pastel (vea la definición de este en la página 540) plano y dulce que normalmente se come como postre o merienda. En este libro, usamos "galleta" para describir los barquillos salados y "galletita" para los pastelitos pequeños y dulces. En inglés, una galleta se llama "*cracker*" y una galletita se llama "*cookie*".

Germen de trigo. El embrión del grano del trigo que se utiliza como un suplemento alimenticio agregado al cereal. Se consigue en las tiendas de productos naturales. En inglés: *wheat germ.*

Graham crackers. Galletitas (vea la definición de estas en la página anterior) dulces hechas de harina de trigo integral.

Granola. Una mezcla de copos de avena y otros ingredientes como azúcar morena (mascabado), pasas, cocos y frutos secos. Se prepara al horno y se sirve en pedazos o barras.

Gravy. Una salsa hecha del jugo (zumo) de carne asada.

Guiso. Este término tiene variaciones regionales. Para algunos hispanos, se refiere a la comida horneada en un recipiente hondo que en inglés se llama *casserole.* Pero para otros, se refiere a un platillo que generalmente consta de carne y verduras que se cocina en una olla a una temperatura baja con poco liquido. Sinónimo: *estofado.* En inglés: *stew.*

Haba. Frijol (vea la definición de este en la página anterior) plano de color oscuro y de origen mediterráneo que se consigue en las tiendas de productos naturales. En inglés: *fava beans.*

Habas blancas. Frijoles planos de color verde pálido originalmente cultivados en la ciudad de Lima en el Perú. Sinónimos: alubias, ejotes verdes chinos, frijoles de Lima, judías blancas, porotos blancos. En inglés: *lima beans.*

Habichuelas verdes. Frijoles verdes, largos y delgados. Sinónimos: habichuelas tiernas, ejotes. En inglés: *green beans* o *string beans.*

Harina de trigo integral. En inglés: *whole wheat flour.* Vea **Integral**.

Hongo. Variedad del *fungi* de la clase *Basidiomycetes.* Hay muchas variedades, entre ellas *shiitake*, que es japonesa, y el *Italian brown* de Italia. La variedad pequeña blanca se conoce como champiñón o seta. En inglés los hongos en general se llaman *mushrooms* y los champiñones se llaman *button mushrooms.*

Integral. Este término se refiere a la preparación de cereales (granos) como el arroz, el maíz, la avena o el trigo. En su estado natural, los cereales cuentan con una capa exterior muy nutritiva que aporta fibra dietética, carbohidratos complejos, vitaminas del complejo B, vitamina E, hierro, cinc y otros minerales. No obstante, para mejorar su presentación muchos fabricantes les quitan las capas exteriores a los cereales. La mayoría de los nutriólogos y médicos recomiendan que comamos cereales integrales (excepto en el caso del alforjón o trigo sarraceno) para aprovechar los nutrientes que aportan. Estos productos se consiguen en algunos supermercados y en las tiendas de productos naturales. Entre los productos integrales más comunes están el arroz integral *(brown rice)*, el pan integral *(whole-wheat bread* o *whole-grain bread)*, la cebada integral *(whole-grain barley)* y la avena integral *(whole oats)*.

Melocotón. Fruta originaria de la China que tiene un color amarillo rojizo y cuya piel es velluda. Sinónimo: durazno. En inglés: *peach.*

Merienda. En este libro, es una comida entre las comidas principales del día, sin importar ni lo que se come ni a la hora en que se come. Sinónimos: bocadillo, bocadito, refrigerio, tentempié. En inglés: *snack.*

Nuez. Fruto seco que proviene de una de las variedades de los árboles del género *Juglans*. Las variedades más populares son la nuez inglesa o pérsica y la nuez negra. Sinónimo: nuez nogal. En inglés: *walnut.*

Olla para asar. Cualquier plato o cacerola de metal, cristal o cerámica con una superficie grande, costados bajos, y que no lleva tapa. Esta se usa para asar alimentos en el horno. Sinónimos: charola. En inglés: *roasting pan.*

Palomitas de maíz. Granos de maíz cocinados en aceite o a presión hasta que formen bolas blancas. Sinónimos: rositas de maíz, rosetas de maíz, copos de maíz, cotufo, canguil.

Pan árabe. Un pan plano originario del Medio Oriente que se prepara sin levadura. Sinónimo: pan de *pita*. En inglés: *pita bread.*

Panqueque. Un pastel (vea la definición de este abajo) plano generalmente hecho de alforjón (trigo sarraceno) que se dora por ambos lados en una plancha o sartén engrasada.

Parrilla. Esta rejilla de hierro fundido se usa para asar diversos alimentos sobre brasas o una fuente de calor de gas o eléctrica en toda Latinoamérica, particularmente en Argentina y Uruguay. En inglés: *grill*. También puede ser un utensilio de cocina usado para poner dulces hasta que se enfríen. Sinónimo: rejilla. En ingles: *rack.*

Pastel. El significado de esta palabra varía según el país. En Puerto Rico, un pastel es un tipo de empanada servido durante las fiestas navideñas. En otros países, un pastel es una masa de hojaldre horneada que está rellena de frutas en conserva. No obstante, en este libro, un pastel es un postre horneado generalmente preparado con harina, mantequilla, edulcorante y huevos. Sinónimos: bizcocho, cake, panqué, queque, tarta. En inglés: *cake*.

Pastel blanco esponjoso. Un tipo de pastel ligero que se prepara sin levadura y con varias claras de huevo batidas. En inglés: *angel food cake*.

Pay. Una masa de hojaldre horneada que está rellena de frutas en conserva. Sinónimos: pai, pastel, tarta. En inglés: *pie*.

Pesto. Una salsa italiana hecha de albahaca machacada, ajo, piñones y queso parmesano en aceite de oliva. Es una salsa robusta para *minestrone* o pasta.

Penne. Un tipo de pasta picado a lo diagonal para que tenga forma de pluma de ganso.

Pilaf. Un platillo pérsico que consiste en arroz de grano largo sofrito (salteado) en un poco de grasa y cocinado a fuego lento en un líquido saborizado hasta que los granos de arroz estén hinchados pero separados; se le puede agregar pedazos de carne, aves de corral o verduras.

Pimiento. Fruto de las plantas *Capsicum*. Hay muchísimas variedades de esta hortaliza. Los que son picantes se conocen en México como chiles picantes, y en otros países como pimientos o ajíes picantes. Por lo general, en este libro nos referimos a los chiles picantes o a los pimientos rojos o verdes que tienen forma de campana, los cuales no son nada picantes. En muchas partes de México, estos se llaman pimientos morrones. En el Caribe, se conocen como ajíes rojos o verdes. En inglés, estos se llaman *bell peppers*.

Plátano amarillo. Fruta cuya cáscara es amarilla y tiene un sabor dulce. Sinónimos: banana, banano, cambur y guineo. No lo confunda con el plátano verde (plátano macho), que si bien es su pariente, es una fruta distinta.

Queso azul. Un queso suave con vetas de moho comestible de color azul verdoso. En inglés: *blue cheese*.

Repollo. Una planta verde cuyas hojas se agrupan en forma compacta y que varía en cuanto a su color. Puede ser casi blanco, verde o rojo. Sinónimo: col. En inglés: *cabbage*.

Requesón. Un tipo de queso hecho de leche descremada. No es seco y tiene relativamente poca grasa y calorías. En inglés: *cottage cheese*.

Rodillo. Un palo redondo con dos asas pequeñas usado para amasar pan. Sinónimos: palo de amasar, fuslero, amasador, rollo de pastelería. En inglés: *rolling pin*.

Rotini. Un tipo de pasta italiano.

Sake. Una bebida alcohólica japonesa preparada con arroz fermentado.

Salsa Worcestershire. Nombre comercial de una salsa inglesa muy condimentada cuyos ingredientes incluyen salsa de soya, vinagre, melado, anchoas, cebolla, chiles y jugo de tamarindo. La salsa se cura antes de embotellarla.

Shiitake. Un tipo de hongo japonés. Se consigue en las tiendas de productos naturales. En latín: *Lentinus edodes*.

Soya. Un alimento derivado del frijol de soya. Es alto en minerales y proteínas y es una parte esencial de la alimentación asiática. Hoy en día se usa como una alternativa vegetariana a la carne de res y también como una terapia alimenticia para las mujeres menopáusicas. Se consigue en las tiendas de productos naturales y en algunos supermercados.

Squash. Nombre genérico de varios tipos de calabaza oriundos de América.

Stone-ground. Adjetivo que describe la forma en que se muela harina para hacer pan. Por lo general, los panes se hacen de harina que ha sido molida con máquinas de acero, las cuales generan muchísimo calor. Esto le resta enzimas y vitaminas a la harina, por lo que panes producido de esta manera son menos nutritivos. En cambio, los panes cuya harina ha sido *"stone-ground"* ha sido molido lentamente con dos rocas enormes, lo cual conserva todos los nutrientes valiosos. Por lo tanto, muchos expertos en salud recomiendan que compremos panes hechos de harina molida de esta manera. En el súper (colmado), debe buscar panes cuyas etiquetas digan *"stone-ground"*.

Tazón. Recipiente cilíndrico sin asas usado para mezclar ingredientes, especialmente al hacer postres y panes. Sinónimos: recipiente, bol. En inglés: *bowl*.

Tempeh. Un alimento parecido a un pastel (vea la definición de éste en la página 540) hecho de frijoles de soya. Tiene un sabor a nuez y a levadura. Es muy común en las alimentaciones asiáticas y vegetarianas.

Tirabeques. Chícharos (vea la definición de estos en la página 537) que no están bien desarollados con vainas delgadas y planas; se cultivan para comerse enteros. Sinónimos: chícharos, guisantes o arvejas mollares. En inglés: *snow peas.*

Tofu. Un alimento un poco parecido al queso que se hace de la leche de soya cuajada. Es soso pero cuando se cocina junto con otros alimentos, adquiere el sabor de estos.

Top round. *Round* is un corte de carne de res estadounidense de los cuartos (traseros) del animal. El *top round* es un corte de la parte superior del área del *round* y es más bajo en grasa.

Toronja. Esta fruta tropical es de color amarillo y muy popular en los EE. U.U. como una comida en el desayuno. Sinónimos: pamplemusa, pomelo. En ingles: *grapefruit.*

Wok. Una cacerola (cazuela) grande con un fondo redondo con lados inclinados hacia abajo. Se usa en la cocina china.

Zanahorias cambray. Zanahorias pequeñas, delgadas y tiernas que son 1 ½" (4 cm) de largo. En inglés: *baby carrots.*

Zucchini. Un tipo de calabaza con forma de cilindro un poco curvo y que es un poco más chico en la parte de abajo que en la parte de arriba. Su color varía entre un verde claro y un verde oscuro, y a veces tiene marcas amarillas. Su pulpa es color hueso y su sabor es ligero y delicado. Sinónimos: calabacín, calabacita, hoco, zambo, zapallo italiano. En inglés: *zucchini.*

Índice de términos

Las páginas <u>subrayadas</u> indican cajas y tablas. Las páginas en **negritas** indican ilustraciones.

A

Abdomen
cómo adelgazar, 380
deportes recomendados, <u>382</u>
encuesta sobre, 379
lugar más peligroso para guardar grasa, 139, 379-80
músculos abdominales, 381
Abdominales
contracciones
con giro, **383**
con levantamiento de ambas piernas, **385**
con levantamiento de pierna, 384-85, **384**
con pelota, 386-87, **387**
con silla, **384**
invertidas, **386**
contracciones clásicas, **163**, 382-83, **383**
equipo en casa, 62-63
fisiobalón, 63
tapete básico, 63
frecuencia recomendada, 382
inclinación de la pelvis, 386-87, **387**
prueba de contracciones, <u>98-99</u>
Abelson, Robert, 499, 500
Abramson, Edward, 78, 79, 80, 81
Absorciometría con doble haz de rayos X (o *DEXA* por sus siglas en inglés), <u>448</u>
Aburrimiento
cómo lidiar con, 241
con ejercicio, cómo evitar, 203, 279-84
Accesorios, estilo de, <u>304</u>

Aceite de *canola*, <u>338</u>, 340
Aceite de girasol, <u>338</u>
Aceite de oliva
grasas saludables, <u>338</u>, 339-40
sabor, 340
Aceite de pescado, <u>338</u>
Aceites, analizados por contenido de grasa, <u>338</u>
Ácidos grasos omega-3
en pescado, 337
en semilla de lino, 180
Acondicionador para cabello, 272
Actitud audaz, 275-78
cómo evitar apatía, 275-77
Actitud juvenil, ejercicio aeróbico, 200
Actitud positiva, 191-94
cómo tener actitud nueva, 193-94
para verse más joven, 191-93
Adair, Dominique, 252, 256, 427
Adams, Patch, 293, <u>295</u>, 296
Adams, Susan, 164-65, 166, 169, 172
Aderezos. *Véase* Aliños
Adicción a la comida, 82-84
Adventures Plus, 281
Aeróbicos, 195-206
abdomen, 380
beneficios, 199-201
cómo quemar calorías, 196-99
número de calorías, 206
con artes marciales, 282
de bajo impacto, para fortalecer los huesos, 453
levantar pesas comparado con, 154
nuevas clases, 282, 283-84
para prevenir, hambre emocional, 81
para verse más joven, 199-201